Jean Cianti

UN SUPER-CORPS EN 12 SEMAINES

Culturisme – Body-building – Stretching
Avec 1255 photographies

EDITIONS DE VECCHI S.A.
20, rue de la Trémoille
75008 PARIS

« Malgré l'attention portée à la rédaction de cet ouvrage, l'auteur ou son éditeur ne peuvent assumer une quelconque responsabilité du fait des informations proposées (formules, recettes, techniques, etc.) dans le texte.
Il est conseillé, selon les problèmes spécifiques – et souvent uniques – de chaque lecteur de prendre l'avis de personnes qualifiées pour obtenir les renseignements les plus complets, les plus précis et les plus actuels possibles. »

Traduction de Irène Nicotra

Imprimé en Italie

"On nous a imposé mille utopies: l'homme nouveau, l'homme consommateur, l'homme progressiste, l'homme communiste. Mais jamais la *véritable utopie: l'homme capable de dépasser ses limites..."*

Günter Grass
"Die Rattin"

INTRODUCTION

Pourquoi parle-t-on tellement de body-building? Pourquoi ce sport est-il défini comme celui de l'homme moderne? Le body-building, c'est l'activité répondant le mieux aux exigences de notre société. Affaiblis par notre vie sédentaire, par des rythmes frénétiques, par le stress, nous avons besoin de récupérer notre forme physique et de rétablir les fonctions physiologiques normales que la vie d'aujourd'hui a altérées et, parfois, sérieusement compromises. Le body-building, littéralement "construction du corps", est né dans ce but précis: fortifier le corps, le rendre vigoureux, puissant et prêt à faire face aux attaques continuelles de la vie moderne. La condition nécessaire à une approche correcte de ce sport est donc la parfaite connaissance de votre corps, qui vous conduira à percevoir ses signaux, évaluer ses besoins, exprimer toutes ses potentialités. C'est pourquoi, avant d'aborder notre programme d'entraînement, nous essaierons de vous fournir toutes les notions de physiologie et de psychologie indispensables: nous avons accordé pour cela une place importante au chapitre sur l'alimentation. Pour un physique "extra", il faut une alimentation "extra", nourrissante, saine et équilibrée. Chacun d'entre vous pourra adapter à ses exigences les différents programmes diététiques que nous proposons.

Nous présenterons ensuite les techniques, les systèmes, les règles qui devront vous accompagner, jour après jour, tout au long de ces 12 semaines de dur travail. Le nombre et les types d'exercices, de séries, de répétitions, la répartition des groupes musculaires, sont tous résumés dans des tableaux schématiques ou "programmes d'entraînement". Mais ce n'est pas tout! Les exercices (plus de 350) sont tous illustrés. Cela ne laisse donc aucun doute sur la position, la prise correcte de l'agrès, les points de tension: c'est le miroir qui vous permet de vous contrôler, de repérer et de corriger les moindres imperfections. Rappelez-vous toujours que, pour réussir, vous devez croire en ce que vous faites, être sûr de vos résultats, progresser avec détermination vers votre but.

Une histoire ancienne

Il y a 4 000 ans déjà, les Assyriens, les Babyloniens, et même les Chinois pratiquaient l'entraînement avec les poids. Les Grecs et les Romains en faisaient un grand usage. C'était le pain quotidien des gladiateurs de la Rome Impériale, c'était l'exercice des chevaliers du Moyen Âge.

Plus ou moins rudimentaires, les balanciers et les haltères ont fait leur apparition avec la naissance de la civilisation romaine. Le body-building s'est affirmé en 1811 en Prusse, car Napoléon, après sa victoire, avait interdit tout entraînement militaire.

Le prussien Ludwing Jahn, nationaliste fanatique, eut alors l'idée d'entraîner ses hommes avec la gymnastique, et de fortifier les plus faibles avec l'usage des poids. C'est ainsi que sont nés les premiers clubs d'haltérophiles, les premiers gymnases.

Les tournées des spectacles du théâtre de vaudeville – qui connurent un énorme succès durant toute la seconde moitié du XIXe siècle – proposaient des athlètes qui s'exhibaient lors d'épreuves de force et de résistance incroyables. Louis Attila, Charles Samson, Eugène Sandow étaient célèbres. Et lorsque Sandow débarqua aux Etats-Unis pour une tournée, on peut dire que cela donna naissance au body-building moderne. C'est justement aux Etats-Unis que revient le mérite d'avoir été le berceau prospère de cette activité. Toujours d'outre-mer – pendant l'après-guerre – avec le chocolat et le chewing-gum, le rock and roll et le coca-cola, avec l'aide du plan Marshall, le mythe du muscle débarqua en Europe. L'Hercule des écrans le plus célèbre et la star du muscle des années 50 fut Steve Reeves, le "culturiste" (comme on disait à l'époque) par antonomasie. Mais ce n'était qu'une mode, qui ne dura pas longtemps. Le body-building connut à nouveau des années sombres. En 1976, un film documentaire – *Pumping Iron* – sortait sur les écrans, interprété par Arnold Schwarzenegger, maintenant célèbre. Situé dans le monde du culturisme, il a fait connaître, pour la première fois, le mode de vie, les entraînements, les compétitions des athlètes, les présentant comme des hommes exceptionnels et non plus comme des caricatures, des "montagnes de muscles". Le documentaire, sélectionné à Cannes, marqua un tournant: le body-building l'emporta sur les préjugés des gens.

Aujourd'hui, il est devenu le sixième sport du monde compte tenu du nombre de pratiquants.

Les effets bénéfiques du body-building

Tout préjugé mis à part, on a aujourd'hui prouvé scientifiquement les avantages de cette activité qui s'est imposée non seulement comme exercice musculaire ayant une fin en soi, mais aussi comme un mode de vie, d'équilibre physique et psychologique.

La pratique de cette activité sportive:
– touche tous les muscles du corps. Les autres sports sont plus sélectifs;
– améliore la circulation dans tout le corps;
– permet une construction musculaire;
– donne des résultats rapides;
– crée une nouvelle énergie;

– allège le stress de la vie quotidienne;
– améliore le tonus, non seulement des muscles mais aussi de la peau;
– améliore l'aspect physique;
– crée une discipline mentale qui se reflète sur tous les aspects de la vie.

Body-building à tout âge

Bon nombre de champions mondiaux de body-building ont entre quarante et cinquante ans. Ed Corney commença à pratiquer ce sport à 35 ans et il a été plusieurs fois champion du monde. Aujourd'hui, à presque soixante ans, il participe aux compétitions. La capacité de construire les muscles reste pratiquement intacte jusqu'après soixante ans.

Pour elles aussi

Pendant des siècles, la femme a été considérée comme une créature faible et vulnérable, écartée d'un grand nombre d'activités dites "masculines" en raison de sa constitution physique différente.
De nos jours, ces affirmations n'ont plus de valeur, les femmes ont trouvé une place bien définie dans la société moderne. Nous n'avons pas l'intention d'approfondir ce sujet, mais il nous semble important de souligner que le body-building féminin est un sport répondant parfaitement aux exigences des femmes d'aujourd'hui.
Une forme physique parfaite, l'harmonie, le tonus et le développement musculaire, sont les résultats obtenus et, à notre avis, personne, homme ou femme, ne peut ne pas les apprécier.

ÂGE ET CAPACITÉ DE DÉVELOPPER LES MUSCLES

Âge	Capacité potentielle
40-50 ans	90%
50-60 ans	65-90%
60-70 ans	40-70%
70-80 ans	20-40%
après 80	20%

PREMIÈRE PARTIE

PHYSIOLOGIE

La théorie du stress

"L'utilisation crée l'organe" dit Lamarck, confirmant ce qu'Hippocrate avait pressenti: *"ce qui est utilisé se développe, ce qui ne l'est pas dépérit"*. Ces maximes peuvent être appliquées à tous les organismes vivants, des cellules jusqu'aux muscles du corps.
Pour expliquer ce phénomène, Hans Seyle formula la *théorie du stress.*
Tous les organismes tendent à maintenir leur propre structure (homéostasie) malgré les sollicitations auxquelles ils peuvent être soumis.
Ces sollicitations (ou agents de stress) peuvent être compensées par l'adaptation, et l'organisme s'en trouve renforcé, ou bien elles peuvent être excessives et font succomber l'organisme.
La *théorie de Seyle* divise ce processus d'adaptation en 3 phases:
– l'*état d'alarme*, où sont ressenties ces sollicitations. Cet état ne peut évidemment durer très longtemps, et on passe au stade suivant;
– l'*état de résistance*, où l'organisme réagit et lutte. Si les sollicitations sont trop fortes ou si elles se prolongent trop longtemps, on arrive au troisième état;
– l'*état de fatigue*, qu'il est possible de surmonter si les réserves d'adaptation sont suffisantes; dans le cas contraire, des dommages irréparables se produiront.
L'entraînement se fonde sur cette théorie. Les muscles réagissent aux sollicitations (dans ce cas, le travail avec les poids), qui mettent en crise leur structure, en surcompensant, c'est-à-dire, en devenant plus forts et plus gros.
Le stress et la surcompensation sont spécifiques à une sollicitation précise.
L'entraînement est donc un stress et même une violence que vous faites à votre corps pour le faire devenir plus fort, meilleur.
Mais attention, ce stress doit être bien calculé, n'être ni trop faible, ni trop intense.
Vous pouvez vous entraîner sans obtenir de résultat, tout comme vous pouvez rester exposé au faible soleil d'hiver sans bronzer.

Stress spécifique	Pas assez intense	Intensité juste et récupérable	Trop intense
Rayons solaires	/	Bronzage	Brûlures
Frottement sur la peau	/	Cals	Ampoules
Entraînement avec les poids	/	Développement de la masse musculaire	Baisse de la force musculaire. Surentraînement.

La croissance musculaire: une pyramide à quatre bases

La croissance de la force et de la masse musculaire est donc la réponse de l'organisme à un stress spécifique, un conditionnement auquel nous le soumettons. Le processus de la surcompensation se fonde sur l'apport indispensable d'un nombre d'éléments différents.

L'*exercice* seul, s'il n'est pas suivi de *repos, d'une alimentation correcte et suffisante* et d'une *production hormonale équilibrée* ne donne aucun résultat.

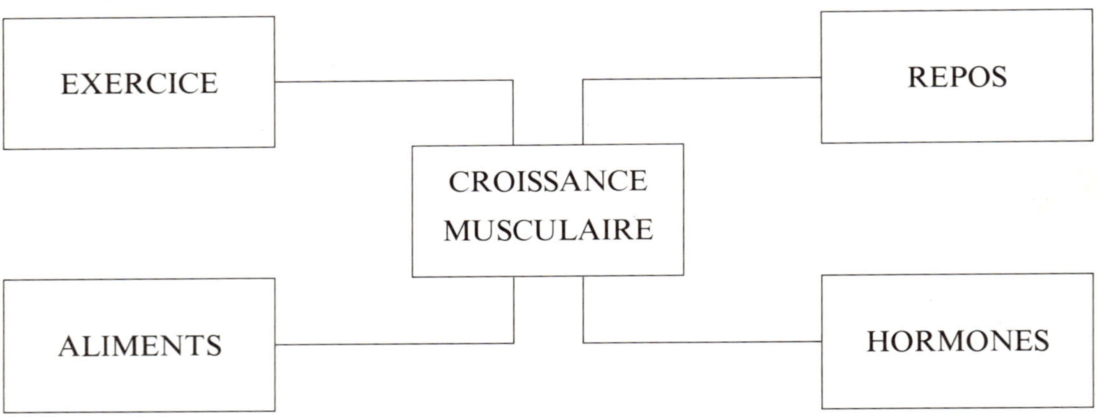

Si l'un de ces éléments est absent ou insuffisant, la croissance musculaire n'aura pas lieu.

Par conséquent, l'entraînement devra être suivi d'une période de repos déterminée (les muscles nécessitent jusqu'à 48 heures, voire plus, pour une récupération totale), d'une quantité de sommeil adaptée à l'exercice et à l'âge, d'un mode de vie détendu et serein.

Vous devez donc vous nourrir de façon saine et équilibrée, en augmentant éventuellement certains constituants de la nourriture suivant les besoins nouveaux, pour fournir aux muscles la matière nécessaire pour se développer. Votre organisme peut tirer un meilleur profit de ces aliments nourrissants s'il possède une quantité importante d'hormones, produites par le corps.

Avant d'entreprendre cette grande aventure, nous aborderons ces sujets qui sont aussi importants que les exercices pour parvenir au but que vous vous êtes fixé.

Muscles: formes et fonctions

Appareil digestif, système osseux, système nerveux, cardiocirculatoire, système musculaire. Parmi tous les autres, ce dernier est celui qui nous intéresse le plus. Notre corps est composé de plusieurs centaines de muscles, qui se répartissent en muscles striés ou volontaires (directement contrôlés par la volonté) et en muscles lisses ou involontaires (qui dépendent du système neuro-végétatif).
Les premiers constituent le système de locomotion du corps, les seconds concernent surtout le système digestif.
Les muscles striés ont pour fonction de rapprocher ou d'éloigner les segments osseux, permettant ainsi de réaliser tout type de mouvement. Il est très important de bien les connaître, car le body-building est une gymnastique analytique où l'on ne cherche à faire travailler qu'un seul muscle, ou un petit nombre à la fois, en l'isolant des autres: chaque exercice correspond à la fonction spécifique du muscle.
Prenons un exemple: la fonction du biceps est de plier l'avant-bras sur le bras. Exercice pour le biceps: flexion de l'avant-bras sur le bras.
Le muscle est constitué de *faisceaux musculaires* dont chacun possède des milliers de *fibres musculaires* allongées et disposées parallèlement. Chaque muscle commence et se termine par un tendon rattaché à l'os.
La contraction, c'est-à-dire le raccourcissement du muscle, le rapproche ou l'éloigne des os, où sont insérés les tendons du muscle.
Les *muscles fléchisseurs* sont ceux qui rapprochent deux segments osseux; les muscles dits *extenseurs* les éloignent. Ils agissent en *antagonisme* lorsqu'ils travaillent sur des côtés opposés de la même articulation. Dans ce cas, lorsqu'un muscle se contracte, l'autre se détend et vice-versa.

DIFFÉRENTS TYPES DE CONTRACTIONS MUSCULAIRES

• Contractions dynamiques (le muscle modifie sa longueur)	*isotoniques:*	*concentriques ou positives* (le muscle se raccourcit pour soulever un poids)
		excentriques ou négatives (le muscle résiste à l'allongement. Par exemple pour abaisser le poids)
	isocynétiques:	le muscle se raccourcit à une vitesse constante
• Contractions statiques (le muscle ne modifie pas sa longueur)	*isométriques:*	le muscle se contracte statiquement (pour soutenir un poids sans bouger, par exemple)

Plus la contraction est intense, plus les fibres musculaires entrent en jeu. Chaque fibre répond à la loi du "tout ou rien": ou elle se contracte complètement, ou elle ne se contracte pas du tout. Le "*tonus musculaire*" est la contraction alternée de quelques fibres à la fois lorsque le muscle est au repos. Elles se divisent en *fibres blanches ou rapides* et en *fibres rouges ou lentes*.

Les fibres blanches peuvent avoir des contractions très intenses mais brèves, les fibres rouges, riches en myoglobine, peuvent avoir des contractions plus faibles mais continues.

La distribution des fibres blanches et rouges dépend plus des facteurs héréditaires que de l'entraînement. Généralement, les muscles qui tiennent le corps en position verticale sont très riches en fibres rouges.

Un peu d'anatomie

Pour modeler votre corps, vous devez au moins avoir une idée de la façon dont il est fait et de ce qu'il peut devenir. Il est donc utile de savoir comment chaque muscle s'harmonise avec les autres, comment il se manifeste sous la peau, afin d'obtenir l'effet souhaité.

Le body-building distingue six groupes musculaires secondaires.

1. *Le thorax* composé de: grand et petit pectoral, serratus, intercostaux.
2. *Le dos* composé de: trapèze inférieur, rhomboïdes, grand rond et petit rond, grand dorsal.
3. *Les épaules* composées de: trapèze supérieur, deltoïde.
4. *Les bras* composés de: biceps/brachial, triceps, muscles de l'avant-bras.
5. *L'abdomen* composé de: droit abdominal, oblique extérieur et intérieur.
6. *Les jambes* composées de: quadriceps fémoral, biceps fémoral et tenseur de la cuisse, adducteurs, abducteurs, mollet (jumeau interne, soléaire).

Par conséquent, il est bon de réserver à chacun de ces groupes – proportionnellement – un travail et une attention identique, en soignant particulièrement ceux qui se développent avec plus de difficultés.

La dimension esthétique du body-building est importante, et vous devez veiller à la perfectionner.

Le développement doit être harmonieux et symétrique (et ce aussi pour des raisons physiologiques), il ne doit pas y avoir de muscles surdéveloppés par rapport aux autres.

Au cours des siècles, des dizaines d'artistes ont étudié et conçu les proportions du corps humain, des classiques de la Grèce antique (Phidias, Praxitèle, Myron) jusqu'à l'élégance des formes de Donatello, puis aux masses musculaires baroques de Michel-Ange. Vous devez vous en inspirer car, comme eux, vous vous préparez à modeler avec sensibilité, curiosité, créativité, une masse informe en des lignes et des volumes harmonieux et bien définis dans l'ensemble.

Égaux mais différents

Nous avons tous les mêmes muscles, qui répondent d'une manière semblable aux mêmes sollicitations et qui sont faits plus ou moins de la même façon. Mais dire que nous sommes tous pareils serait tirer une conclusion un peu rapide.

Des proportions différentes, des métabolismes différents, des capacités de travail loin d'être comparables sont

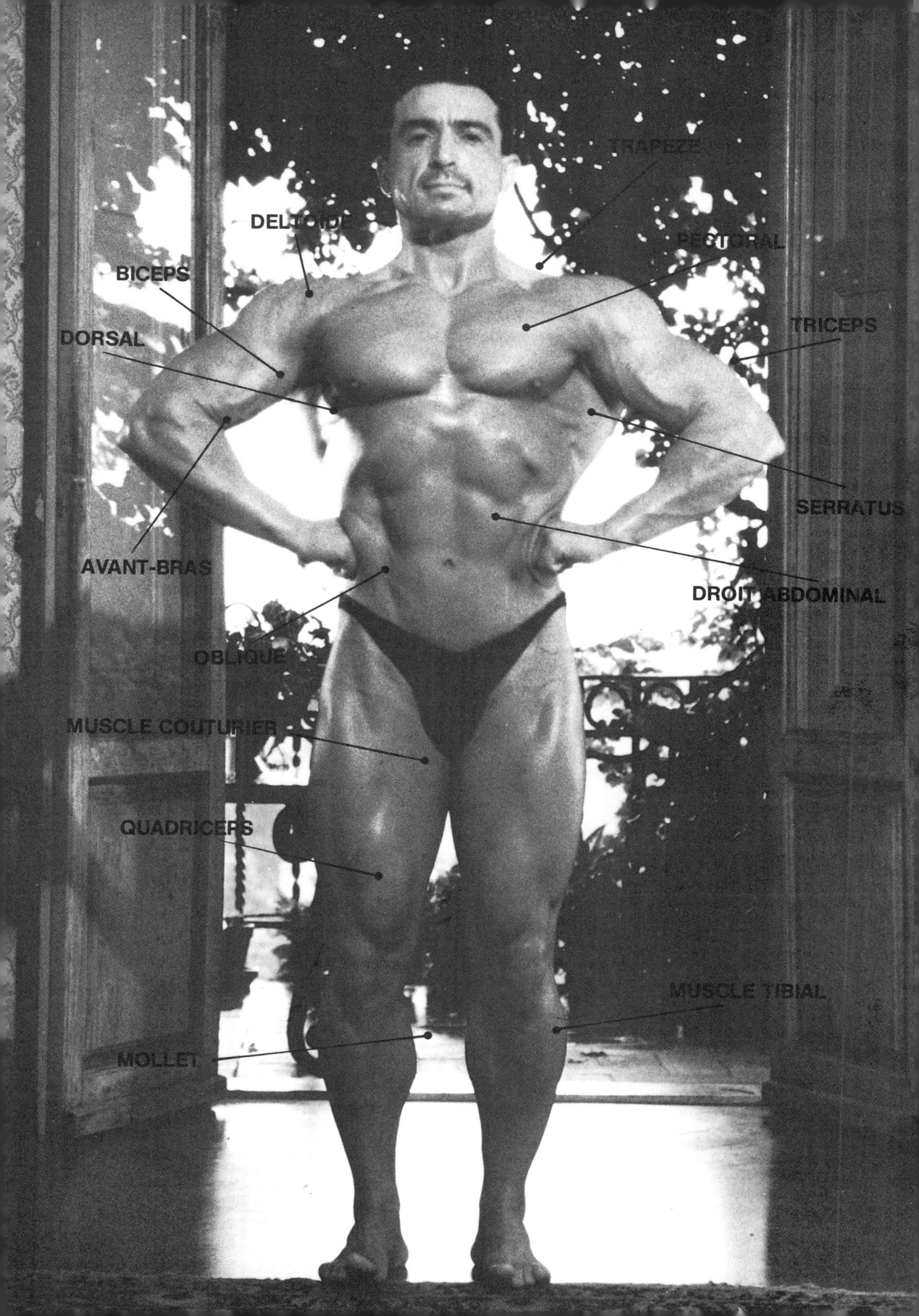
TRAPEZE
DELTOIDE
PECTORAL
BICEPS
TRICEPS
DORSAL
SERRATUS
AVANT-BRAS
DROIT ABDOMINAL
OBLIQUE
MUSCLE COUTURIER
QUADRICEPS
MUSCLE TIBIAL
MOLLET

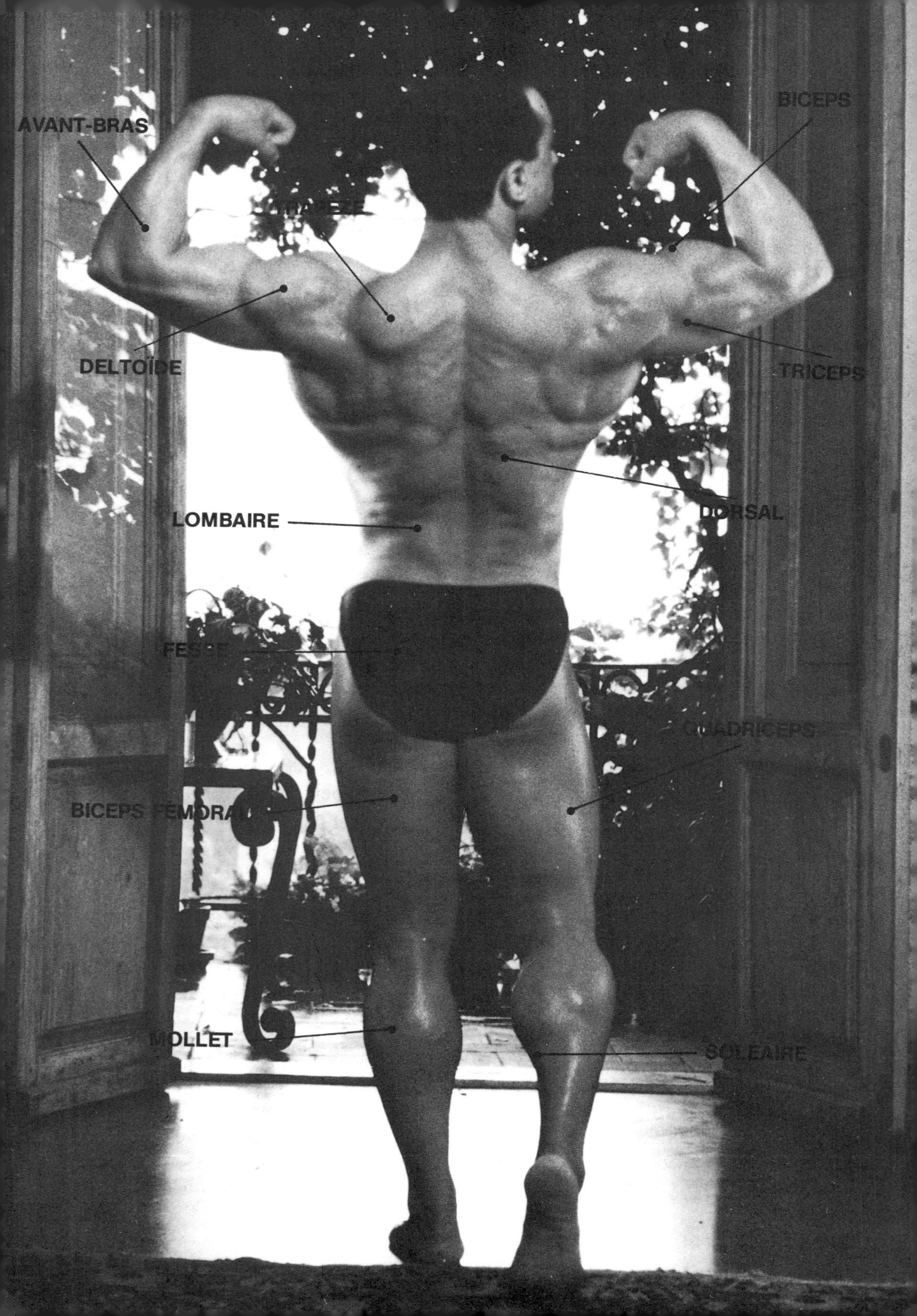
AVANT-BRAS
BICEPS
DELTOÏDE
TRICEPS
LOMBAIRE
DORSAL
QUADRICEPS
MOLLET
SOLEAIRE

une réalité dont vous devez tenir compte.
Depuis des siècles, l'homme s'est posé le problème de classer les différents types physiques, et aujourd'hui encore on a recours à 3 typologies fondamentales, même si l'on en a répertorié plus de 340 intermédiaires: *endomorphes, mésomorphes, ectomorphes.*
On qualifie d'*endomorphes* les individus présentant une prédominance des organes abdominaux, un aspect rond et une musculature peu évidente. Si vous appartenez à ce type, vous aurez toujours tendance à grossir: il vous faut donc pratiquer des activités qui stimulent votre métabolisme. Vous réduirez les matières grasses et les sucres, et suivrez un régime riche en protéines.

Les individus *mésomorphes* sont ceux qui ont, de par leur nature, une allure athlétique, les épaules larges, les flancs étroits, les muscles bien développés et toniques. Vous n'aurez pas beaucoup de problèmes. Vous pouvez manger de tout, de préférence des amidons et des protéines; évitez les graisses, vous ne risquerez pas de grossir.

Les *ectomorphes* se différencient par leur ossature: ils sont secs, minces et parviennent difficilement à grossir. Dans ce cas, l'entraînement doit être intense mais court: vous devez essayer d'économiser votre énergie, de manger de tout de façon continue. À la fin, vous aurez sûrement un avantage: vous montrerez des muscles bien dessinés et dépourvus de graisse.
Le body-building ne peut pas modifier la structure osseuse, mais il peut changer de manière radicale l'aspect, jusqu'à ce que des somatypes différents ressemblent aux mésomorphes, grâce à l'entraînement et à l'alimentation. Toutefois, lorsque l'entraînement est interrompu, vous reviendrez à votre état d'origine, au point de départ.

Entraînement: les effets bénéfiques et leur durée

Nous allons maintenant aborder un autre sujet: que peut-on obtenir grâce à l'entraînement, et combien de temps cela peut-il durer?
Si vous êtes un sédentaire qui considère que le fait de se lever du fauteuil pour changer de chaîne de télévision (parce que vous n'avez pas de télécommande) est un effort excessif, si vous ne pratiquez aucune activité physique, le résultat sera rapide. Des muscles qui ne sont pas sollicités se transforment en peu de temps et acquièrent de la force, du volume, de la résistance, quel que soit le stimulus auquel ils sont soumis. Mais, en revanche, si vous avez un passé d'athlète, vous aurez l'avantage de pouvoir travailler immédiatement de manière intense.
Quel que soit le cas, tout le monde est assuré d'une bonne efficacité et de bien-être pendant les premières semaines. Par la suite, les choses se compliquent. Notre corps est merveilleux: il s'habitue vite à la fatigue et au travail... et les progrès s'arrêtent. Vous devrez travailler de plus en plus dur afin de continuer à tirer des bénéfices de l'entraînement. Vous voulez un super physique? Plus vous progresserez, plus vous devrez travailler de manière intense.
Et si, après avoir obtenu tous les résultats, vous désiriez vous arrêter? Allez-vous grossir? Vos muscles se transformeront-ils en graisse? Pas du tout. Mais n'oubliez pas: un super physique est le fruit d'un super-entraînement et

lorsque vous l'arrêterez, même ses effets bénéfiques disparaîtront lentement. Vos muscles perdront leur tonus, ils seront moins évidents, vous reviendrez plus ou moins à votre point de départ. Cependant, plus vous vous serez entraîné longtemps, plus les résultats obtenus se maintiendront. Il y a également un autre aspect positif: si un jour vous voulez recommencer, la forme d'autrefois sera plus facile à récupérer que maintenant.

Il existe une sorte de "mémoire du muscle" qui reconnaît le stimulus et réagit rapidement en profitant de ce qu'il avait appris auparavant.

Charge de travail

Soulever 30 kg au cours d'un exercice donné, c'est évaluer de façon précise une charge de travail, mais c'est dans la mesure où cette charge influe sur la physiologie et la biochimie de notre corps que l'on peut déterminer l'effet de l'entraînement. Cet effet, qui s'exerce sur l'organisme, est l'effort réel auquel vous vous soumettez. Ainsi, quand vous êtes fatigué ou que vous n'avez pas bien récupéré, il est inutile de vous épuiser à soulever le même poids que la fois précédente; réglez la charge en fonction de vos possibilités du moment, vous obtiendrez le même résultat et vous éviterez les traumatismes musculaires, la fatigue excessive et, à long terme, le surentraînement.

PSYCHOLOGIE

L'esprit et le corps en harmonie

"J'ai envie de fruits", "j'ai envie de courir"... notre corps nous communique ses exigences: il nous lance des signaux, parfois simples, parfois codés. Nous sommes souvent trop distraits, trop occupés pour les percevoir. Ce dialogue continuel avec votre corps, qui vous fait sans cesse part de ses besoins, permet de comprendre ses carences, si les muscles veulent un entraînement intense ou si quelques minutes d'exercices légers sont plus que suffisants, d'évaluer leur efficacité. Rappelez-vous que ce n'est pas en agressant votre organisme que vous parviendrez à votre but, mais en respectant ses capacités, en le forçant s'il peut le faire, et en lui épargnant les efforts trop durs s'il a besoin de repos.

Le secret: volonté et sacrifice

S'il n'y a pas douleur du muscle entraîné, il n'y a pas développement. En effet, la production élevée d'acide lactique causant la sensation de brûlure du muscle, jusqu'à la douleur, prouve que le travail a été assez intense pour stimuler la croissance du muscle. Par ailleurs, poursuivre l'entraînement alors que la fatigue s'accumule peu à peu procure certainement la souffrance. Sans volonté ni sacrifice, on n'obtient aucun résultat, dans aucun domaine. Faire un sacrifice, cela veut dire aussi reconsidérer ses habitudes et les rendre plus strictes. Manger, dormir, s'entraîner régulièrement, toujours aux mêmes heures, vous permet cette harmonie du corps qui vous maintient sur la bonne voie. Modifier ses habitudes ou ne pas en avoir vous fait perdre le contrôle de l'ensemble du processus de construction musculaire. Toutes ces petites précautions, ajoutées à celles concernant l'entraînement, sont "le secret" du body-building. Tant de petites cartes colorées qui, prises individuellement ne veulent rien dire, mais qui, ensemble et diposées dans l'ordre correct, contribuent à réaliser l'image complète d'un nouveau corps, d'un être totalement neuf.

Le stress: un ennemi qu'il faut contrôler

Il a été confirmé récemment que les plus graves dommages causés par le stress sont dus à l'incapacité de le contrôler.

Le stress provoque entre autres:

- augmentation de la pression artérielle, palpitation cardiaque, température;
- augmentation de la production de corticostéroïdes par les glandes surrénales et leur épuisement excessif;
- à long terme, écroulement du système immunitaire avec prédisposition à des maladies et des infections;
- problèmes organiques de diverse nature;
- névrose, dépression.

Mais vous ne voulez pas entendre parler de fonctions psychosomatiques altérées, ni de névroses, ni de système immunitaire déprimé. Vous voulez être super-efficace, mais vous ne pouvez pas éviter la vie sociale et échapper au stress. Vous devez donc apprendre à vivre avec, à le contrôler.

- Apprenez à en reconnaître les symptômes.
- Combattez-le en vous concentrant sur votre respiration (lente et profonde).
- Utilisez le training autogène.

Training autogène

Né dans les années 20, il fut approfondi et révélé par J. H. Schultz, psychiatre et neurologue allemand. Pratiqué par les athlètes d'Europe de l'Est, il se fonde essentiellement sur 6 exercices psycho-physiques à pratiquer dans la pénombre, en silence, en position allongée.

Il est qualifié d'"autogène" car le processus, une fois acquis, se crée de lui-même. Les exercices respectent l'ordre suivant:

1. Concentrez-vous sur une sensation de pesanteur du corps. En partant des membres inférieurs, analysez la musculature des jambes jusqu'à ce que vous la sentiez s'alourdir. Pour accentuer cette sensation, soulevez légèrement la jambe et laissez-la retomber. Passez à l'autre jambe et remontez vers toutes les parties du corps. Déjà, vous sentirez la tension diminuer.
2. Maintenez cette sensation de pesanteur sur tout le corps.
3. Ecoutez les battements de votre cœur en essayant d'en ralentir le rythme.
4. Concentrez-vous sur votre respiration. Elle doit être profonde, lente et rythmée.
5. Concentrez-vous sur la partie haute de votre abdomen en essayant de provoquer une sensation de chaleur.
6. Maintenez une sensation de fraîcheur sur votre front.

N'essayez pas de forcer ces processus, laissez-les se dérouler tous seuls. Pratiquez ces exercices dans l'ordre donné, pour que chacun d'eux conduise à un état de relaxation, conséquence de l'exercice précédent. Chaque stade atteint doit être maintenu au cours des stades suivants.

Visualisation

Construire l'image que l'on désire avoir

de soi, utiliser son esprit pour programmer chaque exercice, chaque mouvement: voilà en quoi consiste le processus de visualisation. Vivre mentalement et de manière intense ce que vous allez faire matériellement vous permettra de "programmer" chaque geste.
Une demi-heure avant de commencer l'entraînement, analysez votre corps, vos muscles, vérifiez l'état de récupération, visualisez chaque exercice, répétition et série. En vous programmant mentalement, vous travaillerez avec précision et avec un maximum d'intensité, sans incertitude ou gaspillage d'énergie.
Créez dès maintenant une image du résultat final que vous attendez de votre corps: le fait de vous voir chaque jour comme vous aimeriez devenir vous permettra d'atteindre plus vite votre but.

ALIMENTATION

Nous sommes ce que nous mangeons

Les aliments dont nous nous nourrissons ne laissent pas seulement des traces sur notre aspect physique (pensez au corps lourd de ceux qui mangent des quantités excessives de graisses ou de sucres, ou à la fatigue chronique des dévoreurs de fast-food), mais ils se reflètent aussi sur le caractère et sur la façon d'être. La capacité de concentration et l'acuité mentale que procure un repas à base de protéines, s'opposent à la somnolence et à la torpeur que provoque l'ingestion d'une quantité excessive de sucres.
Manger des aliments trop salés le soir rend le sommeil agité. En revanche, un dîner à base d'hydrates de carbone relaxe et prédispose à un sommeil tranquille.

Premier point: dans le body-building, au moins 60% des résultats dépendent entièrement de l'alimentation qui doit être correcte.

Composition corporelle

Le poids corporel est l'addition du poids de la masse maigre (os, muscles, viscères), d'une certaine quantité de graisses essentielles et des graisses de dépôt. La différence entre la masse maigre et la masse adipeuse est appelée *composition corporelle.* Le mythe absurde des kilos superflus perd ainsi beaucoup de son importance. On peut avoir beaucoup de kilos en trop par rapport aux tableaux classiques de rapport poids-hauteur idéal, et ne pas avoir un gramme de graisse.
Les régimes absurdes, qui vous font perdre effectivement du poids, mais aux dépens de la musculature des organes internes, doivent être évités. Surtout s'ils promettent une perte de 7 kg en 7 jours.
La quantité maximale de graisse que le corps réussit à "brûler" en une semaine n'atteint pas 7 à 800 grammes. Au-delà de cette limite, vous perdrez du muscle, du glycogène, de l'eau, bref votre santé sera altérée.

Rappelez-vous qu'en commençant un programme d'exercices avec les poids, la masse musculaire va augmenter et la quantité de graisse diminuer: par conséquent, à un poids égal, vous êtes déjà en train de maigrir.
De plus, développer plus de muscles signifie éliminer la graisse plus vite. Les muscles, même au repos, nécessitent beaucoup d'énergie et consomment donc beaucoup de calories, tandis que la graisse, qui est elle-aussi un tissu vivant, mais inerte, n'en a besoin qu'en quantité infime.

Rétention hydrique

La rétention hydrique sous la peau, qui est souvent prise pour de la graisse, est en fait une chose bien différente, mais elle produit le même aspect gonflé et "terne" de la peau.
Vous pouvez facilement l'identifier: la marque trop profonde laissée par des chaussettes sur les chevilles, le bas du visage un peu enflé, sous les joues; un doigt pressé sur la peau au niveau d'un os (tibia, roule) qui, dès que la pression se relâche, laisse une marque caractéristique en cuvette qui se remplit d'eau. Son poids la fait descendre et, lorsqu'elle est en quantité excessive, l'eau enfle les jambes et les chevilles. À ce stade, elle peut être due à des problèmes pathologiques, mais souvent les causes de rétention de liquides sont déterminées par des facteurs que l'on peut facilement éliminer.

- Consommation excessive de nourriture en un seul repas. Les calories excessives et les sucres trop abondants qui vont dans le sang provoquent une production exagérée d'insuline, qui cause la rétention.

- Consommation de sucreries diverses, de casse-croûtes pré-emballés, de hamburgers, riches en calories (sans éléments nutritifs), en additifs, conservateurs, colorants, sodium.

- L'usage excessif du sodium dans les aliments. Il altère l'équilibre sodium-potassium et les liquides sortent des cellules pour se localiser dans le tissu interstitiel.

- Les difficultés circulatoires.

- Une production excessive de certaines hormones. Les œstrogènes et progestérones pendant le cycle menstruel de la femme par exemple; ou l'aldostérone et autres corticostéroïdes dus au stress; l'usage d'anti-inflammatoires à base de cortisone, l'emploi de la pilule contraceptive.

- L'abus de stéroïdes anabolisants (produits pharmaceutiques à base d'hormones qui influencent la synthèse protéique, le développement musculaire et la capacité de récupération).

Manger, mais aussi se nourrir

Se nourrir est un acte acquis plutôt qu'inné. Savoir ce dont notre corps a besoin à un instant précis, connaître la composition de la nourriture qu'on est en train de manger, le temps qu'il lui faut pour être digérée, savoir combiner les aliments pour une digestion plus efficace et une utilisation plus rationnelle, sont des notions à assimiler si vous souhaitez améliorer radicalement votre aspect.

Les principes alimentaires

Les substances qui constituent les organes vivants sont toujours les mêmes. Chacune d'entre elles est indispensable à la vie. Nous nous nourrissons d'organismes vivants (végétaux ou animaux) qui nous fournissent les substances indispensables. Ces substances ou principes alimentaires sont d'abord décomposées (digérées) pour être ensuite utilisées par l'organisme. Elles se partagent en macroéléments et microéléments.

Macroéléments (il en faut de grandes quantités)	protéines matières grasses sucres eau
Microéléments (des quantités minimes suffisent)	vitamines sels minéraux

Les calories

L'énergie fournie par la nourriture, telle qu'elle est utilisée par notre corps, s'évalue en calories. Le *métabolisme basal* est la quantité d'énergie nécessaire pour maintenir les fonctions vitales: battement du cœur, respiration, activité cérébrale, production hormonale, etc.

Contenu énergétique des aliments

L'eau, les vitamines, les minéraux n'apportent aucune calorie.
Le contenu énergétique se calcule sur la base des substances contenues dans les aliments:

un gramme de protéine	fournit environ	4 calories
un gramme de matière grasse	fournit environ	9 calories
un gramme de sucre	fournit environ	4 calories
un gramme d'alcool	fournit environ	7 calories

Les protéines ou protides

Indispensables à la vie, comme l'eau, elles sont le principe alimentaire le plus important. On peut vivre sans sucres ou sans graisses, mais on ne peut pas vivre sans protéines ou sans eau.
Le mot protéine dérive du grec *proteo* qui signifie "de première importance". Il y a un nombre infini de protéines et chacune est dotée de fonctions particulières. Certaines protéines sont des éléments constitutifs de la peau, des globules rouges, des hormones, d'autres transmettent les caractères héréditaires de l'individu, d'autres encore sont capables de s'étendre, de se contracter, et constituent le tissu musculaire. Les protéines sont constituées d'une vingtaine de "briques", les aminoacides, qui en se combinant entre elles de plusieurs façons, donnent naissance à des

milliers de protéines différentes les unes des autres. Une partie de ces aminoacides est produite par notre corps à partir d'autres substances, mais 8 d'entre eux doivent être obligatoirement introduits au moyen de la nourriture, car l'organisme ne réussit pas à les produire.
Ce sont les *aminoacides essentiels*. Toutes les protéines que nous assimilons ne les contiennent pas ou, le cas échéant, en quantités insuffisantes.
Ceci limite la *valeur biologique* des protéines et la capacité de l'organisme qui l'utilise.
Les protéines ayant la plus haute valeur biologique sont, dans l'ordre, contenues dans;

– œuf	utilisées à 90%
– poisson	utilisées à 78%
– lait et dérivés	utilisées à 76%
– viande	utilisées à 68%
– soja	utilisées à 48%

On peut obtenir des protéines de haute valeur biologique en mélangeant ensemble des protéines incomplètes qui se complètent.
Par exemple, en mangeant en même temps ou en l'espace d'1 heure:

– riz et noisettes;
– riz et petits pois/lentilles;
– pâtes et haricots (rapport 75% / 25%);
– soja et riz;
– pâtes et pois chiches/lentilles;
– céréales et lait;
– pommes de terre et lait;
– noix et lait;
– maïs et haricots;
– maïs et jaune d'œuf.

Utilisation plastique des protides

Pour être utilisées dans la constitution du tissu musculaire, les protéines doivent:
– contenir les 8 aminoacides essentiels;
– être administrées avec d'autres principes alimentaires (action d'économie protéique).

Moments les plus indiqués pour l'assimilation de protéines

Matin jusqu'en début d'après-midi	• Elles sont utilisées au mieux pour la construction musculaire. • Elles maintiennent un niveau d'énergie élevé pendant toute la journée. • Elles donnent des réflexes sensibles et rapides.

Si vous assimilez trop de protéines, celles-ci suivent deux chemins métaboliques différents:
– elles sont converties en sucres qui serviront à produire de l'énergie et, si celle-ci n'est pas nécessaire, elles seront déposées sous forme de graisses;
– elles seront éliminées à travers les reins par l'urine.

Besoin en protéines

Il est calculé en grammes par kilo de

poids corporel. Chez l'adulte, il va de 0,5 à 1 g par kg de poids corporel par jour, ceci étant, la quantité minimale permettant de vivre.
Ce n'est certainement pas suffisant dans votre cas! Vous recherchez des prestations extraordinaires et des muscles surdéveloppés. Vous avez donc besoin de quantités bien supérieures. Au moins 3 g par kg de poids corporel ou plus, selon l'intensité et la durée de l'entraînement.
En body-building, les protéines sont utilisées:
- pour produire de l'énergie;
- pour réparer les tissus "détruits" par l'entraînement;
- pour bâtir une nouvelle masse musculaire.

De plus, un régime hyperprotéique offre des avantages indiscutables:
- acuité mentale/agressivité dans l'entraînement;
- muscles plus compacts;
- balance du nitrogène cellulaire constamment positive (condition sine qua non de la croissance);
- déshydratation du tissu sous-cutané, plus grand relief musculaire;
- augmentation du métabolisme basal;
- facilité de récupération;
- plus grande production d'enzymes/hormones;
- plus grande production d'anticorps.

Toutefois, il faut puiser les protéines dans les sources les plus maigres possibles (blancs d'œufs, lait maigre, volaille, viande rouge très maigre). Vous rappelez-vous ce qui avait été dit précédemment sur la vérité cachée dans les vieilles croyances populaires? On a toujours associé beaucoup de viande à la force musculaire. Puis, pendant quelques années, la médecine sportive a nié la valeur d'une assimilation excessive de protéines, accusées d'intoxiquer l'organisme, et considérées comme superflues au-dessus des limites recommandées.
Maintenant, on redécouvre (Kent State University – Ohio) que les positions des médecins se fondaient sur des études vieilles de 100 ans et que l'échange métabolique protéique dans le travail musculaire est très élevé, beaucoup plus que ce qu'on avait déclaré jusqu'à présent. Il est confirmé que des doses quotidiennes de protéines supérieures à 200 g stimulent le développement musculaire (Jacqueline R. Bean – diététicienne; Vanderbilt University Hospital, Nashville – Tenessee).

Associations diététiques

Faites attention à la nourriture qui accompagne vos ressources protéiques. Les protéines animales, par exemple, bloquent l'absorption du calcium et d'autres vitamines et minéraux importants.
L'association beefsteak-lait fait perdre tout le calcium contenu dans le lait. Boire du thé au cours du repas bloque l'absorption du fer contenu dans la viande, en raison de l'action du tannin contenu dans le thé.
D'importantes doses de protéines nécessitent un apport supplémentaire de calcium, de vitamine B6, et de vitamine A. Faites attention à la cuisson, qui détruit 40 à 80% des protéines de la viande. Les rapports entre les aminoacides se modifient et ces derniers deviennent indigestes. La vitamine B12 et le fer subissent un sort identique. Avec les aminoacides, même les autres enzymes qui devraient en faciliter la digestion sont détruits. En outre, la cuisson est une norme hygiénique indispensable. Sur le plan digestif, les

légumes et les graisses végétales se combinent bien avec la viande et le poulet.
C'est une erreur de manger de la viande et du riz ensemble ou de la viande et des haricots, ou encore de la viande et des pâtes. Les fruits ne conviennent pas non plus très bien (à l'exception de la papaye et de l'ananas, qui contiennent des enzymes digestifs et des fruits acides).

Saturation protéique

C'est une technique alimentaire servant à assurer un niveau constant et élevé de nitrogène dans la cellule musculaire. Il s'agit de manger d'assez grandes quantités de protéines (durant 40 à 80 jours) toutes les trois heures au cours de la journée. Les protéines, comme nous l'avons dit, doivent provenir de préférence de sources maigres.

Diètes végétariennes

Les régimes végétariens à base de lait et d'œufs sont acceptables; ils assurent l'absorption équilibrée de tous les aminoacides essentiels.
Les régimes strictement végétariens comportent de gros inconvénients. Il faut posséder de très vastes connaissances pour combiner au mieux les aliments et obtenir des protéines à haute valeur biologique.
Le manque d'aminoacides essentiels bloque et fait régresser le développement musculaire, mais provoque également de graves problèmes: des carences immunitaires, une production d'hormones réduite, etc. Les végétariens stricts se reconnaissent à première vue par leur peau flasque et terne: le manque de protéines provoque la perte de collagène dans le tissu connectif et la peau perd son élasticité.

Suppléments protéiques

L'emploi de suppléments protéiques (poudres concentrées provenant de: lait, œufs, soja, poisson) devrait être limité au minimum nécessaire: les protéines alimentaires sont préférables.
Dans tous les cas, choisissez les suppléments dérivés du lait et des œufs (les meilleurs sont les lactoalbumines ultrafiltrées) à 90%. Les suppléments à base de soja sont moins indiqués (basse valeur biologique) ainsi que les mélanges à 40% et à 60%.

Les graisses ou lipides

Toutes les graisses ont une composition plus ou moins identique, même si cela peut sembler bizarre, vu les différences entre l'huile, le saindoux et le beurre par exemple. En effet, la partie la plus importante des graisses sont les acides gras; il en existe trois types;
– acides gras saturés;
– acides gras monoinsaturés;
– acides gras polyinsaturés.

Les *acides gras polyinsaturés*, ou essentiels, sont fondamentaux pour l'organisme car, étant donné que le corps ne réussit pas à en produire, ils doivent être fournis par l'alimentation. Ils se trouvent surtout dans les végétaux, mais le poisson en contient également de grandes quantités.
Le groupe omega 6 comprend les graisses végétales (oléique, lindéique, etc.).
Le groupe omega 3 regroupe les acides gras du poisson (saumon, maquereau, sardines, truites).
Les acides gras appartenant à ce der-

nier groupe présentent certaines caractéristiques très importantes:
- ils aident à digérer les graisses;
- ils abaissent le niveau de triglycérides dans le sang;
- ils préviennent la formation d'embolies;
- ils maintiennent la juste viscosité du sang;
- ils aident à guérir certaines affections de la peau.

Souvent accusés d'être à l'origine de problèmes d'artériosclérose et de cholestérol, les graisses (même animales) remplissent des fonctions essentielles:
- elles constituent une source énergétique importante;
- elles apportent les vitamines *liposolubles* (A/D/E/F/K);
- elles participent à la constitution d'hormones.

Besoin en graisses

Si l'on considère que, de nos jours, les activités habituelles exigent de modestes quantités de graisses pour l'énergie, que l'entraînement avec les poids ne les utilise pas et que, à quantité égale de calories, les protéines et les hydrates de carbone font grossir davantage, il convient d'en limiter la consommation, en préférant plutôt les acides gras polyinsaturés (2-4 grammes par jour d'acide linoléique: huile d'olive, maïs, tournesol) aux acides saturés d'origine animale.

Les sucres ou glucides

Ce sont les sources primaires d'énergie de l'organisme. A ce propos, il est bon de rappeler que le cerveau utilise uniquement les sucres et que, à défaut d'un apport alimentaire suffisant, il les obtient à partir de la transformation d'autres substances, selon un processus laborieux et fatigant pour l'organisme.

Il existe trois types de sucres:
- simples (miel, fruits);
- composés (sucre blanc, lactose);
- complexes (amidons, hydrates de carbone).

Le travail avec les poids utilise principalement des sucres qui deviennent ainsi fondamentaux pour l'entraînement. Il convient de ne jamais oublier ces règles de base.

- Éviter les sucres simples (sucre blanc, gâteaux, farine blanche) qui surchargent le système digestif et font grossir plus facilement.
- Les sucres économisent les protéines pour une fonction plastique.
- Les sucres eux-mêmes ont une fonction plastique, car ils contribuent à former certaines protéines.
- Leur tâche consiste à restaurer le glycogène musculaire, donc à faciliter une récupération plus rapide.
- Ils garantissent un travail beaucoup plus prolongé lors d'efforts légers et continus.
- Ils aident à brûler les graisses.

Une ingestion excessive de sucre provoque:
- somnolence, torpeur, lenteur des processus mentaux;
- rétention hydrique;
- augmentation du cholestérol dans le sang.

Préférez toujours les amidons (riz, pâtes, légumes, pommes de terre) aux sucres simples (fruits, miel) car ces derniers arrivent rapidement dans le sang et sont transformés en graisse plus facilement. De plus, en provoquant une production excessive d'insuline, ils laissent une impression constante de faim. Utilisez-les éventuellement après l'en-

VITESSE D'ABSORPTION		
Rapide	**Moyenne**	**Lente**
Glucose Maltose Pommes de terre/Carotte Bananes/Miel	Pain Saccharose Oranges	Riz/Maïs Spaghetti Fructose Haricots Lentilles Miel

traînement, lorsque l'organisme en aura réellement besoin.

Les amidons se libèrent dans le sang beaucoup plus lentement et en petites quantités, et il est plus aisé de les utiliser complètement. Il faut remarquer que la présence de fibres dans les aliments (fruits, farines complètes) ou de protéines/graisses consommées en même temps ralentit le rythme d'absorption.

La forme sous laquelle la nourriture se présente et sa cuisson influencent également le temps d'absorption. De plus, au cours d'un repas, il convient de manger en premier les aliments riches en protéines, en laissant les amidons pour la fin. Ceci parce que:

– les amidons, les sucres et les protéines exigent des enzymes digestifs et des sucs gastriques différents pour l'assimilation;

– les amidons pris au début du repas font baisser le degré d'acidité de l'estomac et compromettent la digestion protéique;

– les amidons rassasient facilement et font passer l'appétit au détriment des protéines, qui sont ainsi ingérées en quantités insuffisantes pour les besoins du corps;

– ces dernières, prises au début du repas, sont mieux digérées, de sorte que l'appétit se règle sur la bonne quantité.

Le meilleur moment pour assimiler les glucides	
Le soir après l'entraînement	• Ils relaxent et prédisposent au sommeil. • Ils reconstituent le glycogène musculaire. • Ils sont utilisées au mieux et ne se déposent pas sous forme de graisse.

L'eau

Même si elle n'apporte pas de calories, l'eau n'en est pas moins la substance la plus vitale. Notre corps est constitué à 70% d'eau, et celle-ci est fondamentale pour tout processus métabolique. Nous la tirons des boissons et des aliments qui en contiennent plus ou moins. Un apport protéique plus grand rend nécessaire des quantités d'eau plus abondantes.

Ne buvez jamais pendant les repas (vous dilueriez les sucs gastriques et ralentiriez la digestion), buvez plutôt une heure avant les repas, ou deux heures après avoir mangé. Buvez abondamment même pendant l'entraînement. La fatigue n'est pas provoquée uniquement par la perte de sels minéraux, mais aussi par la perte d'eau.
Lorsque les cellules musculaires en renferment une quantité insuffisante, elles l'extraient du sang, provoquant une hypotension avec, par voie de conséquence, une augmentation du stress pour le cœur.

Les vitamines

Catalyseurs fondamentaux de tout processus métabolique, la plupart des vitamines peuvent être produites par notre organisme, mais toujours en quantités limitées.
Pour cette raison, elles sont assimilées également à travers notre alimentation quotidienne.
Elles sont *hydrosolubles* lorsqu'elles sont transportées par l'eau.
Elles sont, au contraire *liposolubles* quand elles sont véhiculées par les matières grasses.

Hydrosolubles	Liposolubles
– Complexe B (B_1, B_2, PP, B_6, Acide pantothénique, B_3, H, Acide folique, B_{12}, Biotine)	– Vit. A – Vit. D
– Choline | elles ne sont pas considérées	– Vit. E
– Inositole | nécessairement comme des vitamines	– Vit. F
– PABA (Acide pangamique)	– Vit. K
– Vit. C	
– Bioflavonoïdes	

Parmi les plus importantes, le complexe B, avec notamment la vitamine B6, dont les besoins augmentent énormément dans les régimes hyperprotéiques, et la B12 dont les propriétés stimulent l'anabolisme protéique.
D'autres vitamines fondamentales sont la vitamine C et les bioflavonoïdes, la vitamine E et, dans une moindre mesure, la vitamine A.
Signalons au passage que les vitamines hydrosolubles ne posent pas de problèmes de surdosage, car l'excès est éliminé par les urines. Les vitamines liposolubles, en revanche (surtout la vitamine A qui s'accumule dans le foie), peuvent provoquer des phénomènes de toxicité.
Le sujet des vitamines et du sport est souvent controversé: cela tient aussi au fait que bon nombre de médecins sont restés fidèles à l'idée que ces substances doivent être utilisées uniquement pour soigner des maladies déterminées, causées par la carence d'une vitamine.
En réalité, des doses supplémentaires de vitamines sont fondamentales pour conserver un état de santé excellent, et il convient de remarquer que la plupart des individus présentent des carences vitaminiques mineures qui, sans déboucher sur de véritables maladies, compromettent à long terme leur santé et leur efficacité.
D'ailleurs, la nourriture qui arrive sur notre table est tellement appauvrie en raison de la durée excessive d'emmaga-

sinage, de cuisson, qu'elle est bien loin de nous fournir ce dont nous avons besoin. Si nous considérons que la pratique du body-building provoque une augmentation du métabolisme et des besoins de chaque aliment nutritif, il est évident qu'on ne peut pas exclure un supplément vitaminique. Voici les besoins quotidiens moyens d'un body-builder en pleine activité:

Vitamine A	25.000 UI
Vitamine B_1	100 mg
Vitamine B_2	60 mg
Vitamine B_6	150 mg
Vitamine B_{12}	500 gµ (microgrammes)
Biotine	300 mg
Choline	300 mg
Acide folique	5 mg
Inositole	1 g
Niacine	100 mg
Acide Pantothénique	100 mg
Vitamine C	4-5 g
Vitamine D	5000 UI
Vitamine E	1200 UI
Vitamine F	2-5 cuillerées à café d'huiles végétales
Vitamine K	500 µg (microgrammes)

Les sels minéraux

Ils jouent un rôle très important et sont essentiels pour la santé. Certains, tels que le calcium, le magnésium, le sodium, sont présents dans notre organisme en grandes quantités. Quant aux autres, il en faut des quantités minimes, mais ils n'en sont pas pour autant moins importants. Tout comme pour les vitamines – si vous suivez un entraînement intense – vous avez besoin de doses supplémentaires de sels minéraux.

Les besoins journaliers semblent être, en moyenne, les suivants:

Calcium	2 g
Cobalt	5 mg
Cuivre	5 mg
Chrome	traces
Fluor	traces
Iode	150 mg
Fer	15 mg
Magnésium	1 g
Manganèse	10 mg
Molybdène	traces
Phosphore	4 g
Potassium	10 g
Sélénium	traces
Sodium	10 g
Zinc	1 mg

La peau et les minéraux. Les vergetures

En augmentant rapidement la masse musculaire, il peut arriver que des *vergetures* apparaissent sur la peau au niveau des épaules, de la poitrine et des cuisses, des rayures rougeâtres, véritables déchirures de la peau qui a perdu son élasticité. Elles sont inesthétiques, définitives et, surtout, elles sont le signe d'un déséquilibre dans l'apport des aliments.

Lorsqu'un organisme est en croissance rapide (qu'il s'agisse d'une grossesse ou d'un développement musculaire) ou victime d'un stress, il a besoin d'une quantité plus élevée de l'élément suivant: le zinc.

Fondamental pour le système immunitaire. Lorsqu'il est insuffisant, la peau perd sa beauté naturelle et son élasticité. Cette carence se manifeste de manière évidente par l'apparition de ta-

ches blanches sur les ongles. Il est possible de remédier à cette carence en choisissant des aliments naturellement riches en ces minéraux (céréales complètes, viande, poisson, œufs, lait, petits pois et haricots), ou bien des produits pharmaceutiques. Ceci pour ce qui est de la prévention.
Si les vergetures sont déjà apparues, vous pouvez utiliser de l'huile d'olive extra-vierge, à étaler sur les parties touchées. Elle pénètre dans la peau et les atténue. C'est tout ce que vous pouvez faire.

Les fibres végétales

Toujours insuffisantes dans l'alimentation moderne, les fibres végétales possèdent certaines caractéristiques qui les rendent très importantes:
– elles regroupent les toxines et les déchets de la digestion, et facilitent leur élimination;
– ne pouvant être digérées, elles donnent du volume à la nourriture et une sensation de rassasiement, limitant l'apport calorique;
– elles accélèrent le passage des aliments dans le transit intestinal, et diminuent l'absorption calorique.
Les fruits, les légumes, le froment et le riz complets, sont particulièrement riches en fibres.

Alcool

À l'exception du vin et de la bière, l'alcool n'apporte que des calories et aucun élément nutritif, il devrait donc être tenu loin de la table des sportifs. Il affecte l'acuité et ralentit la récupération musculaire. De plus, il déshydrate l'organisme en bloquant la production de l'hormone antidiurétique et détruit certaines vitamines. Il n'y a pas de mal cependant à boire un verre de vin ou de bière par repas, pour leur action fortifiante et de stimulation de la digestion.

La cuisson des aliments

Nous avons déjà vu que la cuisson altère et appauvrit la valeur nutritive des aliments.
Lorsque vous consulterez les tableaux qui présentent les différents pourcentages caloriques des substances nutritives contenues dans les divers aliments, n'oubliez pas qu'ils se réfèrent à l'aliment cru, et que ce dernier, une fois cuit, perd une grande partie de sa valeur réelle.
Préférez des méthodes de cuisson simples et non élaborées; utilisez de préférence une cocotte-minute; mangez les viandes plutôt saignantes et évitez toutes les sauces, la friture et l'abus des condiments.
Voici un exemple de la baisse de valeur nutritive après la cuisson de certains aliments.

Groupes alimentaires

Les aliments sont divisés en 4 catégories principales, selon les substances qu'ils contiennent en plus grande quantité. Une alimentation équilibrée devrait comprendre les quatre différentes sources.
1. Produits laitiers (riches en calcium, protéines, vitamine B2 et vitamines liposolubles).
2. Viande et œufs (protéines, fer, niacine).

Type de nourriture	Composition pour 100 g de produit cru	Composition pour 100 g de produit cuit		KCAL du produit cru	KCAL du produit cuit		Différence (KCAL) cru	
		eau	vapeur		eau	vapeur	eau	vapeur
Riz	protéines g 6	2,9	–	24,1	11,6	–		
	cendres g 0,3	g 0,1	–	–	–	–		
	amidon g 79,5	g 43,8	–	318	175,3	–		
				tot. 342,1	tot. 186,9		155,2	–
Sole limande	protéines g 13,2	g 10,9	g 12,6	52,8	43,6	50,6		
	graisses g 3,6	g 0,6	g 0,6	32,2	5,8	5,4		
	cendres g 0,8	g 0,5	g 0,5	–	–	–		
	fer mg 0,1	mg 0,1	mg 0,1	–	–	–		
				tot. 85,0	tot. 49,4	tot. 56,0	35,5	29,0
Viande	protéines g 21,6	g 18,9	g 20,5	86,4	75,8	82,0		
	graisses g 2,4	g 0,8	g 0,8	21,4	7,1	7,0		
	cendres g 1,1	g 0,5	g 0,6	–	–	–		
	fer mg 1,4	mg 1,1	mg 1,0	–	–	–		
				tot. 107,8	tot. 82,9	tot. 89,0	24,9	18,8
Petits pois frais	fer mg 1,8	mg 0,7	mg 1,3					
	calcium mg 47	–	–					
	potassium mg 259	mg 126,9	mg 212,4					
	magnésium mg 35	mg 17,1	mg 31,5					
Haricots	fer mg 3	mg 2,4	mg 2,8					
	calcium mg 44	mg 25,1	mg 32,6					
	potassium mg 220	mg 173,8	mg 184,8					
	magnésium mg 30	mg 22,8	mg 25,2					

3. Fruits et légumes (sucres, fibres, pectine, vitamine A, vitamine C).
4. Céréales (amidons, fibres, complexe B, oligominéraux).

L'alimentation idéale devrait être:
– équilibrée (comportant les quatre groupes d'aliments);
– pauvre en graisses animales, sel, additifs;
– pauvre en sucres simples et raffinés;
– riche en fibres et aliments à haute densité d'éléments nutritifs.

Régime cible

Mis au point par Covert Bayley, de la clinique Bayley, ce régime tient compte des habitudes alimentaires occidentales. Les aliments les plus proches du centre de la cible sont les plus recommandés. Au bord se trouvent ceux qui sont trop riches en graisses, les sucres raffinés, avec peu de fibres et de substances nutritives, remplis d'additifs et de conservateurs.

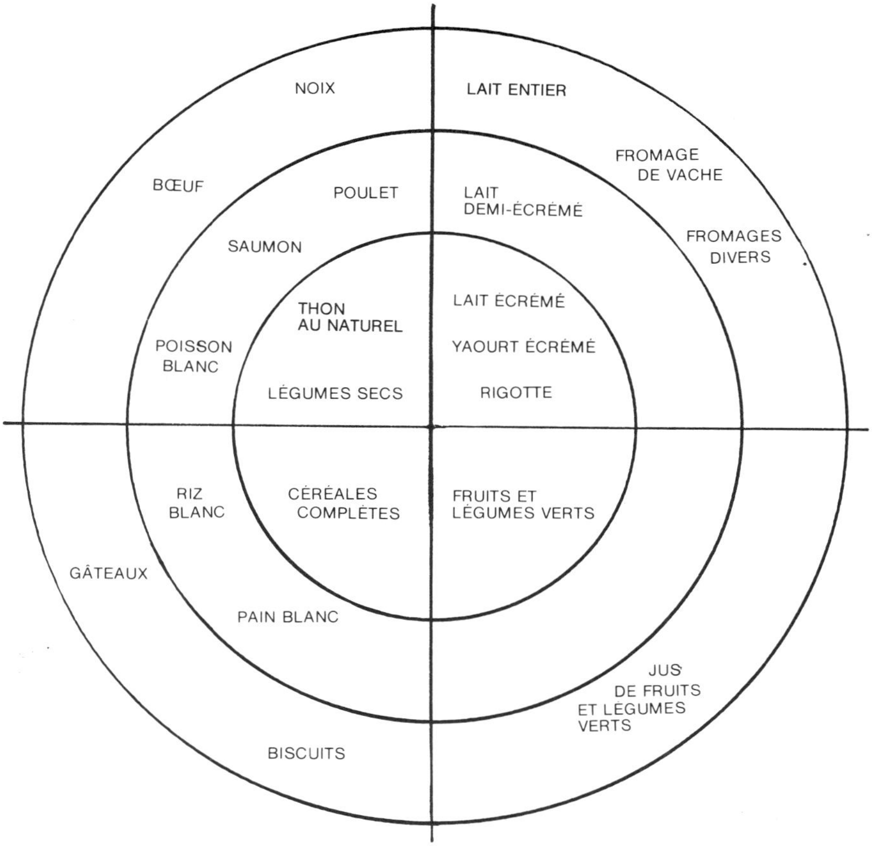

Associations alimentaires: les régimes dissociés

Pour une meilleure digestion et assimilation de la nourriture, il faut que les aliments soient bien combinés au cours du repas. Il faut également que l'alimentation soit bien équilibrée au cours de la journée.
Voici un exemple d'une mauvaise association: boire du thé en mangeant du pain complet et des brocolis. En effet, le tannin contenu dans cette boisson bloque l'absorption du fer non-hémique contenu dans la nourriture. Mais le poisson et les brocolis ensemble (fer hémique et non-hémique) déterminent ce que l'on appelle une interaction positive, et la vitamine C des brocolis renforce l'absorption du fer. La dissociation alimentaire présente d'autres avantages, à savoir:
– elle n'alourdit pas la digestion;
– elle permet de manger de plus grandes quantités de nourriture sans grossir, et même en faisant maigrir;
– elle ne produit ni troubles intestinaux ni flatulence.

ALIMENTS ET ASSOCIATIONS DIÉTÉTIQUES

Aliment	Permis	Interdit
riz / pâtes	huile / beurre / tomates	sauce bolognaise
potage soupe de céréales	bouillon végétal	bouillon de bœuf ou bouillon-cube
viandes	grillées / rôties / avec des légumes cuits ou crus / huile d'olive / peu de sel	sauces et condiments divers / après les pâtes ou le riz / avec les œufs et les fromages
sole / merlan / émissade / dentex / dorade	grillé / à la vapeur / avec de l'huile d'olive	au beurre / après le riz ou les pâtes / avec la viande ou les fromages
œufs	bouillis / fouettés / avec des légumes	avec lait / viandes / fromages / au plat
lait		pendant le repas / bouilli s'il est pasteurisé
yaourt	avec des fruits acides	après le repas
fromages frais de différents types	avec les pâtes ou le riz / avec les légumes	avec la viande ou le poisson
légumes	viande / poisson / œufs / avec l'huile d'olive	frits
fruits	avec yaourt	après le repas
pain complet	avec fruits / légumes	avec viande / poisson / œufs
eau	peu pendant les repas abondante entre les repas	
vin ou bière	1 verre avec la viande ou le poisson	

Évitez toujours: les pâtes riches, les alcools forts, les fromages gras, les saucissons, les gâteaux, le fast-food, les jus de fruits et les sandwiches du commerce.

Aides et suppléments

Vos besoins au cours de l'entraînement peuvent être résumés ainsi:
- récupération rapide, pour pouvoir vous entraîner plus souvent;
- grande énergie;
- remplacement des sels minéraux, vitamines et autres substances perdues pendant l'entraînement;
- construction rapide d'un nouveau tissu musculaire;
- pourcentage faible de graisse corporelle pour améliorer le rapport force-poids;
- augmentation de la force / résistance / puissance;

– amélioration de la capacité de concentration et d'aptitude à l'entraînement.

Étant donné les remarques que nous venons de faire sur l'alimentation et les carences en éléments nutritifs, il est évident que la nourriture ne suffit pas, à elle seule, à fournir les éléments qu'exige votre activité. Nous vous conseillons donc d'ajouter à l'alimentation normale les suppléments suivants:

– *vitamines*	de fortes doses de vit. B de fortes doses de vit. C de fortes doses de vit. E extra vit. B_{12} et vit. B_6 vit. F (huile extra-vierge d'olive)
– *sels minéraux*	calcium potassium/magnésium fer oligo-éléments sodium (alimentaire)

– un produit multivitaminique/minéral;
– aminoacides précurseurs de l'hormone de croissance;
– aminoacides sous forme libre afin d'améliorer la synthèse protéique;
– aminoacides ramifiés;
– phosphates pour vous fournir l'énergie immédiate (gelée royale ou produits spécifiques);
– enzymes digestifs naturels ou pharmaceutiques pour digérer de fortes doses de protéines;
– stéroïdes anabolisants – sous contrôle médical strict – afin d'améliorer la synthèse protéique, d'augmenter la masse musculaire et d'accélérer la capacité de récupération et d'entraînement;
– caféine (2 tasses à café au maximum) pour accroître l'utilisation d'acides gras et la concentration mentale;
– boissons chaudes bien sucrées et composées d'alcaline, administrées immédiatement après l'entraînement, pour faciliter une élimination rapide de l'acide lactique accumulé dans le tissu musculaire.

L'avantage d'être maigre

L'avantage d'être maigre n'est pas seulement une question d'esthétique. L'absence de graisses, qui fait ressortir les muscles, est le meilleur produit de départ pour augmenter le poids corporel et le volume musculaire.

- Vous serez physiquement plus efficace et vous pourrez mieux vous entraîner.
- Vous brûlerez plus de calories en évitant de grossir.
- Toute augmentation de poids corporel et de masse pourra être identifiée immédiatement. Si vous êtes gras et que vous prenez du poids, vous ne serez jamais certain d'avoir acquis de la graisse ou des muscles.

Vous pouvez perdre de la masse adipeuse et, en même temps, augmenter votre musculature si le surplus de graisse n'est pas excessif, en stimulant en même temps la *lypolise* (combustion des graisses) et la *synthèse protéique* (construction musculaire).

Le poids idéal

Le programme alimentaire suivant est assez général, conçu pour un athlète d'environ 20-25 ans, qui exerce un travail sédentaire, se déplace en voiture

Synthèse protéique	Lypolise
• Entraînement avec les poids intense mais récupérable. • Saturation protéique. Protéines maigres toutes les 3 heures pour maintenir toujours une balance du positive nytrogène cellulaire. • Une quantité d'hydrates de carbone suffisante pour garantir l'économie de protéines et faciliter la combustion des graisses. • Graisses réduites au minimum (10 à 20 g d'huile végétales). • Suppléments abondants en vitamines / minéraux.	• Activité aérobique (course, natation, etc.) • Rations alimentaires dissociées. • Techniques d'entraînement qui maintiennent le métabolisme élevé (squat respiratoire / double entraînement journalier, etc).

plutôt qu'à pied, et qui s'entraîne avec les poids 4 à 5 fois par semaine en fin d'après-midi. Le surplus de calories, sans être excessif, permettra la récupération de l'entraînement et la construction d'une nouvelle masse musculaire. La prise de poids ne devrait pas dépasser 500 g par semaine, limite biologique de l'organisme pour synthétiser le tissu musculaire.
Si votre poids n'augmente pas, essayez d'accroître la quantité de nourriture en ajoutant encore un en-cas.
Si vous êtes particulièrement en dessous de votre poids, vous pouvez d'abord avoir des prises supérieures à 500 g par semaine, jusqu'à ce que vous ayez repris votre poids physiologique.
Si l'excès de graisse est important, il convient de l'éliminer tout de suite, en tenant compte des indications suivantes:

– pendant le régime, maintenez toujours un apport élevé de protéines. Avec une quantité de calories réduite, leur consommation augmente remarquablement;
– n'éliminez pas complètement les hydrates de carbone. Le fait d'éliminer brusquement ces aliments prive les muscles du glycogène qu'ils contiennent. Chaque gramme de glycogène est stocké avec 3 g d'eau. Si le glycogène consommé n'est pas remplacé, l'eau part et le poids du corps diminue de manière radicale. Mais vous ne faites que "vider" les muscles, et vous n'éliminez pas les graisses. Une diurèse excessive est symptômatique de cette situation. Si c'est le cas, augmentez de nouveau les hydrates de carbone;
– n'essayez pas de perdre plus de 500 g par semaine, vous risqueriez de perdre aussi du muscle;

PROGRAMME ALIMENTAIRE

Petit déjeuner:	pain complet œuf lait maigre / yaourt	Copieux et très riche en protéines pour avoir un niveau énergétique élevé toute la journée.
En-cas à la mi-matinée:	yaourt fruits	En petite quantité, pour mieux digérer, assimiler la nourriture et avoir de l'énergie.
Déjeuner	viande / poulet / poisson légumes huile d'olive	Un seul plat afin d'être toujours prêt pour le travail et mieux utiliser les protéines.
Goûter:	1 toast ou yaourt et fruits	Pour une énergie constante en cours d'entraînement et retarder l'apparition d'hypoglycémie.
ENTRAÎNEMENT		
Dîner:	poisson ou poulet légumes ou salade huile	Récupération protéique après l'entraînement.
Deux/trois heures après:	pâtes ou riz légumes / salade	Récupération du glycogène. Beaucoup d'amidons pour se relaxer et mieux dormir.
La nuit:	yaourt maigre et fruits	Encore des protéines pour la construction musculaire.

– chaque semaine, réduisez progressivement les calories pour soutenir la baisse du métabolisme basal. Ne prolongez pas le régime au-delà de 6 à 8 semaines. Recommencez *graduellement* à augmenter la quantité de nourriture;

– évitez dans tous les cas le jeûne, et ne sautez pas de repas. Pendant le jeûne, la concentration des enzymes qui déposent des graisses augmente dans le sang. Face à la perspective de la faim, le corps se défend en emmagasinant le plus de réserves possibles. Paradoxalement, moins on mange, moins on maigrit;

– durant le régime, diminuez tous les quatre jours les nourritures protéiques et augmentez celles à base d'hydrates de carbone pour réintroduire le glycogène musculaire;

– le dimanche, mangez (avec modération) ce que vous voulez;

– pesez-vous le lundi matin au réveil. Le repos et une alimentation plus variée devraient vous permettre de réassimiler le glycogène et vous devriez donc avoir retrouvé votre poids réel.

PREMIÈRE SEMAINE: Calories 2 800 – Protides 400 – Lipides 23 – Glucides 230	
1. 6 blancs d'œufs cuits 500 g de yaourt maigre 1 banane 40 g de protéines en poudre	4. 80 g de protéines 20 g de fructose 5. 1-2 fruits
2. 80 g de protéines en poudre 20 g de fructose	ENTRAÎNEMENT
3. 300 g de blanc de poulet sans peau légumes à volonté 10 g d'huile d'olive crue	6. 300 g de poulet ou de poisson 100 g de légumes 100 g de riz
DEUXIÈME SEMAINE: Calories 2 500 – Protides 390 – Lipides 23 – Glucides 180	
1. 6 blancs d'œufs cuits 500 g de yaourt maigre 1 banane 40 g de protéines en poudre	4. 80 g de protéines 20 g de fructose 5. 1 fruit
2. 80 g de protéines 20 g de fructose	ENTRAÎNEMENT
3. 300 g de blanc de poulet sans peau légumes à volonté 10 g d'huile d'olive	6. 300 g de poulet ou de poisson 100 g de légumes 50 g de riz
TROISIÈME SEMAINE: Calories 2 300 – Protides 390 – Lipides 12 – Glucides 120	
1. 6 blancs d'œufs cuits 500 g de yaourt maigre 1 banane 40 g de protéines	4. 80 g de protéines 20 g de fructose 5. 1 fruit
2. 80 g de protéines 20 g de fructose	ENTRAÎNEMENT
3. 300 g de poulet légumes	6. 400 g de poulet ou de poisson 100 g de légumes
QUATRIÈME SEMAINE: Calories 2 000 – Protides 380 – Lipides 9 – Glucides 100	
1. 6 blancs d'œufs cuits 250 g de yaourt maigre 1 banane 40 g de protéines	4. 80 g de protéines 20 g de fructose
2. 80 g de protéines 20 g de fructose	ENTRAÎNEMENT
3. 300 g de poisson légumes	5. 400 g de poisson 100 g de légumes

Un régime pour chaque cas

Adaptez votre alimentation à vos caractéristiques physiques.
Si vous êtes *endomorphe*, évitez complètement les graisses animales et les sucres, limiter les hydrates de carbone et mangez à volonté les protéines dérivant de sources maigres.
Si vous êtes *mésomorphe*, vous avez peu de problèmes. Un peu de tout, dans de justes proportions. Cependant, même dans ce cas, il convient de limiter les graisses animales.
L'*ectomorphe* devra s'efforcer progressivement de manger de plus en plus, le jour et la nuit, s'il veut voir bouger l'aiguille de la balance. Consommez d'abord des aliments apportant de grandes quantités de protéines, puis mangez de tout.

ENDOMORPHE

1. blancs d'œufs
   yaourt maigre
   protéines en poudre
   fruits

2. **protéines et fructose dissous dans de l'eau**

3. poulet ou poisson
   légumes
   huile d'olive

4. **protéines et fructose dissous dans de l'eau**

ENTRAÎNEMENT

5. poisson
   légumes ou pommes de terre
   riz ou pâtes

6. **protéines et fructose dissous dans de l'eau**

MÉSOMORPHE

1. céréales complètes
   yaourt ou lait maigres
   œufs ou jambon maigre
   fruits

2. yaourt maigre ou 1 toast
   fruits

3. viande ou poulet ou poisson
   légumes
   pain complet
   huile d'olive

4. yaourt
   fruits

ENTRAÎNEMENT

5. riz ou pâtes
   poisson ou viande ou fromage maigre
   légumes, pommes de terre
   pain complet

6. yaourt

ECTOMORPHE

1. céréales
   lait entier
   miel
   œufs et jambon
   fruits

2. toast ou sandwiches
   lait

3. pâtes ou riz avec de l'huile d'olive
   viande
   légumes
   pain complet

4. yaourt entier
   fruits secs

ENTRAÎNEMENT

5. riz ou pâtes
   viandes ou fromages
   légumes, pommes de terre

6. yaourt entier
   miel, noix, noisettes
   biscuits

7. fruits secs
   lait

8. yaourt
   fruits

Régime hypoglucidique et hypolipidique

Le régime *hypoglucidique*, ou régime viande/eau était à la mode jusqu'à récemment. Malgré de nombreux inconvénients (manque d'énergie, réduction de la rapidité mentale, etc.), il a certains avantages. Tout d'abord, il n'est pas nécessaire de calculer la quantité des divers aliments: il suffit d'exclure ceux à base d'hydrates de carbone. Il provoque une forte déshydratation laissant les muscles bien définis. On ne souffre pas de la faim.
C'est cependant un mode d'alimentation déséquilibré qui ne peut être suivi que durant quelques semaines.
Il reste valable pour les endomorphes et les individus ayant une structure mince et une faible musculature.
Le régime *hypolipidique* prévoit en revanche l'absorption de grandes quantités d'hydrates de carbone et de protéines, avec des graisses réduites presque à zéro. Plus "sain" que le précédent, il est recommandé pour les structures robustes et les mésomorphes.
Ici aussi, il n'existe pas de limites quant à la quantité de nourriture.

RÉGIME HYPOGLUCIDIQUE
(pauvre en sucres)

---

1. œufs durs ou au plat
   jambon ou viande
   1 fruit
   } à volonté

2. fromage
   ou viande ou œufs
   } à volonté

3. poulet rôti ou viande
   œufs
   légumes
   } à volonté

4. protéines en poudre

ENTRAÎNEMENT

5. viande
   fromage, œufs
   légumes
   } à volonté

6. poulet ou viande à volonté

RÉGIME HYPOLIPIDIQUE
(pauvre en graisses)

---

1. blancs d'œufs
   céréales
   yaourt maigre
   fruits

2. fruits
   protéines en poudre

3. blanc de poulet ou poisson bouillis
   (pour éliminer tout résidu de graisse)
   légumes
   pain complet

4. riz
   blancs d'œufs

ENTRAÎNEMENT

5. poisson bouilli
   riz
   légumes
   pain complet

6. pommes de terre/blanc de poulet

DEUXIÈME PARTIE

LA TECHNIQUE

Les règles d'abord, l'instinct ensuite

Il n'est certainement pas facile de se "construire" un super physique et on découvre sans cesse quelque chose de nouveau, quelque chose qui nous pousse à aller un peu plus loin.
Nous allons voir maintenant les techniques, les systèmes, les exercices mineurs pour stimuler les muscles et les amener à de nouvelles limites de force et de mesure.
La technique d'exécution des exercices sera la première chose que vous devrez assimiler à la perfection. Une fois acquise, elle sera automatique, presque instinctive.
Si vous mettez en pratique toutes les règles, vous remarquerez la façon dont votre corps répond à ces nouvelles stimulations, et vous finirez par être si bien en harmonie avec lui que vous choisirez instinctivement les meilleures choses à faire. Il vous faut apprendre les bases du métier avant de devenir un artiste. Vous êtes comme le peintre qui étudie d'abord le dessin, la perspective, la couleur, et qui exécute ses tableaux en suivant les règles établies, jusqu'à ce qu'il maîtrise parfaitement son art et s'abandonne à son imagination et à ses sensations. C'est seulement alors que son métier devient un art.

Répétition, série, récupération

La contraction d'un muscle suivie de son allongement constitue une *répétition.* Une succession de répétitions forme une *série.* Vous n'interromprez la série que lorsqu'il vous sera complètement impossible de contracter davantage le muscle. Les séries et les répétitions sont ainsi indiquées (selon une convention): 3×10, par exemple. Cela veut dire que vous devez exécuter une série de 10 répétitions, vous reposer, en exécuter une autre, vous reposer, puis terminer par une série. Le temps de repos entre les séries, la *récupération,* ne doit pas être trop long; disons qu'il peut durer en moyenne 1 minute, ou tout au moins jusqu'à ce que la respiration redevienne normale. Dans tous les cas, la durée des récupérations est étroitement liée au résultat que l'on veut obtenir. En général, plus vous vous reposerez entre les séries, plus vous pourrez soulever de poids lors de la série suivante, ce qui est important pour acquérir de la force et de la masse musculaire. Des récupérations courtes donnent, en revanche, plus de résistance et de définition. Pour une récupération optimale, il convient de marcher lentement, en respirant profondément, plutôt que de se relaxer assis.

Exercices de base et exercices complémentaires

Dans le body-building, certains exercices font travailler le muscle intéressé à l'aide de groupes synergiques, ce qui permet d'utiliser plus de poids et stimule la croissance musculaire. Ce sont les *exercices de base*, qui sont les mieux adaptés pour donner de la force et de la masse musculaire.
D'autres mouvements isolent complètement le muscle et le font travailler seul. Il est évident que, dans ce cas, le poids que vous pourrez utiliser sera moins important. Ces *exercices complémentaires* servent à "ciseler les muscles" et donnent à votre corps l'aspect typique du body-builder.

Technique du body-building

La succession rythmée des répétitions "pompe" le sang dans les muscles. Le

Groupe musculaire	Exercice de base	Exercices complémentaires
Dorsaux	rameur avec balancier / tractions à la barre / dorsy bar	rameur avec haltère / barre inversée
Pectoraux	banc horizontal / haut / bas / parallèle	croix de tout genre
Trapèzes	soulèvements au menton	haussements d'épaules
Deltoïdes	détente lente en avant / détente lente en arrière / détente lente avec un bras	crucifix / crucifix à 90° / élévations frontales
Lombaires	décollement du sol	good morning
Biceps	tractions inversées à la barre	curling de tout genre
Triceps	parallèles étroits / poussées sur banc	french press / triceps avec haltère, etc...
Abdomen	élévations de jambes / sit up	crunch
Cuisse	squat de tout genre	extensions avec chaussures de fer
Mollets	squat accroupi	mollets avec balancier / debout / assis
Biceps fémoraux	squat accroupi	flexions fémorales avec chaussures de fer

pompage est l'indice de la quantité de travail à exécuter (s'il commence à décroître, bien que vous soyez encore en train d'entraîner le muscle, cela veut dire que vous avez dépassé le "point de fatigue": il vaut mieux que vous interrompiez votre travail); c'est le prix de vos efforts.
La sensation physique et psychique du pompage est extrêmement satisfaisante: plénitude, chaleur, etc. Cette sensation est également due aux endomorphines que le cerveau produit en périodes de travail pénible: ces substances, semblables à la morphine, apaisent la douleur et rendent la fatigue agréable.
Si vous ne réussissez pas ou difficilement à pomper, plusieurs raisons sont possibles:
– manque de récupération;
– manque de concentration;
– exécution incorrecte de l'exercice;
– alimentation dépourvue d'hydrates de carbone et de protéines.
Au cours d'un exercice, il faut veiller à:
– exécuter le mouvement sur l'arc entier permis par l'articulation, en faisant une extension et une contraction totale des muscles. Évitez les mouvements incomplets;
– exécuter la phase positive du mouvement (en soulevant le poids) de manière ferme et délibérée. Avec des charges légères, contractez lentement le muscle, avec des charges plus lourdes, faites des contractions brusques;
– exécuter la phase de retour (négative) avec une lenteur exagérée, en opposant une résistance à l'abaissement du poids;
– maintenir le muscle sous tension, en évitant de faire des pauses au début et à la fin du mouvement;
– pousser chaque série jusqu'à l'épuisement, en dépassant la fatigue et la douleur grâce à la force de votre volonté. Poursuivez jusqu'à ce que vous ne soyez plus capable d'exécuter une autre répétition complète. Rappelez-vous que le nombre de répétitions indiqué est toujours général, jamais absolu: ce qui compte, c'est d'atteindre ses limites;
– rester concentré au maximum et prendre conscience du travail du muscle durant toute la série.

Comment organiser les cycles d'entraînement

Ce serait magnifique si, chaque semaine, on pouvait soulever plus de poids, s'entraîner plus longtemps, plus souvent, en faisant de plus en plus de progrès. Mais on a vu que l'entraînement est un stress pour le corps – même s'il est bénéfique – et, bien que l'on puisse récupérer, à la longue cela se répercute sur tout l'organisme.
Dans un premier temps, la production hormonale augmente le rythme en réponse à ce nouvel effort et vous vous sentez plus fort, plus énergique. Mais, à la longue, le système endocrinien ne réussit plus à répondre à une demande qui le tient constamment en alerte; il "craque" et ralentit sa production, atteint des niveaux inférieurs à la normale et finit par provoquer un *surentraînement*.
Afin d'éviter ce phénomène, vous devez faire alterner des périodes où vous travaillez de façon très intense et stimulez la croissance musculaire, et des périodes plus calmes, vous permettant de récupérer. *En fait, vous devez avoir un entraînement cyclique, afin de progresser de façon lente, mais sûre.*
Au début de votre programme, vous ne réussirez pas, même si vous le voulez, à travailler très intensément, et vous pro-

gresserez sans ressentir de baisse d'énergie.
Mais en améliorant votre condition athlétique et en acquérant de la technique, vos efforts auront besoin d'être associés à des périodes de récupération.
Donc, si au cours d'une semaine vous faites quatre séances d'entraînement, il convient de réserver deux séances pour les exercices poussés au maximum de vos limites et deux autres pour des exercices moins fatigants.
Après deux, voire trois semaines à ce rythme, faites une semaine de relaxation physique et mentale, en vous entraînant sans faire de gros efforts.
Vous ne progresserez donc pas en ligne droite, mais par petites étapes, suivant les rythmes de votre organisme (il est très important d'apprendre à les reconnaître).

Toujours plus

Si l'entraînement est un conditionnement spécifique imposé au corps moyennant une surcharge croissante de travail, un problème se pose concernant la manière dont on peut augmenter cette surcharge.
Cela peut être fait de trois façons différentes, en modifiant:
- la fréquence de travail;
- le volume;
- l'intensité.

Il est préférable d'augmenter d'abord *la fréquence*, c'est-à-dire s'entraîner plus souvent, puis *le volume*, en accroissant le nombre d'exercices et des répétitions pour chaque groupe musculaire, donc la durée de travail. Enfin, on peut renforcer l'*intensité*, autrement dit, travailler avec des poids plus lourds, ou employer d'autres techniques que nous verrons plus loin.
Rappelez-vous qu'en augmentant le volume du travail on obtient des résultats lents mais durables. En revanche, en augmentant l'intensité, on obtient des résultats rapides, mais temporaires.
Dans notre programme, vous passerez d'une fréquence d'entraînement de 3 jours par semaine à 4, 5, puis 6 jours.
Lors de la première phase, vous adopterez le système de base du body-builder (qui travaille sur des séries et des exercices fixes), en augmentant d'abord les répétitions (plus de volume) et, une fois que vous aurez atteint votre but, vous reviendrez aux répétitions du départ, en augmentant, cette fois-ci, les poids (plus d'intensité).
Par exemple:
I entraînement 10 kg × 10 répétitions
II entraînement 10 kg × 15 répétitions
III entraînement 15 kg × 10 répétitions
et ainsi de suite.
Par la suite, vous utiliserez d'autres systèmes pour augmenter l'intensité du travail.

- *Alternance de la priorité musculaire*

Il est évident qu'un muscle travaillé au début de votre séance, lorsque vous êtes frais et dispos, profite d'une énergie et d'une concentration plus grandes, ce qui vous permet donc d'obtenir de meilleurs résultats.
Le fait de commencer l'entraînement par l'un ou l'autre groupe permet de faire en sorte que, en l'espace de 7-10 jours, tous les muscles aient été entraînés – au moins une fois – à une intensité maximum.

- *Changer d'exercice*

a) votre corps s'habitue rapidement à chaque stimulus et l'habitude bloque le progrès. Un nouvel exercice signifie un nouveau stimulus. Ne laissez jamais vos muscles s'habituer à un mouve-

ment; il faut, bien au contraire, les surprendre continuellement;
b) il se peut qu'un exercice donné ne permette pas une récupération complète pour l'exercice suivant. Or, si vous changez d'exercice et que vous stimulez bien les fibres qui avaient travaillé peu la fois précédente, vous pouvez vous entraîner à nouveau et profitablement jusqu'à la limite de vos forces.

• *Burns*
Lorsqu'en dépit de votre volonté, la fatigue vous empêche d'exécuter même une seule répétition complète, vous pouvez continuer votre entraînement en faisant des demi-mouvements. Les demi-répétitions s'appellent *burns* parce que le muscle, poussé à la limite, "brûle".

• *Cheating*
Comme dans le cas précédent, le muscle n'est pas à même de poursuivre le travail. Toutefois, si vous l'aidez en mettant en jeu d'autres muscles, il peut encore y arriver. Par exemple, dans les flexions des biceps, si vous vous donnez un peu d'élan avec le dos, vous réussirez à soulever le poids même si le muscle en question n'y arrive pas tout seul.
"To cheat" veut dire tricher, n'employez ce système que pour certaines séries, et faites-le toujours avec précaution: il peut en effet provoquer des traumatismes articulaires. N'oubliez pas: on triche seulement dans la phase positive du mouvement (en soulevant le poids), le retour (phase négative) devant être lent et contrôlé.

• *Supersets*
Un *superset* ou une super-série, est une succession de séries d'exercices, sans repos. La forme la plus courante d'un superset consiste à travailler en alternance des muscles antagonistes, par exemple une série pour les biceps et une pour les triceps. La forme la plus difficile consiste à faire alterner deux exercices qui travaillent sur le même groupe musculaire.

• *Séries longues*
3 à 5 séries suivies d'un même nombre d'exercices et exécutées l'une après l'autre, sans repos, constituent une série longue. Ces 3 à 5 séries successives sont l'une des formes d'entraînement les plus dures.

• *Peak contraction*
Certains exercices permettent de continuer à exercer une tension sur le muscle en phase de contraction maximale. Prenons l'exemple de l'extension des jambes: assis, vous restez quelques secondes immobile, les jambes tendues et contractées. En poussant cet effort au maximum, vous ajoutez une contraction "isométrique" à la contraction normale "isotonique".

• *Contractions entre les séries*
Entre une série et une autre, au lieu de vous reposer, vous continuez à contracter le muscle intéressé. Vous "tirez" à nouveau. De cette manière, les fibres sont continuellement sollicitées.

• *Entraînements de qualité*
Passer d'une série à une autre et d'un exercice à l'autre avec un temps de récupération le plus court possible est une technique valable pour augmenter l'intensité de l'effort des muscles.
Les temps de récupération devraient diminuer graduellement d'une minute à 20 ou 30 secondes, sans, évidemment, que soit réduit le poids utilisé. Essayez de rendre l'exercice de plus en plus difficile. C'est ici que se cache le secret d'un bon résultat.

Pumper ou pusher? L'association des deux est préférable

Psychologie, constitution physique, caractère: nous ne sommes pas tous identiques. Certains ont davantage tendance à travailler avec des charges légères, de longues répétitions et peu de repos entre les séries (*pumper*), d'autres à repousser chaque fois leurs limites en utilisant un poids maximal durant quelques répétitions, et en se reposant longtemps (*pusher*). Une bonne technique d'entraînement prévoit l'association des deux systèmes, car ils favorisent la croissance musculaire.

Qualité du muscle

Pour en parler, on utilise un jargon à part, un langage pour initiés, mais il traduit bien certaines qualités esthétiques et physiologiques acquises par la musculature. Voici la description de ces qualités et comment les obtenir.

Qualité	Définition	Comment l'obtenir
Masse musculaire	C'est l'amplitude que peuvent atteindre les muscles en réponse à l'entraînement.	Exercices de base / gros poids / nombre moyen - élevé de répétition / séries jusqu'à l'épuisement / compromis entre une exécution parfaite de l'exercice et le poids utilisé.
Symétrie	En body-building, on entend par symétrie le développement proportionné de tous les groupes musculaires.	Travailler avec un soin particulier les muscles se développant plus difficilement / vérifier, par rapport à sa structure, quels sont les muscles à faire travailler pour cacher d'éventuels défauts de constitution. Par exemple, si vous avez les clavicules étroites, en sur-développant les deltoïdes, vous donnerez de l'ampleur à vos épaules.
Densité	Un muscle dense est plein, tendu, sur le point d'éclater. Physiologiquement, les fibres de ce muscle sont entassées les unes sur les autres sans espaces vides. La composition des fibres est altérée. Il y a moins d'eau et plus de protéines.	Travail extrêmement intense avec des charges lourdes, en essayant de réduire le temps repos entre les séries.

Qualité	Définition	Comment l'obtenir
Séparation	Chaque muscle est parfaitement séparé des autres muscles qui l'entourent. Cela suppose des masses musculaires bien développées et peu de graisse sous-cutanée.	Travail d'isolement musculaire (exercices complémentaires) / concentration extrême / nombre important de séries et de répétitions avec des charges modestes / mouvements complets en extension contraction / peak contraction / contractions entre les séries.
Rayures	Relief des faisceaux musculaires qui composent le muscle. Cela suppose l'absence de graisse sous-cutanée.	Travail très intense et haute concentration / entraînement de qualité.
Définition	Absence totale de graisse sous la peau.	Alimentation / travail aérobique / entraînement de qualité.
Plasticité	Aspect rond et plein du muscle, plus ou moins congénital.	Mouvements rythmiques et complets / poids moyens / nombre élevé de répétitions / concentration / travail du muscle sous chaque angle.
Vascularisation	Plus ou moins héréditaire, elle présuppose aussi l'absence de graisse.	Nombre élevé de répétitions / entraînement de qualité.
Qualité musculaire	Ensemble des qualités précédentes. Niveau maximal de préparation.	Ensemble des systèmes précédents.

Schémas d'entraînement

Le nombre et le type des exercices, le nombre des séries et des répétitions, le fractionnement des groupes musculaires sont résumés dans les tableaux ou schémas d'entraînement que nous verrons par la suite. Ils donnent une idée pour orienter votre programme, mais ce n'est pas une bible qu'il faut suivre à la lettre.

Utilisez également votre instinct. Si vous devez faire 5 séries d'un exercice et que vous êtes déjà épuisé au bout de la troisième, il n'y a aucune raison de continuer.

Comment diviser les groupes musculaires

Le débutant entraîne tous les muscles de son corps trois fois par semaine, mais au fur et à mesure qu'il progresse, il se rend vite compte que les muscles entraînés au début de la séance profitent mieux que ceux entraînés à la fin. On peut alterner l'entraînement des groupes musculaires.

On peut aussi diviser le corps en deux parties, en entraînant un jour une partie, un jour l'autre, et en se reposant le troisième jour. Cette division peut prendre différentes formes.

a) partie supérieure du corps *b*) partie inférieure	*a*) muscles de poussée *b*) muscles de traction	*a*) 2 gros muscles + 2 petits *b*) 2 gros muscles + 2 petits
a) dos / poitrine / épaules / bras *b*) abdomen / jambes / mollets	*a*) jambes (quadriceps fémoral) / poitrine / épaules / triceps / mollets *b*) dos / biceps / jambes (biceps fémoral) / abdomen	*a*) jambes / mollets / épaules / triceps *b*) dos / poitrine / abdomen

En revanche, si l'entraînement est quotidien, on peut partager le corps en trois parties, en entraînant chacune d'entre elles deux fois par semaine le 7e jour étant réservé au repos.

poitrine dos abdomen	épaules bras	jambes mollets abdomen

Ou bien en deux parties, en entraînant chaque partie trois fois par semaine.

poitrine triceps jambes abdomen	dos épaules biceps abdomen

Quand faut-il s'entraîner?

• Votre corps fournit les meilleurs efforts physiques durant les premières heures du matin et en fin d'après-midi (pour diverses raisons: production hormonale, rythmes biologiques...).
Ce sont les heures les plus conseillées pour l'exercice.

• Ne vous entraînez pas immédiatement après avoir mangé (le sang est dans l'estomac, occupé par la digestion et il en arriverait une bien faible quantité dans les muscles), ni à jeun (vous arriveriez très vite à l'hypoglycémie, et vous n'auriez pas assez d'énergie).
Mangez abondamment, mais des plats légers, si vous devez vous entraîner deux ou trois heures plus tard. Et si la séance commence une demi-heure ou une heure après, mangez seulement quelques fruits.

• Au cours de l'entraînement, gardez les muscles toujours couverts au chaud. Vous maintiendrez mieux le pompage et éviterez les traumatismes musculaires.

C'est une question de mesure

En parlant des cycles, nous avons déjà vu que tous les efforts ont une limite et que, si l'on exagère, on peut tomber dans le surentraînement.
En effet, entre *entraînement profitable* et *surentraînement*, il n'y a parfois qu'une infime différence et une série d'exercices en trop peut suffire à vous "brûler".
Rappelez-vous que la récupération doit être globale, c'est-à-dire que si vous avez entraîné les jambes, vous avez indirectement stimulé tout le corps qui aura besoin de récupérer.
Il en va de même si vous avez entraîné les bras ou la poitrine. Il est évident que plus un muscle est gros (par exemple les jambes), plus il fait participer l'ensemble de l'organisme.

Symptômes de surentraînement

Physiques:
- difficultés pour s'endormir/manque de repos;
- difficultés pour atteindre le pompage;
- baisse des capacités d'entraînement;
- rythme cardiaque plus élevé au réveil;
- incapacité de se relaxer.

Psychologiques:
- perte de la confiance en soi;
- perte de l'espoir d'atteindre le but fixé;
- nervosité;
- irritabilité;
- dépression.

Causes du surentraînement

Erreurs d'entraînement:
- manque de récupération;
- progression trop rapide;
- progression trop rapide après une maladie;
- intensité de travail excessive;
- ennui et manque d'enthousiasme pour l'exercice.

Mode de vie:
- repos insuffisant;
- vie dissipée;
- excès d'alcool/tabac/café;
- mauvaises conditions de vie/logement/environnement.

Remèdes

- repos total;
- alimentation abondante;
- modification des éléments de l'entraînement ou du mode de vie qui ont causé l'effondrement.

Comment évaluer la charge de travail optimale

Une charge de travail trop faible ou trop intense produit un effet contraire à celui souhaité. Le programme de ce livre est nécessairement général, ne pouvant pas tenir compte des exigences de chacun. Nous vous proposons des paramètres qui vous permettront d'évaluer si ce que vous faites est productif ou non.
La quantité de la charge de travail optimale doit:
- produire une forte sensation de fatigue à la fin de la séance. Vous devez être fatigué, mais pas épuisé;
- après l'entraînement, vous devez être encore à même d'étudier ou de travailler;
- le matin suivant, vous devez vous réveiller frais et reposé, les muscles entraînés la veille, courbatus;
- vous devez être en mesure de reprendre l'entraînement dans les 48 heures.

Comment éviter les accidents musculaires

Étirements, déchirures, crampes, torsions: lorsque la pratique d'un sport devient intense, il arrive très souvent qu'un accident se produise.
Chez les débutants, en revanche, la probabilité d'avoir des problèmes musculaires ou articulaires est faible. Ils ne sont pas capables de se servir de gros poids, ni de produire une contraction musculaire de forte intensité. Toutefois, cela reste toujours possible.
Les causes les plus courantes sont:
- manque de concentration dans l'exécution de l'exercice;
- carences protéiques dans l'alimentation;
- carences en vitamines/minéraux;
- surentraînement;
- manque de souplesse;
- échauffement insuffisant.

(voir le tableau de la p. 57).

Toujours ces sacrés points faibles...

Même si vous consacrez la même attention à chaque muscle, vous vous rendrez vite compte – à moins que vous ne soyez l'exception – que tous les muscles ne se développent pas au même rythme.
Cela peut venir de la faible quantité des fibres dont ils sont composés ou de

Accident	Cause	Remède
Spasme musculaire (contraction involontaire)	Peut durer quelques jours. Parmi les causes: troubles circulatoires ou écrasement d'un nerf	Appliquer de la glace, augmenter les minéraux, surtout le calcium
Crampe (contraction qui va et vient rapidement)	Carence en minéraux	Supplément de calcium, potassium, magnésium
Fatigue musculaire	Normale après l'entraînement. Si elle est excessive et se prolonge, elle peut être due à une carence en vitamine C	Repos. Augmenter les doses de vitamine C
Tendinite	Travail excessif sur une articulation qui s'enflamme. Parfois mauvaise circulation	Repos. Appliquer de la glace

leur mauvaise position sur l'articulation, ou du fait que ces muscles, trop courts, ont des possibilités limitées d'augmenter de volume.

Pour les mettre au niveau des muscles les plus développés, vous devrez:

– les entraîner en priorité, lorsque votre énergie et votre concentration sont au maximum;

– vous concentrer plus, comprendre leur fonction sur l'articulation, suivre de manière consciente chaque contraction;

– augmenter le nombre des séries et des exercices réservés à ces muscles;

– augmenter l'intensité des séries;

– réduire le travail des autres groupes au minimum, en réservant un seul exercice par muscle. Vous devez conserver toute votre énergie pour le point faible, d'autant que les muscles forts se développent de toute manière.

L'équipement indispensable

Pour vous entraîner à la maison, vous avez besoin tout d'abord d'un *balancier* et de deux *haltères* chargeables, plus cent kilos au moins de poids en disques de différents formats. Avant de pouvoir utiliser cent kilos (et pas pour tous les exercices) il vous faudra attendre plusieurs mois. Donc, pour commencer, cela est largement suffisant. Ensuite, vous aurez besoin d'un *banc réglable* bien solide pour exécuter les exercices pour la poitrine, les épaules, les bras, et la partie supérieure du corps. Il vous faut aussi deux *leg-press* pour effectuer plus commodément des flexions sur les jambes et faire travailler les mollets, une paire de *chaussures de fer* pour l'abdomen et les jambes, et une *barre* pour un certain nombre d'exercices concernant le dos et l'abdomen.

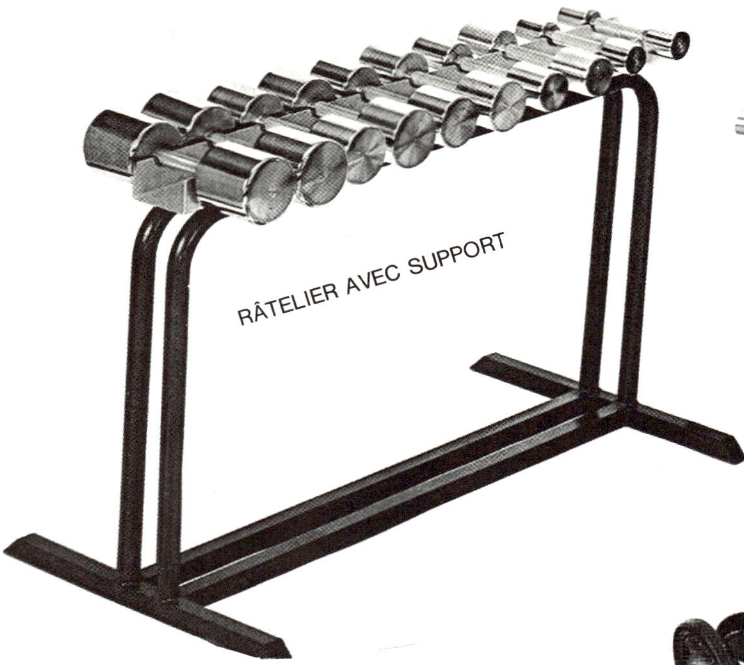

RÂTELIER AVEC SUPPORT

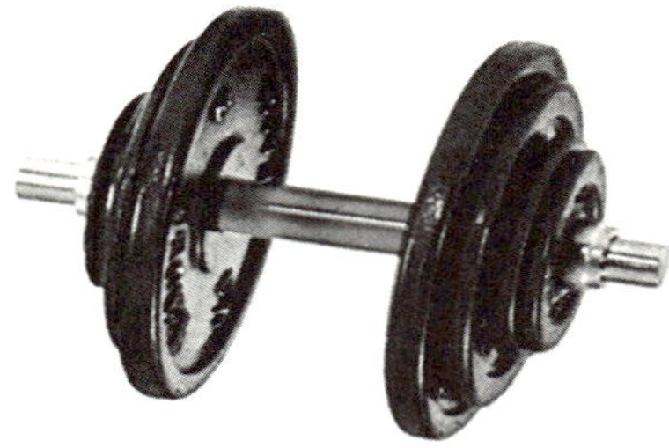

HALTÈRE

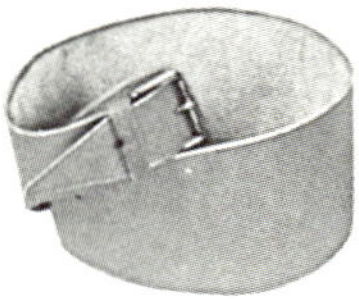

CEINTURE
SPÉCIALE
EN CUIR

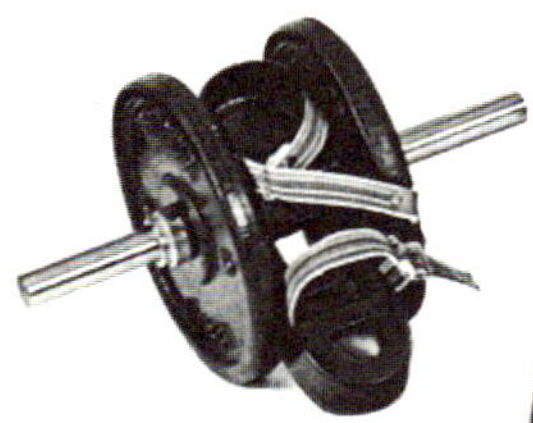

HALTÈRES FIXES

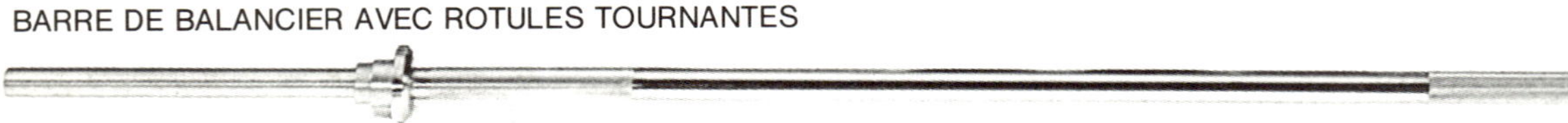

BARRE DE BALANCIER AVEC ROTULES TOURNANTES

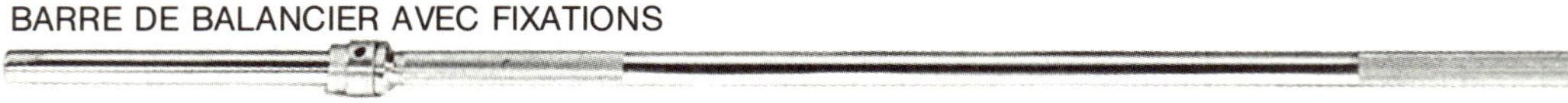

BARRE DE BALANCIER AVEC FIXATIONS

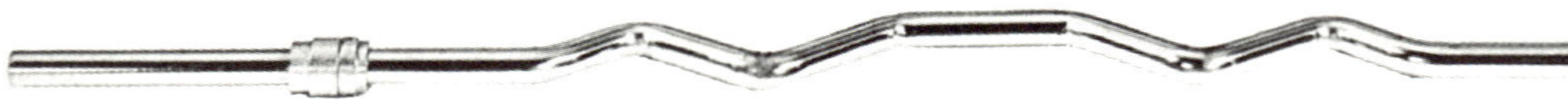

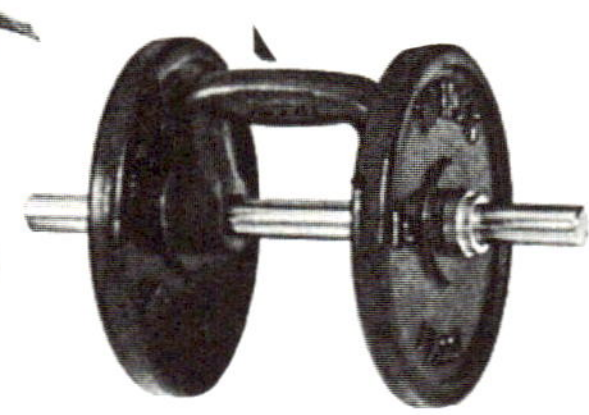

BALANCIER KAMBERED

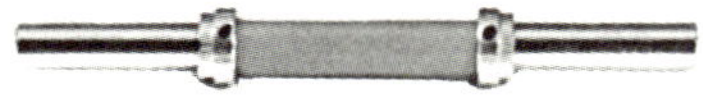

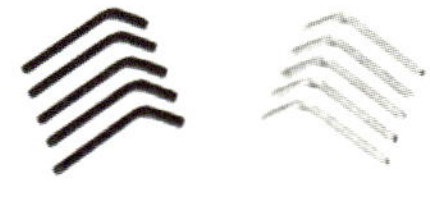

COUPLE
BARRE HALTÈRE

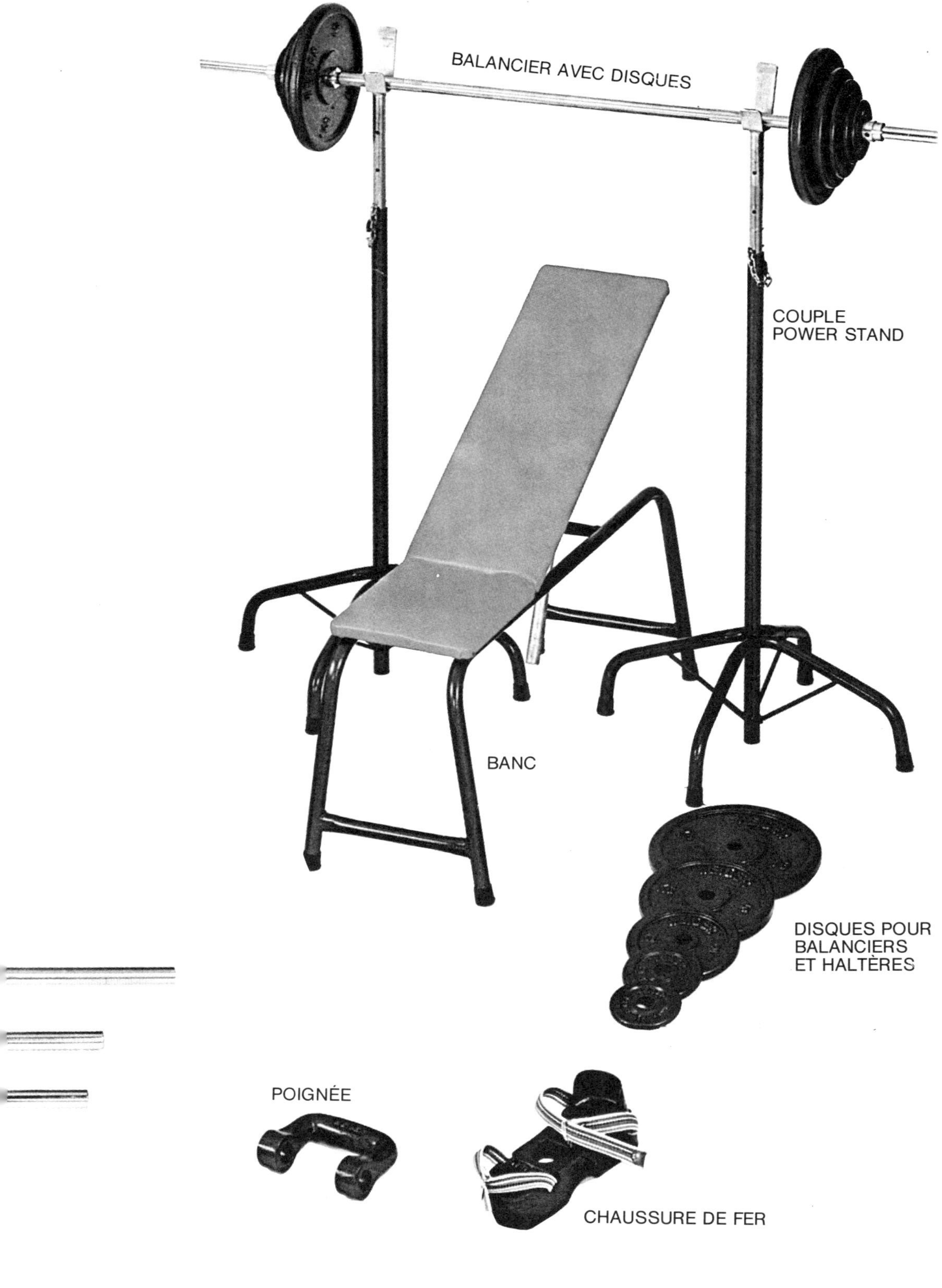
BALANCIER AVEC DISQUES
COUPLE
POWER STAND
BANC
DISQUES POUR
BALANCIERS
ET HALTÈRES
POIGNÉE
CHAUSSURE DE FER

Une *tablette en bois* de 4 à 5 cm de hauteur, très facile à trouver, devra être mise sous les talons dans les exercices de flexion des jambes (elle vous aidera à mieux tenir en équilibre) et un *bloc*, toujours en bois, de 10 à 12 cm de hauteur pour faire travailler les mollets (à la limite, il pourra être remplacé par une marche). Un *bâton* en bois léger (même un vieux balai) et deux *chaises robustes* feront parfaitement l'affaire pour entraîner la poitrine et les bras. En dépensant une somme vraiment modique, vous aurez tout ce qu'il vous faut pour commencer. Grâce à cet équipement simple, vous pourrez vraisemblablement exécuter les mêmes exercices que les champions de niveau mondial. Et vous pourrez obtenir des résultats exceptionnels.

Comment vérifier l'augmentation de la masse musculaire

Le système qui consiste à mesurer le tour de taille, du thorax, des bras, etc. est une méthode de contrôle assez objective. Vous devez cependant considérer que:

– si les mesures sont les mêmes, vous pouvez avoir perdu du gras et l'avoir remplacé par des muscles: c'est ce que vous révèle le miroir et non le mètre;
– une augmentation des mesures peut indiquer une augmentation de la graisse;
– en général, si le tour de taille diminue et que celui des autres membres et du tronc augmente, vous êtes en train de construire de la masse musculaire;
– en général, on enregistre les premiers résultats après quelques semaines, et ils sont significatifs s'ils sont relevés tous les mois. Si, un mois après, une partie n'a pas changé de mesure, revérifiez votre mode d'entraînement et/ou votre alimentation;
– prenez les différentes mesures à l'endroit de circonférence maximale, avec les muscles contractés;
– prenez toujours soin de mesurer au même endroit;
– en plus des mesures, contrôlez aussi le poids corporel.

Quoi qu'il en soit, pour avoir une image plus complète et objective de vos progrès, faites-vous photographier à intervalles réguliers.

Les photos devront être prises dans les mêmes conditions de lumière, (un éclairage différent peut considérablement modifier des proportions identiques) et sur un fond uni.

Si, parmi ces photos, il y en a qui vous procurent une sensation désagréable, examinez-les attentivement: elles montreront de manière évidente vos défauts, vos points faibles à entraîner plus intensément.

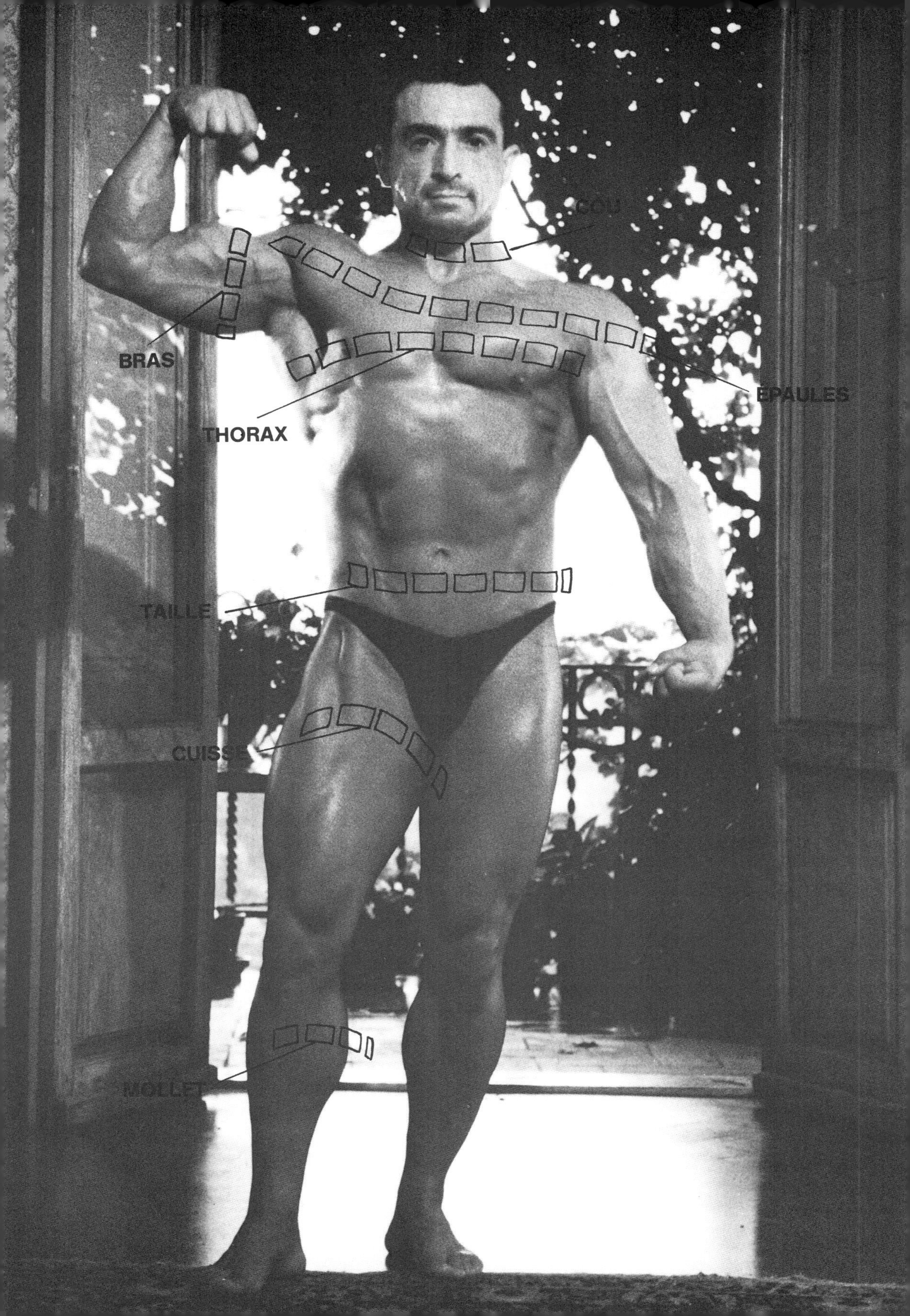
COU
BRAS
ÉPAULES
THORAX
TAILLE
CUISSE
MOLLET

ENTRAÎNEMENT

Musclé, mais souple

Faites du *stretching* pour deux raisons: échauffer les muscles avant l'entraînement et augmenter votre souplesse. Il faut en faire au début ainsi qu'à la fin de la séance, car cela permet un refroidissement progressif.
Stretching veut dire "étirement": c'est ce que nous faisons instinctivement le matin, au réveil. C'est le passage de l'immobilité à la vie active, fait de gestes naturels, instinctifs et relaxants.

L'étirement allonge les muscles, garde leur souplesse, et celle des articulations, évite les traumatismes et améliore la récupération.

Pour exécuter correctement ces mouvements il faut faire suivre la tension d'un relâchement tout en se concentrant sur le muscle qui s'allonge: atteignez doucement et lentement la position d'étirement maximal et gardez-la pendant 20 à 30 secondes. Relâchez-la légèrement et recommencez. Faites cela 5 à 6 fois.
Ne faites pas d'à-coups, ne fléchissez pas, essayez simplement de chercher la tension et gardez-la le temps voulu. Ne forcez pas trop, respirez sans suivre de règles particulières, mais ne retenez pas votre souffle.

De l'oxygène plein les poumons

Il existe des exercices de faible intensité et de longue durée, qui permettent à l'oxygène d'arriver jusqu'aux muscles, afin d'être utilisé pour la production d'énergie. On parle alors d'*activité aérobique.*
Une course lente, le vélo, la natation, le ski de fond, ont tous pour caractéristique d'utiliser, avec l'oxygène, les graisses de dépôt, en améliorant en même temps la résistance musculaire et le système cardio-vasculaire. La gymnastique aérobique peut être un excellent complément du body-building, mais il faut savoir l'utiliser judicieusement.

INCONVÉNIENTS
• Une activité aérobique excessive n'est pas compatible avec l'entraînement par la force et la masse musculaire. • En plus des graisses de dépôt, ce type d'exercice peut utiliser le tissu musculaire, afin de produire de l'énergie. • Il interrompt la récupération et diminue l'intensité du travail avec les poids.
AVANTAGES
• En utilisant les graisses corporelles, il participe à la définition. • C'est un excellent système pour remettre en état un corps qui a perdu sa condition athlétique. • En cas de régime, il présente deux atouts: *a)* il ne provoque pas de sensation d'appétit au terme de l'exercice, parce que les graisses de dépôt non utilisées ne doivent pas être remplacées, leur réserve étant pratiquement illimitée; *b)* il compense la baisse du métabolisme basal due à la restriction calorique. • Il élève le métabolisme basal même pendant les jours suivants l'exercice. Pour obtenir ce phénomène – la thermolyse – il faut le pratiquer 3 à 4 fois par semaine, pendant une durée de 20 à 40 minutes. Une fréquence plus élevée n'ajouterait rien à la thermolyse et serait superflue.

Dans tous les cas, rappelez-vous que chaque athlète développe un physique typique du sport qu'il pratique.
Les sportifs pratiquant l'aérobic ont un aspect mince et vide: exactement le contraire de ce que vous voulez obtenir.

Comment pratiquer l'activité aérobique

Pour que l'activité aérobique donne de bons résultats, vous devez vous rappeler que:

– l'exercice doit être extrêmement léger et durer au moins 20 minutes si vous voulez une utilisation prépondérante des graisses corporelles. Pendant toute la durée de l'exercice, le rythme cardiaque ne devrait absolument pas dépasser 120 à 150 battements par minute;
– dans le travail aérobique intensif, le combustible est à nouveau le glycogène musculaire. Evitez les sprints;
– vous devez la pratiquer le matin, ou après l'entraînement, mais jamais après avoir travaillé les jambes et les mollets. La présence d'acide lactique dans le

muscle bloque l'utilisation des graisses aux dépens du tissu musculaire;
– si vous êtes intéressé par une définition maximale, pratiquez-la le soir juste avant d'aller vous coucher.

Formules autres que l'activité aérobique

L'entraînement de qualité (20 à 30 secondes de récupération entre les séries) et le *squat respiratoire* garantissent également une augmentation du métabolisme basal au repos; de plus, ils construisent des muscles. Un double entraînement journalier donne un résultat similaire.

Préparons notre terrain

Pour construire une masse musculaire, il faut un métabolisme qui ne soit ni trop lent, ce qui transformerait la nourriture en graisse et non en muscle, ni trop rapide, car il brûlerait tout sans rien laisser pour construire une nouvelle masse.
Le *mésomorphe* se trouve, en général, dans une situation idéale et ne rencontre pas de problèmes.
L'*ectomorphe* même s'il mange suffisamment, prendra difficilement du poids. Il devra donc essayer de ralentir son métabolisme en diminuant toutes sortes d'activités.
Il lui faut économiser son énergie et essayer, dès que possible, de se reposer et de couper la journée par une petite sieste.
L'*endomorphe* a le problème opposé: il doit accélérer son métabolisme. Le meilleur système reste le *squat respiratoire*. Le squat, les flexions des jambes, balancier sur les épaules, fait travailler les plus grosses masses musculaires du corps et crée un stimulus très puissant pour l'organisme.
Le squat respiratoire doit être exécuté de la manière suivante:
– utilisez un poids qui vous permettra d'effectuer environ 10 répétitions;
– une fois les 10 répétitions terminées, arrêtez-vous (sans poser le balancier). Faites 4 à 5 respirations profondes et faites encore 3 à 4 répétitions; arrêtez-vous à nouveau, respirez profondément et essayez de faire d'autres répétitions. Continuez ainsi en faisant des respirations profondes et des flexions, jusqu'à épuisement, jusqu'à ce que votre tête tourne et que vos jambes – molles – ne vous soutiennent plus. 1 à 3 séries de ces exercices exécutées 2 fois par semaines suffiront à maintenir un métabolisme basal élevé et contrairement à l'aérobic, serviront en même temps de bases formidables pour votre aspect physique en général, en stimulant la croissance de tous les muscles du corps.

Les différentes phases de l'entraînement

Votre entraînement sera organisé de la manière suivante:

Échauffement Il a pour fonction d'augmenter: – la souplesse; – la température corporelle; – les processus métaboliques; – la circulation et le rythme cardiaque; – la vivacité des réflexes; – la capacité d'exercice.	général: spécifique:	stretching 1 ou 2 séries de chaque exercice, très légères, exécutées avant de passer aux suivantes
Entraînement spécifique avec les poids		
Refroidissement Pour ralentir graduellement les processus métaboliques et physiologiques de l'échauffement.	spécifique: général:	1 série très légère par exercice après les séries précédentes. stretching

COMPTE À REBOURS

Un blitz de 12 semaines

Nous voici arrivés à la partie concernant l'entraînement proprement dit. Si nous n'avons pas répondu à toutes vos questions, vous trouverez vous-même leurs réponses avec la pratique. Le travail qui vous attend va être difficile et si vous voulez des résultats rapides, il vous faudra travailler avec acharnement. C'est un "blitz", une guerre-éclair, rapide et brutale, que vous devrez mener pour que votre corps devienne celui dont vous rêvez.

Le programme et ses phases

Les 12 semaines sont divisées en 3 phases, chacune d'entre elles ayant un but précis et préparant le terrain pour la phase suivante. Suivez-les dans l'ordre qui vous est donné, respectez attentivement les instructions et nous ferons ensemble du beau travail.

I phase: concerne le développement musculaire général.

II phase: concerne le développement spécifique de la force et de la masse musculaire.

III phase: sert à obtenir une définition et une séparation musculaire maximale.

PÉRIODE		PREMIÈRE PHASE DÉVELOPPEMENT MUSCULAIRE GÉNÉRAL			
OBJECTIFS		Préparer l'organisme à un rendement athlétique élev avec l'acquisition de coordination, technique, résistan ce, force, masse musculaire. Acquisition de nouvelle habitudes. Amaigrissement éventuel.			
SEMAINES		I	II	III	IV
FRÉQUENCE DE L'ENTRAÎNEMENT	absolue	3	3	3	3
	par groupe musculaire	3	2	2	2
VOLUME DE L'ENTRAÎNEMENT	n. séries	3 séries par groupe musculaire	6	8	5
	n. exercices	1	2	2	2
INTENSITÉ		faible	faible	modérée	faible
RÉCUPÉRATION		1 mn	1 mn	1 mn	1 mn
NOUVEAUX STIMULUS ET TECHNIQUES POUR ACCÉLÉRER LA SURCOMPENSATION		Séries portées jusqu'à l'épuisement positif. Altern continuellement l'ordre des groupes musculaires			
TECHNIQUES POUR ÉLEVER LE MÉTABOLISME BASAL		Activité aérobique			
ACTIVITÉ AÉROBIQUE		3 fois / semaine (20-30mn)	3 (20-30mn)	3 (30-40mn)	2 (20-30mn)
					semaine d récupérati

DEUXIÈME PHASE DÉVELOPPEMENT DE LA MASSE MUSCULAIRE					TROISIÈME PHASE DÉFINITION ET SÉPARATION MUSCULAIRE		
cquérir de la masse musculaire, de la force, préaration pour soutenir la charge de travail pour la oisième phase. ntraînements de plus en plus intenses. écupération et surcompensation de base.					Travail du muscle en isolement sous chaque angle pour acquérir la définition et séparation avec un volume élevé de travail, une haute fréquence et une récupération courte.		
V	VI	VII	VIII	IX	X	XI	XII
4	4	4	5	5	6	9	12
2	2	2	2-3	2-3	2	3	3
10	6	10	12	10	15	20	25
2	2	2	3	2	3	4	5
oyenne	modérée	haute	haute	moyenne	haute	moyenne	modérée
2mn sur x. base	2mn	2mn	1mn 30s	1mn 30s	1mn	1mn	1mn
mn sur ompl.	1mn	1mn	1mn	1mn	50s	40s	30s
Alterner la priorité. Changer les exercices					Contraction entre séries. Peak contraction. Séries longues. Supersets. Entraînement de qualité		
puisement positif	Épuisement positif	Burns Cheating	Burns Cheating Peak contraction	Épuisement positif			
Squat respiratoire					Double entraînement journalier. Squat respiratoire. Activité aérobique		
–	–	–	–	–	2-3 par semaine	2-3 (20-30mn)	2-3 (20-30mn)
	semaine de récupération			semaine de récupération			

PREMIÈRE PHASE: UN PAS À LA FOIS DÉVELOPPEMENT MUSCULAIRE GÉNÉRAL

La première phase dure 4 semaines. Vous ne pouvez pas devenir superman en une journée. Vous avez négligé votre corps pendant longtemps, vous l'avez mal nourri avec des fast-foods et de l'alcool, vous l'avez empoisonné par la nicotine, amolli par l'inactivité. Vous ne pouvez certainement pas être efficace du jour au lendemain. Votre objectif sera donc de préparer votre corps à un rendement athlétique élevé, indispensable pour les deuxième et troisième phases du programme. Vous atteindrez cet objectif grâce à l'acquisition de:

coordination/vitesse	activité aérobique et exercice
souplesse/mobilité	stretching
capillarisation des masses musculaires / résistance / irroration sanguine des tendons et des ligaments pour les rendre plus forts	répétitions nombreuses et pauses courtes entre les séries
force et masse musculaire	exercice de base
technique d'exécution	répétitions nombreuses, exécution continue des mêmes exercices
capacité de supporter la série jusqu'à épuisement, en surmontant la brûlure, la douleur et le nouveau mode de vie et d'alimentation	force de volonté
un aspect défini, si besoin est	régime adéquat
capacité de se fixer des buts et des programmes	

Dans cette phase, la fréquence doit être de 3 entraînements hebdomadaires, en variant l'ordre des exercices pour ne pas privilégier un muscle plutôt qu'un autre. Résistance, masse, force musculaires sont acquises au départ indépendamment du stimulus. Par la suite, il sera nécessaire que le stimulus soit spécifique à la qualité demandée.
Rappelez-vous que même dans cette première phase, la surcompensation se règle rapidement: les résultats se feront immédiatement sentir. Maintenez l'intensité entre un niveau bas et modéré (terminez toute série jusqu'à épuisement) en faisant un travail de préparation, en vous familiarisant avec l'activité.
Essayez de vous reposer peu entre une série et une autre, vous avez besoin d'acquérir une bonne condition athlétique. Dans le même but, pratiquez une activité aérobique 3 fois par semaine, si possible pendant les jours où vous ne travaillez pas avec les poids. Pendant les trois premières semaines, vous augmenterez les séries – même très peu – tandis que la quatrième semaine – de récupération – vous les réduirez de moitié; il en va de même pour l'aérobic.
Ceci concerne le premier mois de notre cours. Pour le moment, vous allez fortifier les processus métaboliques de votre organisme en le désintoxiquant, en le nourrissant soigneusement, en le laissant se reposer.

PÉRIODE		PREMIÈRE PHASE DÉVELOPPEMENT MUSCULAIRE GÉNÉRAL			
OBJECTIFS		Préparer l'organisme à un rendement athlétique élevé avec l'acquisition de coordination, technique, résistance, force, masse musculaire. Acquisition de nouvelles habitudes. Amaigrissement éventuel.			
SEMAINE		I	II	III	IV
FRÉQUENCE DE L'ENTRAÎNEMENT	absolue	3 / semaine	3	3	3
	par groupe musculaire	3 / semaine	2	2	2
VOLUME DE L'ENTRAÎNEMENT	n. séries	3 séries par groupe musculaire	6	8	5
	n. exercices	1 exercice par groupe musculaire	2	2	2
INTENSITÉ		faible	faible	modérée	faible
RÉCUPÉRATION		1 mn entre chaque série	1 mn	1 mn	1 mn
NOUVEAUX STIMULUS ET TECHNIQUES POUR ACCÉLÉRER LA SURCOMPENSATION		Séries portées jusqu'à l'épuisement positif. Alterner continuellement l'ordre des groupes musculaires			
TECHNIQUES POUR ÉLEVER LE MÉTABOLISME BASAL		Activité aérobique			
ACTIVITÉ AÉROBIQUE		3 fois / semaine (20-30 mn par fois)	3 fois (20-30 mn)	3 fois (20-30 mn)	2 fois (20-30 mn)

PREMIÈRE SEMAINE

Au cours de cette semaine, vous aurez votre premier contact avec les poids et l'entraînement: utilisez-la pour vous familiariser.
Concentrez-vous sur le travail du muscle, évaluez les charges les mieux adaptées à chaque exercice, organisez votre alimentation.
Choisissez votre régime idéal en fonction de votre type physique.
Si vous êtes en surcharge pondérale, entamez immédiatement le régime de 2 800 calories par jour.

Ire SEMAINE

PREMIÈRE PHASE DÉVELOPPEMENT MUSCULAIRE

Échauffement: stretching

LUNDI

groupe musculaire	exercices	n. série	n. rép.
JAMBES	Squat parallèle Fémoraux avec chaussures de fer	3 3	20 15
MOLLETS	Mollets avec balancier debout	3	15
DOS	Rameur avec balancier	3	15
POITRINE	Banc horizontal Pull-over avec balancier	3 3	15 20
ÉPAULES	Détente lente en avant	3	15
BRAS	French press sur banc horizontal Curling	3 3	15 15
ABDOMEN	Sit up	3	15

MERCREDI

groupe musculaire	exercices	n. série	n. rép.
DOS	Rameur avec balancier	3	20
POITRINE	Banc horizontal Pull-over avec balancier	3 3	20 15
ÉPAULES	Détente lente en avant	3	20
BRAS	French press sur banc horizontal Curling	3 3	20 20
JAMBES	Squat parallèle Fémoraux avec chaussures de fer	3 3	15 20
MOLLETS	Mollets avec balancier debout	3	20
ABDOMEN	Sit up	3	20

VENDREDI

groupe musculaire	exercices	n. série	n. rép.
ABDOMEN	Sit up	3	15
ÉPAULES	Détente lente en avant	3	15
BRAS	French press sur banc horizontal Curling	3 3	15 15
DOS	Rameur avec balancier	3	15
POITRINE	Banc horizontal Pull-over avec balancier	3 3	15 15
JAMBES	Squat parallèle Fémoraux avec chaussures de fer	3 3	20 15
MOLLETS	Mollet avec balancier debout	3	15

Refroidissement: stretching

INTENSITÉ

Faible

RÉCUPÉRATION

entre séries 1 min.

entre groupes musculaires 5-10 min.

NOUVEAUX STIMULUS ET TECHNIQUES POUR ACCÉLÉRER LA SURCOMPENSATION

Alterner continuellement l'ordre des exercices

TECHNIQUES POUR ÉLEVER LE MÉTABOLISME BASAL

Activité aérobique

ACTIVITÉ AÉROBIQUE

mardi - jeudi
samedi
20-30 min.

MENSURATIONS

cou cm ______
épaules cm ______
thorax cm ______
bras cm ______
taille cm ______
cuisse cm ______
mollets cm ______

POIDS

kg ______

LUNDI

Échauffement: stretching. Prenez lentement la position présentée sur la photo et gardez-la 20 à 30 secondes. Répétez 5 à 6 fois, sans rebondir ni fléchir, en veillant à exécuter chaque exercice, quand cela est nécessaire, à droite et à gauche.

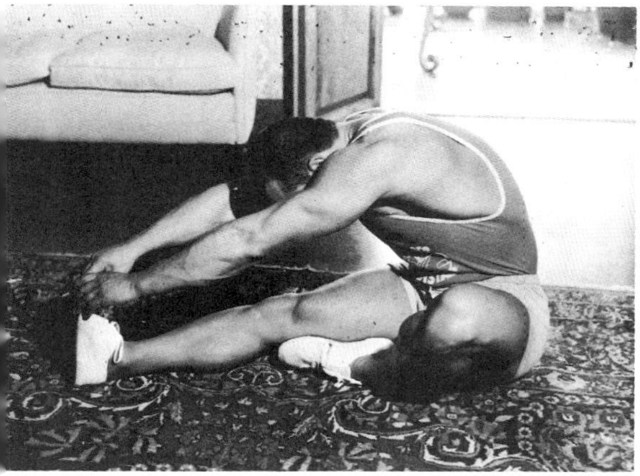

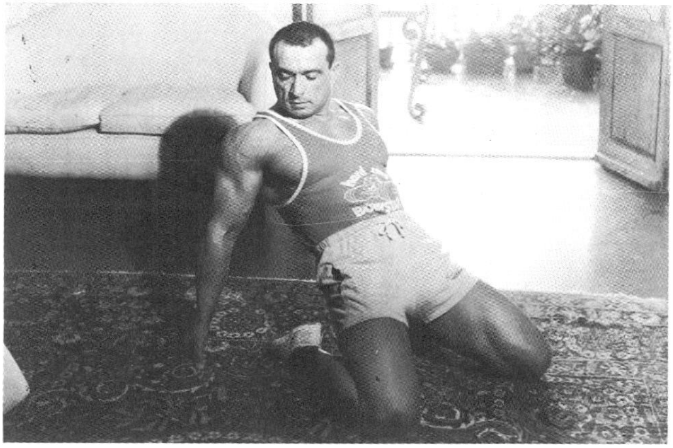

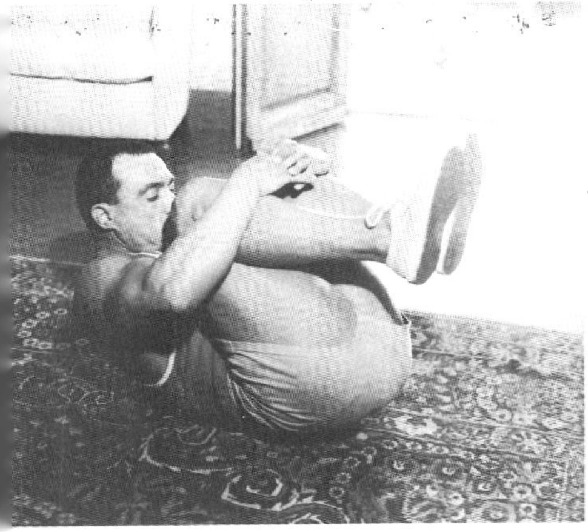

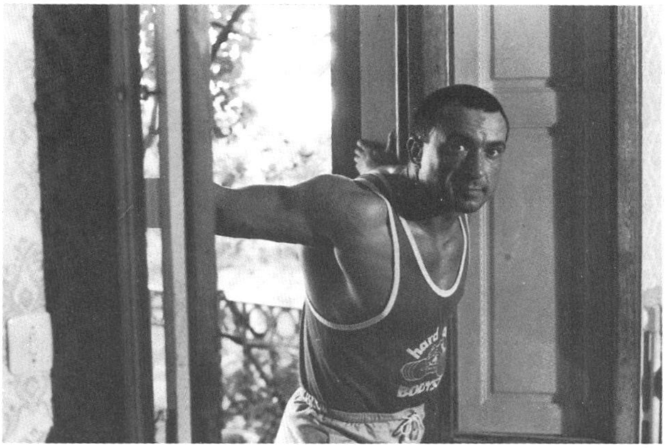

JAMBES

SQUAT PARALLÈLE 3 × 20

Posez le balancier sur vos épaules, et non sur le cou. La tête haute, le dos droit, descendez lentement. Lorsque les cuisses sont parallèles au sol, arrêtez-vous un instant et, sans élan ni bond, remontez, en vous concentrant sur la contraction des cuisses. Répétez sans faire de pause. Grâce au squat, vous obtiendrez la force et la masse musculaire sur les jambes et sur l'ensemble du corps.

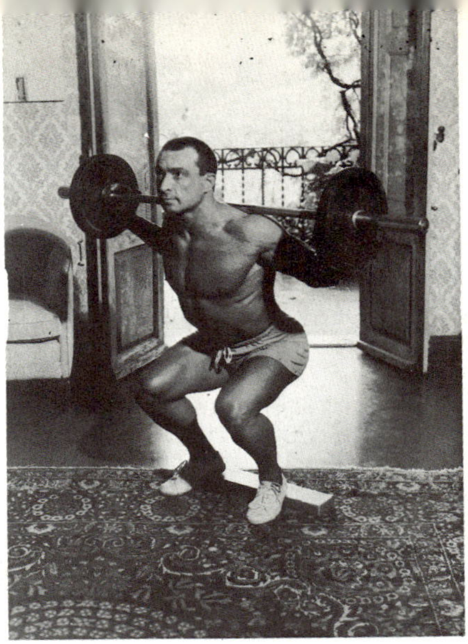

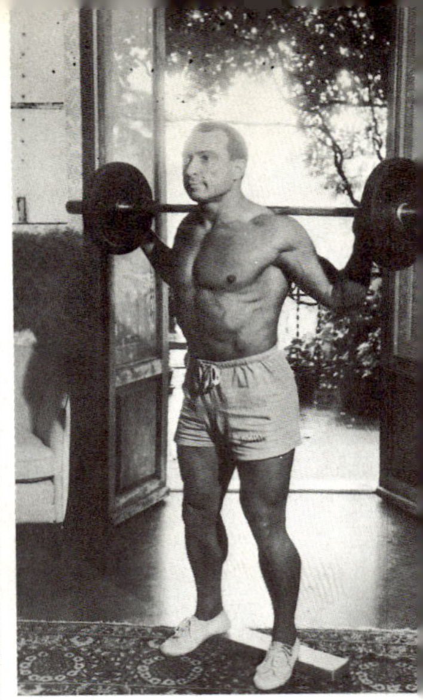

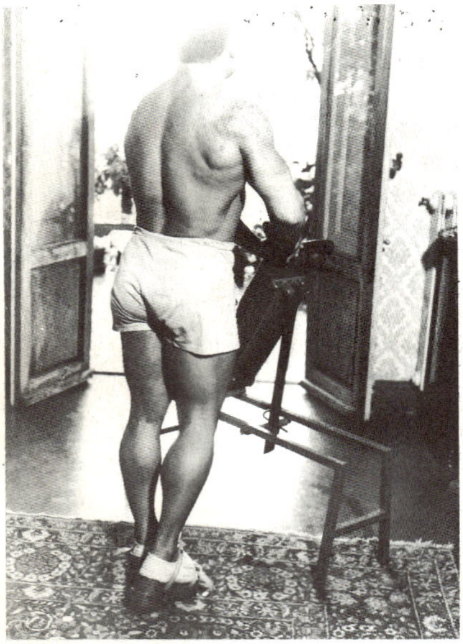

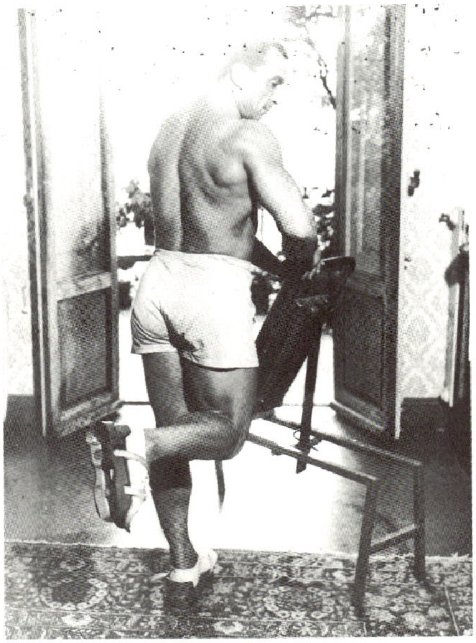

FÉMORAUX AVEC CHAUSSURES DE FER 3 × 15

Cet exercice intéresse l
tenseurs de la cuisse.
Exécutez-le une jambe
la fois. Arrêtez-vous ur
instant en pleine
contraction. Descendez
lentement.

MOLLETS

MOLLETS AVEC BALANCIER DEBOUT 3 × 15

De nouveau, le balancier sur les épaules. Posez la pointe des pieds sur une tablette assez haute pour vous permettre de descendre les talons le plus bas possible. Remontez lentement sur la pointe des pieds, arrêtez-vous un instant les mollets contractés, puis descendez lentement.

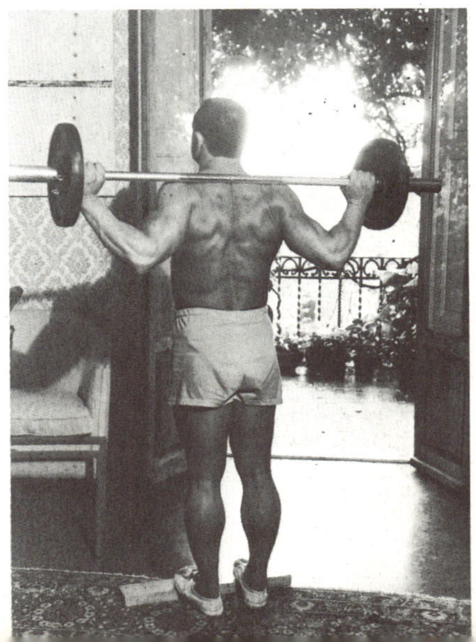

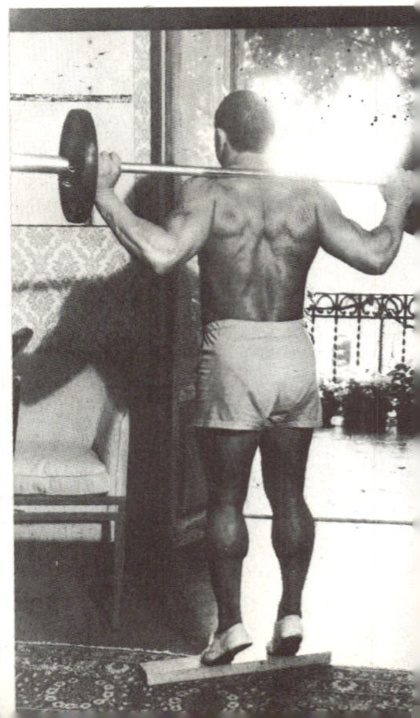

DOS

RAMEUR AVEC BALANCIER 3 × 15

Mettez-vous sur un banc avec la barre du balancier à la hauteur des pieds. Commencez la traction vers l'abdomen en poussant les coudes vers l'arrière et arquez le dos pour accentuer la contraction des muscles dorsaux. Faites une pause, puis descendez lentement.

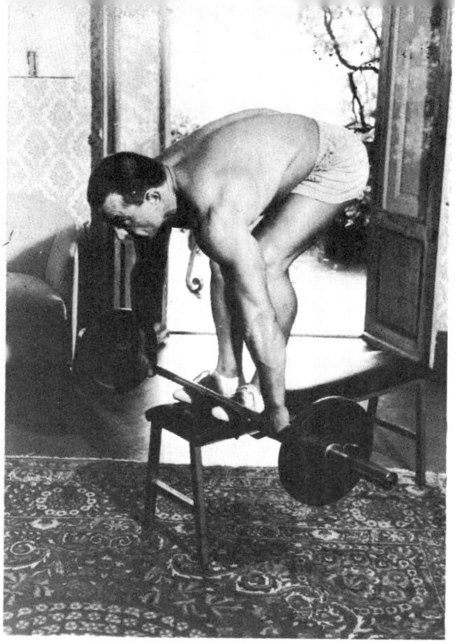

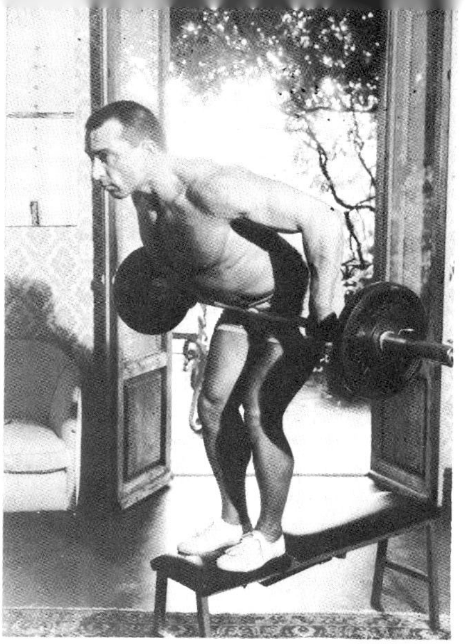

POITRINE

BANC HORIZONTAL 3 × 15

Partez avec le balancier sur la poitrine, tendez les bras vers le haut, en tournant les coudes vers l'extérieur, loin du buste. Sans vous arrêter, remettez le balancier sur le thorax.

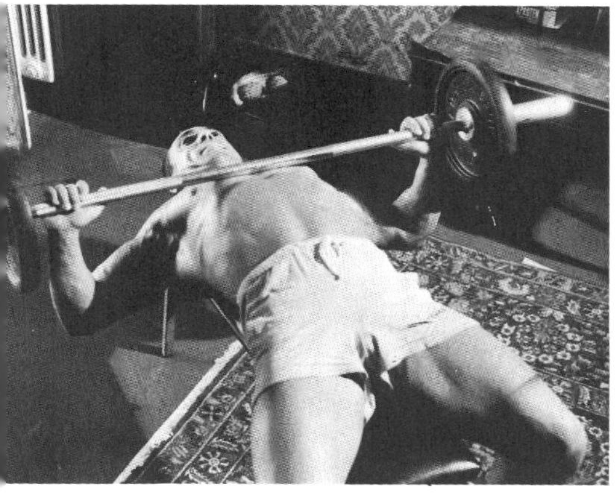

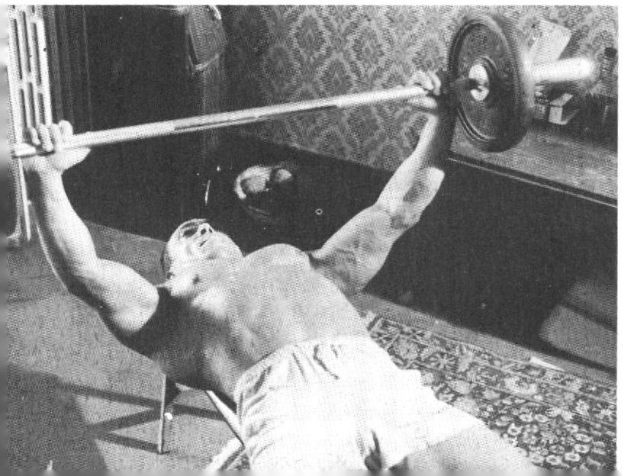

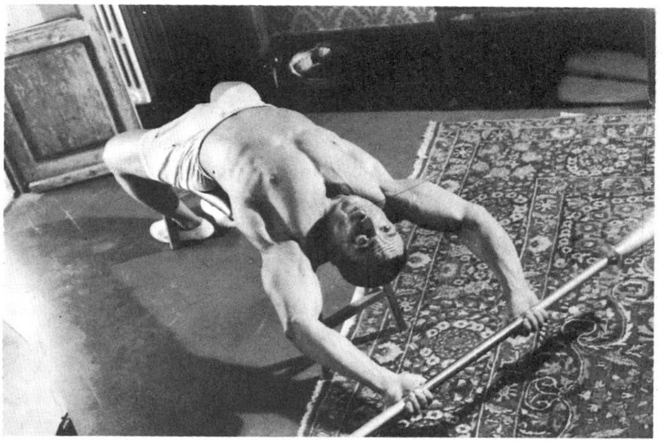

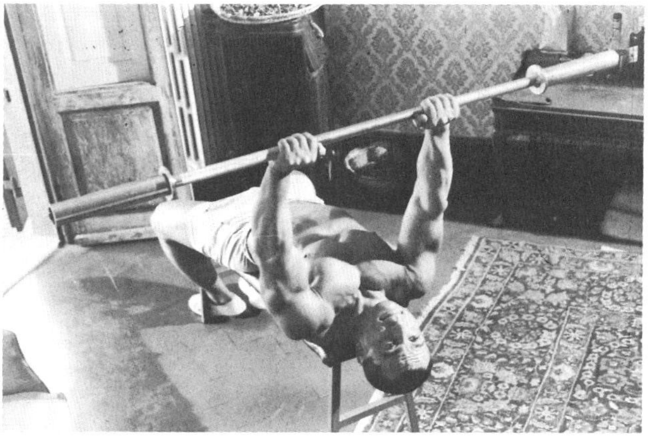

PULL-OVER AVEC BALANCIER 3 × 20

En gardant les bras semi-rigides et en utilisant un poids assez léger, décrivez un arc en soulevant le balancier au-dessus du visage. N'essayez pas d'augmenter le poids dans cet exercice, car l'articulation des épaules, délicate, vous l'interdit.

ÉPAULES

DÉTENTE LENTE EN AVANT 3 × 15
Portez le balancier à la hauteur des épaules, avec une prise large. Poussez-le au-dessus de la tête sans tendre complètement les bras. Répétez.

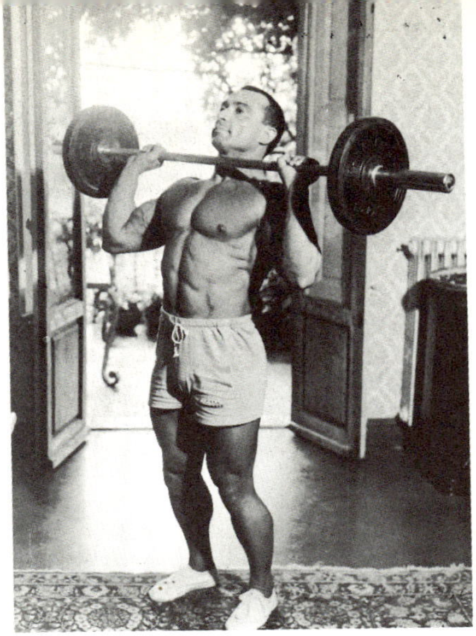

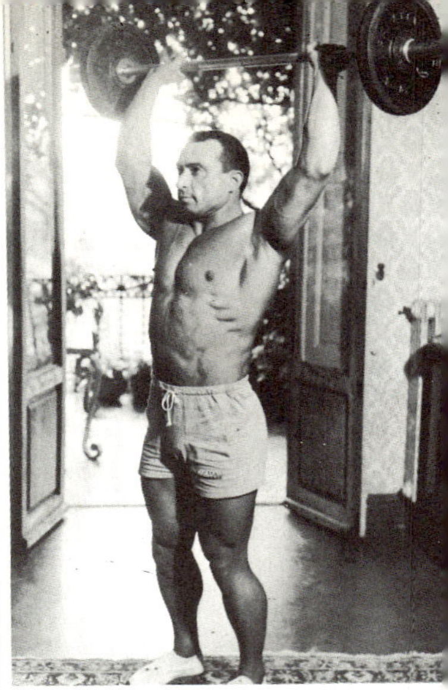

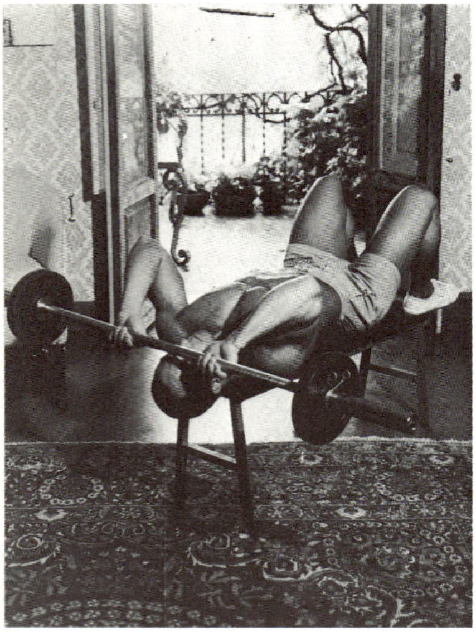

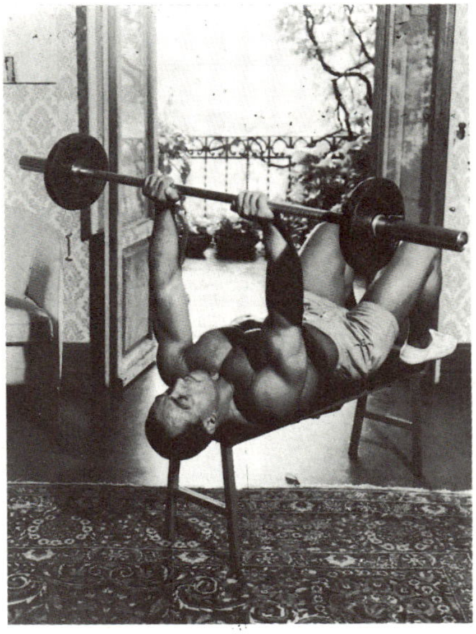

BRAS

FRENCH PRESS SU BANC HORIZONTA
Partez avec le balancie la hauteur des yeux, a une prise étroite, contractez les triceps, tendez les bras. Sans vo arrêter, descendez lentement.

CURLING 3 × 15
Empoignez le balancier avec une prise un peu plus large que les épaules. Les bras tendus, fléchissez le biceps en décrivant un arc vers le visage et en écartant légèrement les coudes des côtés. Revenez lentement en position initiale.

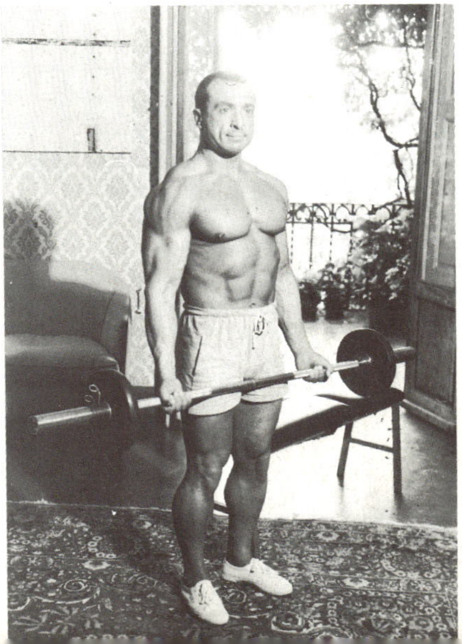

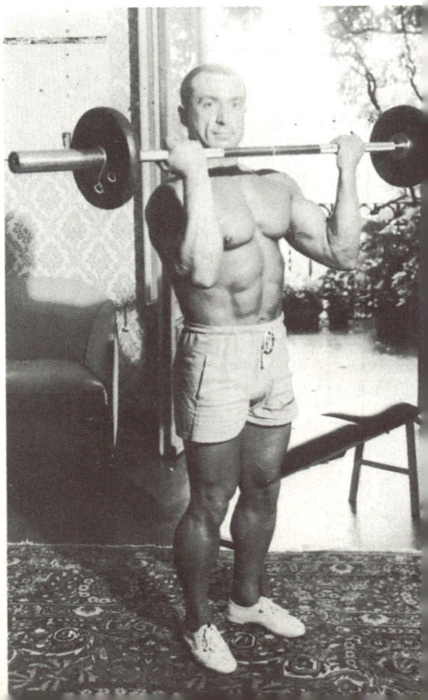

ABDOMEN

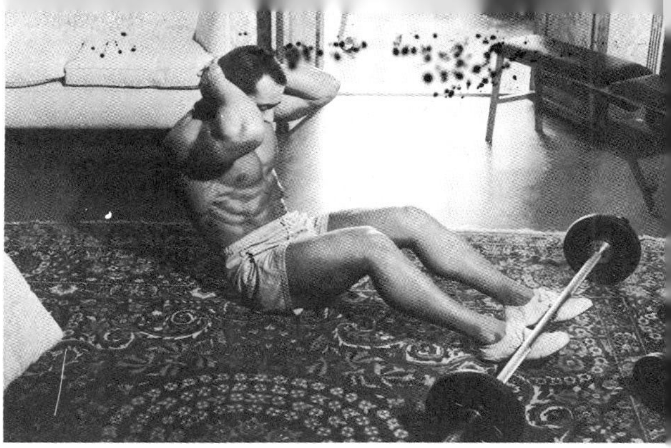

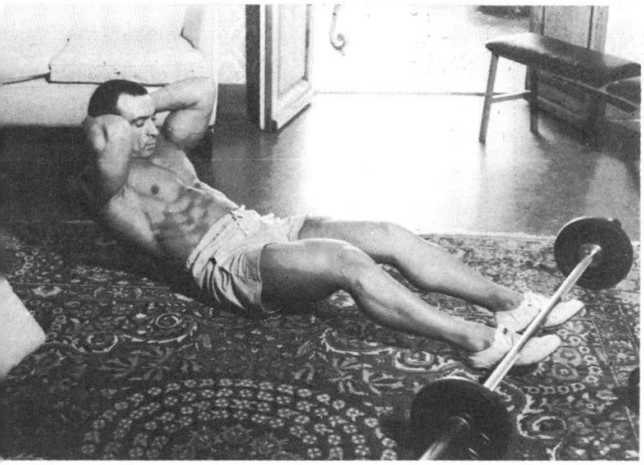

SIT UP 3 × 15
Avec les pieds bloqués sous la barre du balancier, les jambes à demi-fléchies et le buste vers l'avant, soulevez ce dernier jusqu'à sentir les muscles se tendre. Revenez à la position de départ.

Refroidissement: stretching. Le refroidissement progressif est fondamental pour une récupération rapide.
Exécutez les mouvements très lentement, et maintenez la position présentée sur la photo pendant 20 à 30 secondes, en répétant jusqu'à une relaxation complète. Lorsque cela est nécessaire, exécutez l'exercice à droite et à gauche.

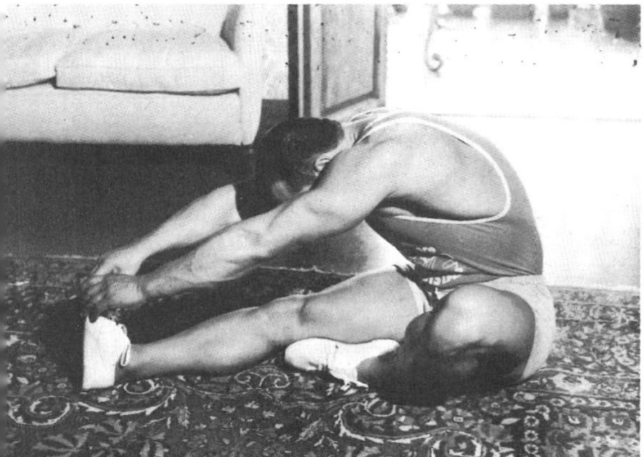

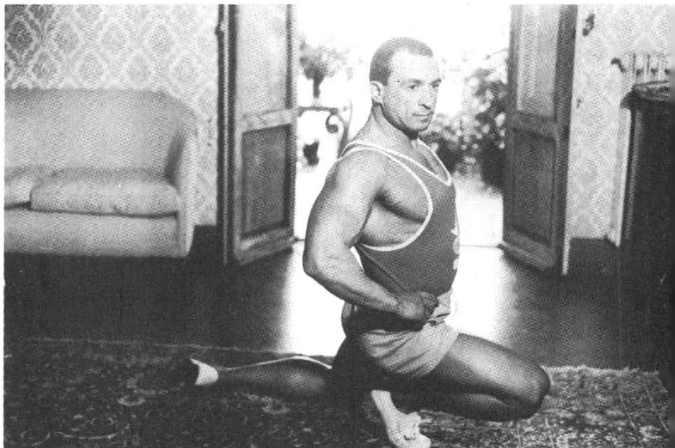

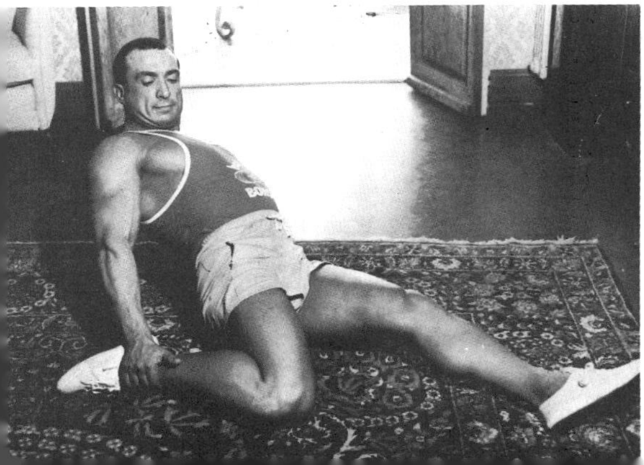

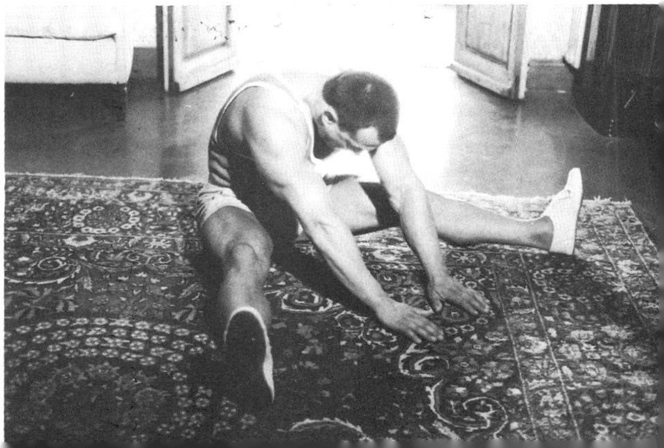

MERCREDI

(gardez les mêmes poids que le lundi, en augmentant les répétitions)

Échauffement: stretching. Prenez lentement la position présentée sur la photo et gardez-la 20 à 30 secondes. Répétez 5 à 6 fois, sans rebondir ni fléchir, en veillant à exécuter chaque exercice, quand cela est nécessaire, à droite et à gauche.

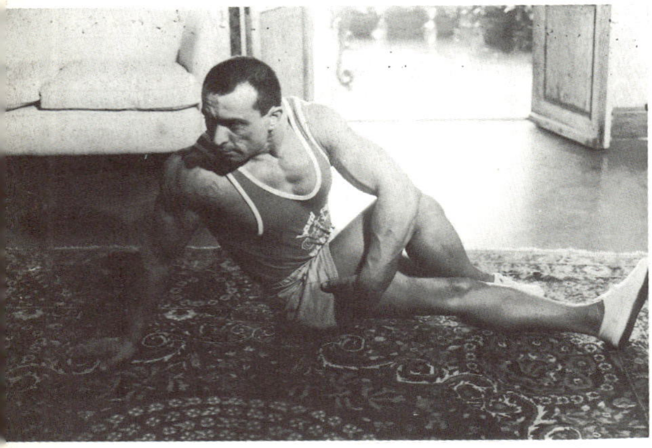

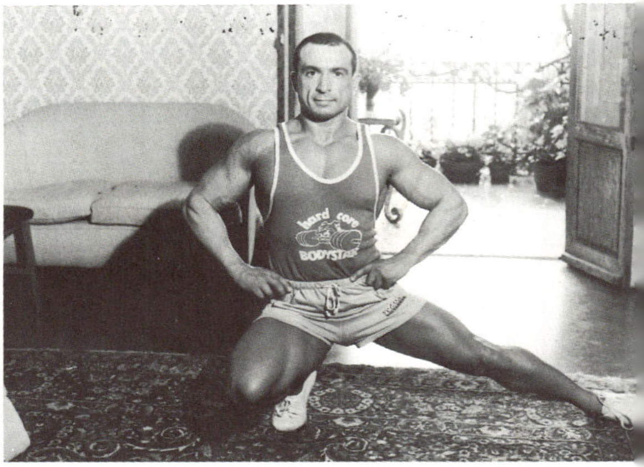

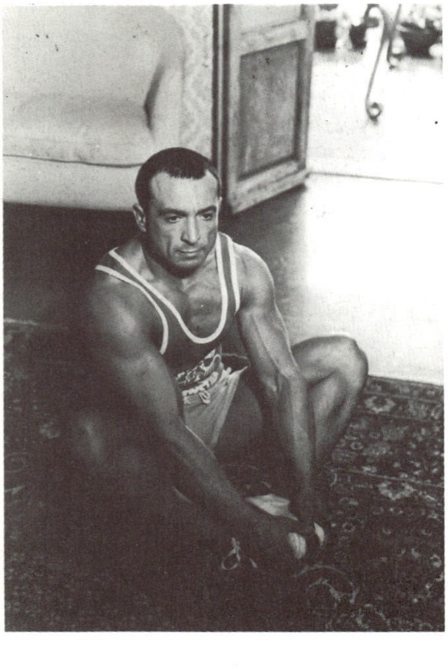

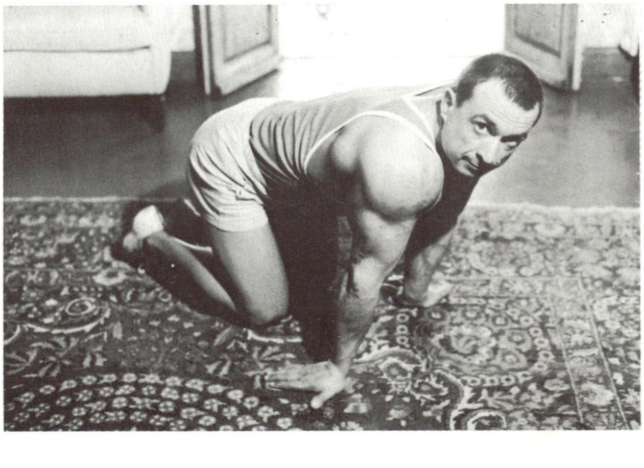

DOS

RAMEUR AVEC BALANCIER 3 × 20
Étirez les muscles dorsaux et contractez vers le haut, en soulevant le balancier jusqu'à l'abdomen. N'essayez pas d'accélérer votre vitesse en soulevant le poids au début du mouvement, abaissez le balancier en contrôlant la phase négative.

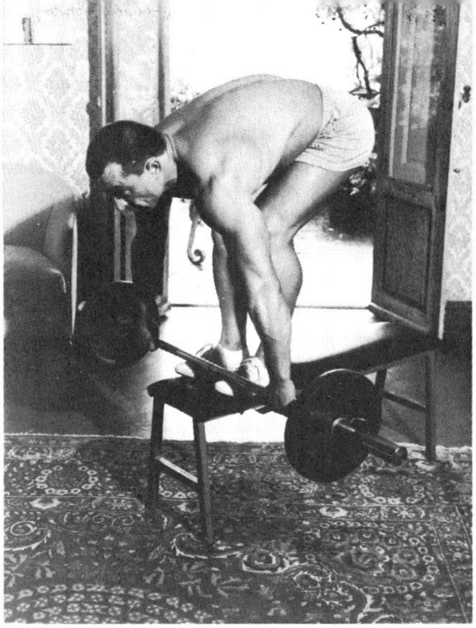

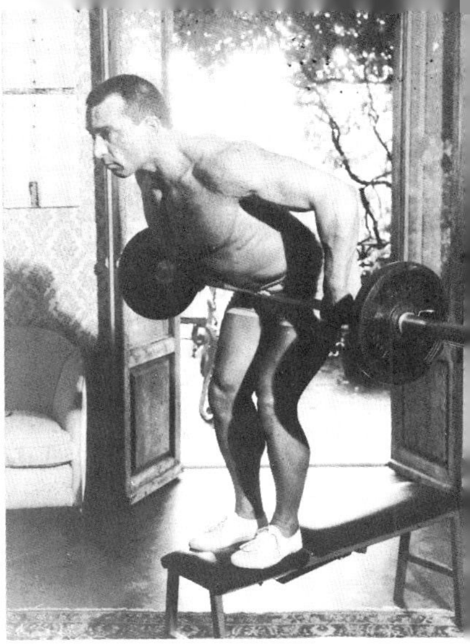

POITRINE

BANC HORIZONTAL 3 × 20
Empoignez le balancier avec fermeté, cambrez légèrement le dos et ne rentrez pas la tête dans les épaules. Les coudes écartés, poussez avec les muscles pectoraux jusqu'à avoir les bras en position verticale.

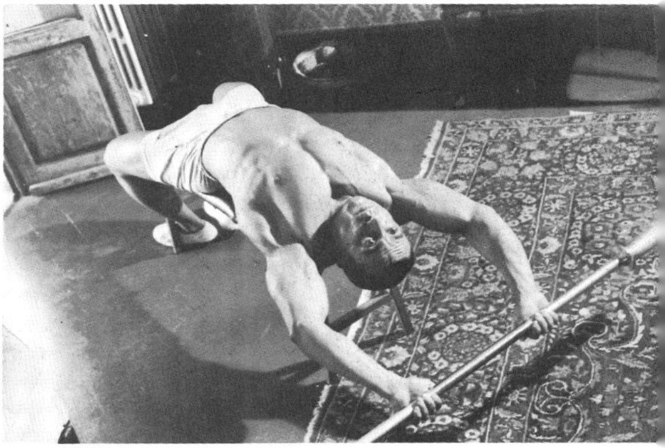

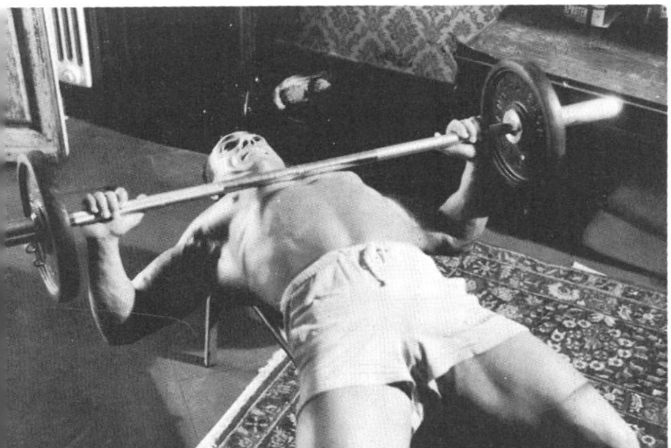

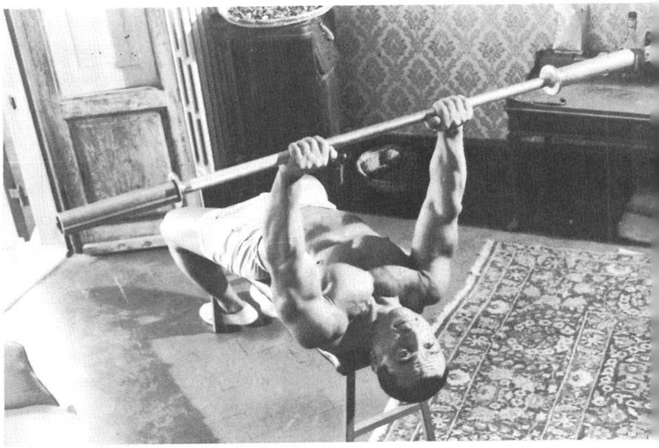

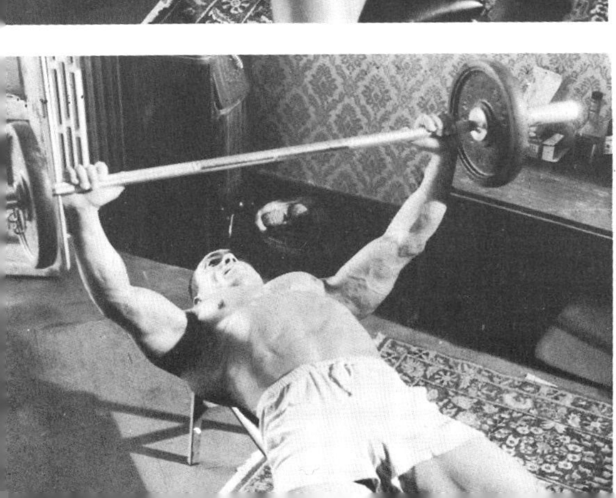

PULL-OVER AVEC BALANCIER 3 × 25
Cet exercice développe mais aussi améliore la respiration et développe la cage thoracique. Inspirez en descendant, expirez profondément en soulevant l'agrès.

ÉPAULES

DÉTENTE LENTE EN AVANT 3 × 20
La tête ne permet pas une trajectoire rectiligne du balancier. Au départ, pliez légèrement le dos vers l'arrière pour que la tête laisse la voie libre au poids. Dès que l'agrès a dépassé les yeux, replacez le buste en position normale et complétez la détente.

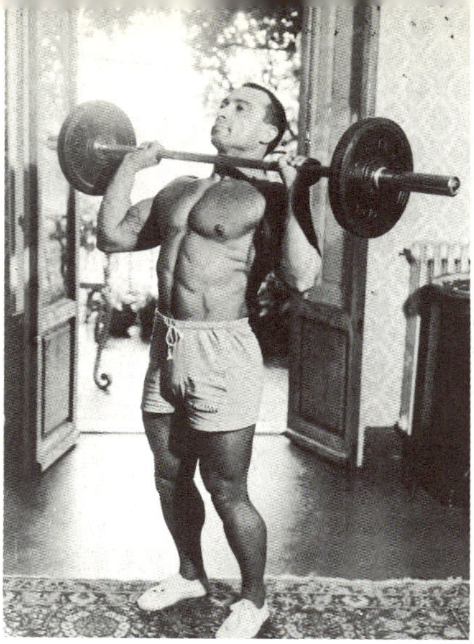

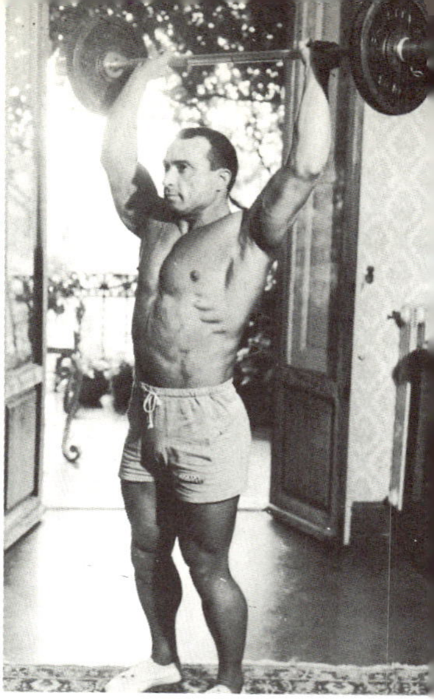

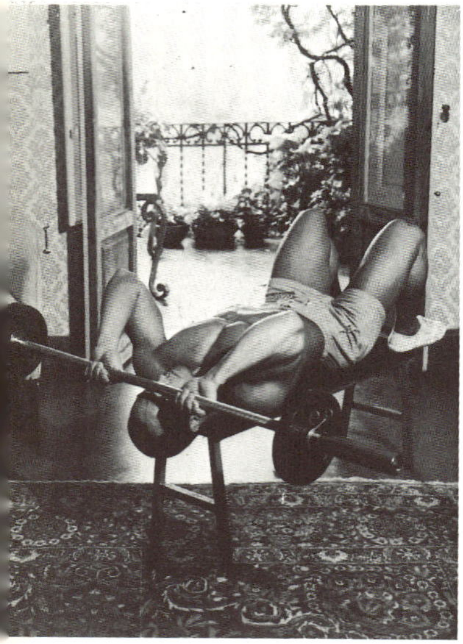

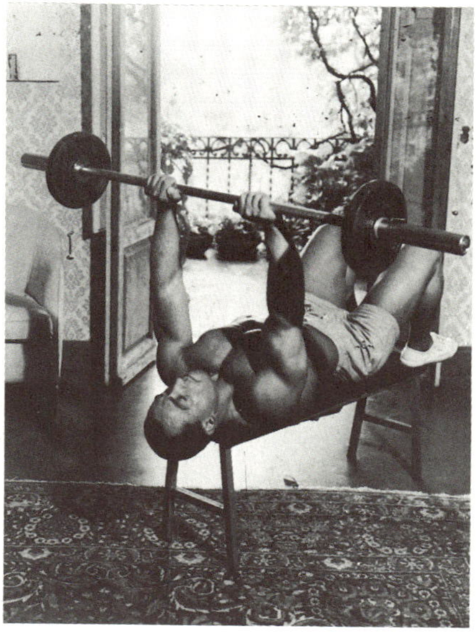

BRAS

FRENCH PRESS SUR BANC HORIZONTAL 3 × 20
Empoignez le balancier en gardant une distance entre les mains de 10 à 15 cm. Tenez les coudes bien serrés pendant toute la durée du mouvement, et ne les bougez pas. Seul l'avant-bras doit bouger.

CURLING 3 × 20
Le rôle du biceps est de faire fléchir le bras, mais on s'en sert aussi avec le deltoïde pour soulever. Soulevez légèrement les coudes vers la fin du mouvement pour l'aider dans cette tâche.

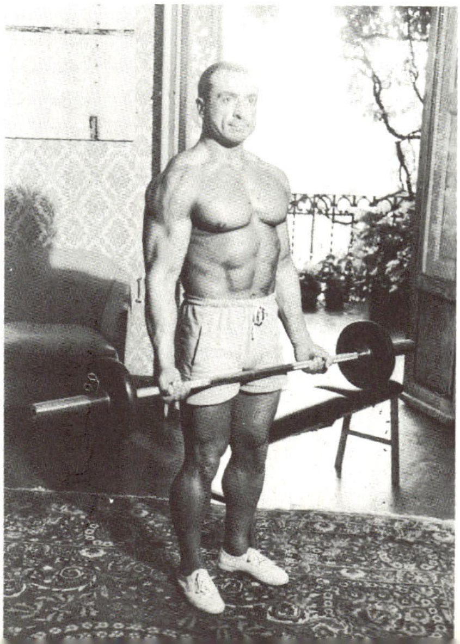

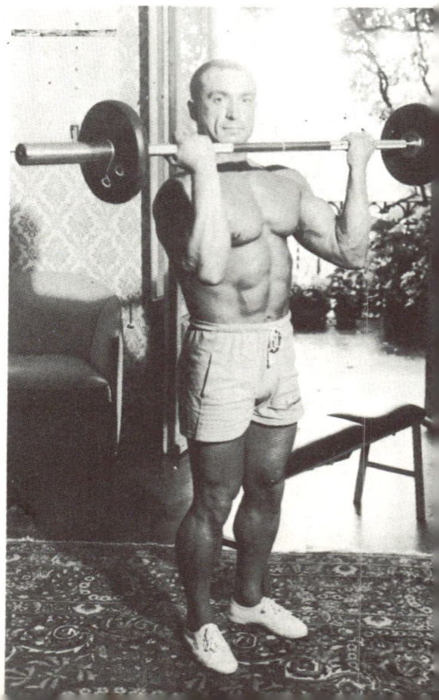

JAMBES

SQUAT PARALLÈLE
3 × 25

Concentrez-vous exclusivement sur le travail de la cuisse avec des répétitions très lentes. Autrement, vous risqueriez d'atteindre l'épuisement respiratoire avant même d'arriver à l'épuisement musculaire.

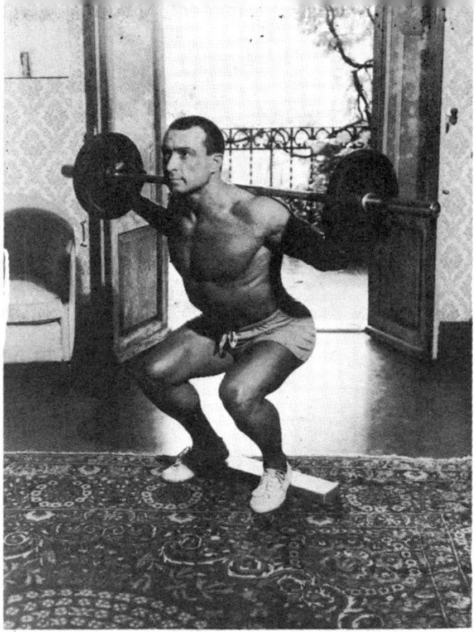

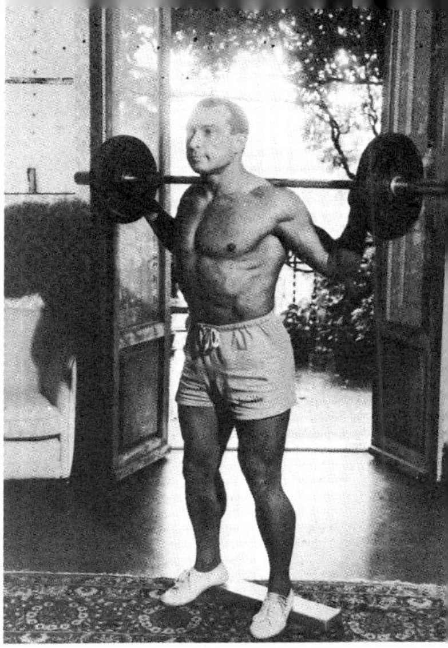

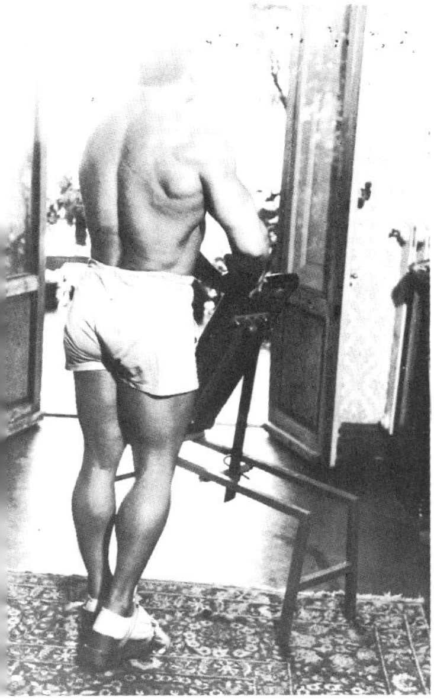

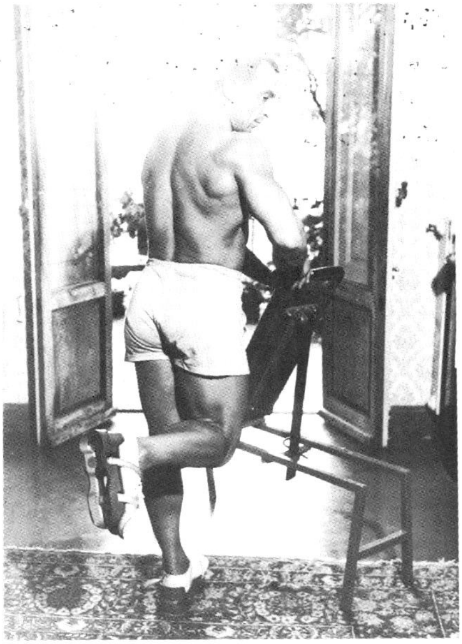

FÉMORAUX AVEC CHAUSSURES DE FER
3 × 20

Gardez le genou un peu en arrière; concentrez-vous seulement sur la flexion des jambes.

MOLLETS

MOLLETS AVEC BALANCIER DEBOUT
3 × 20

Les mollets sont difficiles à développer, ce qui est dû en partie à l'arc de mouvement limité qu'ils décrivent. Par conséquent, essayez de descendre les talons le plus possible et levez-vous au maximum sur la pointe des pieds, afin d'augmenter cet arc.

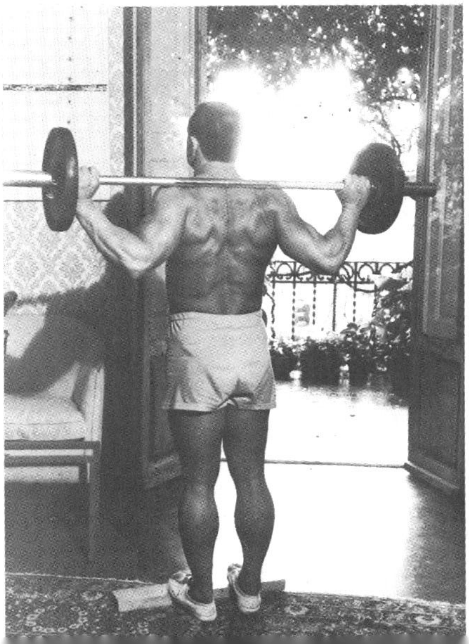

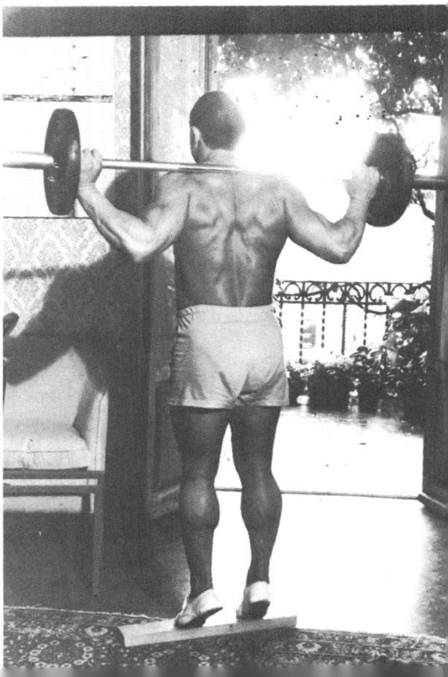

ABDOMEN

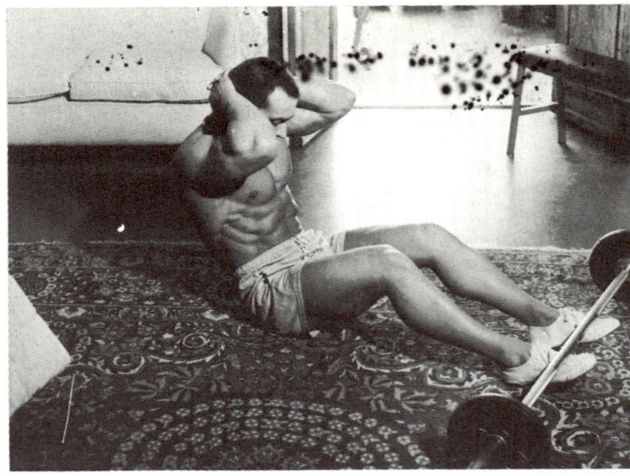

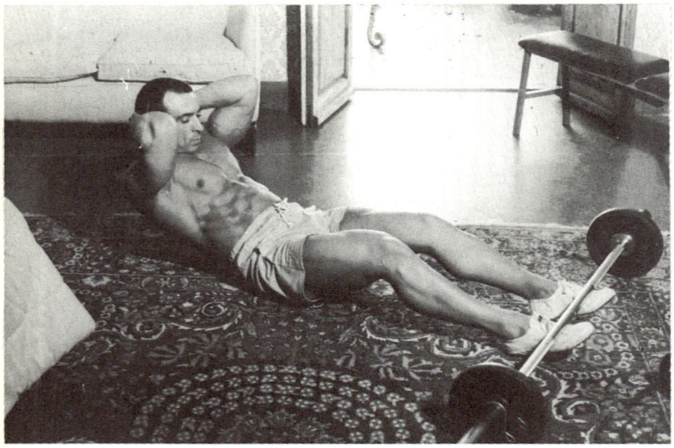

SIT UP 3 × 20
Ne cambrez jamais le dos vers l'arrière et gardez les jambes à demi-fléchies pour ne faire travailler que l'abdomen.

Refroidissement: stretching. Le refroidissement progressif est fondamental pour une récupération rapide.
Exécutez les mouvements très lentement, et maintenez la position présentée sur la photo pendant 20 à 30 secondes, en répétant jusqu'à une relaxation complète. Lorsque cela est nécessaire, exécutez l'exercice à droite et à gauche.

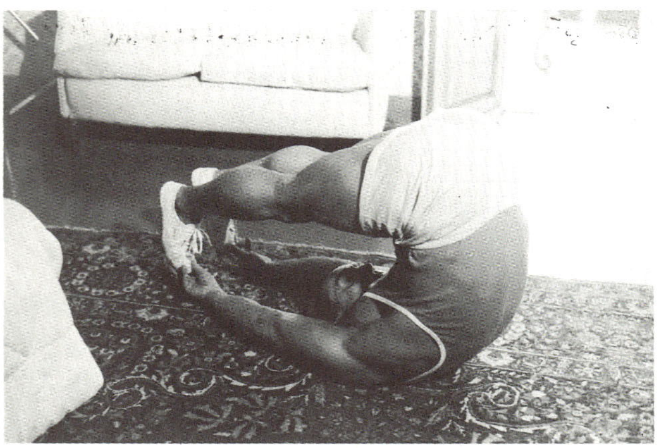

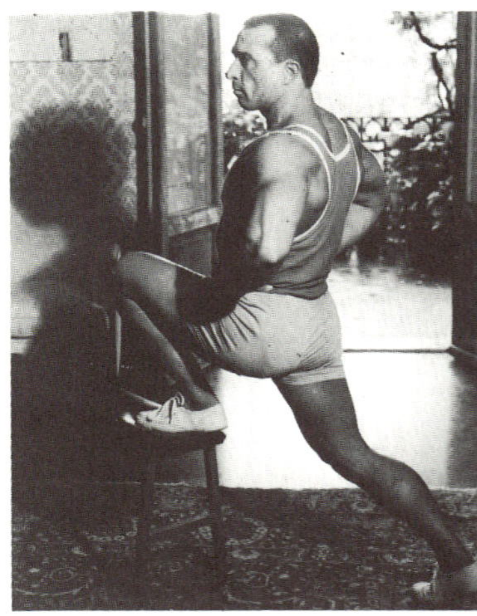

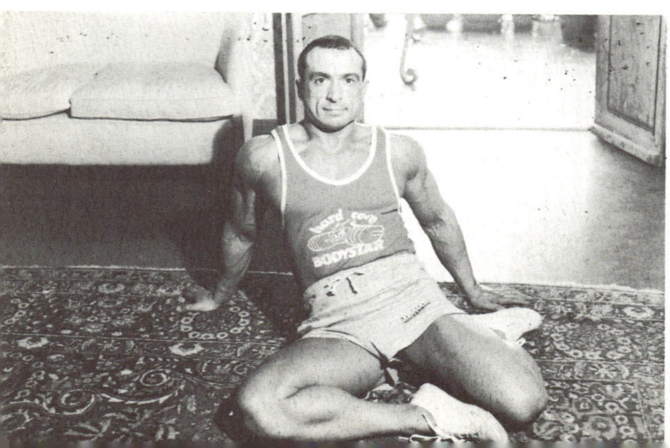

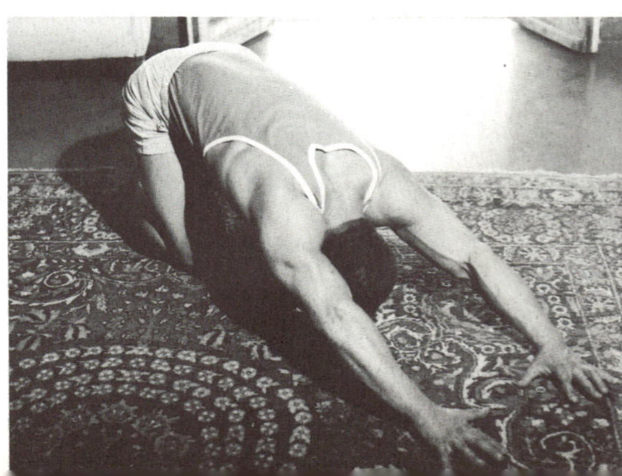

VENDREDI

(augmenter le poids, revenir aux positions de départ)

Échauffement: stretching. Prenez lentement la position présentée sur la photo et gardez-la 20 à 30 secondes. Répétez 5 à 6 fois, sans rebondir ni fléchir, en veillant à exécuter chaque exercice, quand cela est nécessaire, à droite et à gauche.

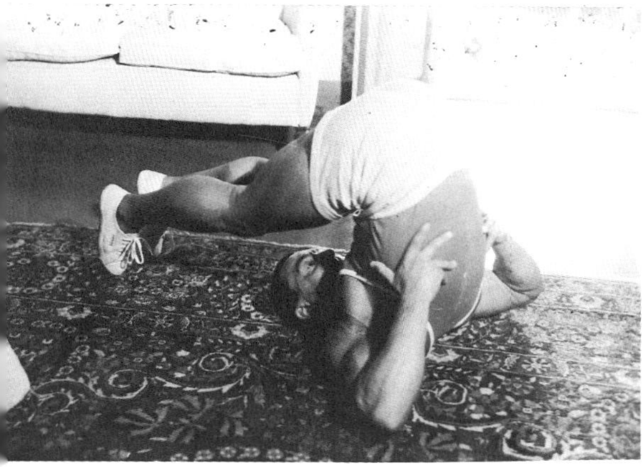

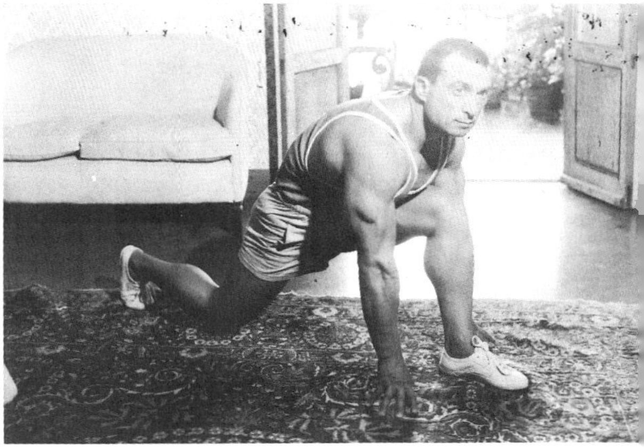

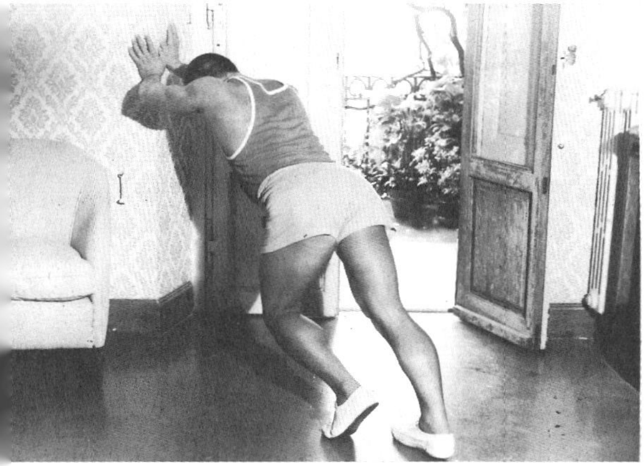

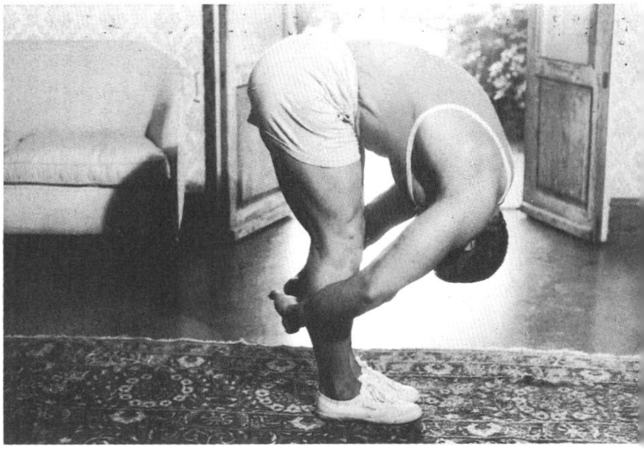

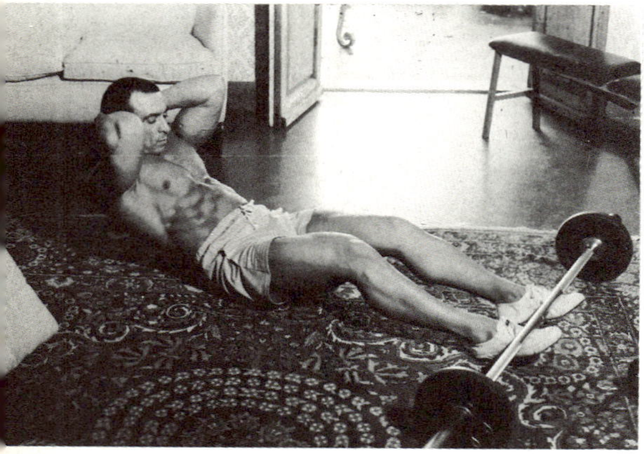

ABDOMEN

SIT UP 3 × 15
Le muscle de l'abdomen intéressé dans ce mouvement rapproche le bassin du thorax et vice versa. Rappelez-vous cela en exécutant l'exercice. Exagérez la lenteur de la phase négative.

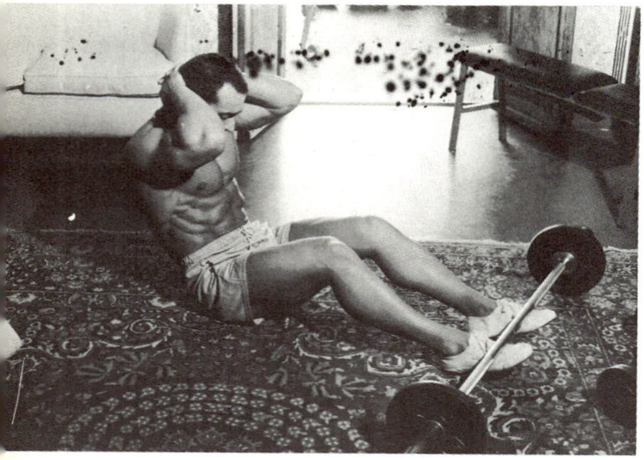

ÉPAULES

DÉTENTE LENTE EN AVANT 3 x 15
Essayez d'adopter un mouvement rythmique et "pompant", poussez, revenez lentement aux clavicules. Effectuez une courte pause et recommencez.

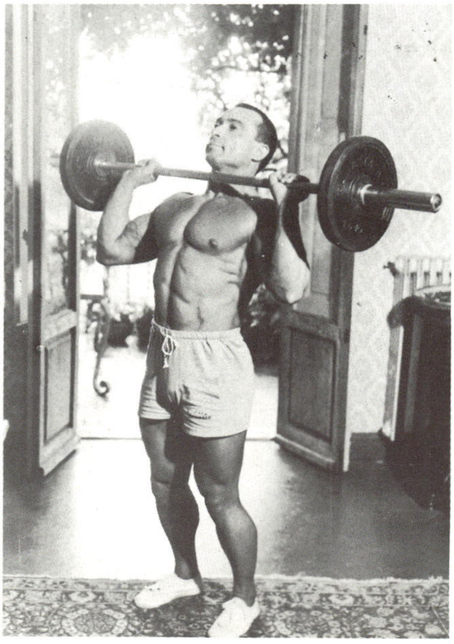

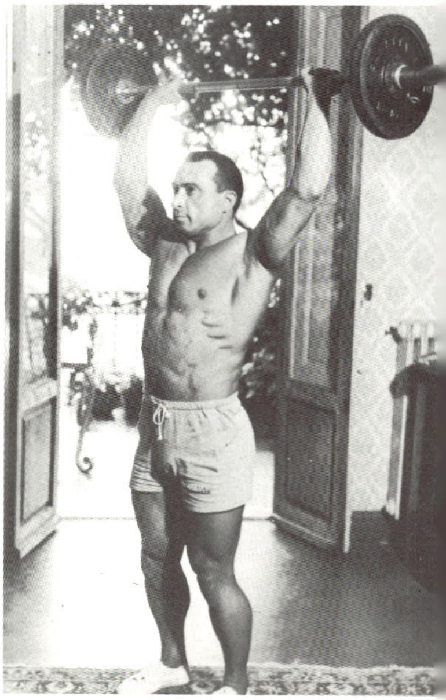

BRAS

FRENCH PRESS SUR BANC HORIZONTAL 3 × 15

Pour obtenir un plus grand arc de mouvement, il est bon que la tête pende hors du banc. Descendez le balancier vers les yeux, arrêtez-vous un instant, remontez.

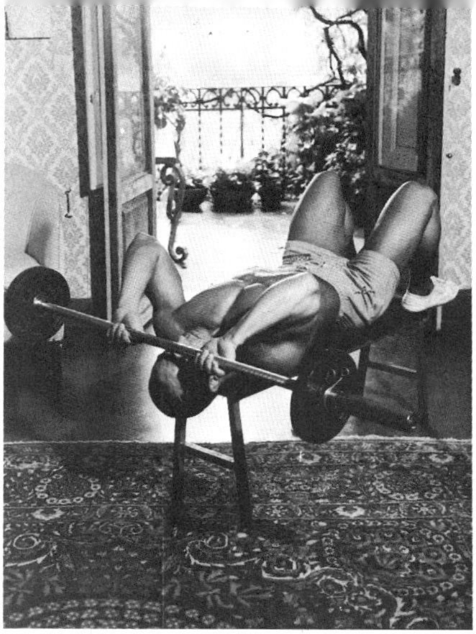

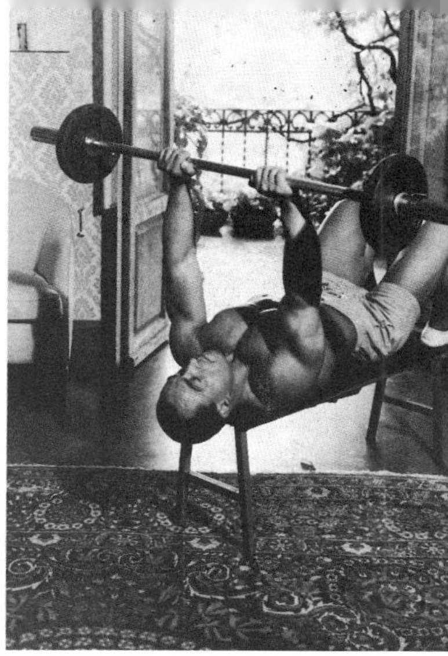

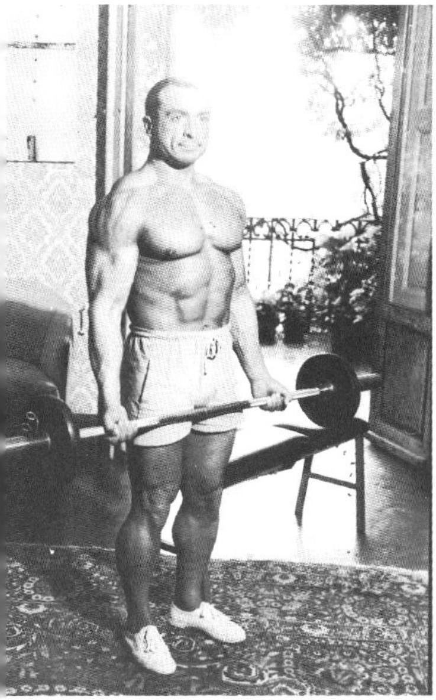

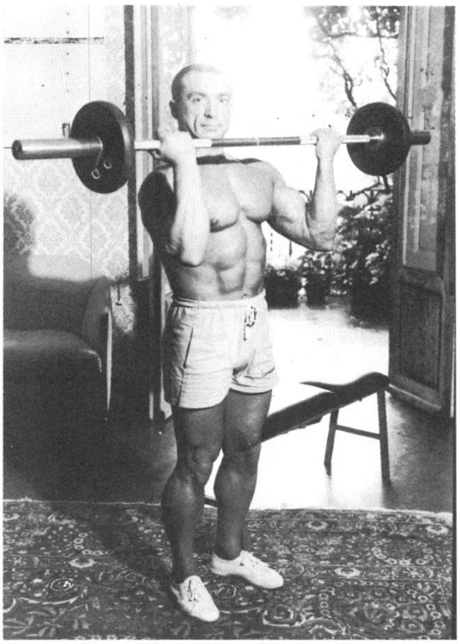

CURLING 3 × 15

Une autre fonction du biceps est la supination du poignet, c'est-à-dire le fait de le tourner vers l'extérieur. C'est ce qui se passera automatiquement si vous empoignez le balancier avec une prise large.

DOS

RAMEUR AVEC BALANCIER 3 × 15

L'exercice est complexe car, en réalité, il s'agit de deux mouvements différents.
Le muscle dorsal en extension, bombez le dos et redressez-le dans la phase de contraction.

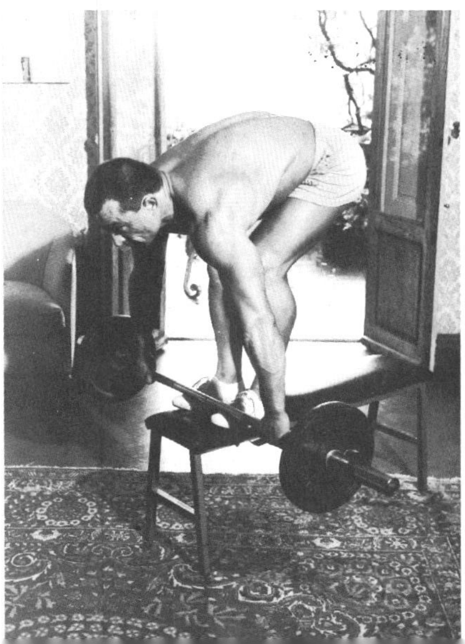

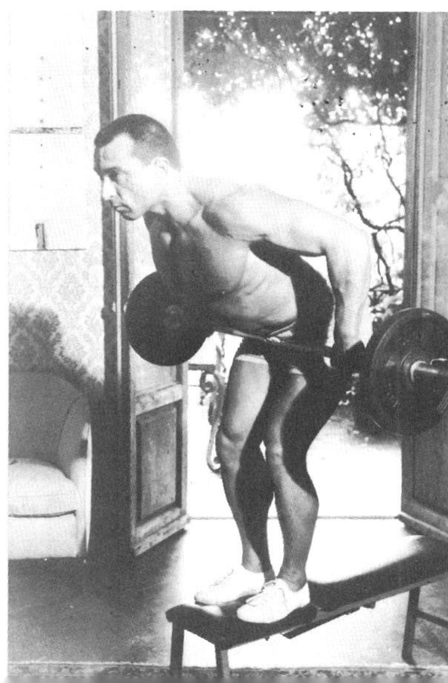

POITRINE

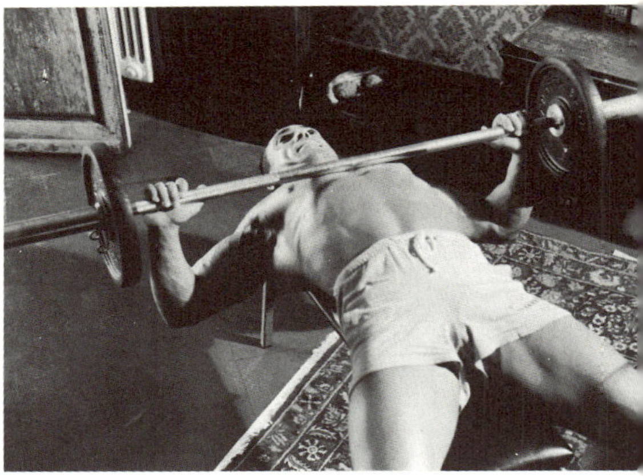

BANC HORIZONTAL 3 × 15
La prise doit être plus large que les épaules, permettant à l'avant-bras de rester perpendiculaire à la barre lorsque le balancier est posé sur la poitrine.

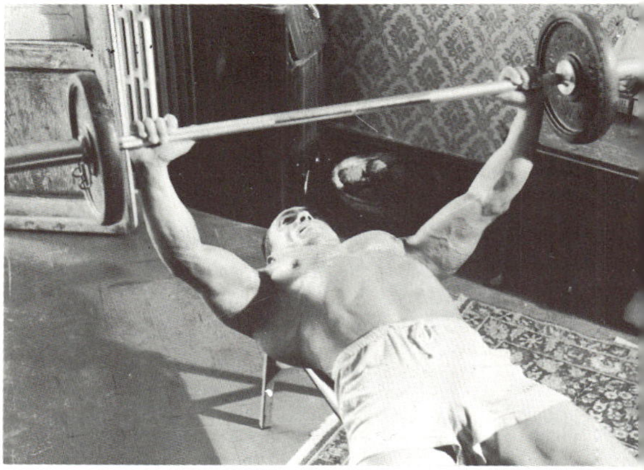

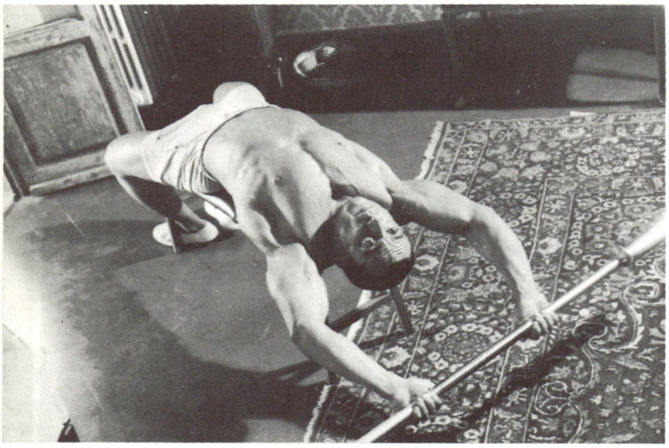

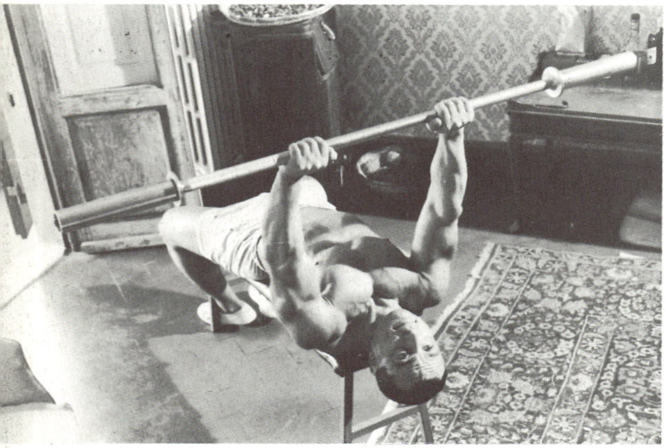

PULL-OVER AVEC BALANCIER 3 × 15
Les bras semi-rigides, vous devez avoir les coudes tournés légèrement vers l'extérieur pour éviter des traumatismes aux articulations des épaules et faciliter leur rôle dans l'exercice.

JAMBES

SQUAT PARALLÈLE
3 × 20

Depuis toujours le roi des exercices, le squat parallèle est aussi le plus dur. C'est ce qui le rend efficace pour vos muscles.

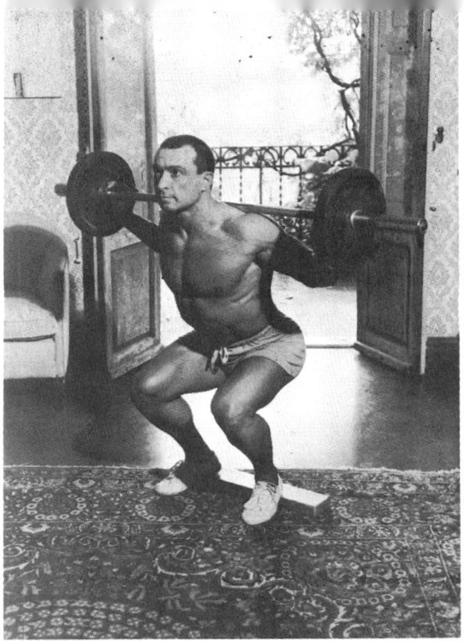

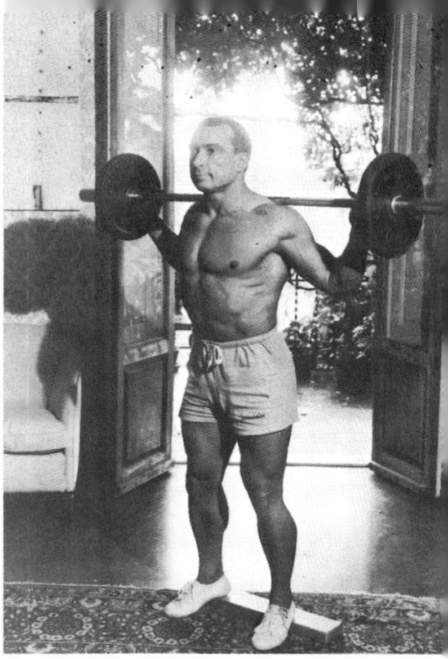

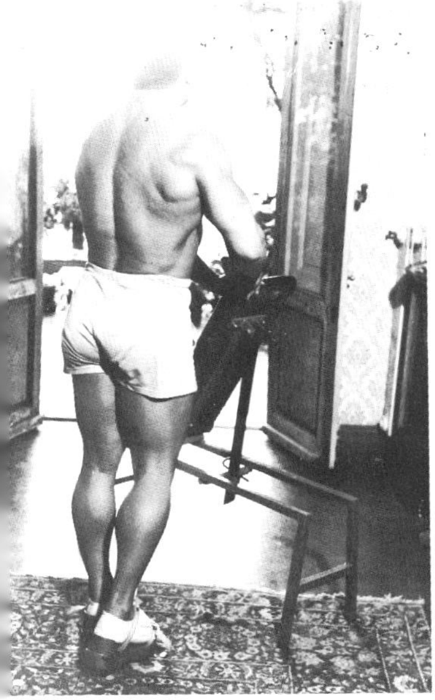

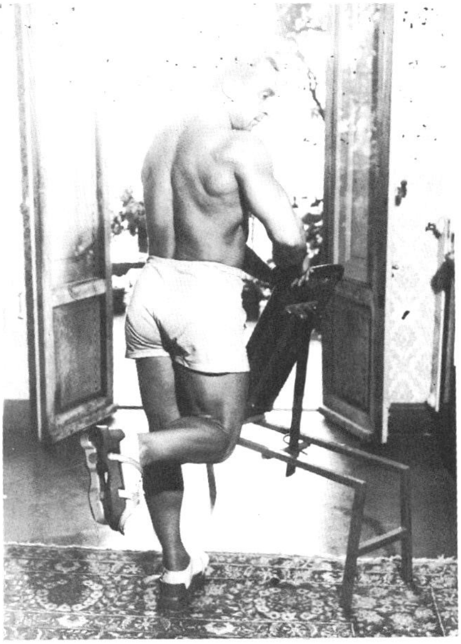

FÉMORAUX AVEC CHAUSSURES DE FER
3 × 15

Alternez des séries de flexions avec les pieds vers l'extérieur à des séries avec les pieds vers l'intérieur, pour faire travailler des muscles différents.

MOLLETS AVEC BALANCIER DEBOUT
3 × 15

Ne vous reposez pas entre les séries, continuez le travail de détente/contraction.

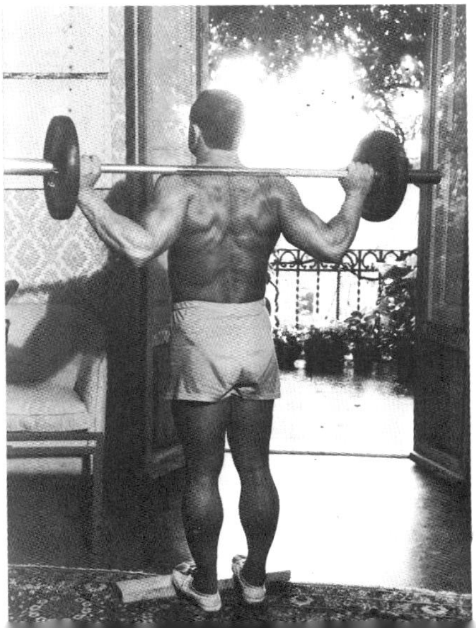

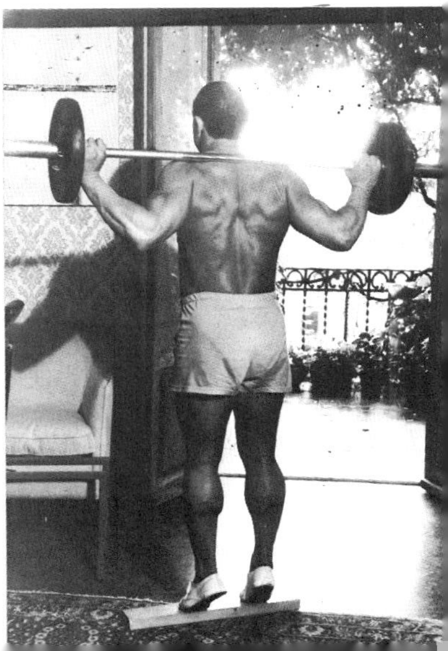

Refroidissement: stretching. Le refroidissement progressif est fondamental pour une récupération rapide.
Exécutez les mouvements très lentement, et maintenez la position présentée sur la photo pendant 20 à 30 secondes, en répétant jusqu'à une relaxation complète. Lorsque cela est nécessaire, exécutez l'exercice à droite et à gauche.

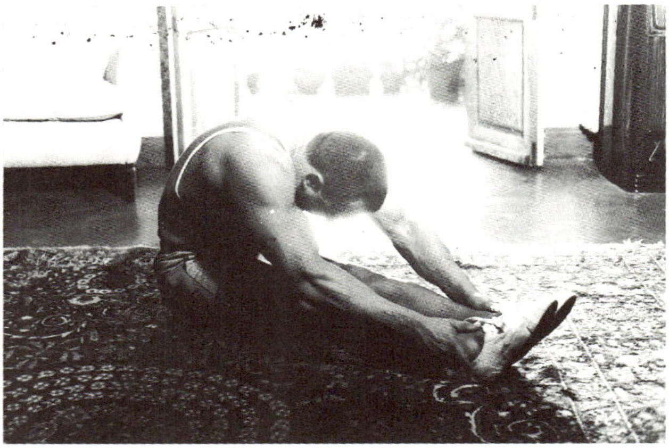

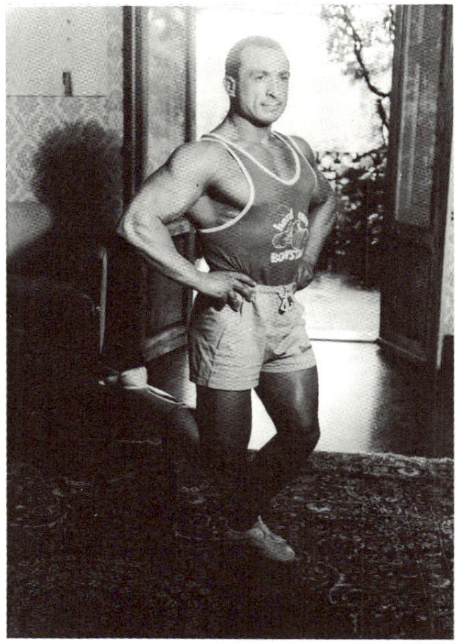

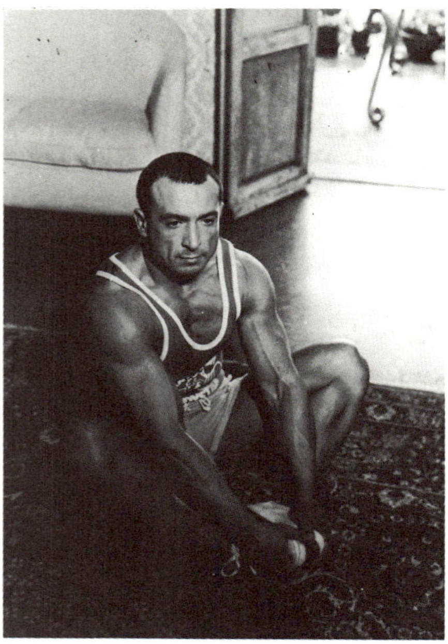

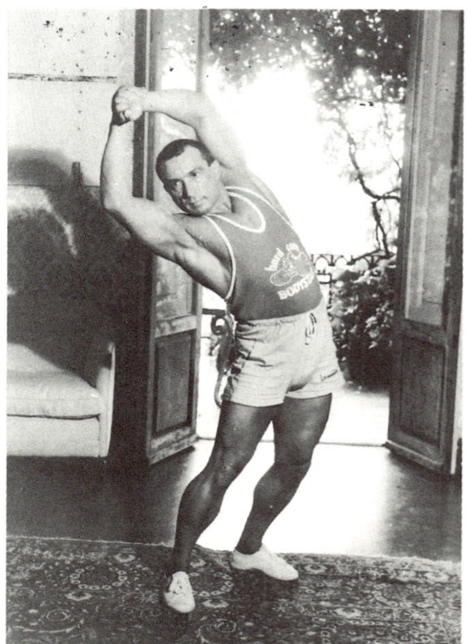

DEUXIÈME SEMAINE

Nous avons divisé le même tableau en deux parties pour les deux premières journées, de façon à exécuter la moitié du travail le premier jour, et l'autre moitié le jour suivant; le troisième jour, vous ferez à nouveau travailler le corps tout entier, comme la semaine précédente.
Un exercice a été ajouté, par groupe musculaire, aux deux premiers entraînements, tandis que le troisième ne change pas.
Les séries par groupes sont augmentées et passent au nombre de six.
Nous avons introduit le système pyramidal sur l'exercice de base. Commencez la première série avec un poids modéré et des répétitions nombreuses, augmentez le poids selon la série et réduisez les répétitions, augmentez-le pour la troisième série en réduisant encore les répétitions. Poussez chaque série jusqu'à épuisement positif. Le système en pyramide est le plus adapté sur le plan physiologique, car il tient compte du fait que le muscle atteint son rendement maximal vers la troisième série, et sert également d'échauffement progressif pour les mouvements ultimes, qui sont durs. De plus, il permet une plus grande variété du nombre des répétitions.
Ceux qui sont au régime doivent descendre à 2 500 calories par jour durant cette semaine.

IIe SEMAINE

PREMIÈRE PHASE
DÉVELOPPEMENT MUSCULAIRE GÉNÉRAL

Échauffement: stretching

LUNDI

groupe musculaire	exercices	n. séries	n. rép.
POITRINE	Banc horizontal		25-15-10
	Banc haut avec balancier	3	15
	Pull-over avec balancier	3	20
DOS	Rameur avec balancier		25-15-10
	Barre en avant	3	15
JAMBES	Squat parallèle		25-20-15
	Squat frontal	3	20
	Fémoraux avec chaussures de fer	3	15
MOLLETS	Mollets debout avec balancier		20-15-10
	Mollets assis	3	15
ABDOMEN	Sit up	3	15

MERCREDI

groupe musculaire	exercices	n. séries	n. rép.
ÉPAULES	Détente lente en avant		20-15-10
	Détente lente en arrière	3	15
BRAS	French press sur banc horizontal		20-15-10
	Triceps avec haltère assis	3	15
	Curling		20-15-10
	Curling sur banc incliné	3	15
	Curl inversé	3	15
ABDOMEN	Twist		10 min.
	Élévation des jambes sur banc	3	15

VENDREDI

groupe musculaire	exercices	n. séries	n. rép.
JAMBES	Squat parallèle	3	20
	Fémoraux avec chaussures de fer	3	15
MOLLETS	Mollets avec balancier debout	3	15
DOS	Rameur avec balancier	3	15
POITRINE	Banc horizontal	3	15
	Pull-over avec balancier	3	20
ÉPAULES	Détente lente en avant	3	15
BRAS	French press sur banc horizontal	3	15
	Curling	3	15
ABDOMEN	Sit up	3	15

Refroidissement: stretching

INTENSITÉ
Faible

RÉCUPÉRATION
entre séries 1 min.
entre groupes musculaires 5-10 min.

NOUVEAUX STIMULUS ET TECHNIQUES POUR ACCÉLÉRER LA SURCOMPENSATION
Alterner continuellement l'ordre des exercices

TECHNIQUES POUR ÉLEVER LE MÉTABOLISME BASAL
Activité aérobique

ACTIVITÉ AÉROBIQUE
mardi - jeudi
samedi
20-30 min.

MENSURATIONS
cou cm ______
épaules cm ______
thorax cm ______
bras cm ______
taille cm ______
cuisse cm ______
mollets cm ______

POIDS
kg ______

LUNDI

Échauffement: stretching. Prenez lentement la position présentée sur la photo et gardez-la 20 à 30 secondes. Répétez 5 à 6 fois, sans rebondir ni fléchir, en veillant à exécuter chaque exercice, quand cela est nécessaire, à droite et à gauche.

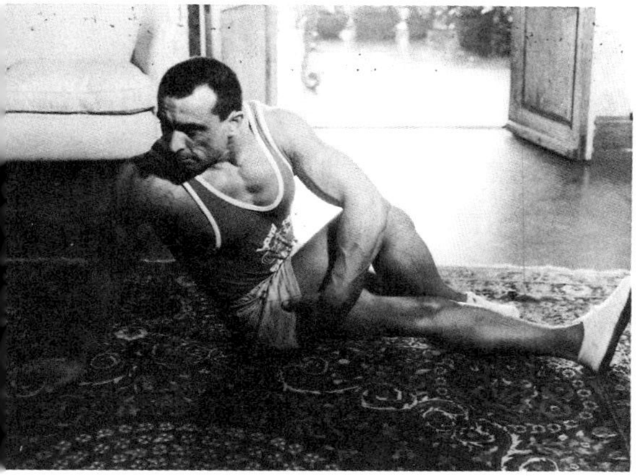

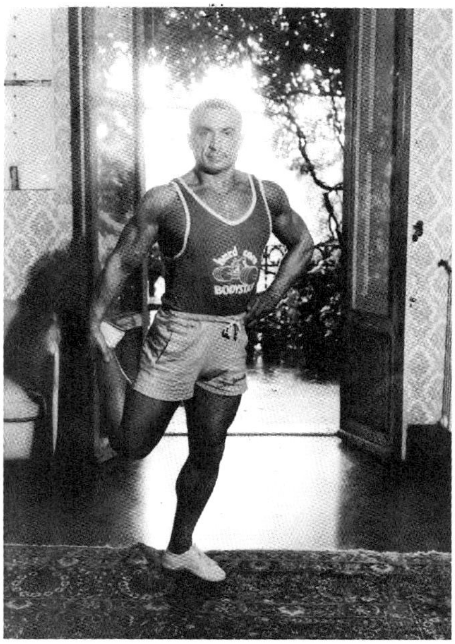

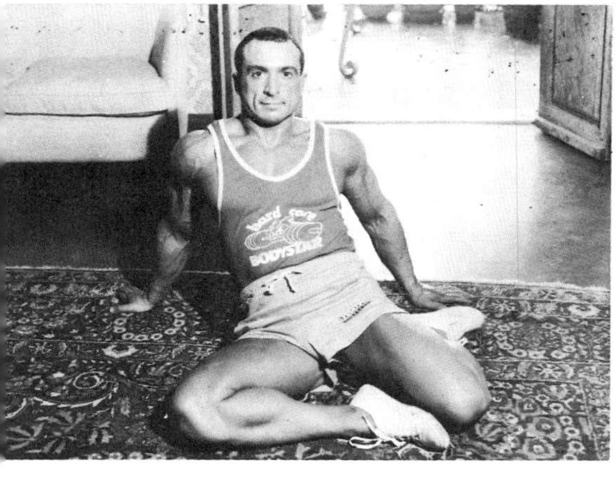

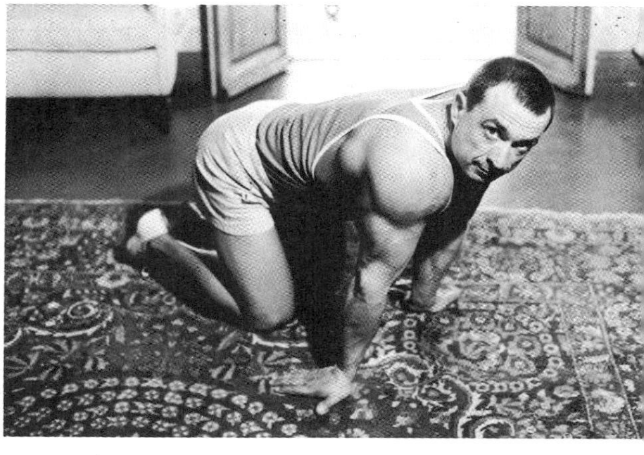

POITRINE

BANC HORIZONTAL 25-15-10
Augmentez le poids au fur et à mesure que les répétitions diminuent. Empoignez le balancier fermement et faites attention à ce qu'il ne rebondisse pas sur la poitrine.

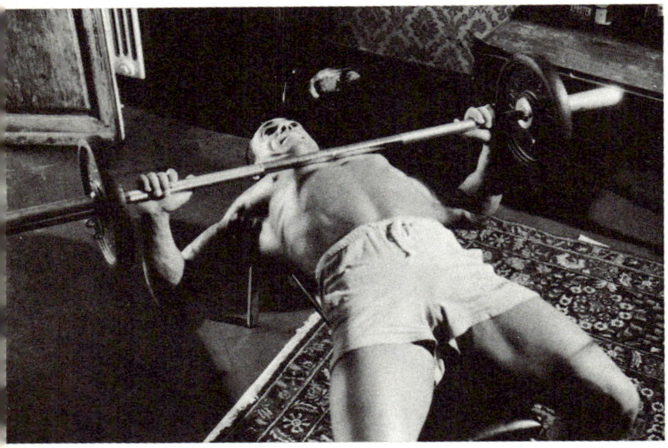

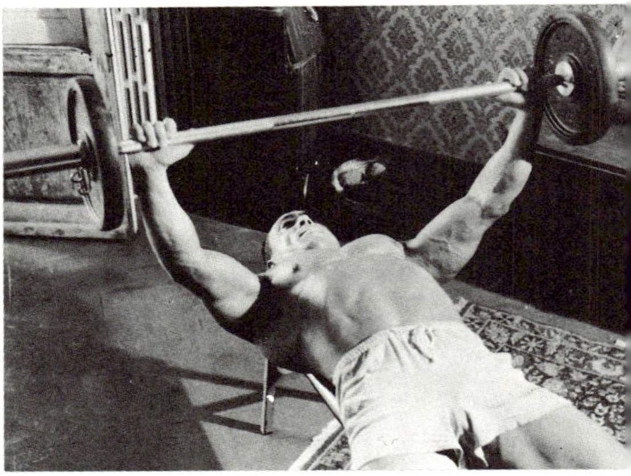

BANC HAUT AVEC BALANCIER 3 × 15
L'inclinaison de l'appui ne devrait pas dépasser 40°. Le balancier posé sur les clavicules, les coudes écartés, tendez les bras à la verticale, en suivant la barre des yeux. Descendez lentement.

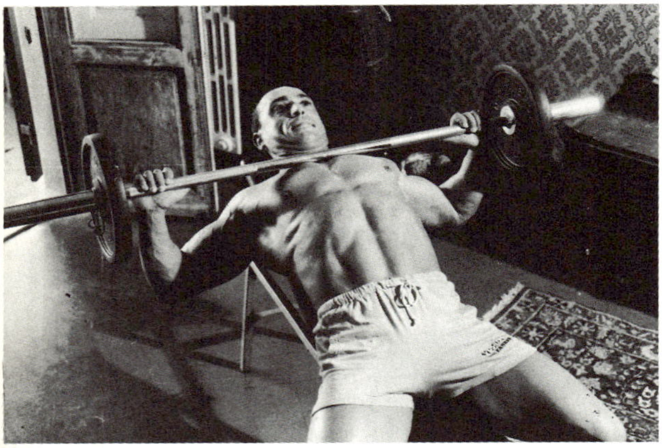

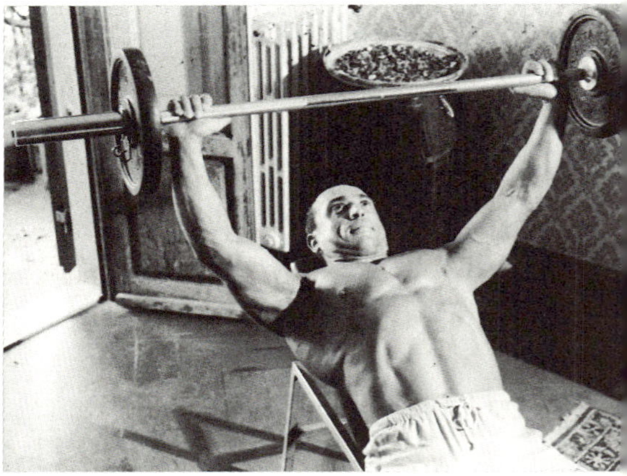

PULL-OVER AVEC BALANCIER 3 × 20
Concentrez votre effort sur le serratus, le pectoral bas et les muscles dorsaux.

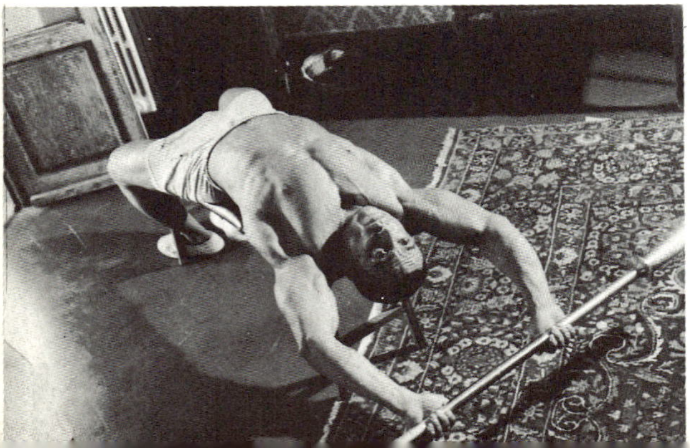

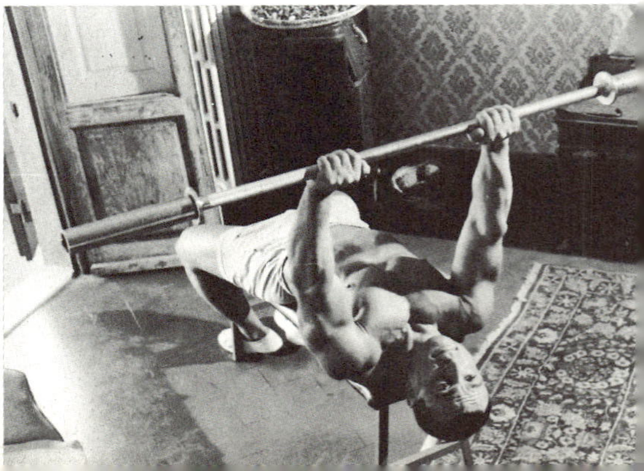

DOS

RAMEUR AVEC BALANCIER 25-15-10
Faites une pause, le balancier contre l'abdomen. Exagérez la contraction des muscles dorsaux. En tirant les coudes le plus possible vers l'arrière, contractez à fond. Abaissez lentement.

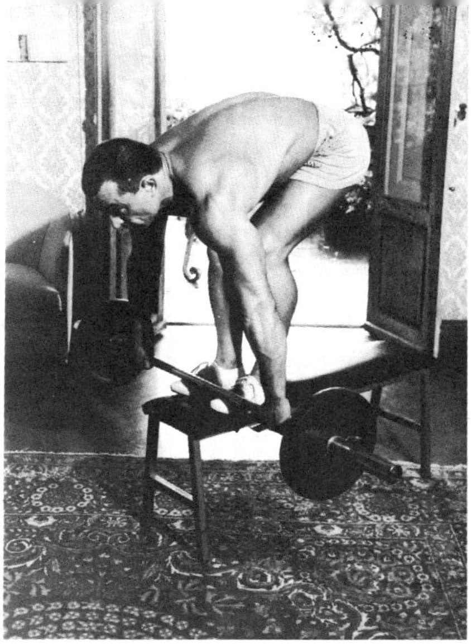

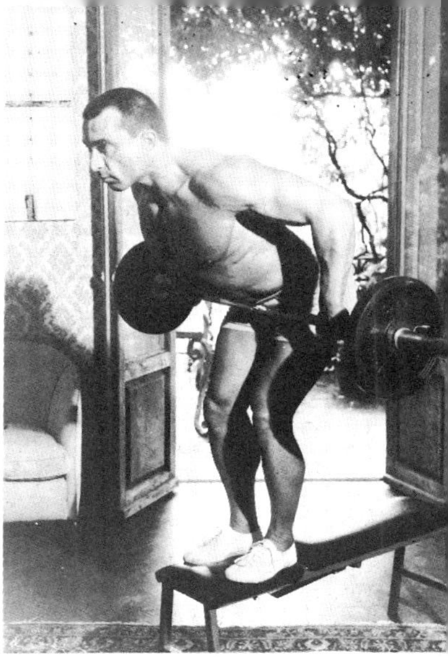

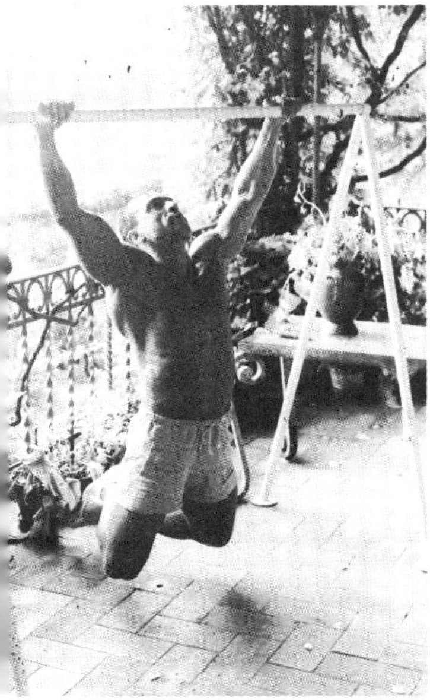

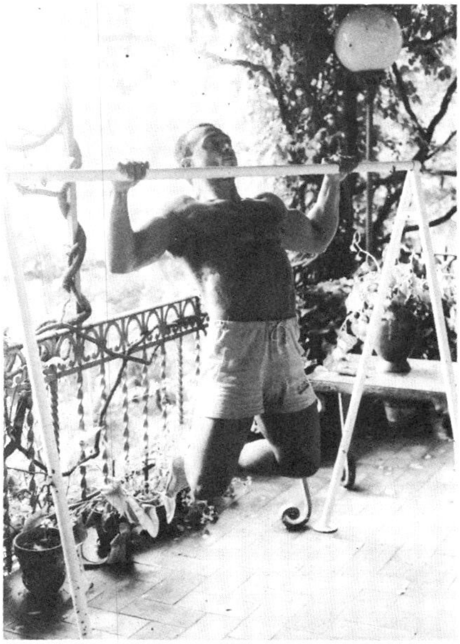

BARRE EN AVANT 3 × 15
Mouvement fondamental pour le développement complet du dos.
Gardez le dos arqué pendant toute la durée de l'exercice en essayant, dans la phase de remontée, de pousser les coudes le plus possible vers l'arrière et vers le bas. Arrêtez-vous un instant en contraction, puis descendez lentement en étirant les muscles dorsaux au maximum.

JAMBES

SQUAT PARALLÈLE 25-20-15
Maintenez une tension continue sur les muscles des jambes, ne vous détendez pas complètement mais arrêtez-vous juste avant. Recommencez à descendre.

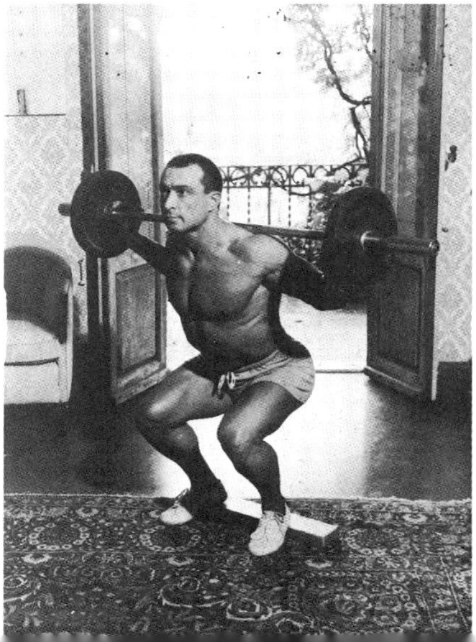

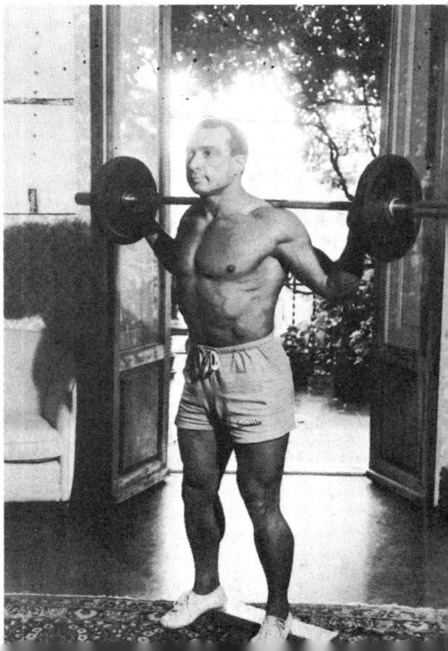

SQUAT FRONTAL
3 × 20
L'exercice est pratiquement identique, mais il faut un peu de pratique avant de réussir à soutenir le balancier correctement devant le cou. Si vous y arrivez, posez-le sur les épaules et gardez les coudes bien hauts. Le travail se concentre sur la partie basse du quadriceps.

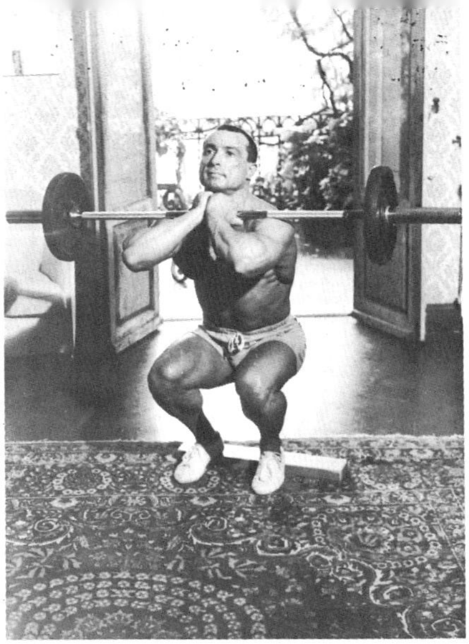

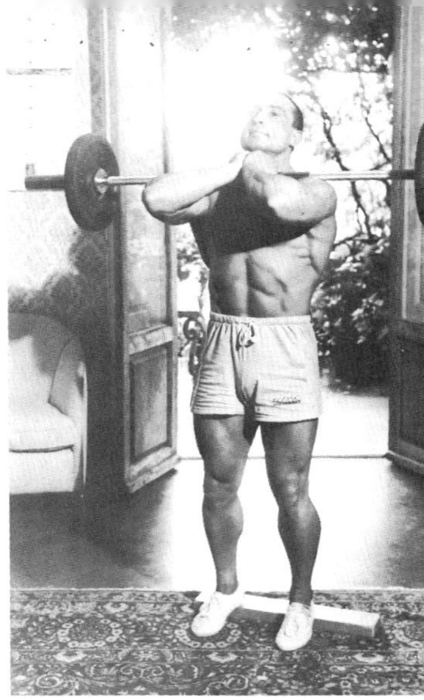

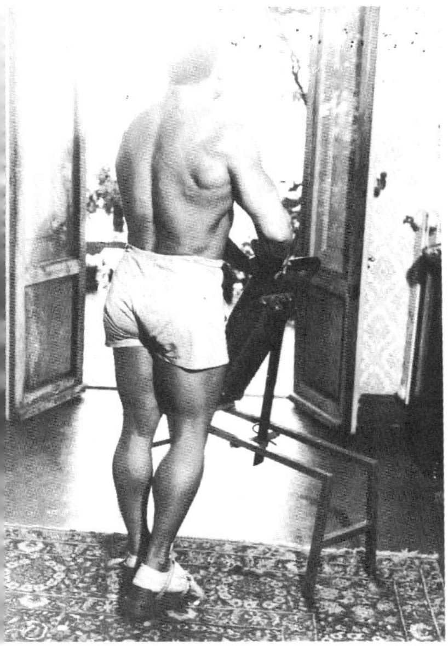

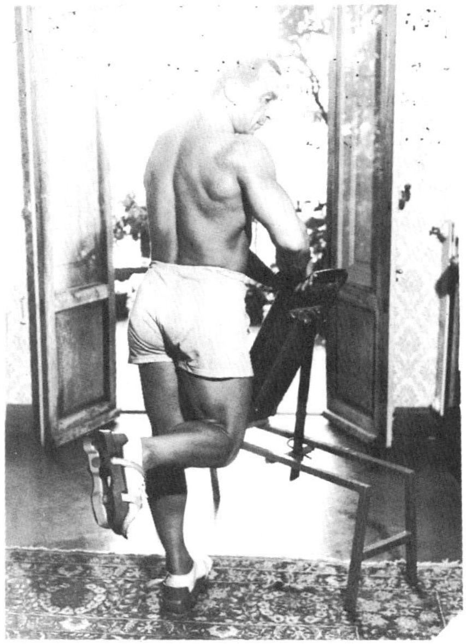

FÉMORAUX AVEC CHAUSSURES DE FER
3 × 15
À exécuter avec une extrême lenteur.

MOLLETS

MOLLETS DEBOUT AVEC BALANCIER
20-15-10
N'hésitez pas à utiliser de grosses charges: dans cette position, le mollet est très fort.

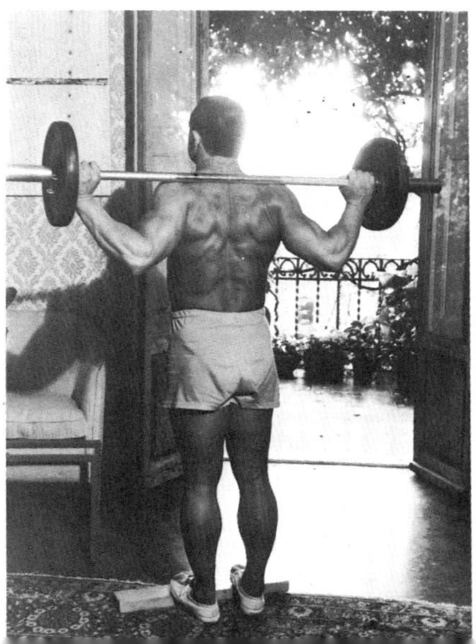

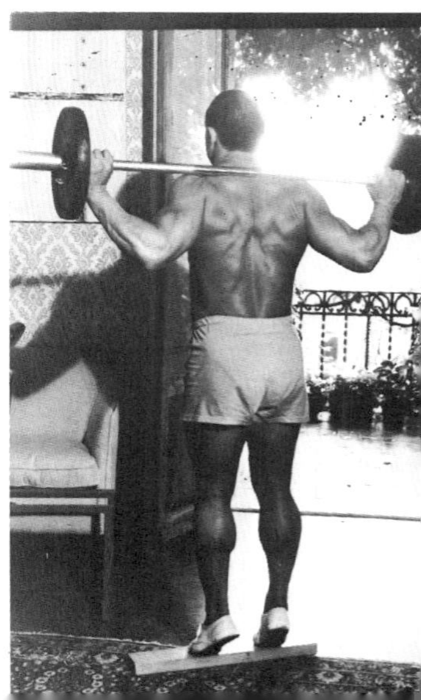

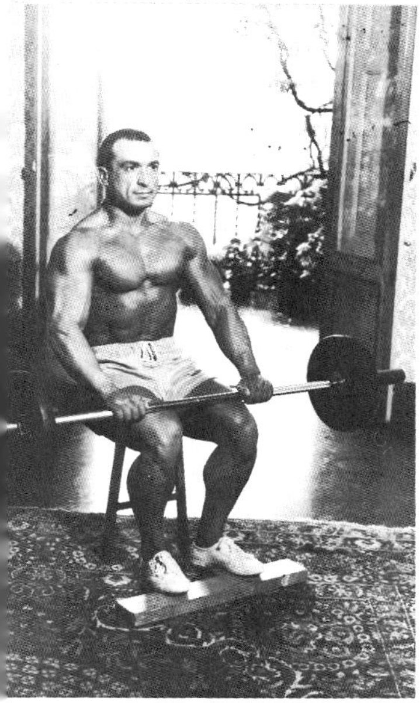
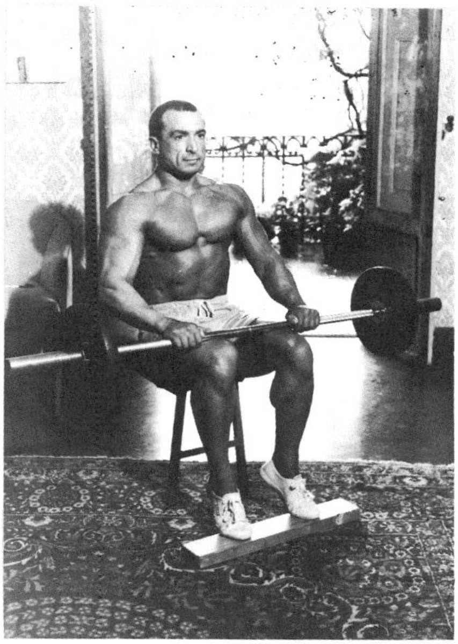

MOLLETS ASSIS
3 × 15
Le balancier est posé sur les genoux. Exécutez le mouvement en partant de la détente maximale (talons vers le bas) vers la contraction maximale (sur la pointe des pieds). Le muscle soléaire est le premier intéressé.

ABDOMEN

SIT UP 3 × 15
Si le mouvement devient facile, mettez un petit poids derrière la nuque.

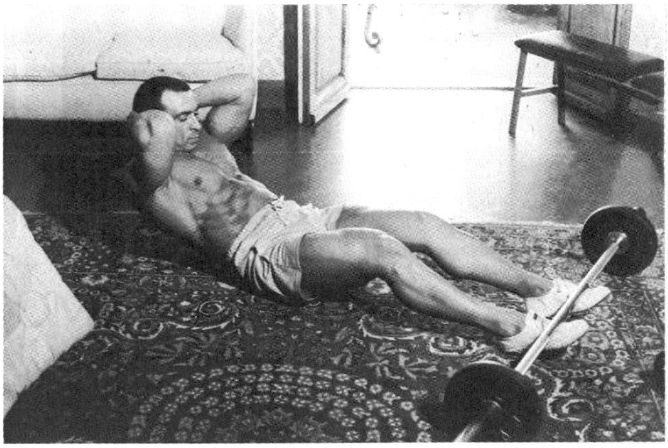

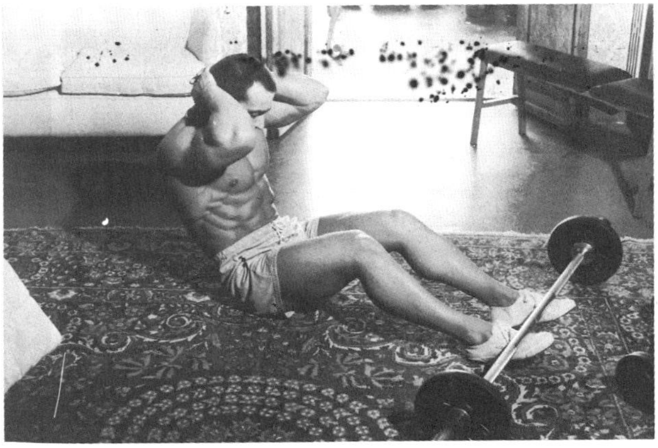

Refroidissement: stretching. Le refroidissement progressif est fondamental pour une récupération rapide.
Exécutez les mouvements très lentement, et maintenez la position présentée sur la photo pendant 20 à 30 secondes, en répétant jusqu'à une relaxation complète. Lorsque cela est nécessaire, exécutez l'exercice à droite et à gauche.

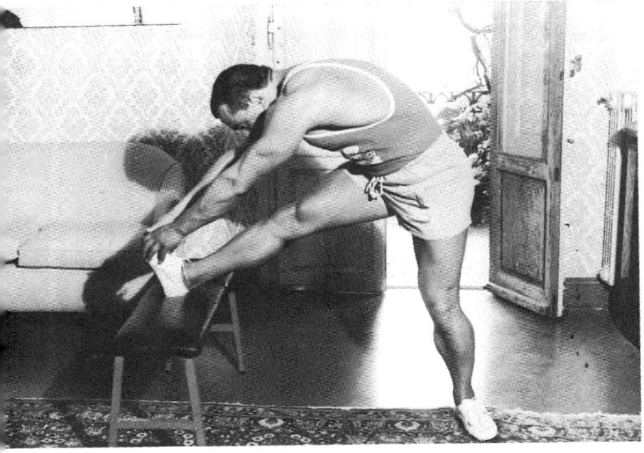

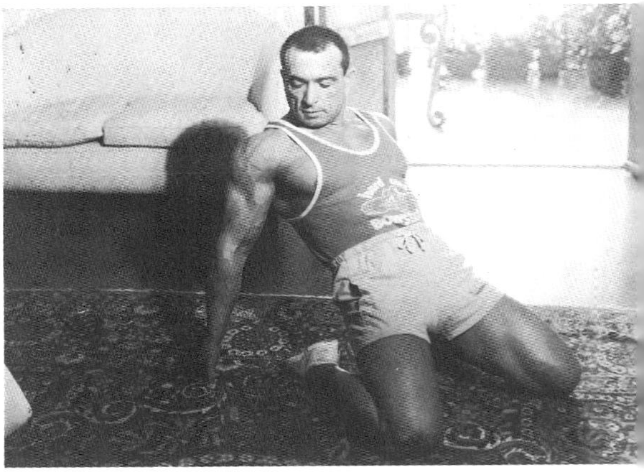

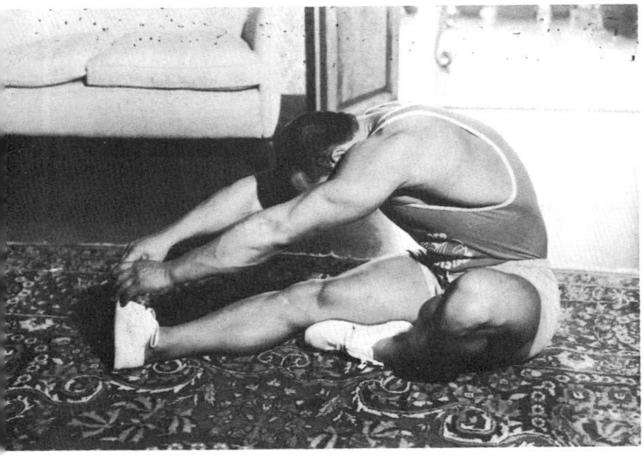

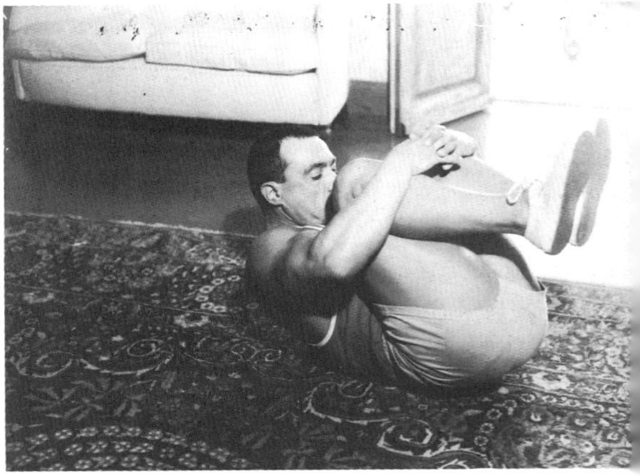

MERCREDI

Échauffement: stretching. Prenez lentement la position présentée sur la photo et gardez-la 20 à 30 secondes. Répétez 5 à 6 fois, sans rebondir ni fléchir, en veillant à exécuter chaque exercice, quand cela est nécessaire, à droite et à gauche.

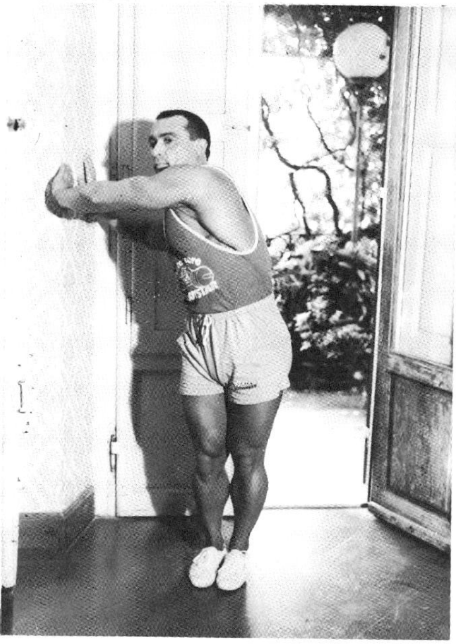

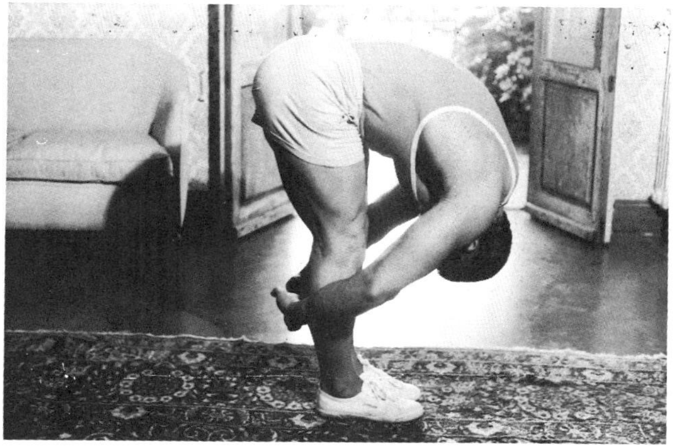

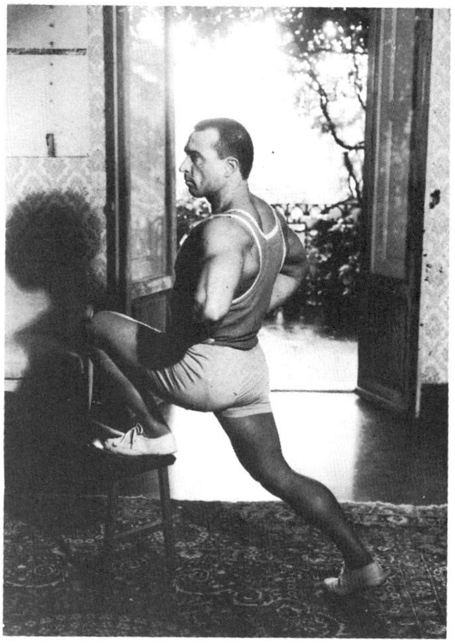

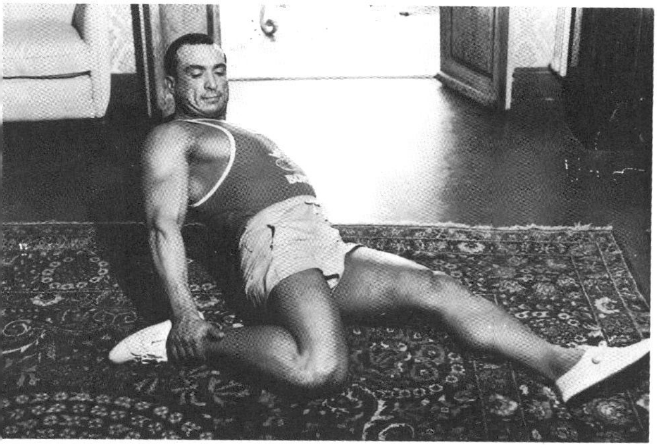

ÉPAULES

DÉTENTE LENTE EN AVANT 20-15-10
Ne tendez pas les bras complètement, la phase finale du mouvement étant à la charge du triceps et non du deltoïde.

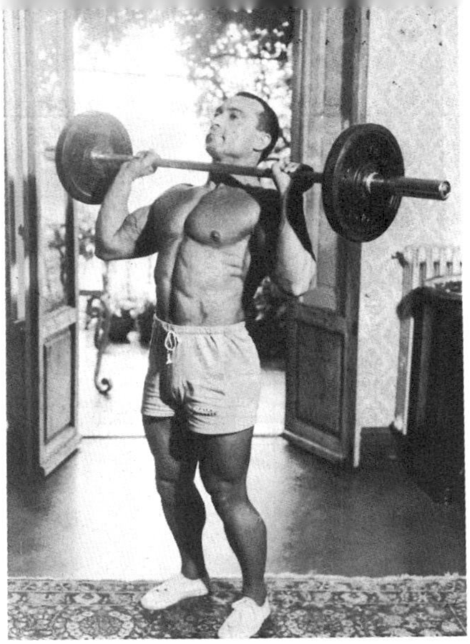

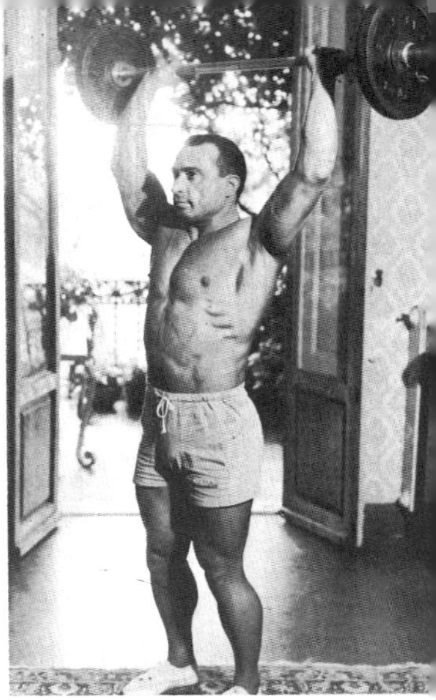

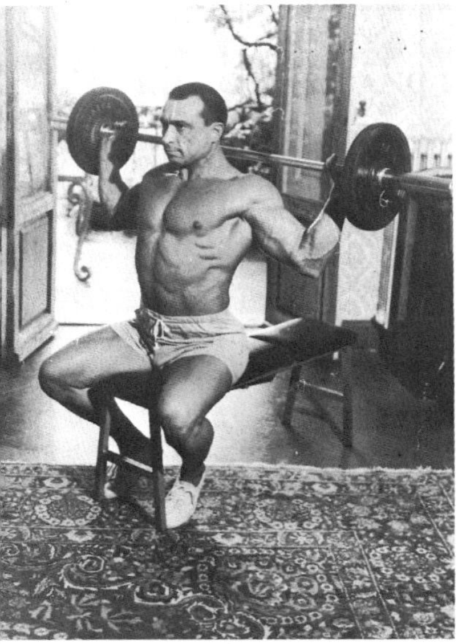

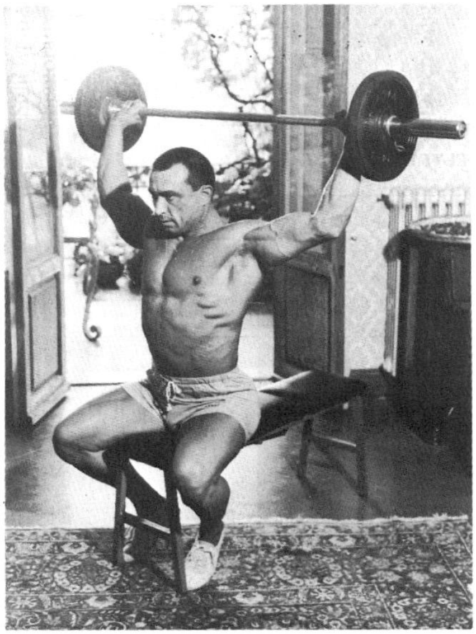

DÉTENTE LENTE EN ARRIÈRE 3 × 15
En partant avec le balancier derrière la nuque, poussez vers le haut sans tendre complètement les bras. Descendez lentement jusqu'en dessous de la ligne des épaules. Faites une pause. Remontez.

BRAS

FRENCH PRESS SUR BANC HORIZONTAL 20-15-10
Respectez la progression du poids. Gardez les coudes serrés et immobiles pendant toute la durée du mouvement.

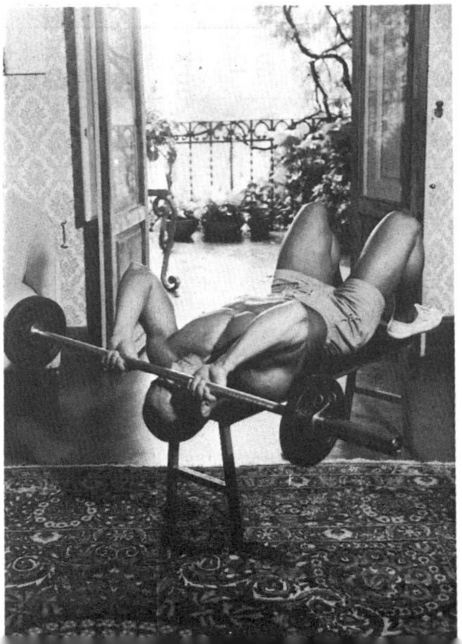

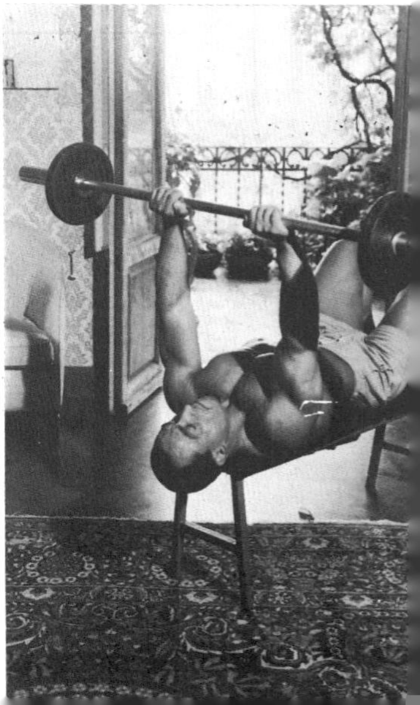

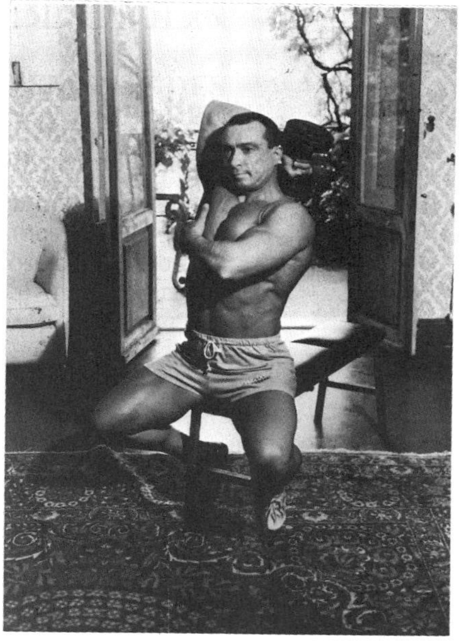

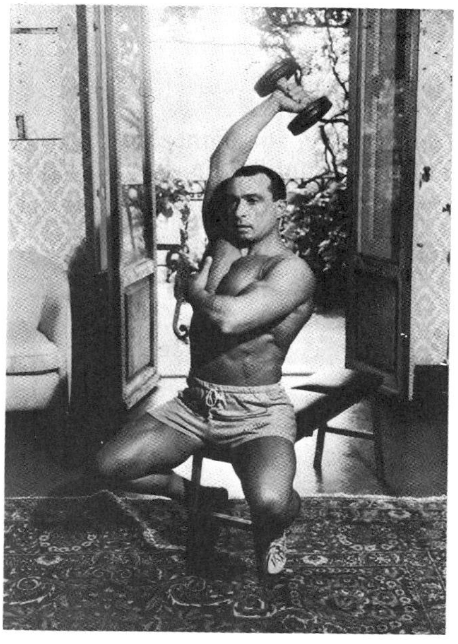

TRICEPS AVEC HALTÈRE ASSIS 3 × 15
Assurez-vous que les coudes ne bougent pas et tendez l'avant-bras verticalement, puis contractez sur l'arc de mouvement.

CURLING 20-15-10
Veillez à partir les bras bien tendus, contractez lentement en portant le balancier vers les épaules.

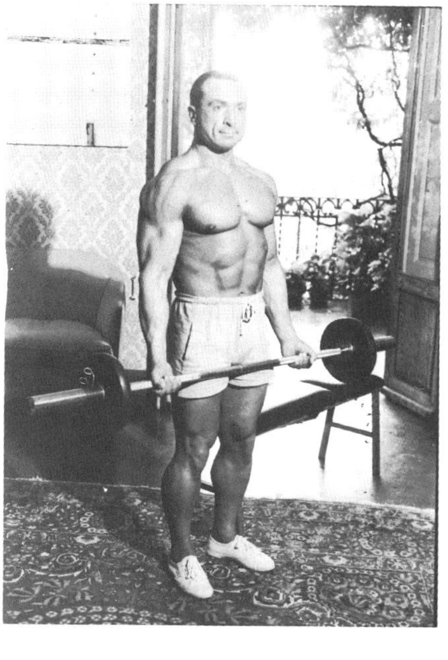

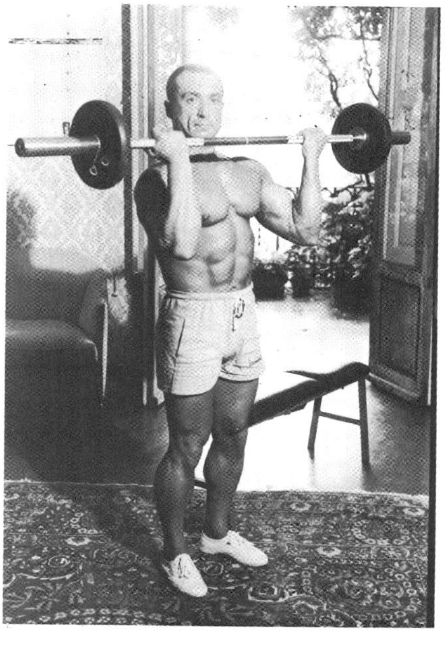

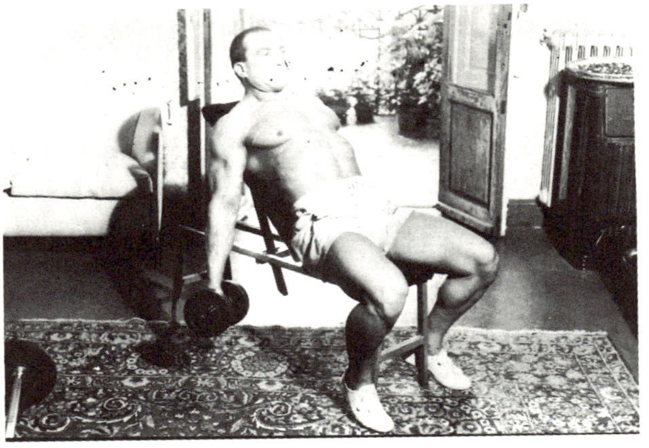

CURLING SUR BANC INCLINÉ 3 × 15

Contraction sur la partie intérieure du biceps, l'extrémité courte du muscle. Assurez-vous que vos coudes sont bien en retrait par rapport aux épaules.

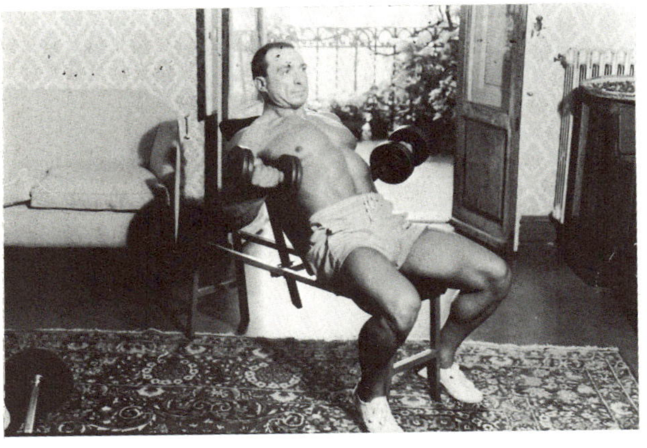

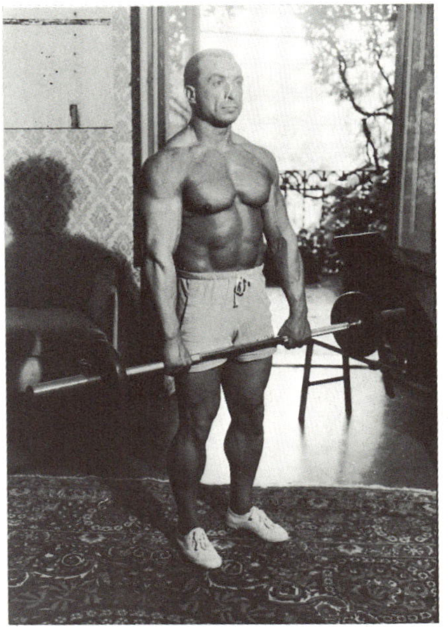

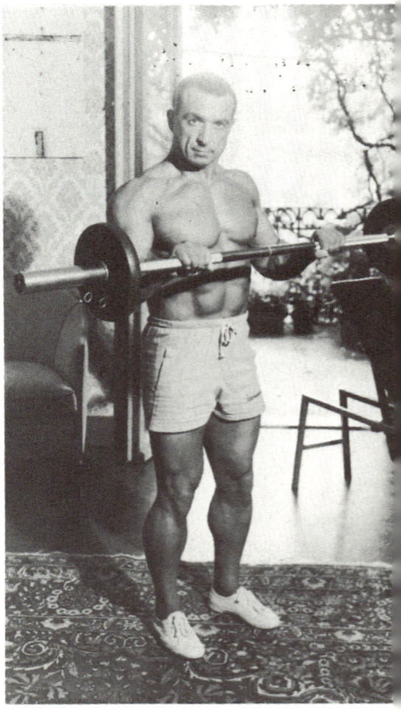

CURL INVERSÉ 3 × 15

L'exercice intéresse les muscles de l'avant-bras et, de manière très partielle, le biceps. Prise inversée par rapport au curling. Exécutez cet exercice très lentement.

ABDOMEN

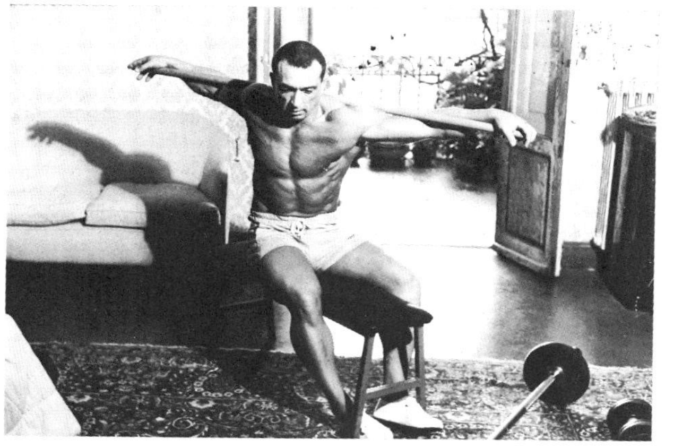

TWIST 10 MINUTES
Outre qu'il intéresse tous les muscles de la région abdominale (droits, obliques), cet exercice augmente la souplesse et fait travailler les muscles lombaires. Commencez le mouvement lentement et augmentez le rythme progressivement.

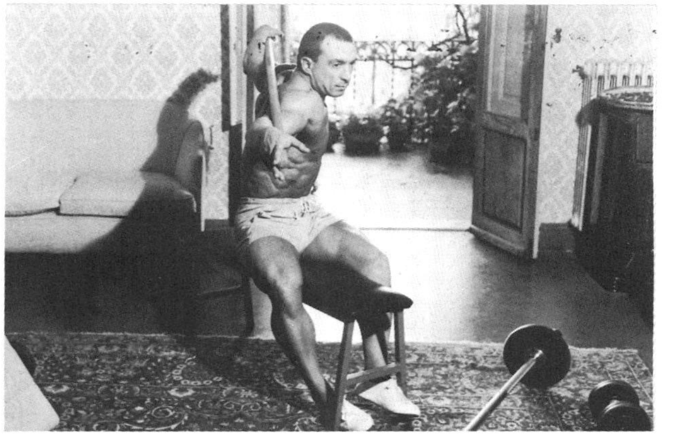

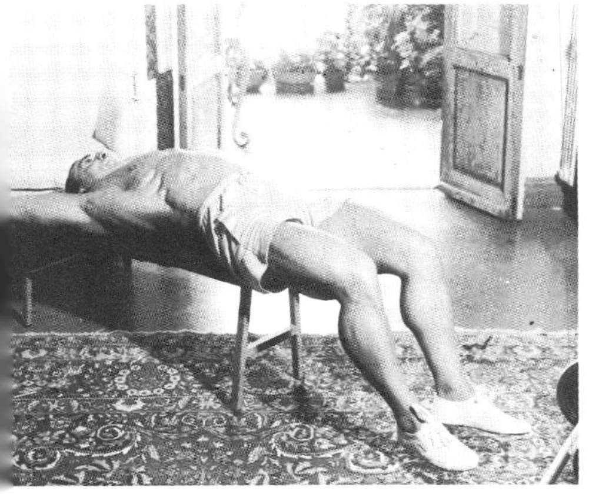

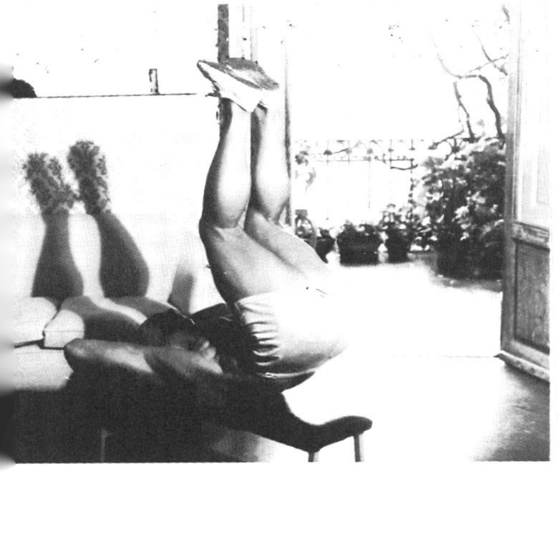

ÉLÉVATION DES JAMBES SUR UN BANC 3 × 15
Assis, sur le bord du banc, les jambes semi-fléchies, soulevez-les en même temps contre le bassin. Rappelez-vous qu'il est utile d'approcher le bassin du thorax, les jambes étant seulement un contre-poids.

Refroidissement: stretching. Le refroidissement progressif est fondamental pour une récupération rapide.
Exécutez les mouvements très lentement, et maintenez la position présentée sur la photo pendant 20 à 30 secondes, en répétant jusqu'à une relaxation complète. Lorsque cela est nécessaire, exécutez l'exercice à droite et à gauche.

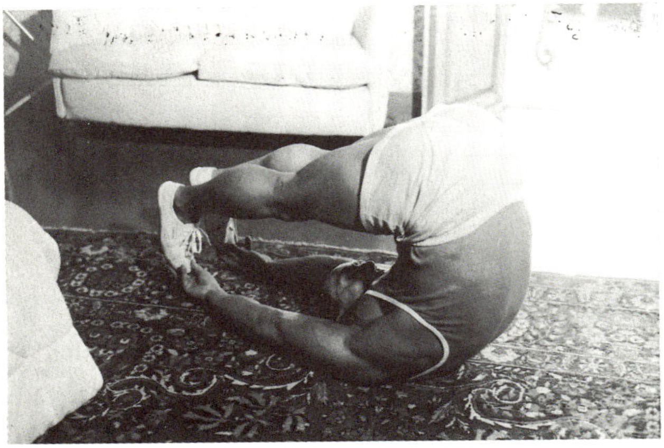

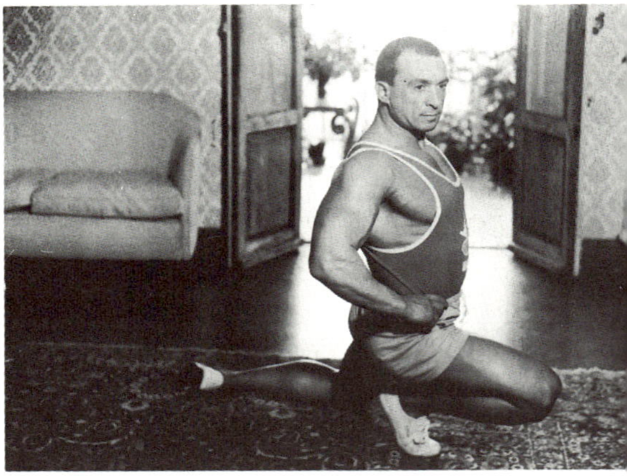

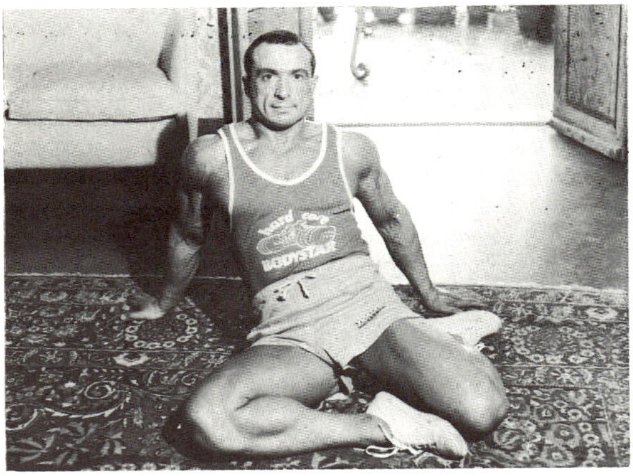

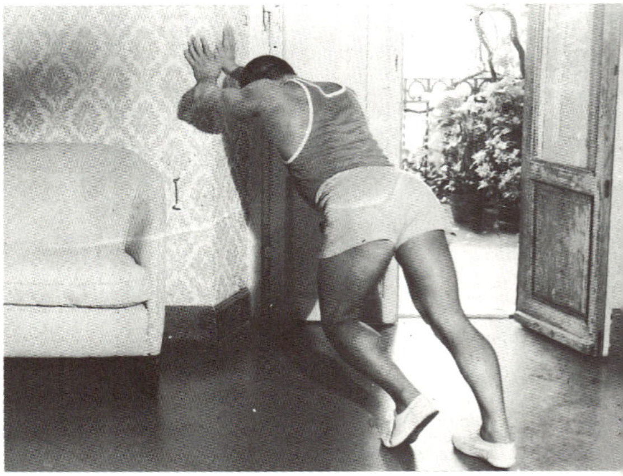

VENDREDI

Échauffement: stretching. Prenez lentement la position présentée sur la photo et gardez-la 20 à 30 secondes. Répétez 5 à 6 fois, sans rebondir ni fléchir, en veillant à exécuter chaque exercice, quand cela est nécessaire, à droite et à gauche.

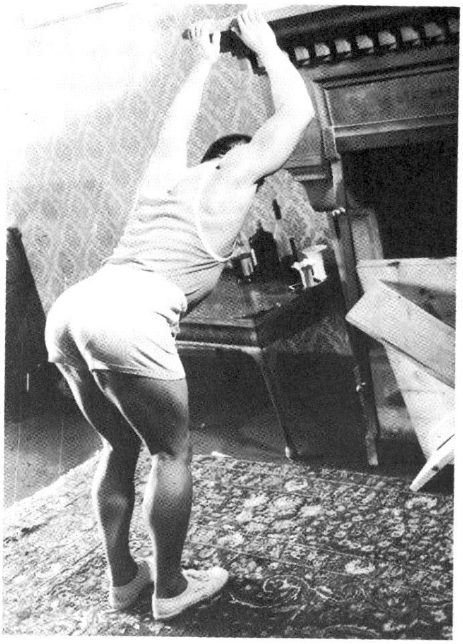

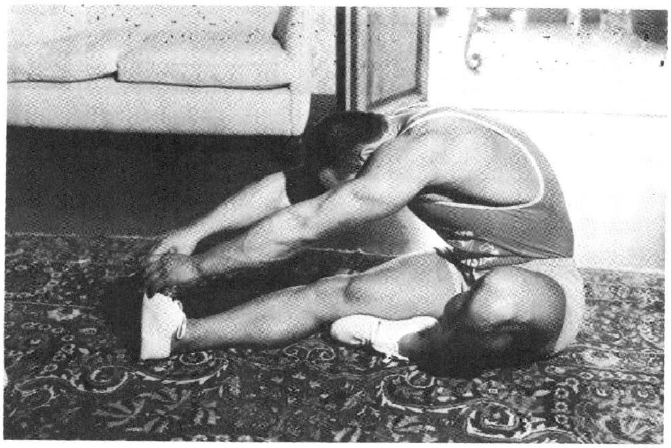

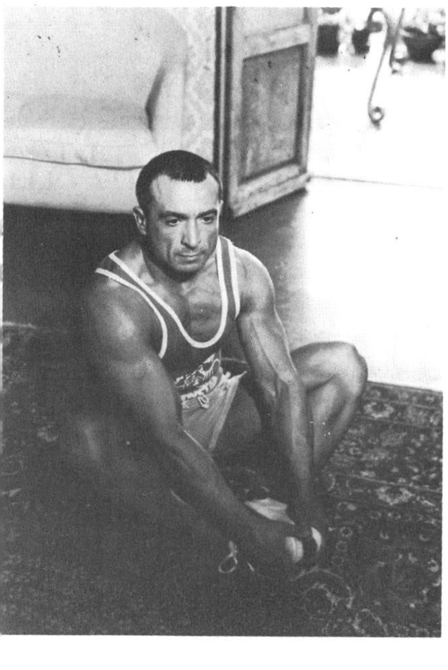

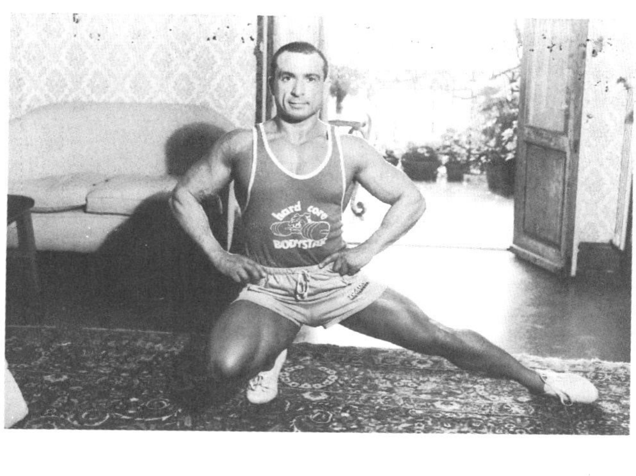

JAMBES

SQUAT PARALLÈLE
3 × 20

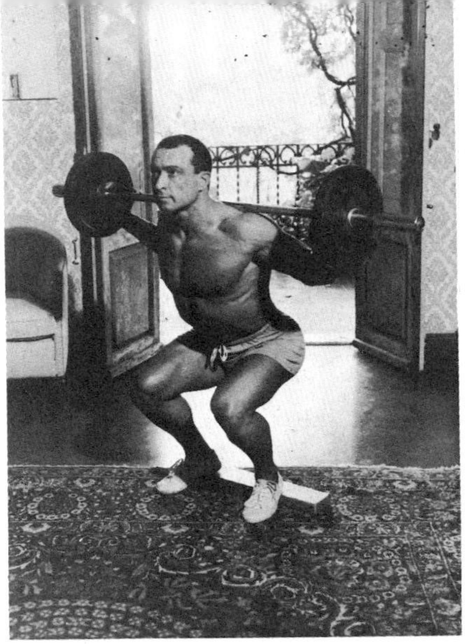

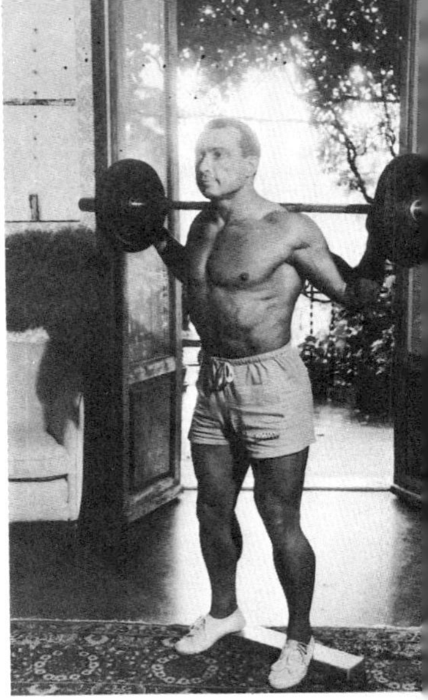

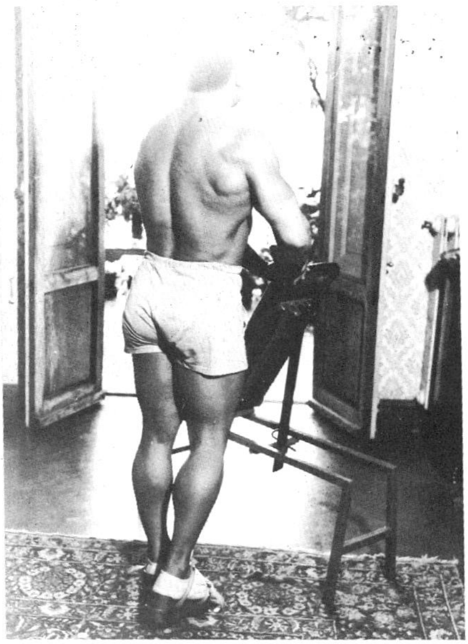

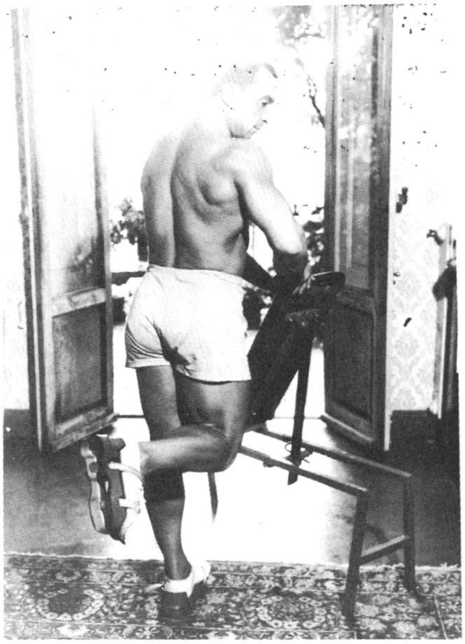

FÉMORAUX AVEC CHAUSSURES DE FER
3 × 15

MOLLETS

MOLLETS AVEC BALANCIER DEBOUT
3 × 15

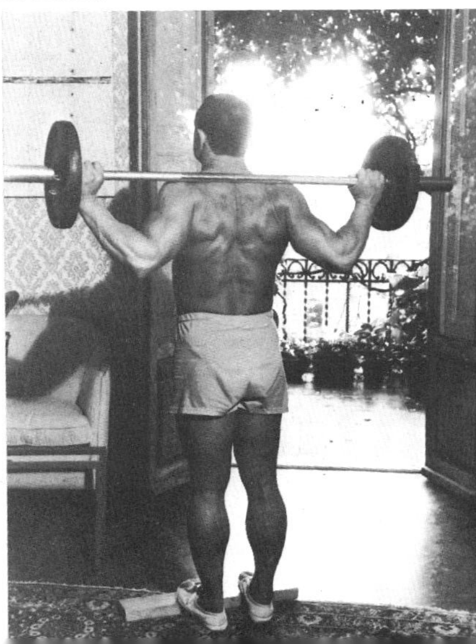

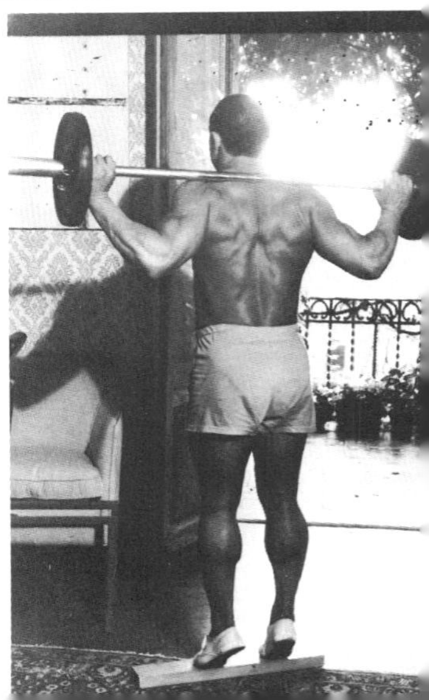

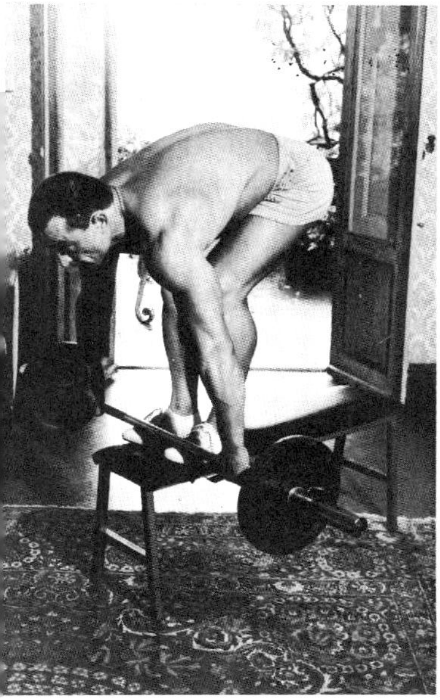

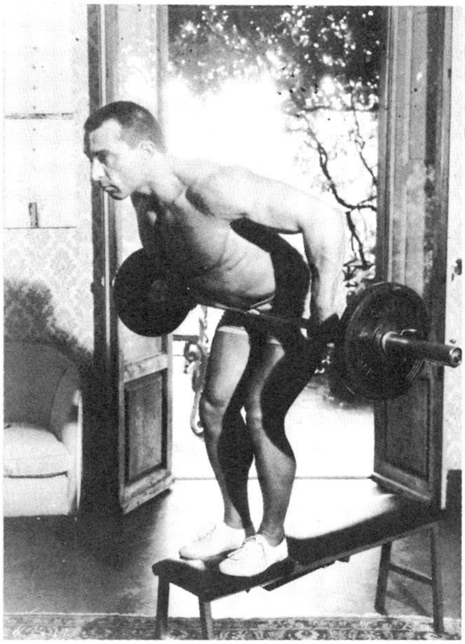

DOS

RAMEUR AVEC BALANCIER 3 × 15

POITRINE

BANC HORIZONTAL 3 × 15

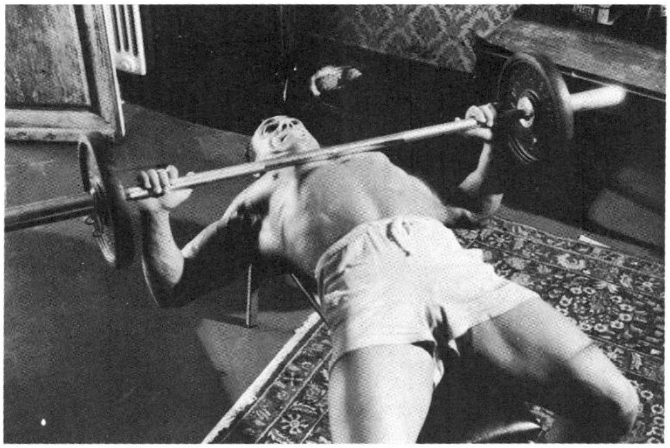

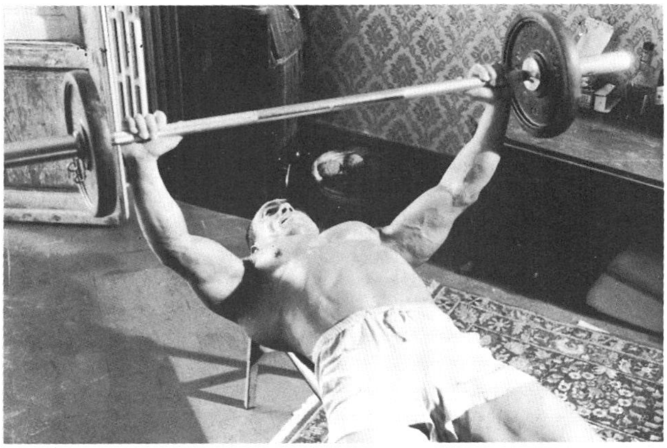

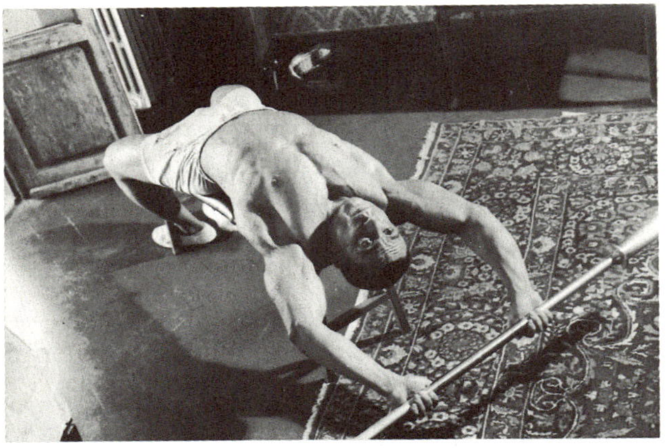

PULL-OVER AVEC BALANCIER
3 × 20

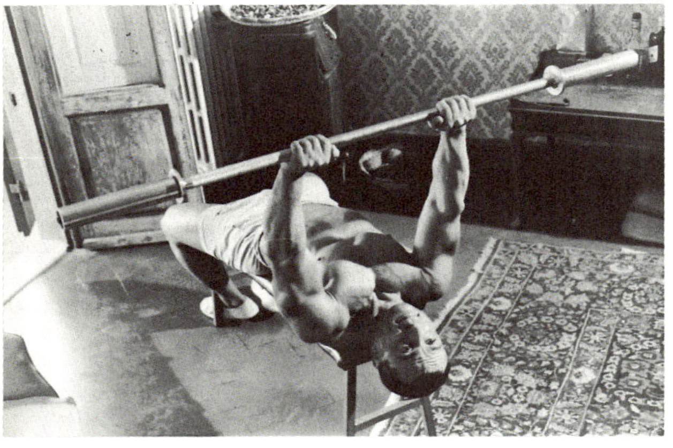

ÉPAULES

DÉTENTE LENTE EN AVANT 3 × 15

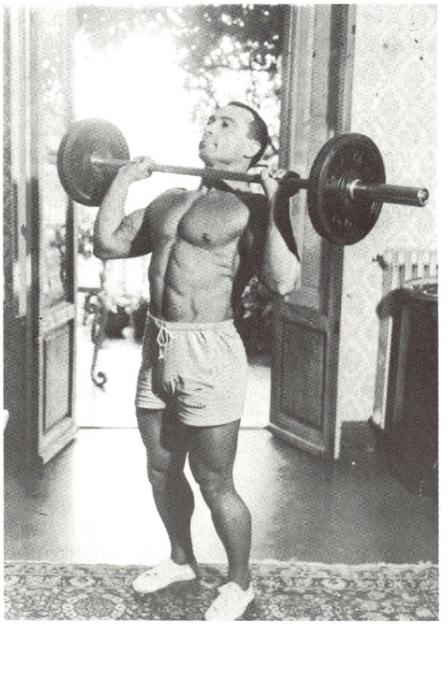

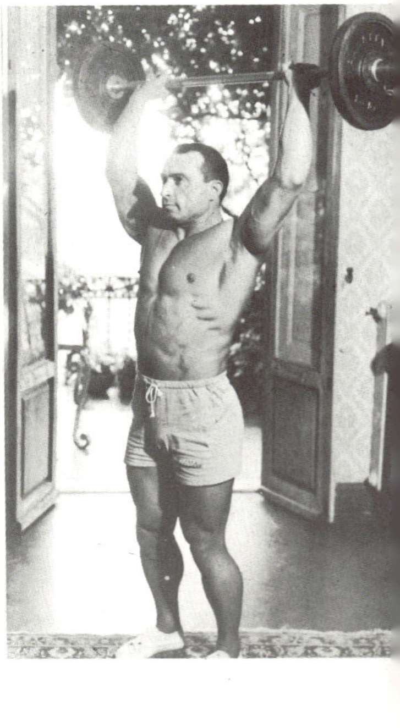

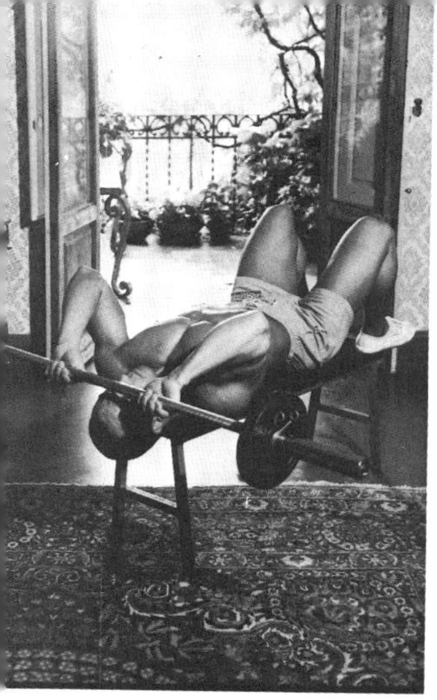

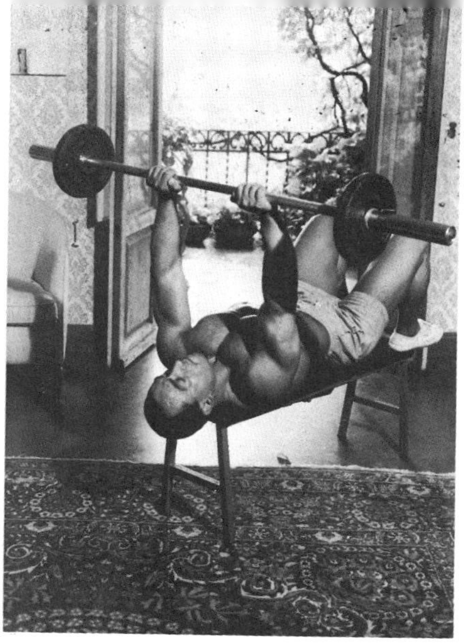

BRAS

FRENCH PRESS SUR BANC HORIZONTAL 3 × 15

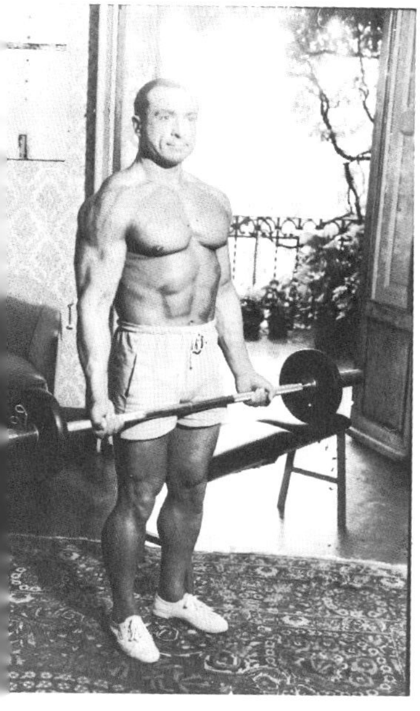

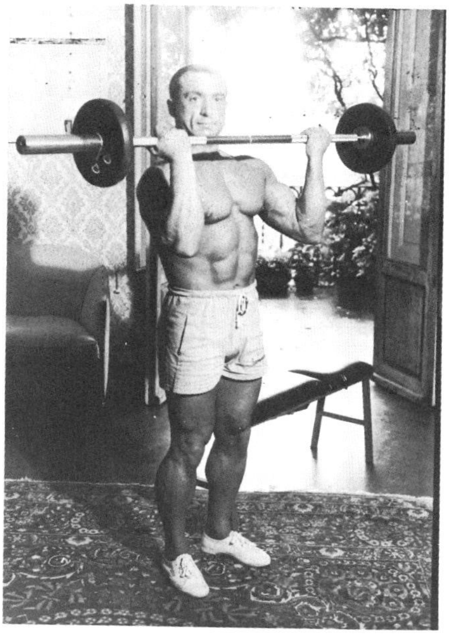

CURLING 3 × 15

ABDOMEN

SIT UP 3 × 15

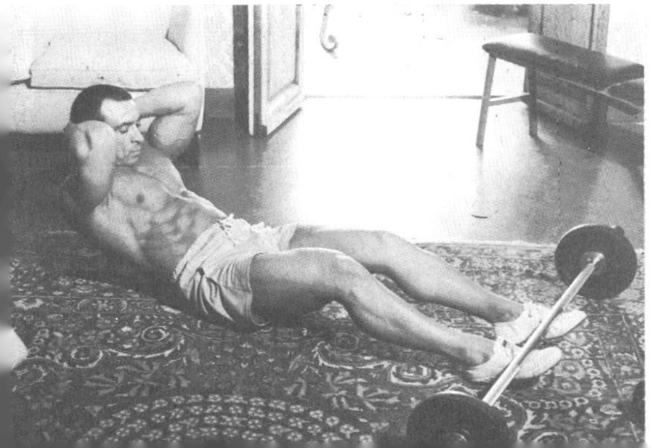

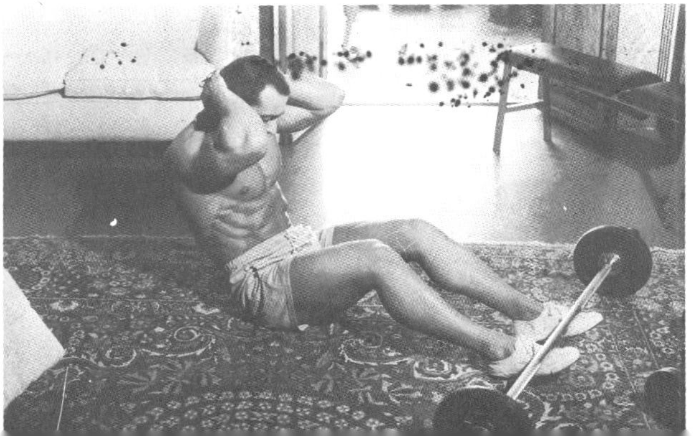

Refroidissement: stretching. Le refroidissement progressif est fondamental pour une récupération rapide.
Exécutez les mouvements très lentement, et maintenez la position présentée sur la photo pendant 20 à 30 secondes, en répétant jusqu'à une relaxation complète. Lorsque cela est nécessaire, exécutez l'exercice à droite et à gauche.

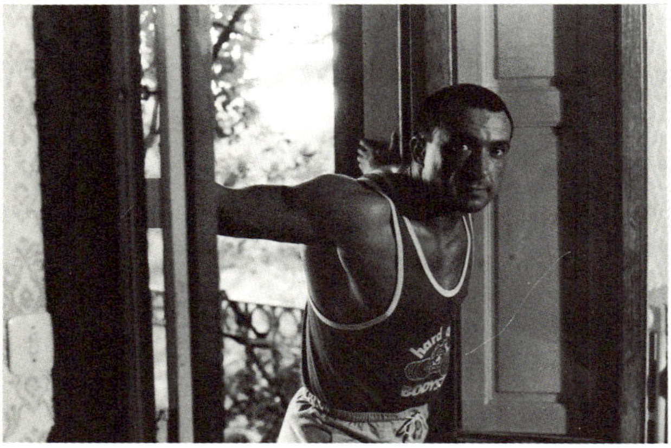

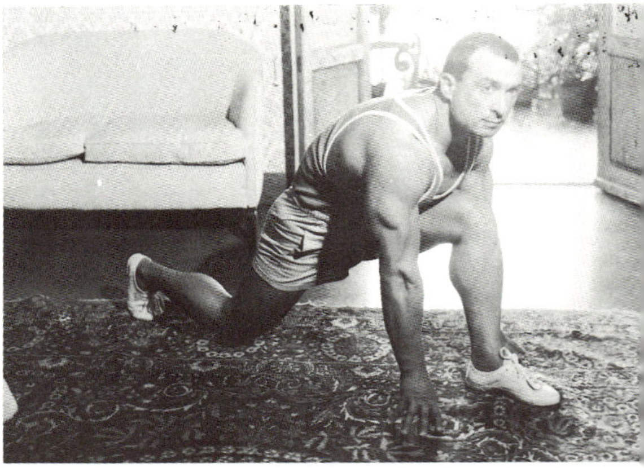

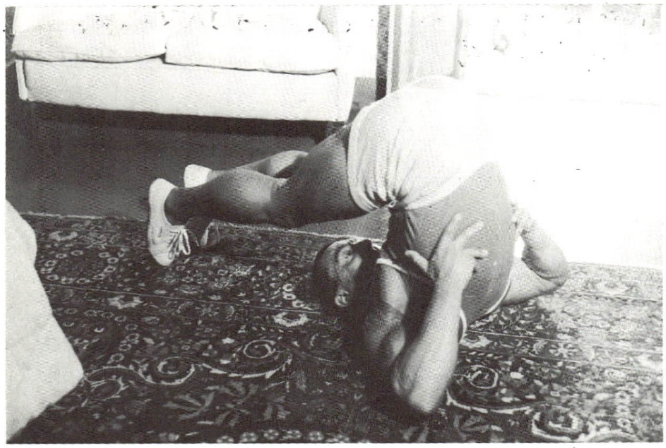

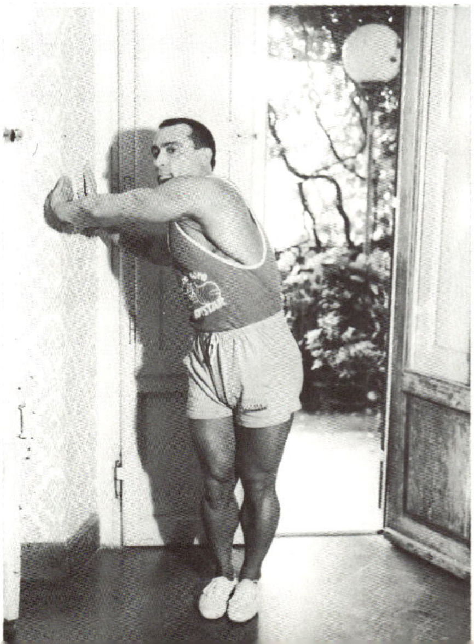

TROISIÈME SEMAINE

On continue les critères de la 2e semaine.
Les séries par groupe musculaire sont encore augmentées. Essayez de forcer un peu plus sur le poids. Les répétitions baissent encore au profit du développement de la force. La réduction calorique atteint 2 300 calories par jour.

IIe SEMAINE

PREMIÈRE PHASE
DÉVELOPPEMENT MUSCULAIRE GÉNÉRAL

Échauffement: stretching

LUNDI

groupe musculaire	exercices	n. séries	n. rép.
JAMBES	Squat parallèle	25-20-15-10-8	
	Squat frontal	3	20
	Fémoraux avec chaussures de fer	4	15
MOLLETS	Mollets avec balancier debout	20-15-10-8-6	
	Mollets assis	3	20
DOS	Rameur avec balancier	20-15-10-8-6	
	Barre en avant	3	12
POITRINE	Banc horizontal	20-15-10-8-6	
	Banc haut avec balancier	3	15
	Pull-over avec balancier	3	20
ABDOMEN	Sit up	3	15

MERCREDI

groupe musculaire	exercices	n. séries	n. rép.
ÉPAULES	Détente lente en avant	20-15-10-8-6	
	Détente lente en arrière	3	15
BRAS	French press sur banc horizontal	20-15-10-8-6	
	Triceps avec haltère assis	3	15
	Curling	20-15-10-8-6	
	Curling sur banc incliné	3	15
	Curl inversé	3	15
ABDOMEN	Twist	10 min.	
	Élévation des jambes sur un banc	3	15

VENDREDI

groupe musculaire	exercices	n. séries	n. rép.
JAMBES	Squat parallèle	4	20
	Fémoraux avec chaussures de fer	4	15
MOLLETS	Mollets debout avec balancier	4	15
DOS	Rameur avec balancier	4	15
POITRINE	Banc horizontal	4	15
	Pull-over avec balancier	3	20
ÉPAULES	Détente lente en avant	4	15
BRAS	French press sur banc horizontal	4	15
	Curling	4	15
ABDOMEN	Sit up	4	15

Refroidissement: stretching

INTENSITÉ
Modérée

RÉCUPÉRATION
entre séries 1 min.
entre groupes musculaires 5-10 min.

NOUVEAUX STIMULUS ET TECHNIQUES POUR ACCÉLÉRER LA SURCOMPENSATION
Alterner continuellement l'ordre des exercices

TECHNIQUES POUR ÉLEVER LE MÉTABOLISME BASAL
Activité aérobique

ACTIVITÉ AÉROBIQUE
mardi - jeudi
samedi
30-40 min.

MENSURATIONS

cou	cm	______
épaules	cm	______
thorax	cm	______
bras	cm	______
taille	cm	______
cuisse	cm	______
mollets	cm	______

POIDS
kg ______

LUNDI

Échauffement: stretching. Prenez lentement la position présentée sur la photo et gardez-la 20 à 30 secondes. Répétez 5 à 6 fois, sans rebondir ni fléchir, en veillant à exécuter chaque exercice, quand cela est nécessaire, à droite et à gauche.

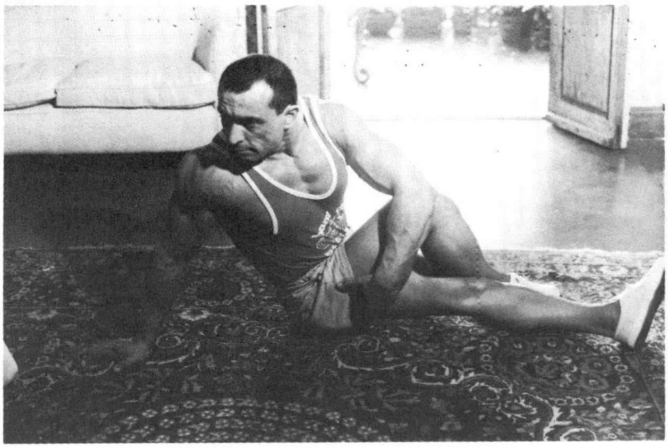

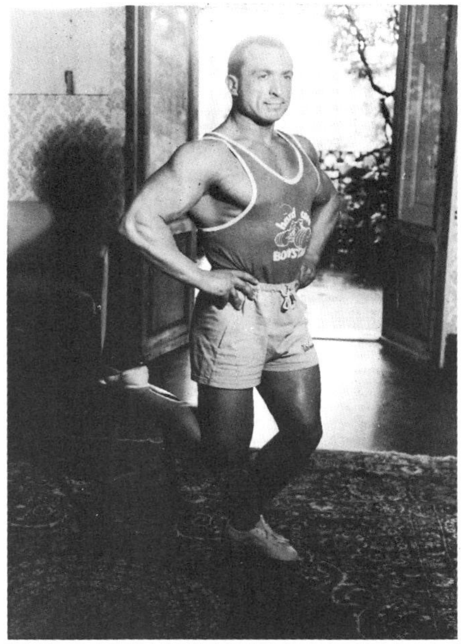

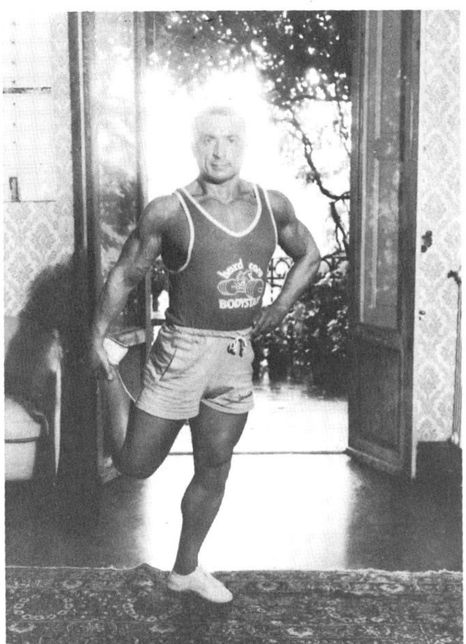

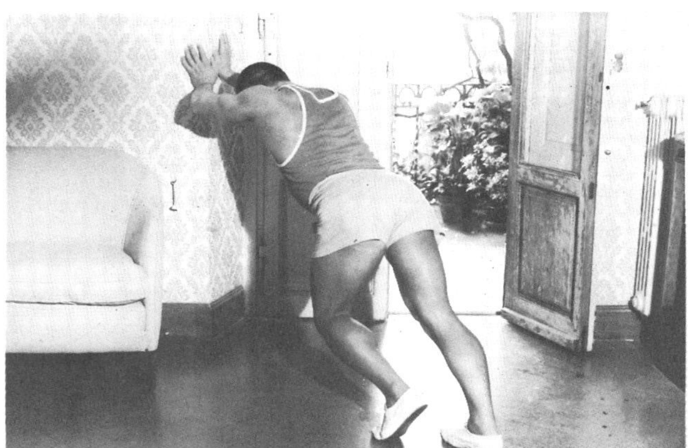

JAMBES

SQUAT PARALLÈLE
25-20-15-10-8
Les séries sont nombreuses. Forcez au maximum seulement les 3 dernières.

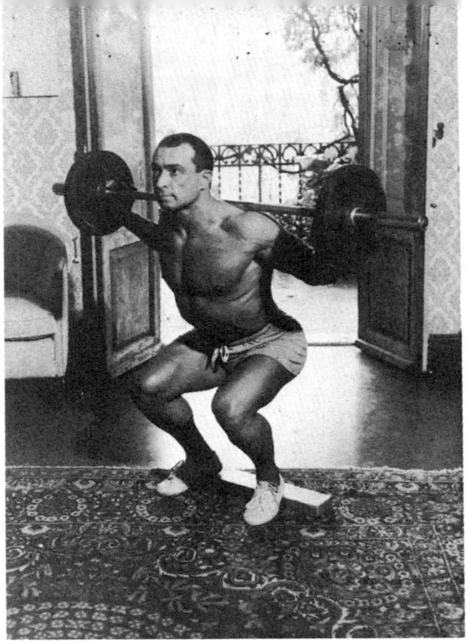

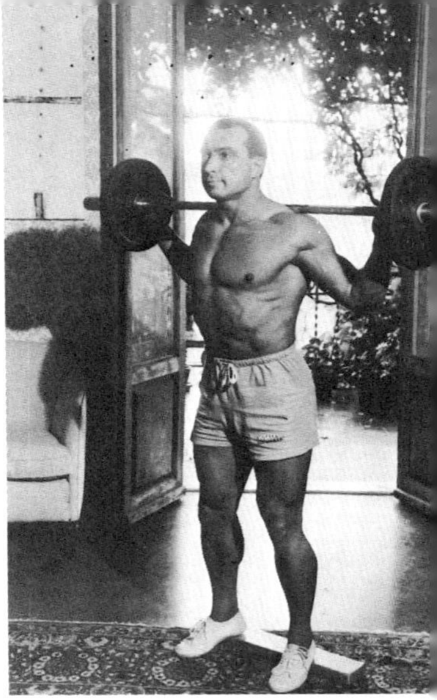

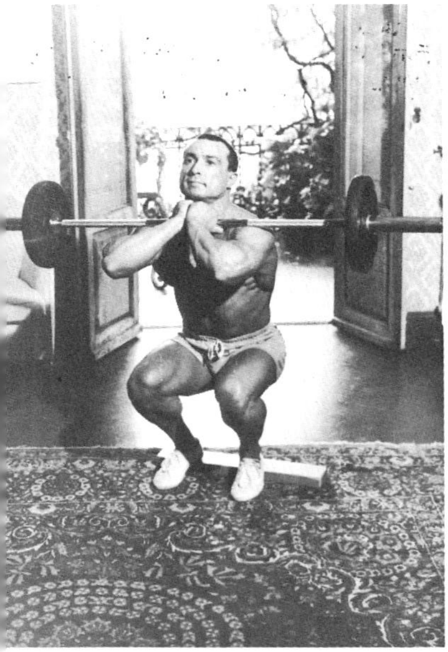

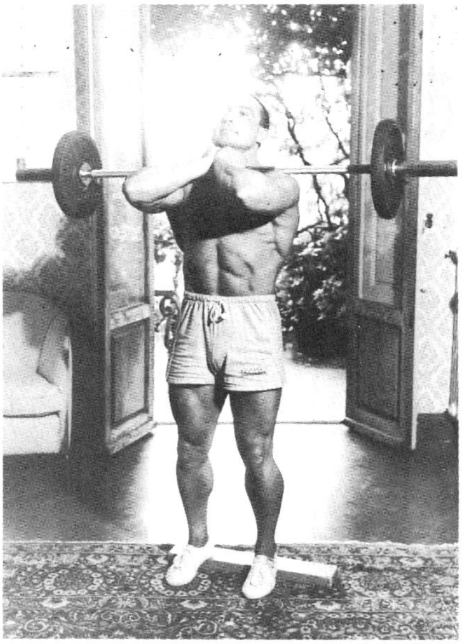

SQUAT FRONTAL
3 × 20
Un gradin sous les talons vous aidera à mieux garder l'équilibre.

FÉMORAUX AVEC CHAUSSURES DE FER
4 × 15

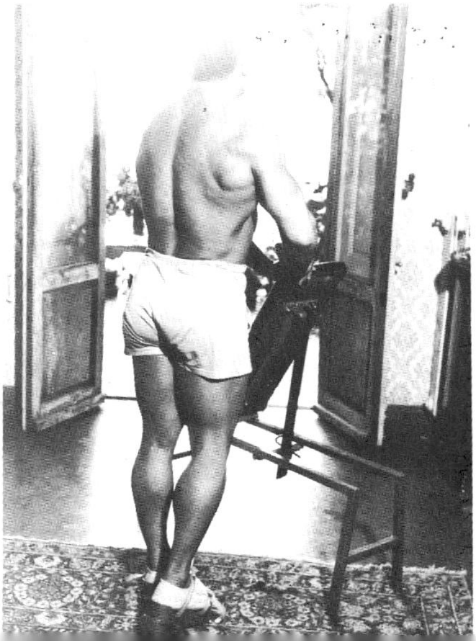

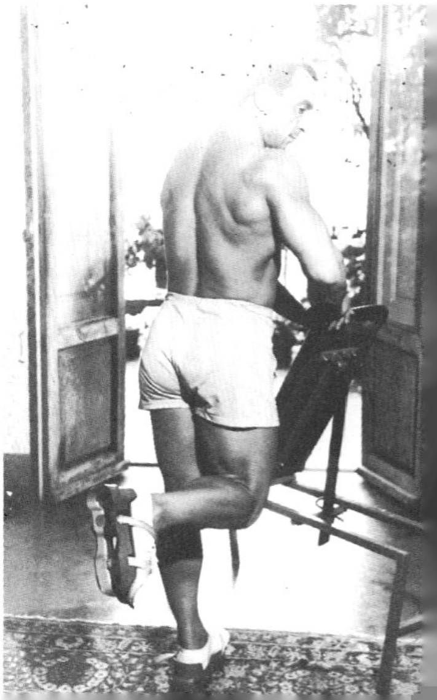

MOLLETS

MOLLETS AVEC BALANCIER DEBOUT
20-15-10-8-6

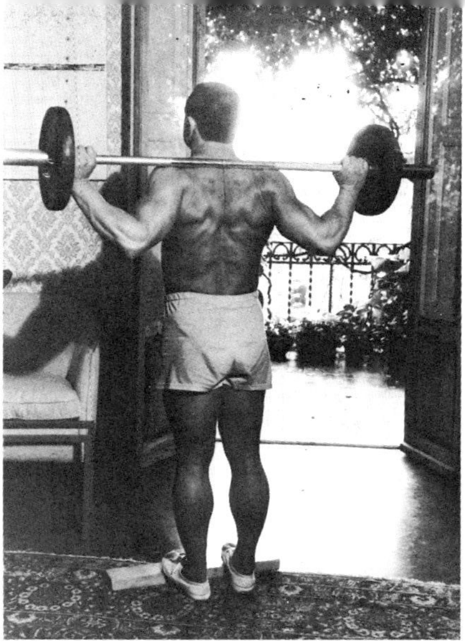

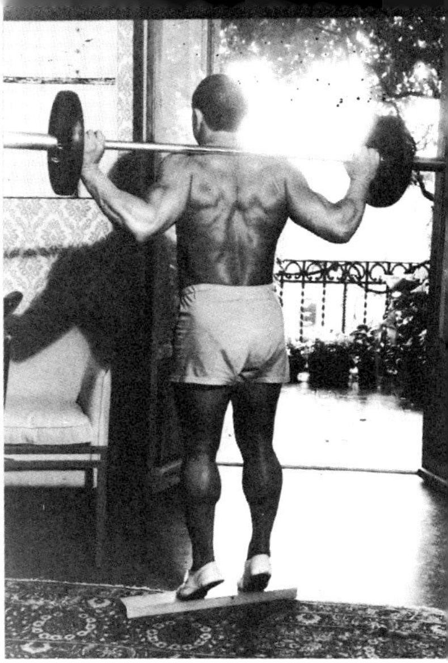

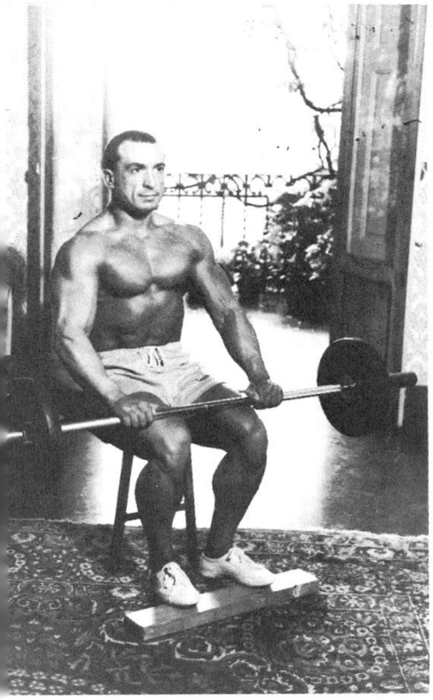

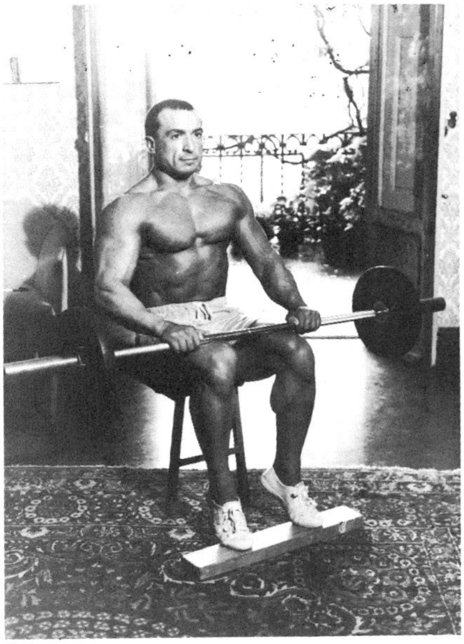

MOLLETS ASSIS
3 × 20
Il est fondamental de ne jamais faire perdre la tension du muscle. Faites des mouvements lents, décidés et rythmés.

DOS

RAMEUR AVEC BALANCIER
20-15-10-8-6

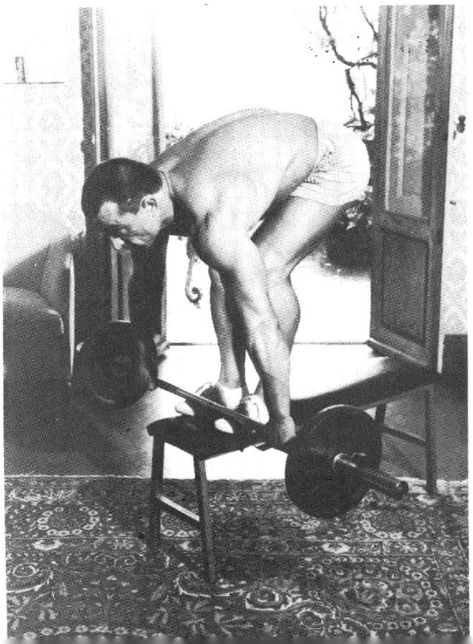

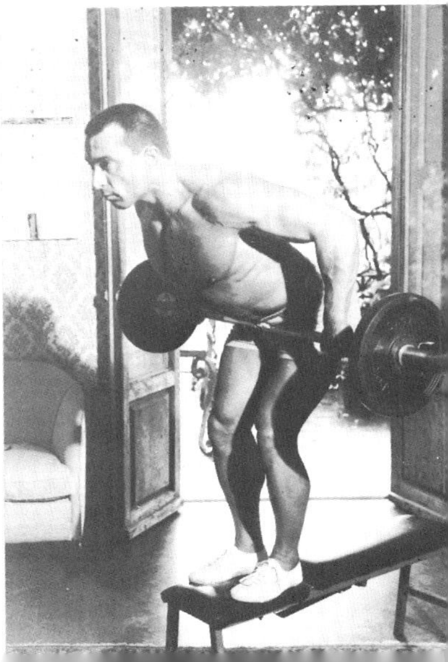

BARRE EN AVANT 3 × 12

La prise sera plus large, mais sans exagération. Essayez d'écarter les omoplates au maximum lorsque les bras sont tendus.

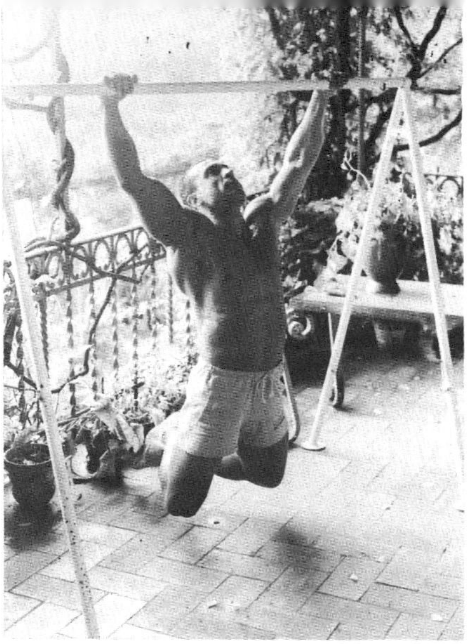

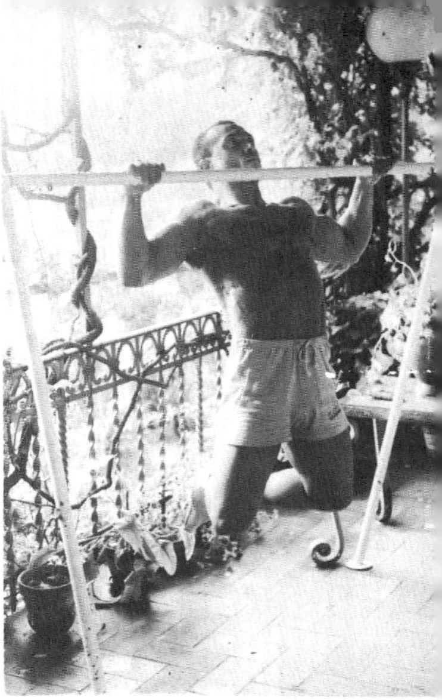

POITRINE

BANC HORIZONTAL 20-15-10-8-6

Avec l'augmentation du poids, la position du corps sur le banc devient fondamentale. Appuyez sur l'articulation des omoplates/épaules pour l'exécution du mouvement. Gardez le thorax le plus haut possible.

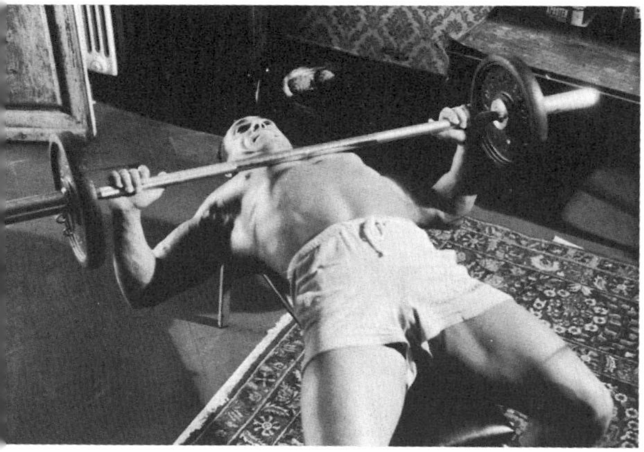

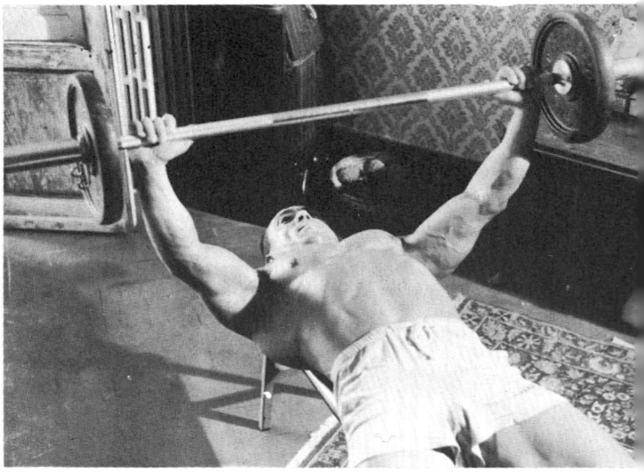

BANC HAUT AVEC BALANCIER 3 × 15

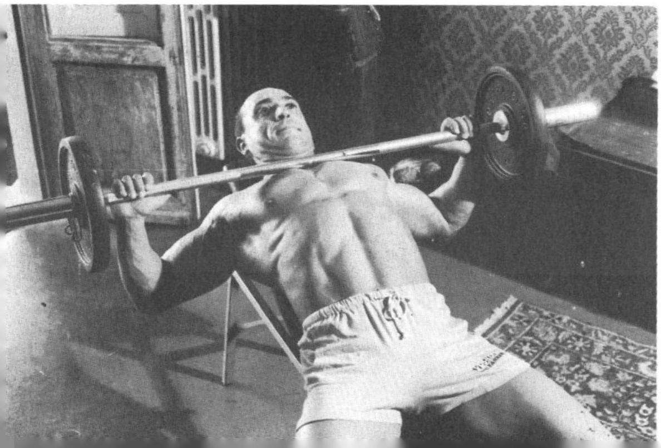

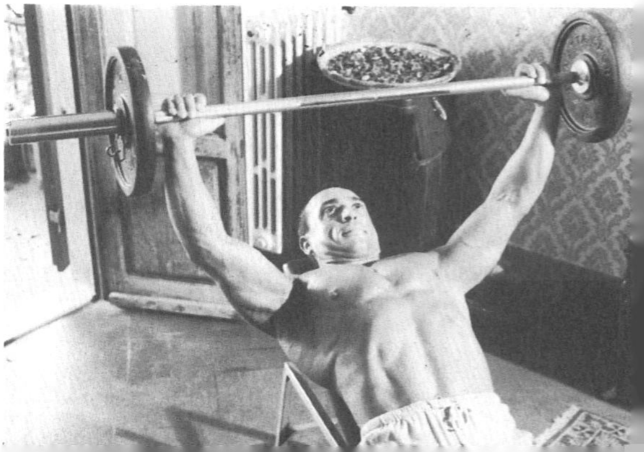

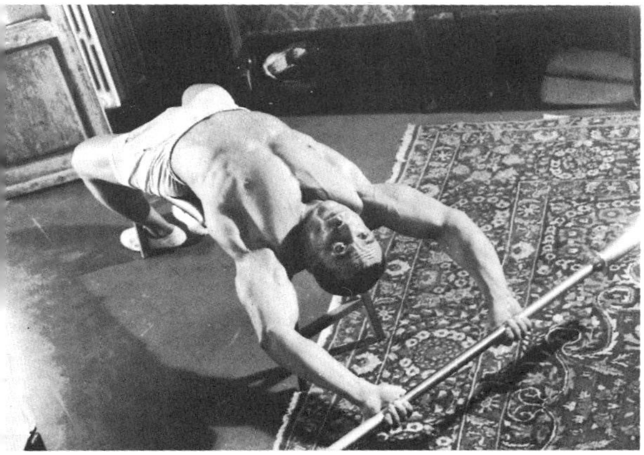

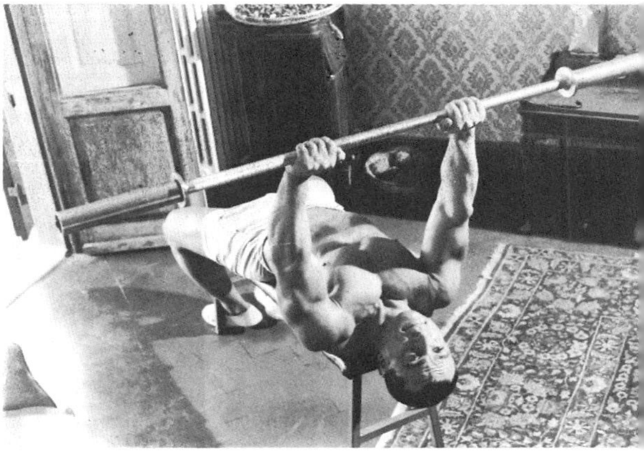

PULL-OVER AVEC BALANCIER
3 × 20

ABDOMEN

SIT UP 3 × 15

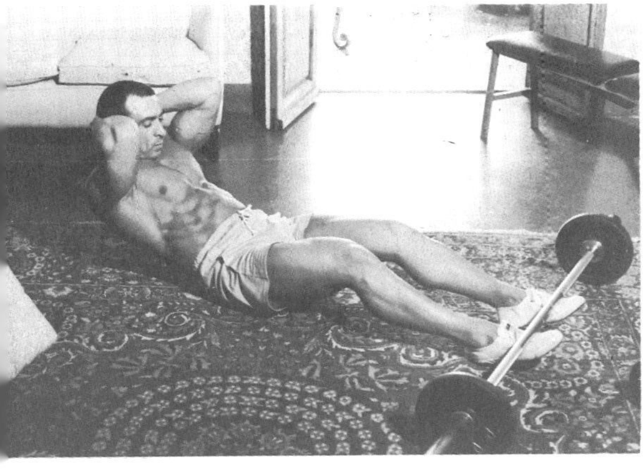

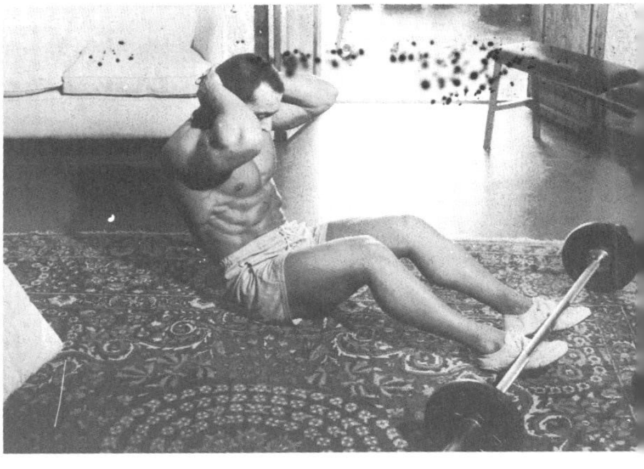

Refroidissement: stretching. Le refroidissement progressif est fondamental pour une récupération rapide.
Exécutez les mouvements très lentement, et maintenez la position présentée sur la photo pendant 20 à 30 secondes, en répétant jusqu'à une relaxation complète. Lorsque cela est nécessaire, exécutez l'exercice à droite et à gauche.

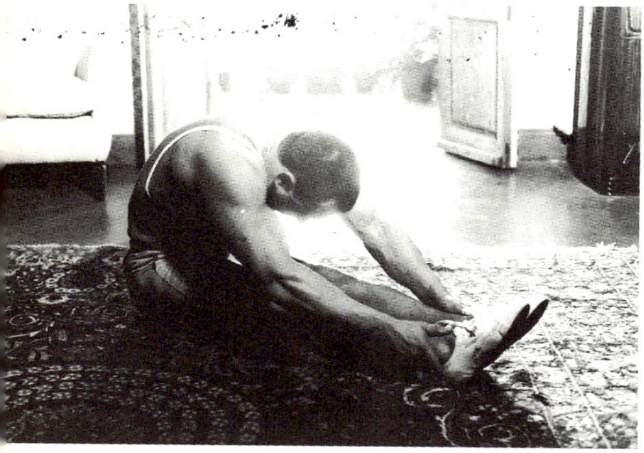

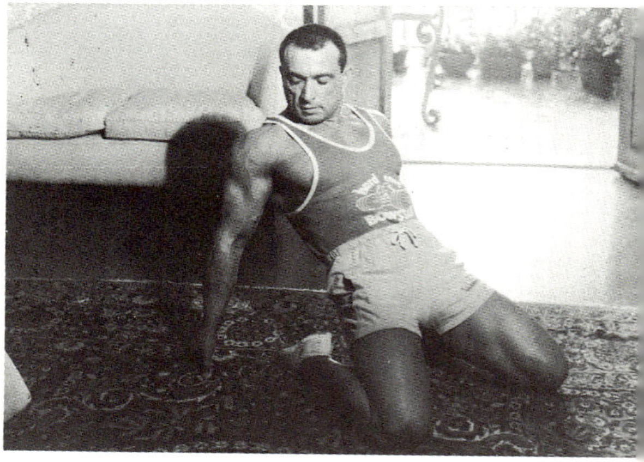

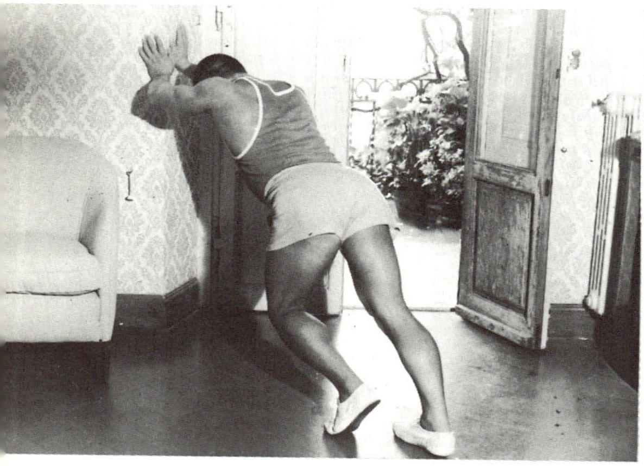

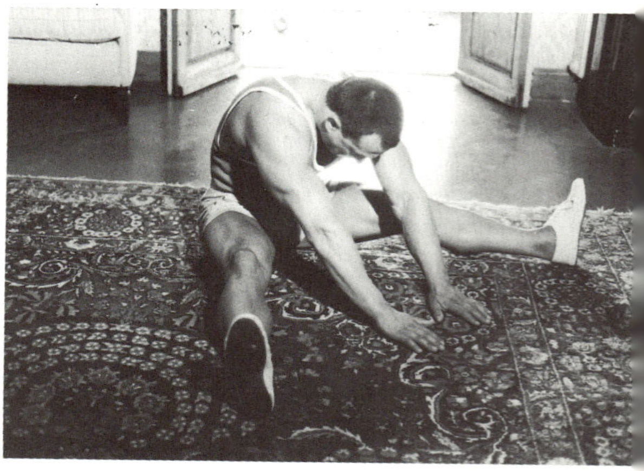

MERCREDI

Échauffement: stretching. Prenez lentement la position présentée sur la photo et gardez-la 20 à 30 secondes. Répétez 5 à 6 fois, sans rebondir ni fléchir, en veillant à exécuter chaque exercice, quand cela est nécessaire, à droite et à gauche.

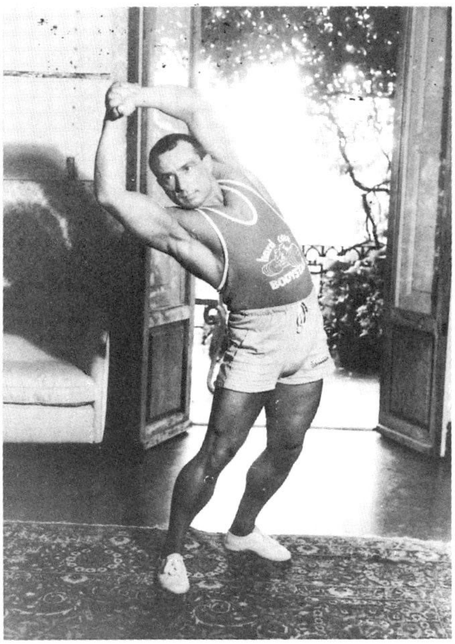

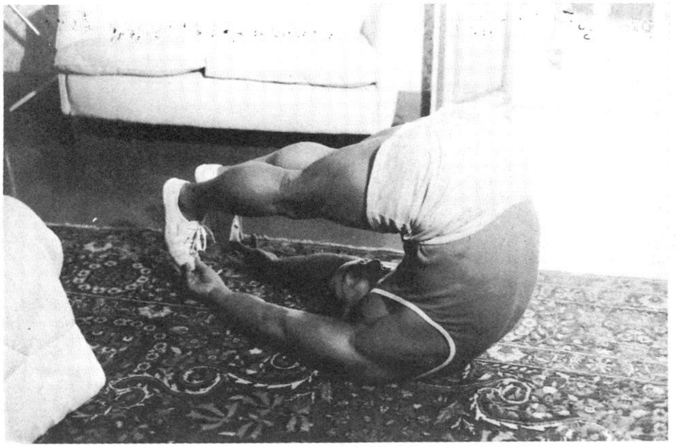

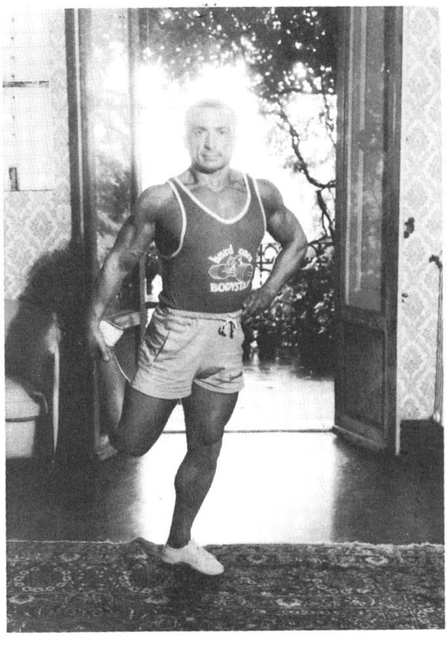

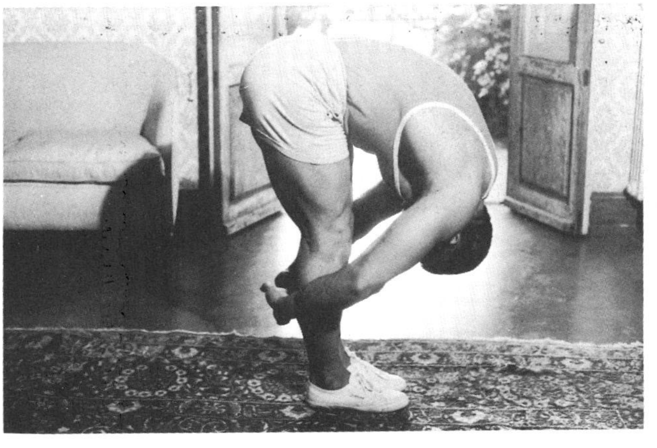

ÉPAULES

DÉTENTE LENTE EN AVANT 20-15-10-8-6

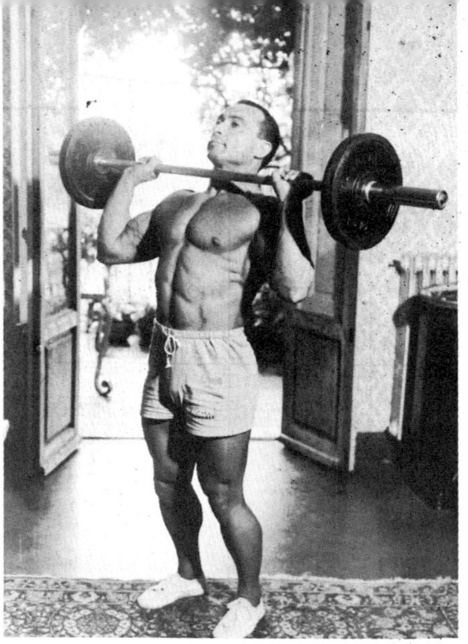

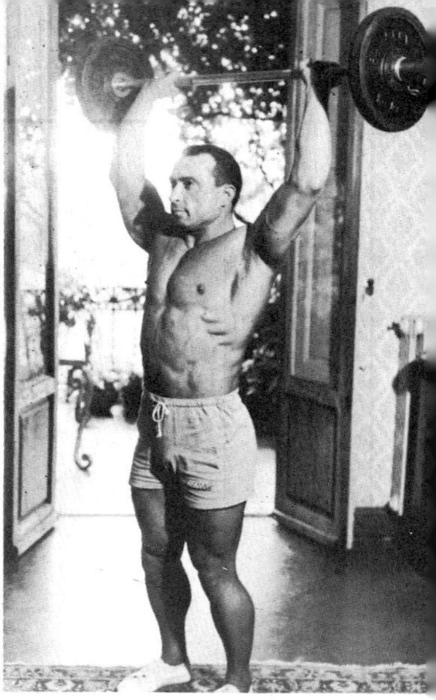

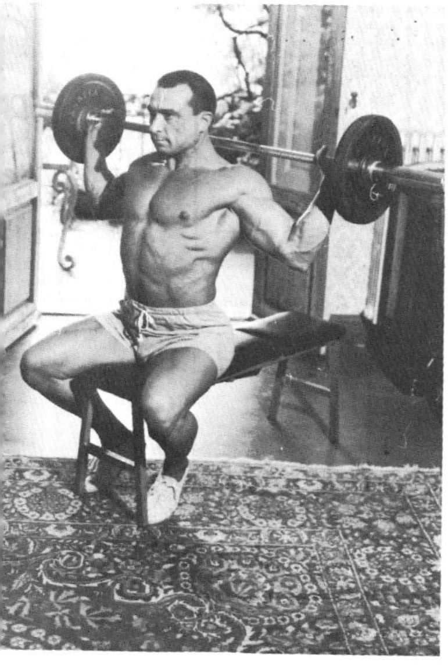

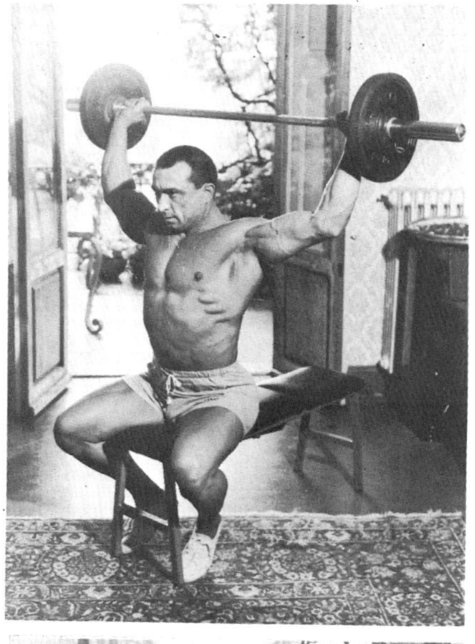

DÉTENTE LENTE EN ARRIÈRE 3 × 15

BRAS

FRENCH PRESS SUR BANC 20-15-10-8-6

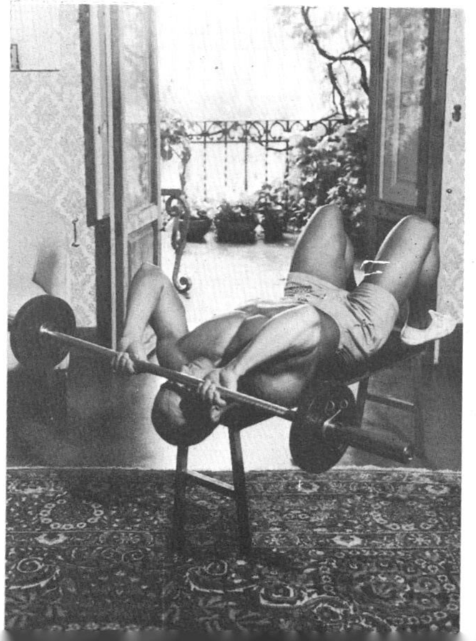

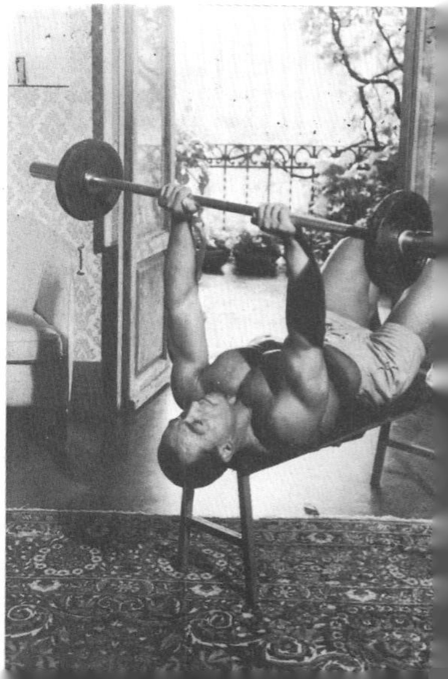

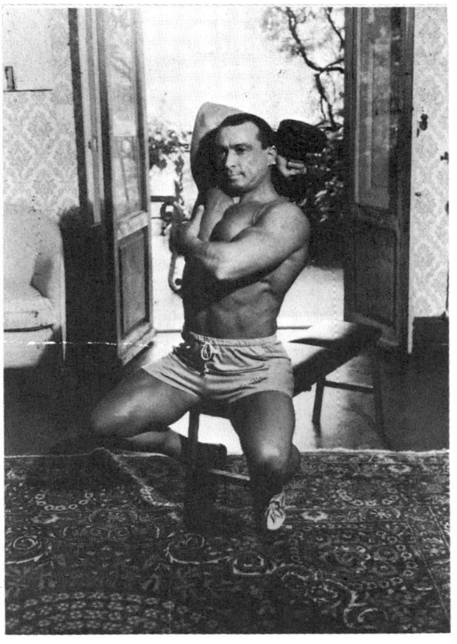

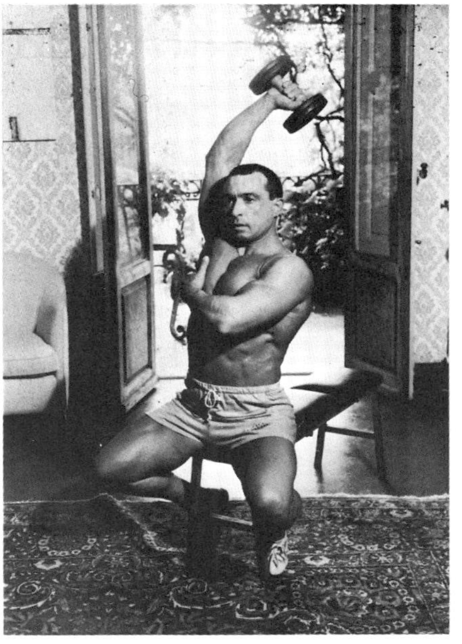

TRICEPS AVEC HALTÈRE   ASSIS 3 × 15

CURLING 20-15-10-8-6

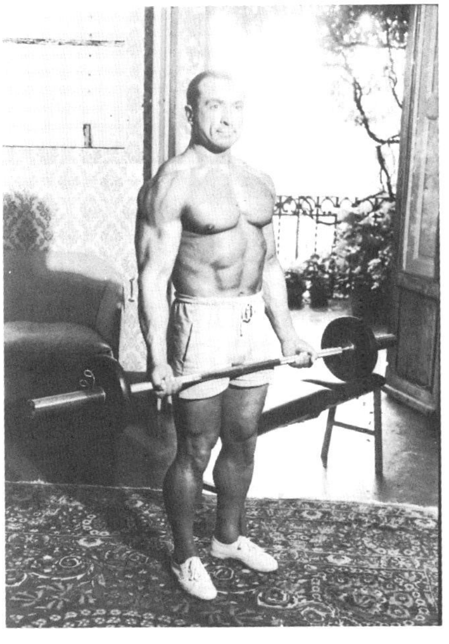

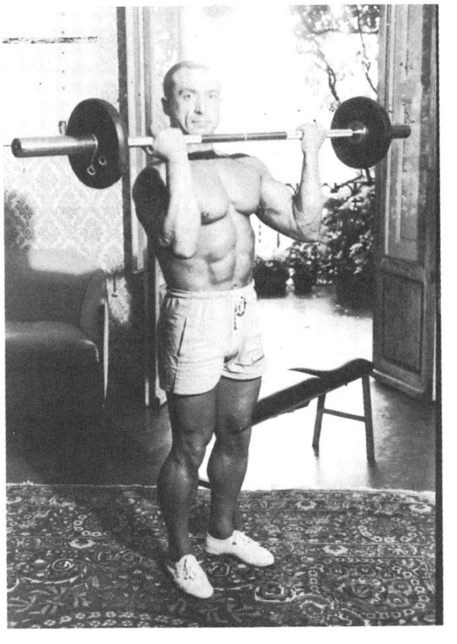

CURLING SUR BANC INCLINÉ 3 × 15

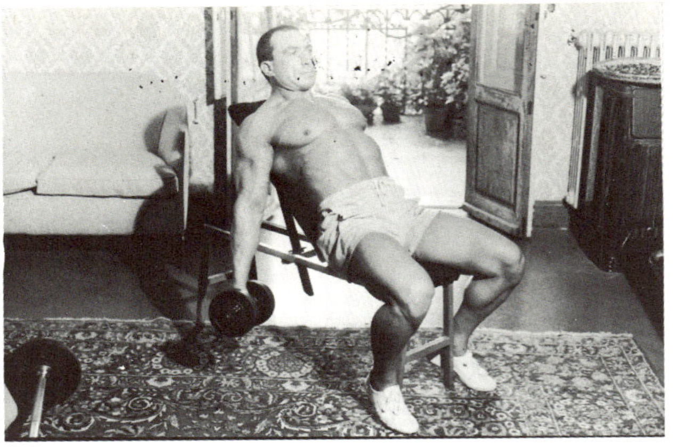

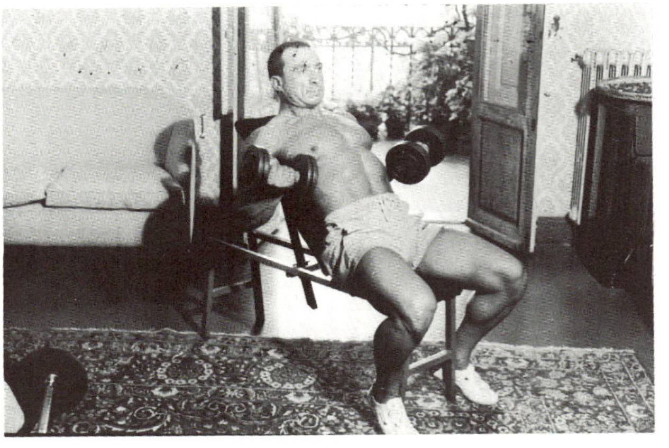

CURL INVERSÉ 3 × 15

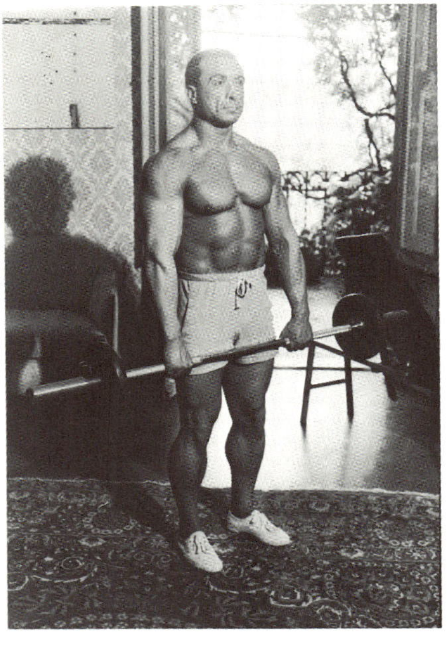

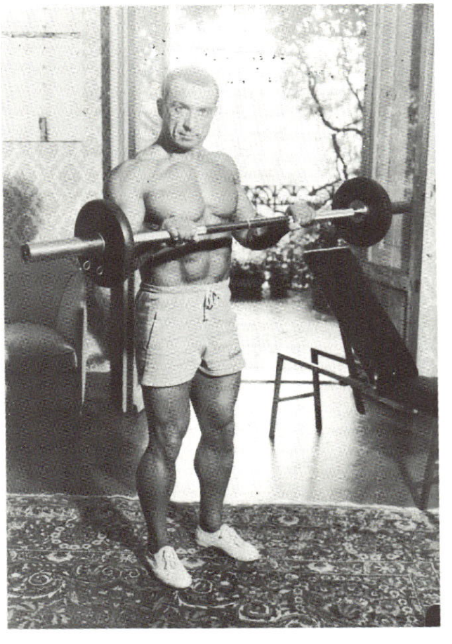

ABDOMEN

TWIST 10 MINUTES
Exécutez la torsion oblique en suivant la forme de la musculature.

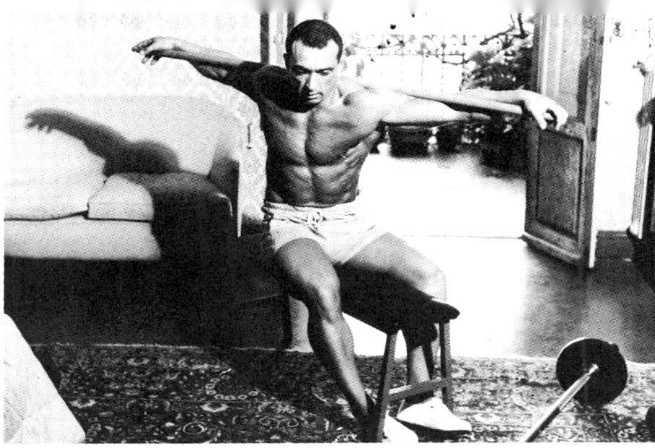

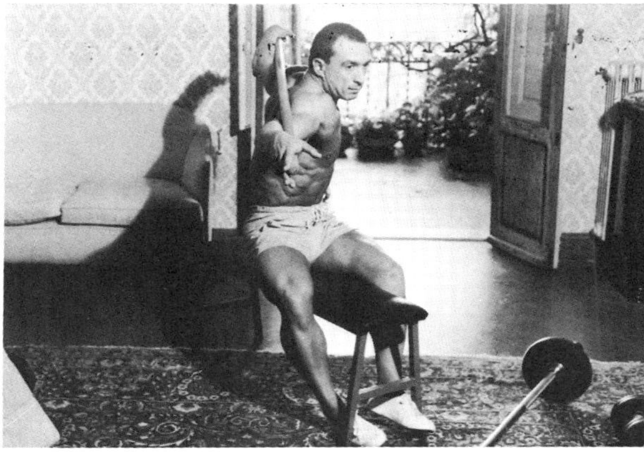

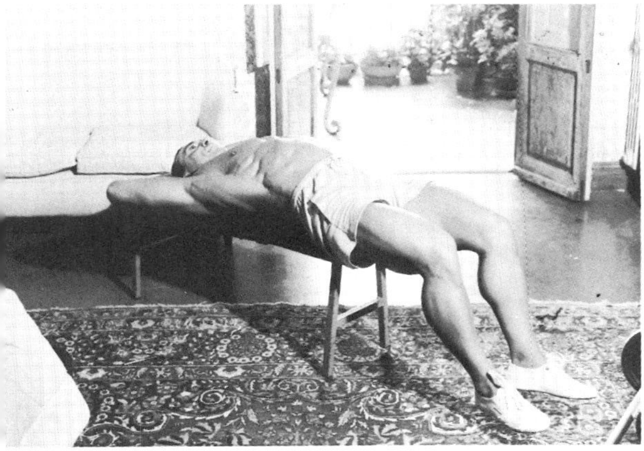

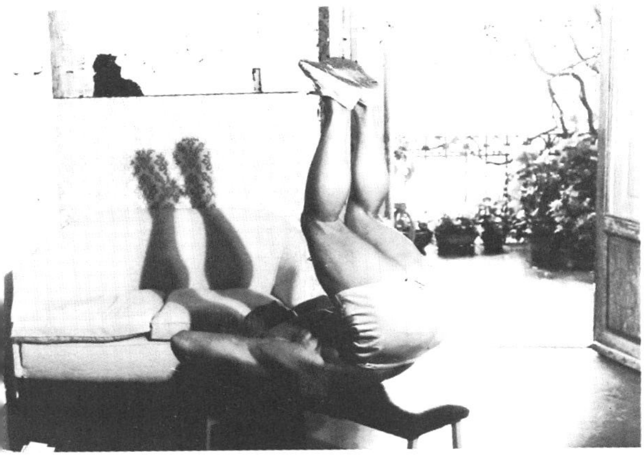

ÉLÉVATION DES JAMBES SUR UN BANC 3 × 15
Si le mouvement devient facile, exécutez l'exercice avec les chaussures de fer.

Refroidissement: stretching. Le refroidissement progressif est fondamental pour une récupération rapide.
Exécutez les mouvements très lentement, et maintenez la position présentée sur la photo pendant 20 à 30 secondes, en répétant jusqu'à une relaxation complète. Lorsque cela est nécessaire, exécutez l'exercice à droite et à gauche.

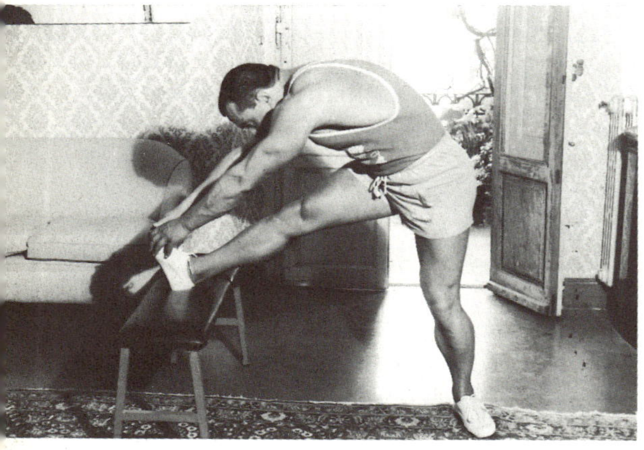

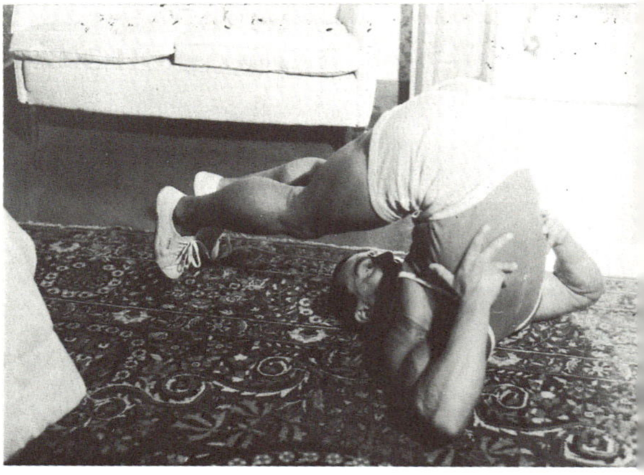

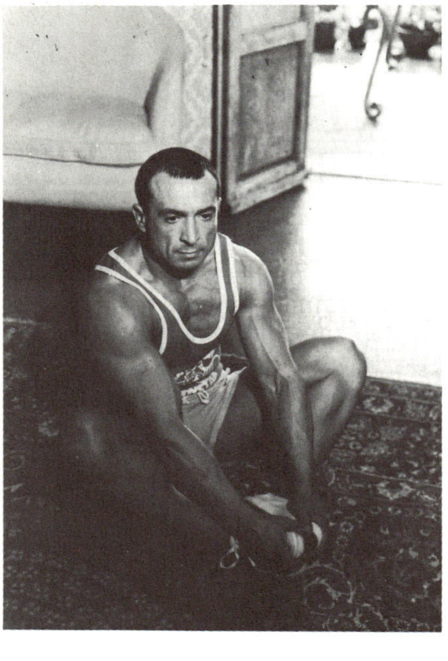

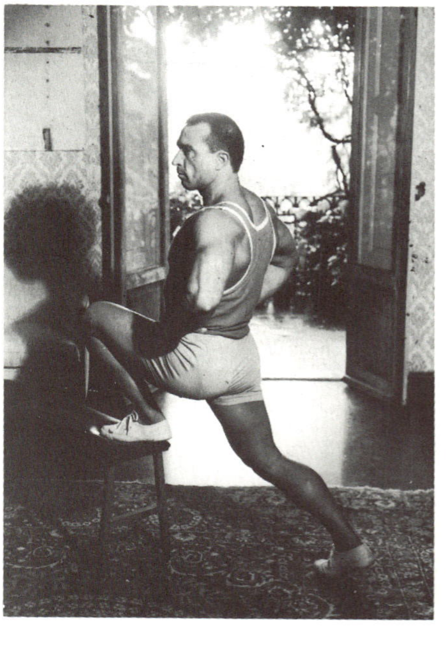

VENDREDI

Échauffement: stretching. Prenez lentement la position présentée sur la photo et gardez-la 20 à 30 secondes. Répétez 5 à 6 fois, sans rebondir ni fléchir, en veillant à exécuter chaque exercice, quand cela est nécessaire, à droite et à gauche.

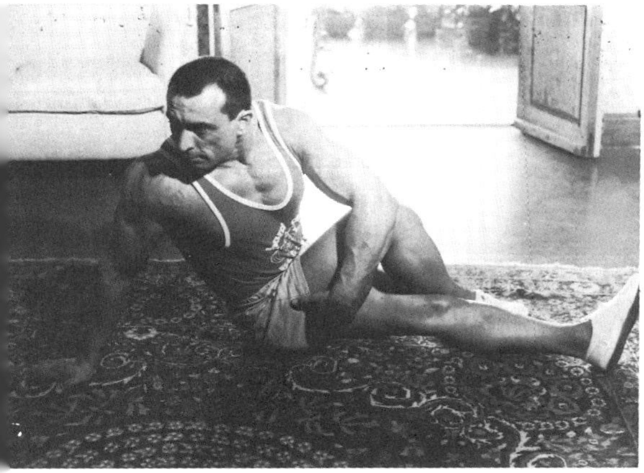

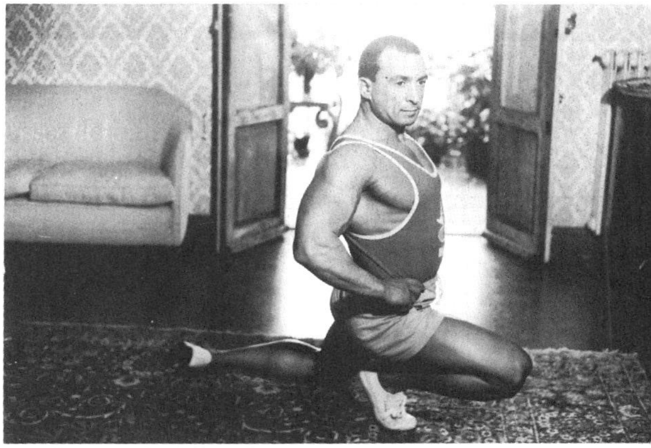

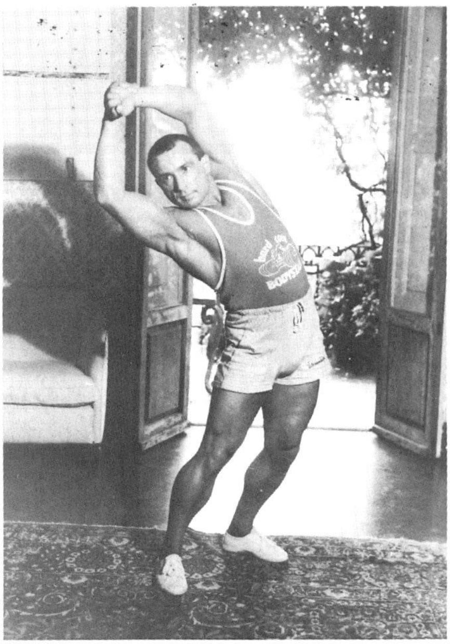

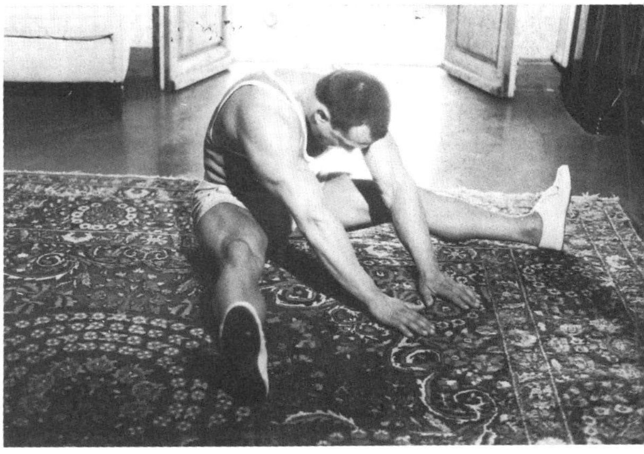

JAMBES

SQUAT PARALLÈLE
4 × 20

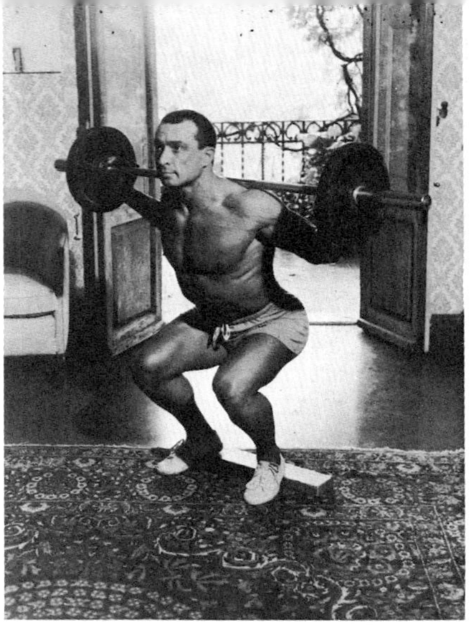

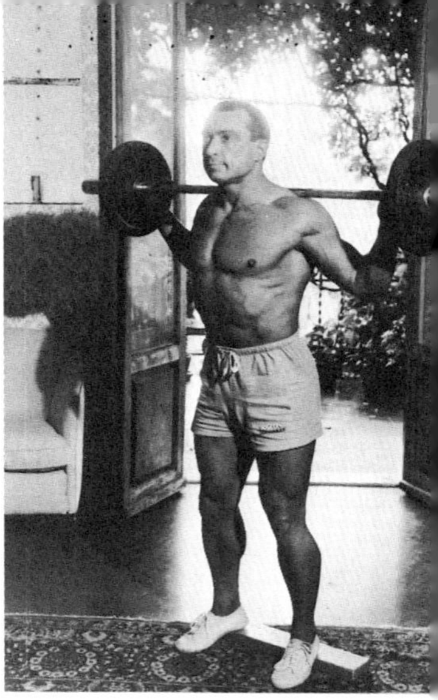

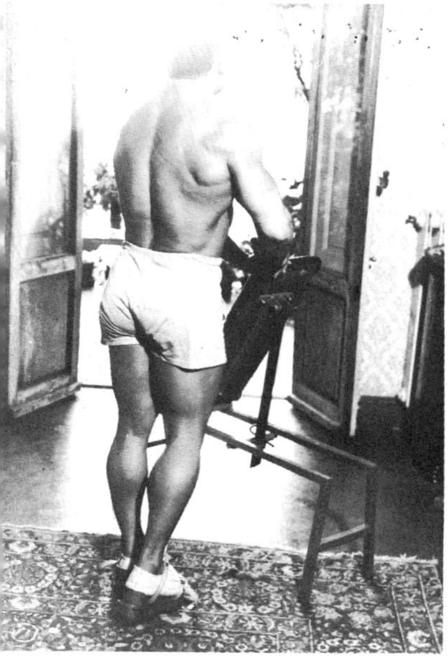

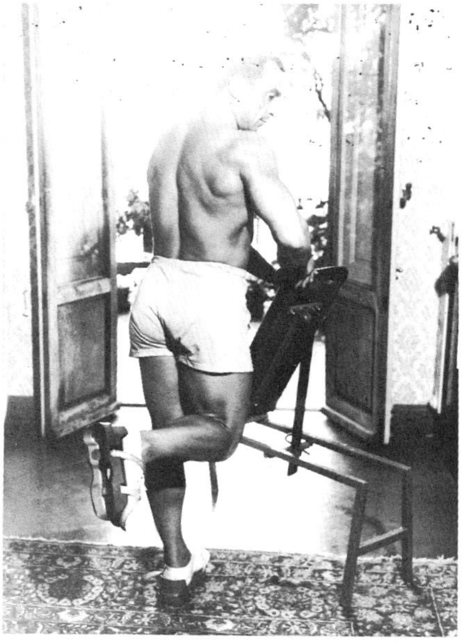

FÉMORAUX AVEC CHAUSSURES DE FER
4 × 15

MOLLETS

MOLLETS DEBOUT AVEC BALANCIER
4 × 15

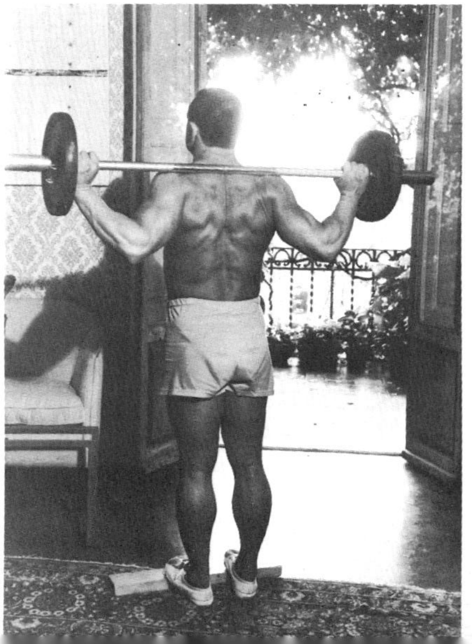

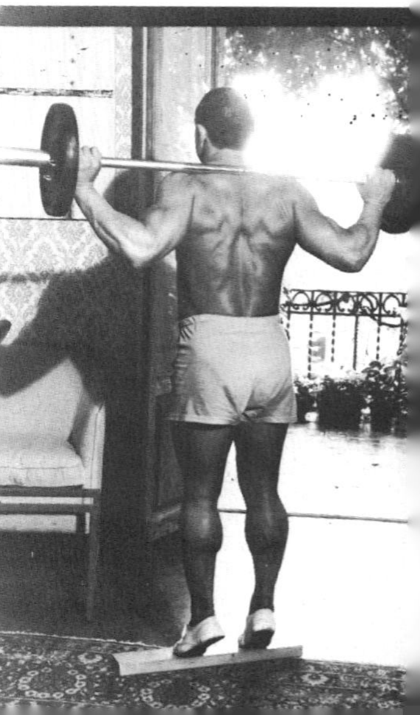

DOS

RAMEUR AVEC BALANCIER 4 × 15

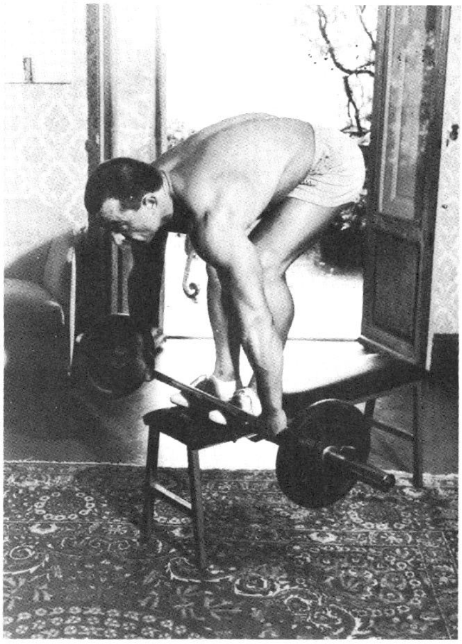

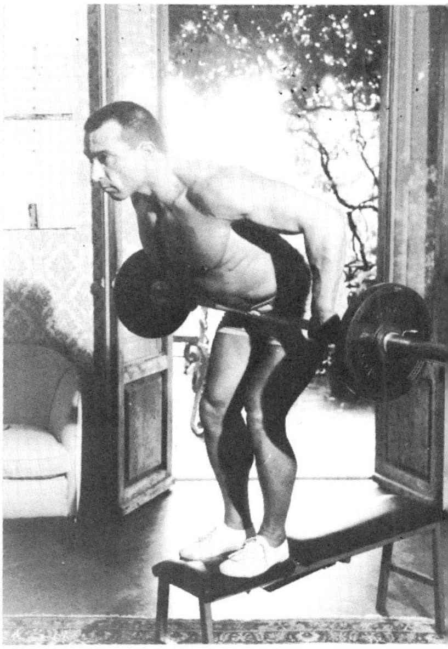

POITRINE

BANC HORIZONTAL 4 × 15

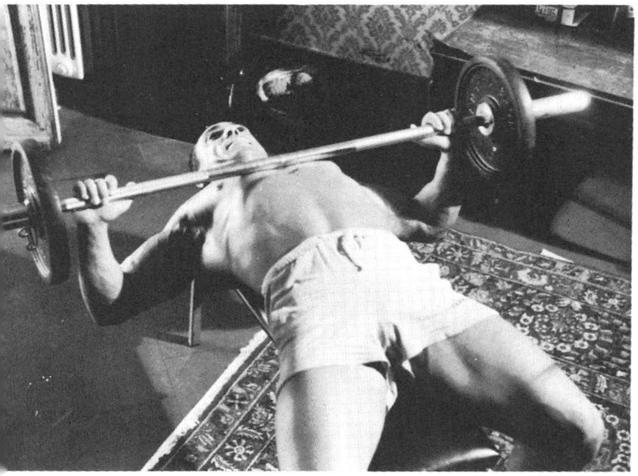

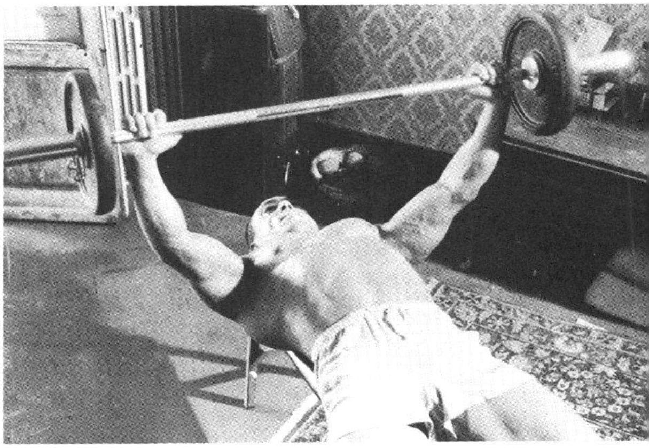

PULL-OVER AVEC BALANCIER 3 × 20

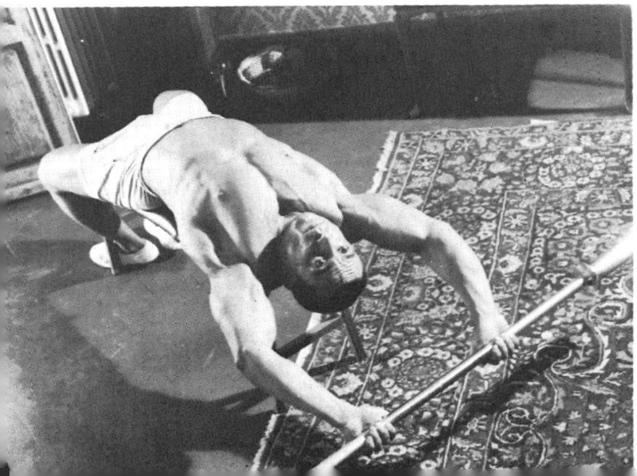

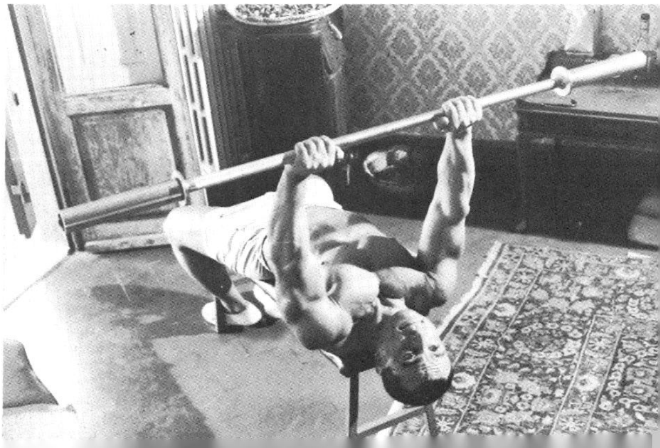

ÉPAULES

DÉTENTE LENTE EN AVANT 4 × 15

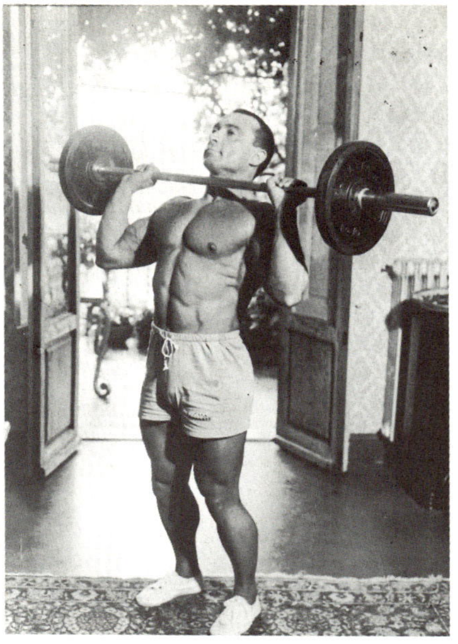

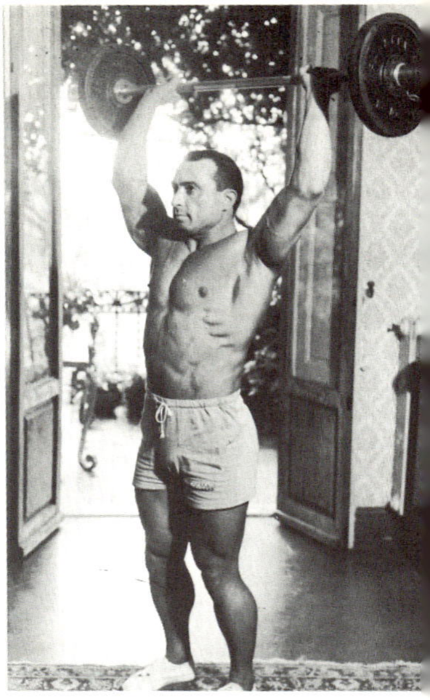

BRAS

FRENCH PRESS SUR BANC HORIZONTAL 4 × 15

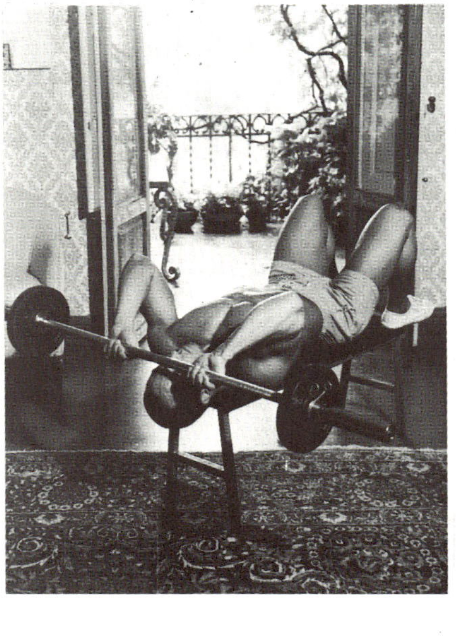

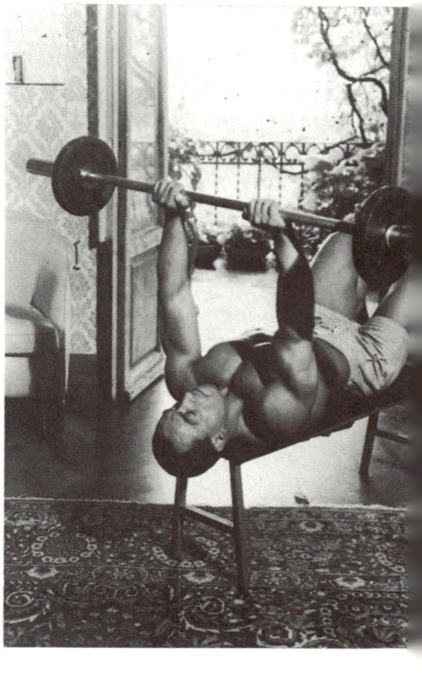

CURLING 4 × 15

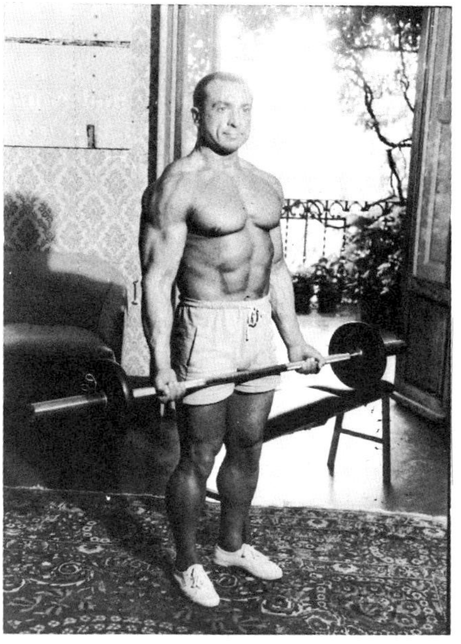

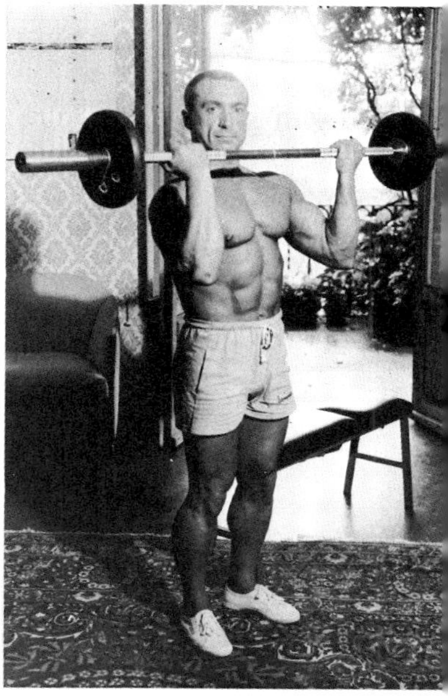

ABDOMEN

SIT UP 4 × 15

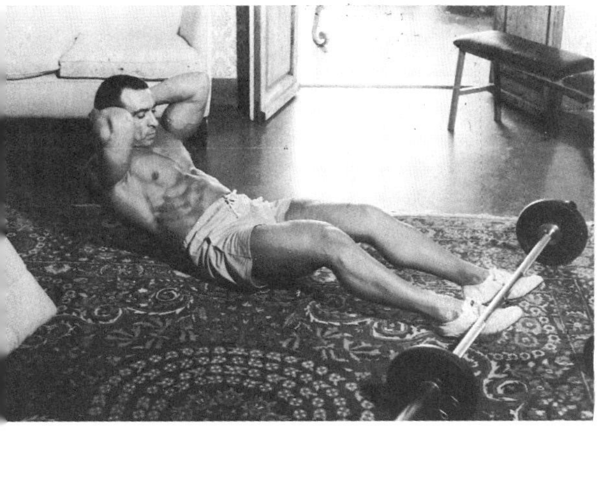

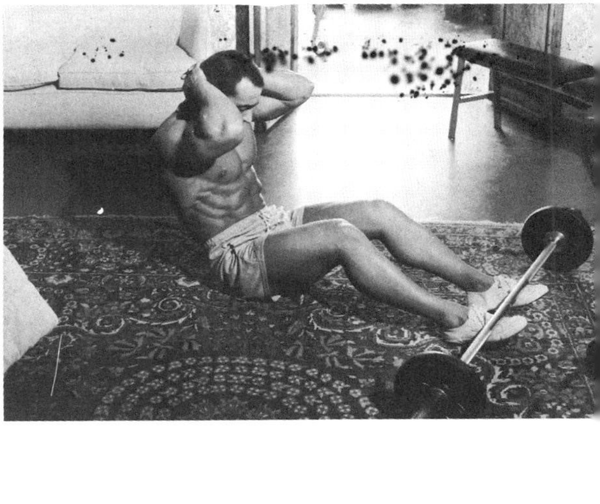

Refroidissement: stretching. Le refroidissement progressif est fondamental pour une récupération rapide.
Exécutez les mouvements très lentement, et maintenez la position présentée sur la photo pendant 20 à 30 secondes, en répétant jusqu'à une relaxation complète. Lorsque cela est nécessaire, exécutez l'exercice à droite et à gauche.

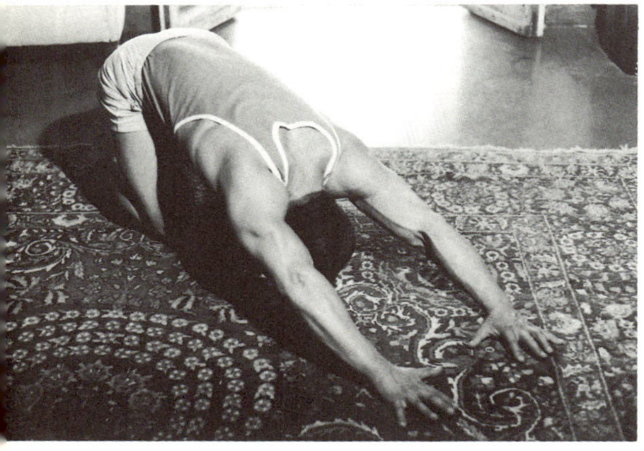

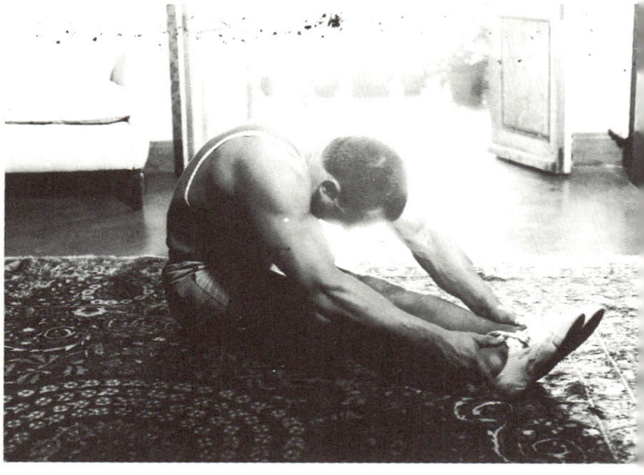

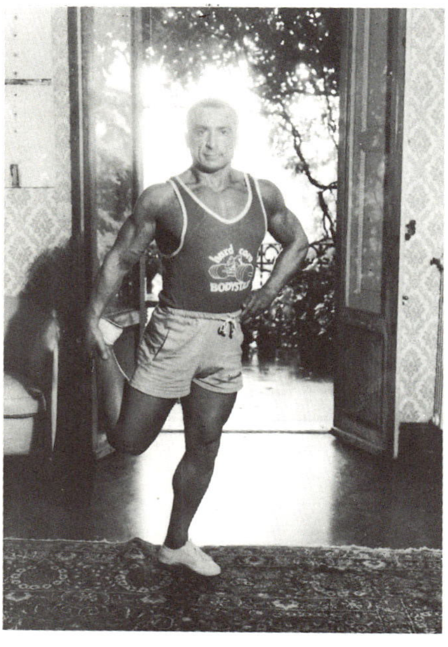

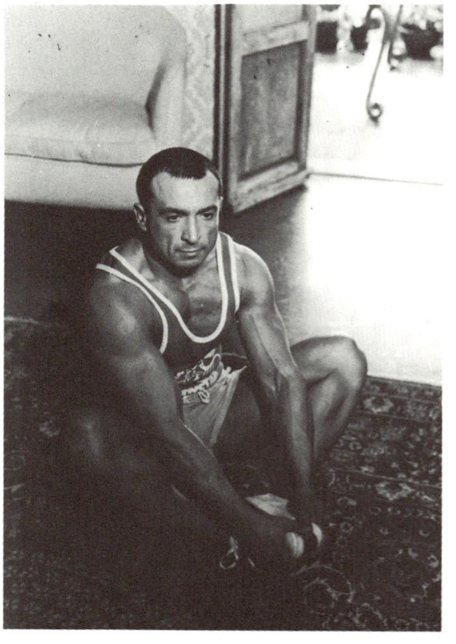

QUATRIÈME SEMAINE

Vous avez travaillé avec volonté et fermeté: maintenant, vous avez besoin de vous détendre. Cette semaine, réduisez les séries et l'activité aérobique. Réduisez l'intensité de l'effort en diminuant un peu les poids. Le régime touche son point le plus bas: 2 000 calories, après quoi, vous commencerez à augmenter leur nombre.

IVᵉ SEMAINE

DEUXIÈME PHASE
DÉVELOPPEMENT MUSCULAIRE GÉNÉRAL

LUNDI

groupe musculaire	exercices	n. séries	n. rép.
	Échauffement: stretching		
ÉPAULES	Détente lente en avant	15-10-8	
	Détente lente en arrière	2	15
POITRINE	Banc horizontal	15-10-8	
	Banc haut avec balancier	2	15
	Pull-over avec balancier	2	20
DOS	Rameur avec balancier	15-10-8	
	Barre en avant	2	15
ABDOMEN	Twist	10 min.	
	Sit up	3	15
	Élévation des jambes sur un banc	3	15
	Refroidissement: stretching		

MERCREDI

groupe musculaire	exercices	n. séries	n. rép.
	Échauffement: stretching		
BRAS	French press sur banc horizontal	15-10-8	
	Triceps avec haltère assis	2	15
	Curling	15-10-8	
	Curling sur banc incliné	2	15
	Curl inversé	3	15
JAMBES	Squat parallèle	20-15-10	
	Squat frontal	2	20
	Fémoraux avec chaussures de fer	3	15
MOLLETS	Mollets debout avec balancier	20-15-10	
	Mollets assis	2	20
	Refroidissement: stretching		

VENDREDI

groupe musculaire	exercices	n. séries	n. rép.
	Échauffement: stretching		
JAMBES	Squat parallèle	2	20
	Fémoraux avec chaussures de fer	2	15
MOLLETS	Mollets debout avec balancier	2	15
DOS	Rameur avec balancier	2	15
POITRINE	Banc horizontal	2	15
	Pull-over avec balancier	2	20
ÉPAULES	Détente lente en avant	2	15
BRAS	French press sur banc horizontal	2	15
	Curling	2	15
ABDOMEN	Sit up	2	15
	Refroidissement: stretching		

INTENSITÉ	Faible
RÉCUPÉRATION entre séries	1 min.
entre groupes musculaires	5-10 min.
NOUVEAUX STIMULUS ET TECHNIQUES POUR ACCÉLÉRER LA SURCOMPENSATION	Alterner continuellement l'ordre des exercices
TECHNIQUES POUR ÉLEVER LE MÉTABOLISME BASAL	Activité aérobique
ACTIVITÉ AÉROBIQUE	mardi - jeudi samedi 20-30 min.
MENSURATIONS	cou cm ______ épaules cm ______ thorax cm ______ bras cm ______ taille cm ______ cuisse cm ______ mollets cm ______
POIDS	kg ______

LUNDI

Échauffement: stretching. Prenez lentement la position présentée sur la photo et gardez-la 20 à 30 secondes. Répétez 5 à 6 fois, sans rebondir ni fléchir, en veillant à exécuter chaque exercice, quand cela est nécessaire, à droite et à gauche.

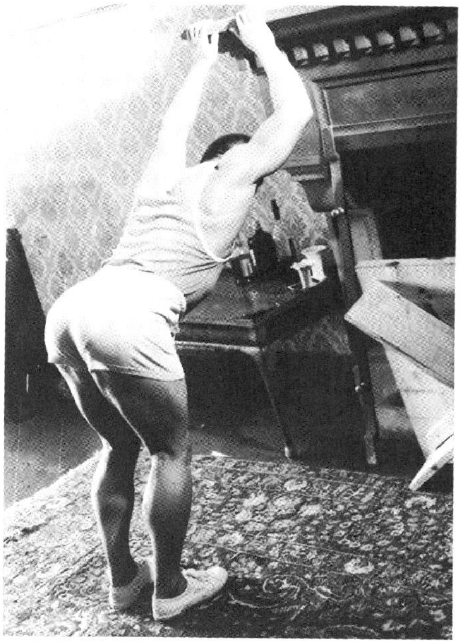

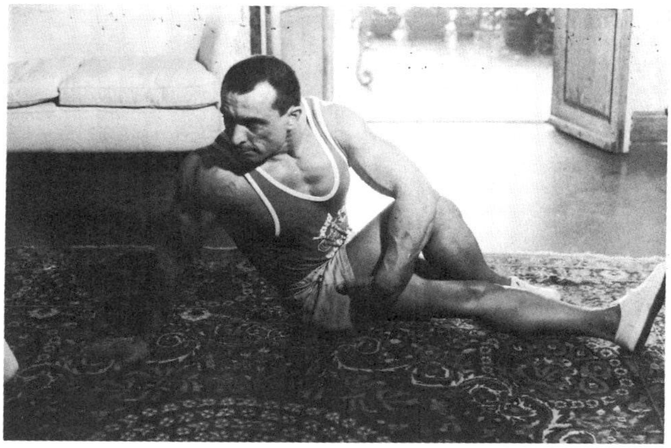

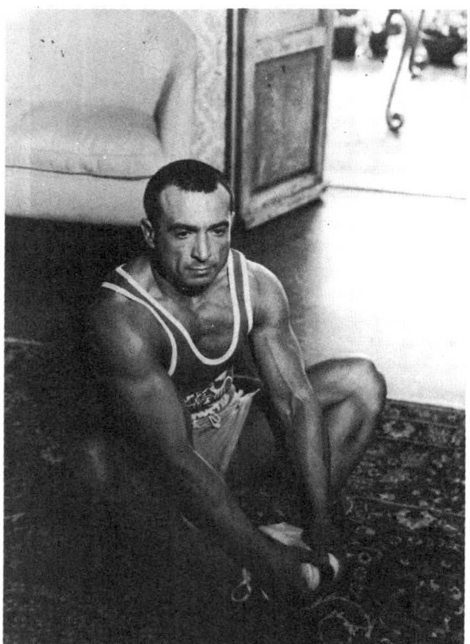

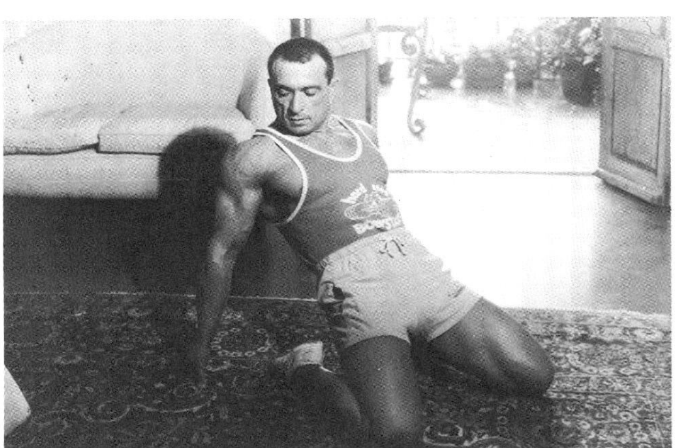

ÉPAULES

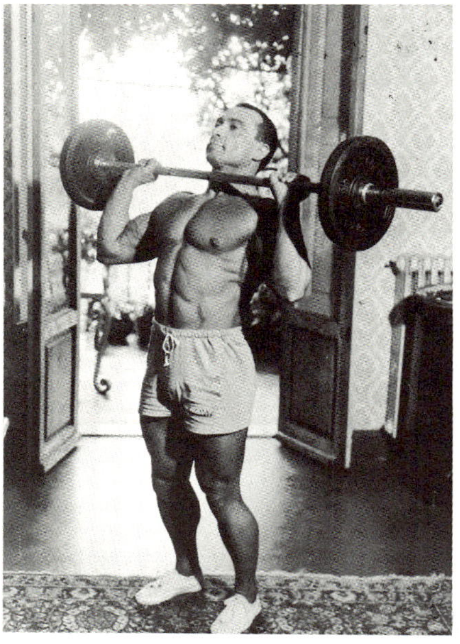
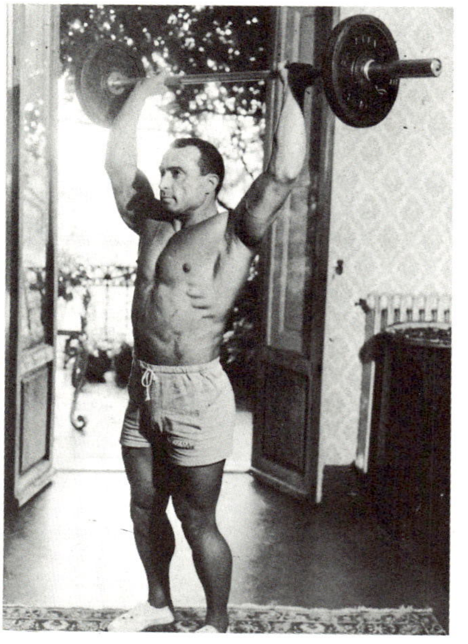

DÉTENTE LENTE EN AVANT 15-10-8

DÉTENTE LENTE EN ARRIÈRE

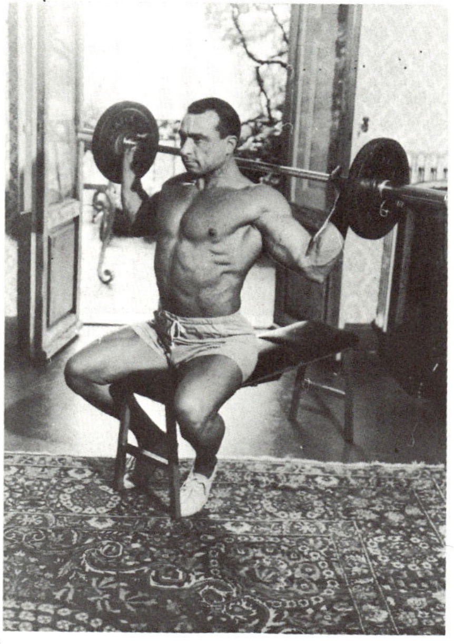
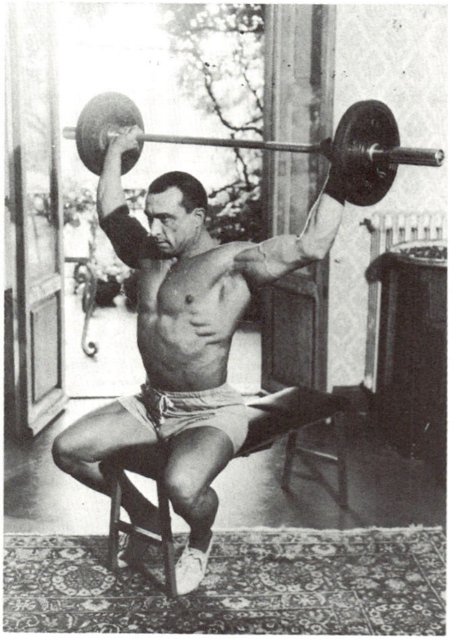

POITRINE

BANC HORIZONTAL 15-10-8

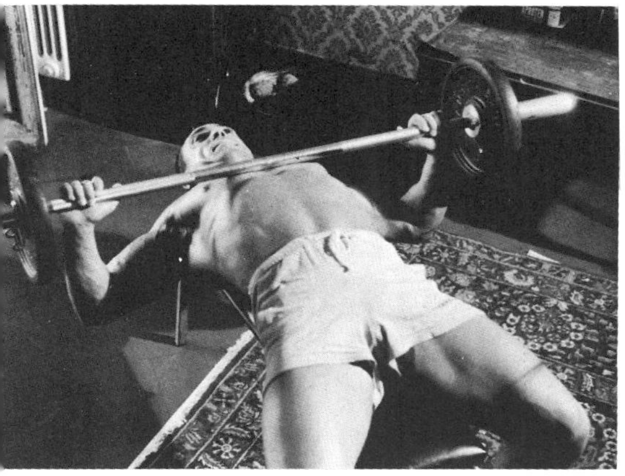

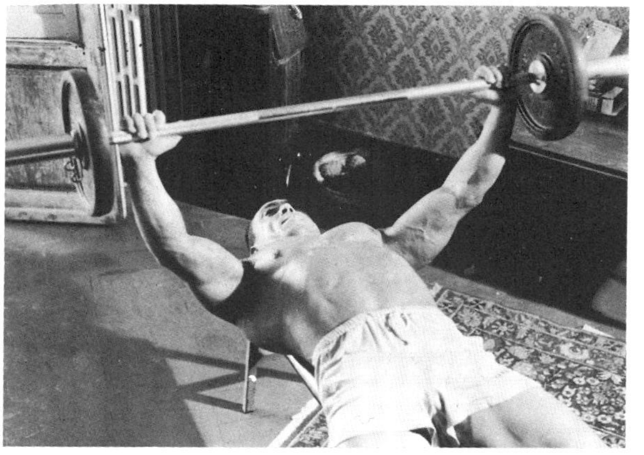

BANC HAUT AVEC BALANCIER 2 × 15

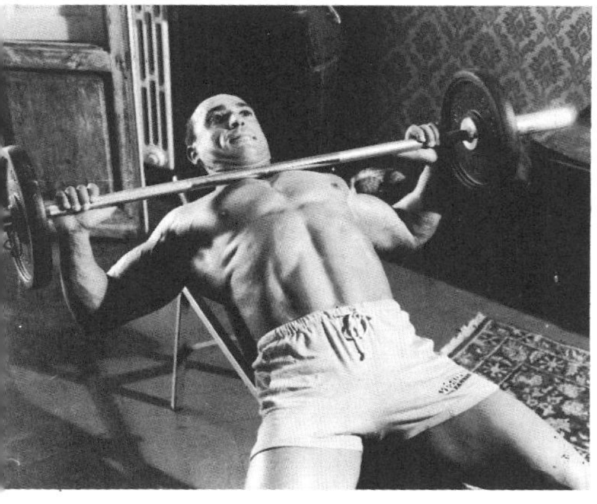

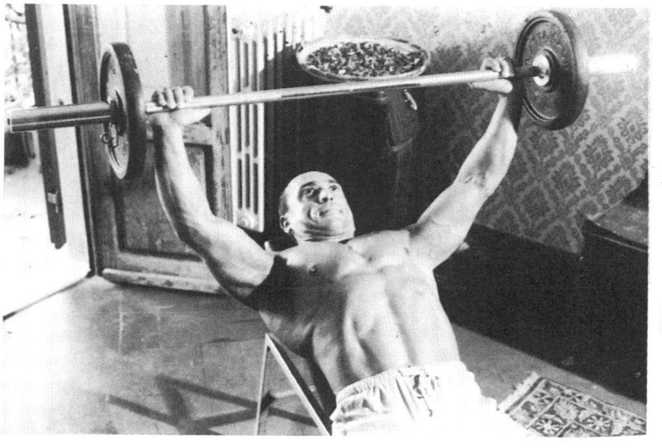

PULL-OVER AVEC BALANCIER 2 × 20

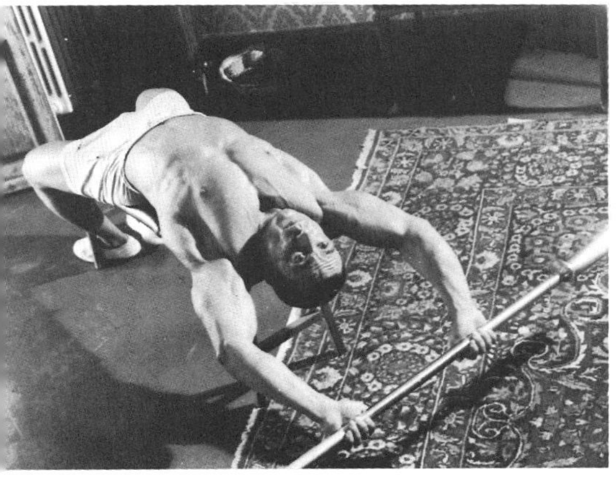

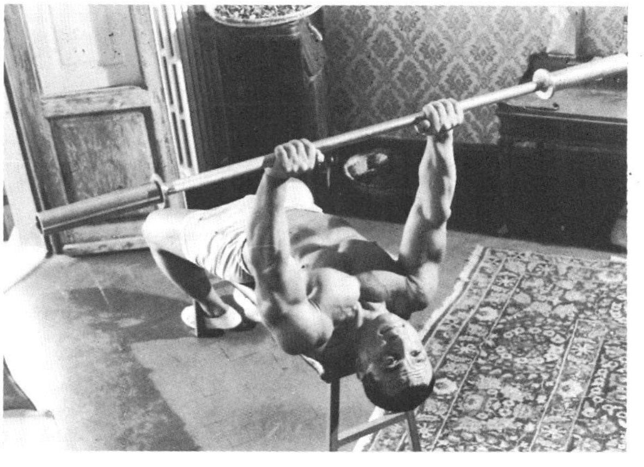

DOS

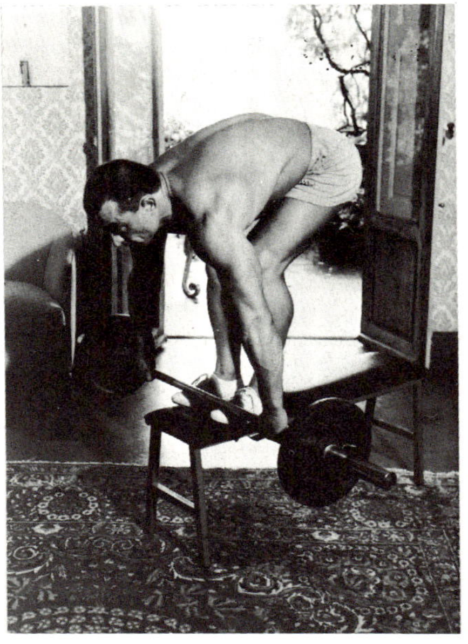

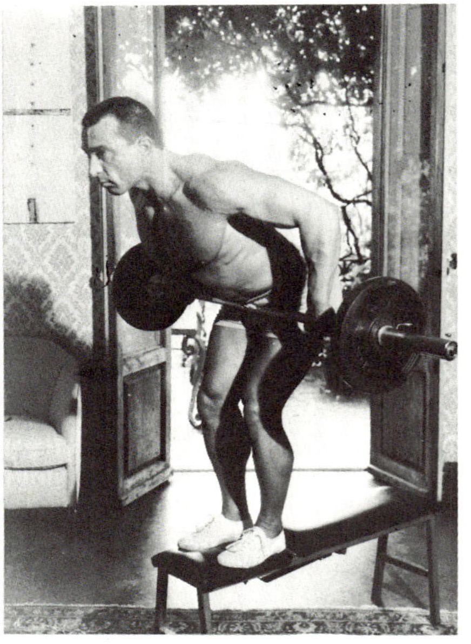

RAMEUR AVEC BALANCIER 15-10-8

BARRE EN AVANT 2 × 15

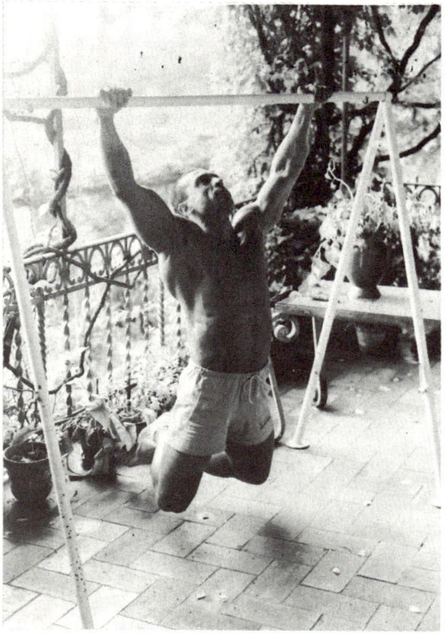

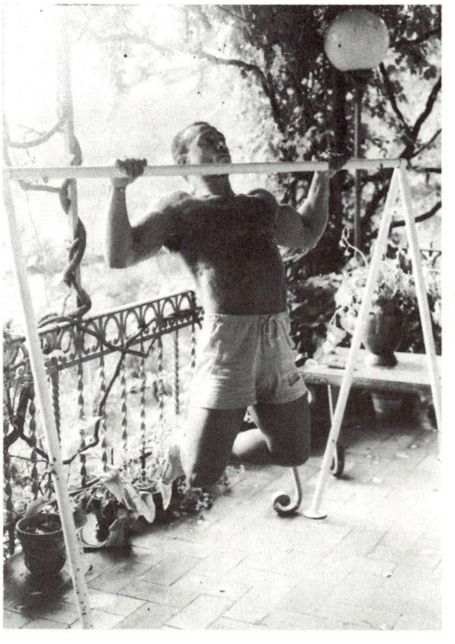

ABDOMEN

TWIST 10 MINUTES

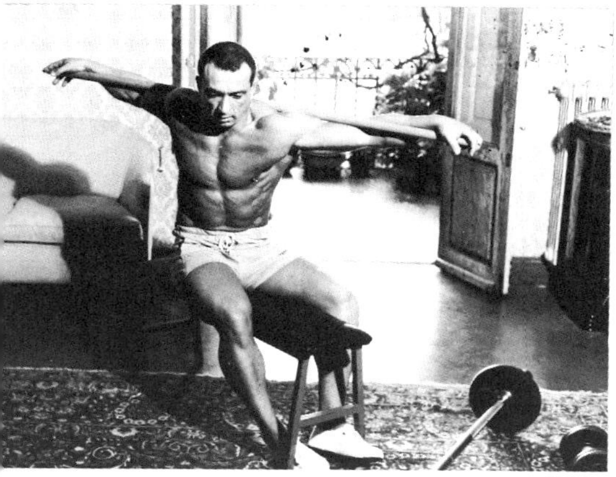
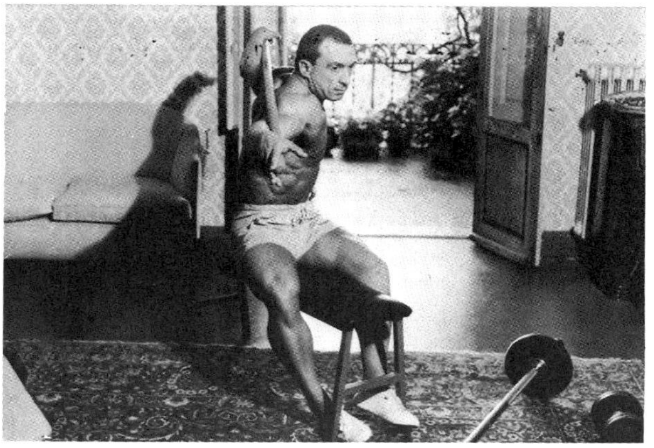

SIT UP 3 × 15

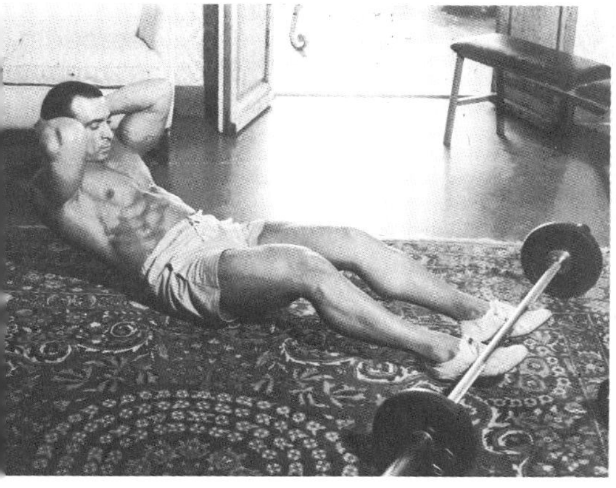
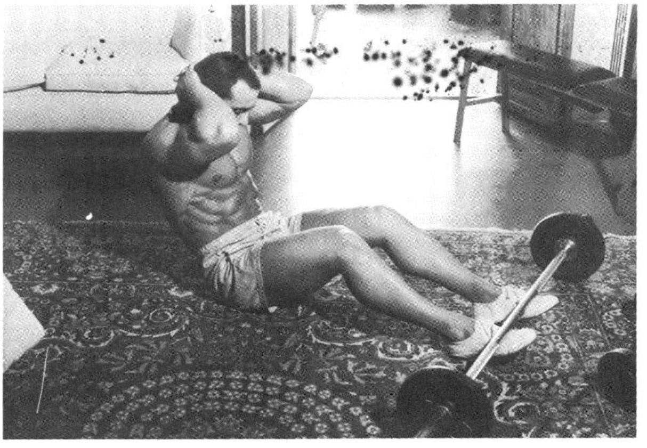

ÉLÉVATION DES JAMBES SUR UN BANC 3 × 15

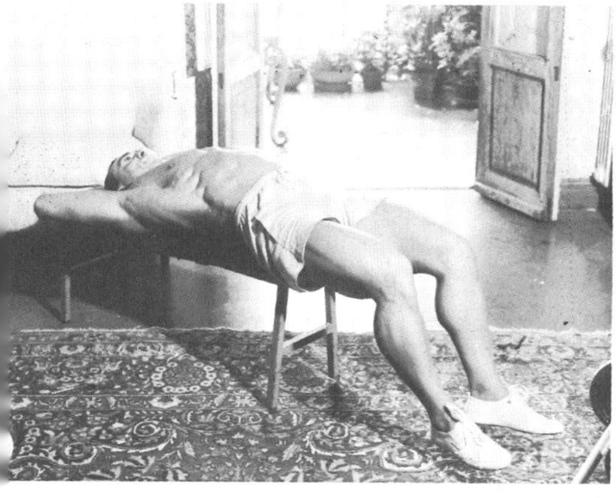
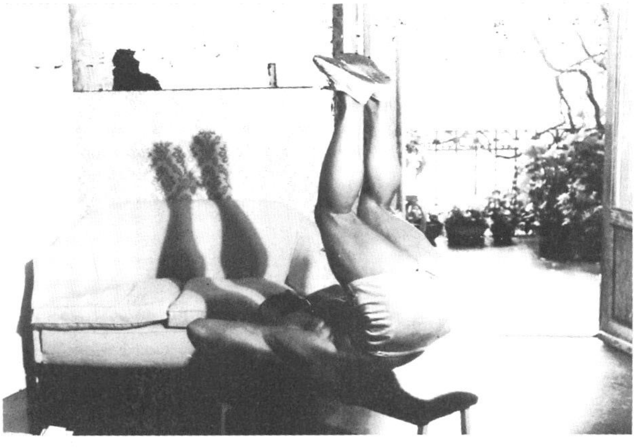

Refroidissement: stretching. Le refroidissement progressif est fondamental pour une récupération rapide.
Exécutez les mouvements très lentement, et maintenez la position présentée sur la photo pendant 20 à 30 secondes, en répétant jusqu'à une relaxation complète. Lorsque cela est nécessaire, exécutez l'exercice à droite et à gauche.

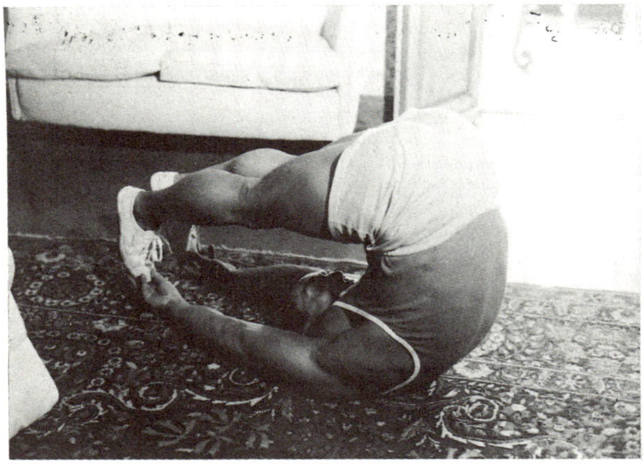

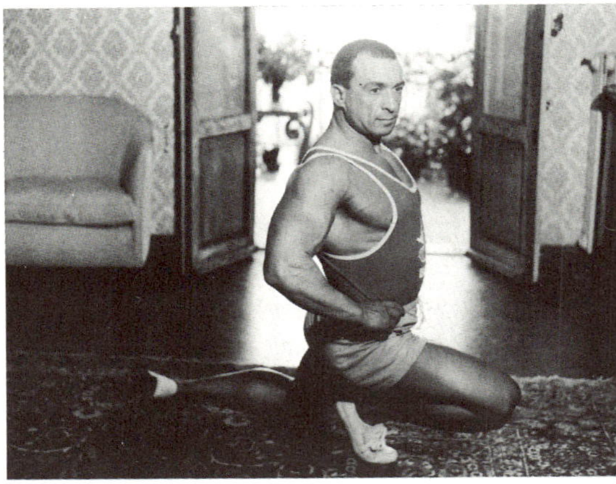

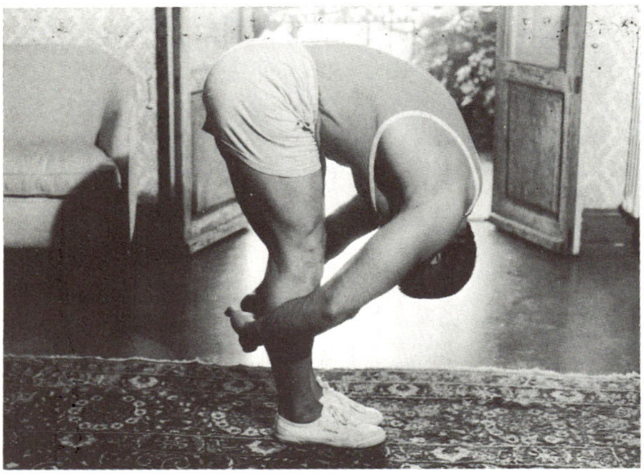

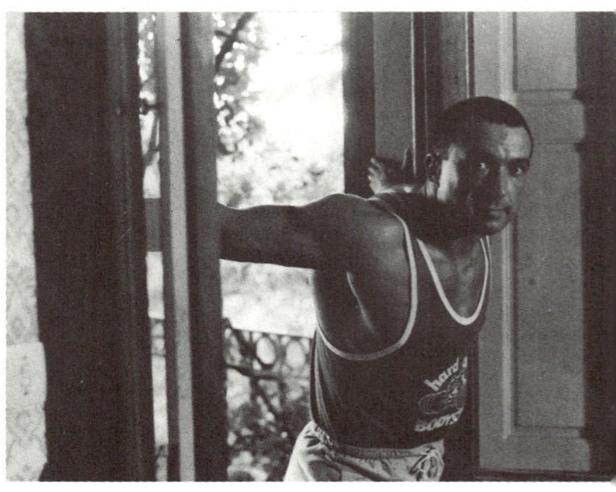

MERCREDI

Échauffement: stretching. Prenez lentement la position présentée sur la photo et gardez-la 20 à 30 secondes. Répétez 5 à 6 fois, sans rebondir ni fléchir, en veillant à exécuter chaque exercice, quand cela est nécessaire, à droite et à gauche.

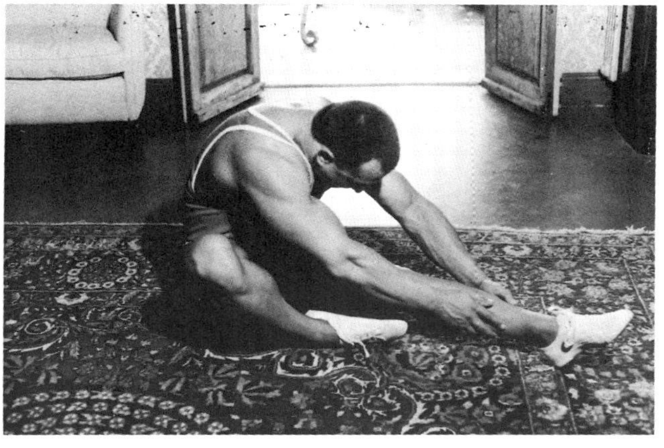

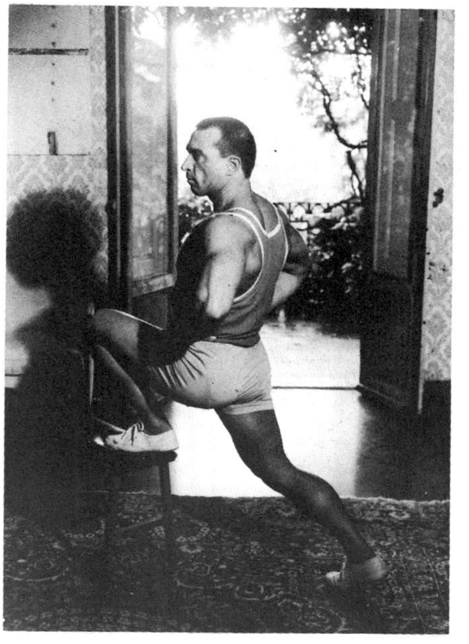

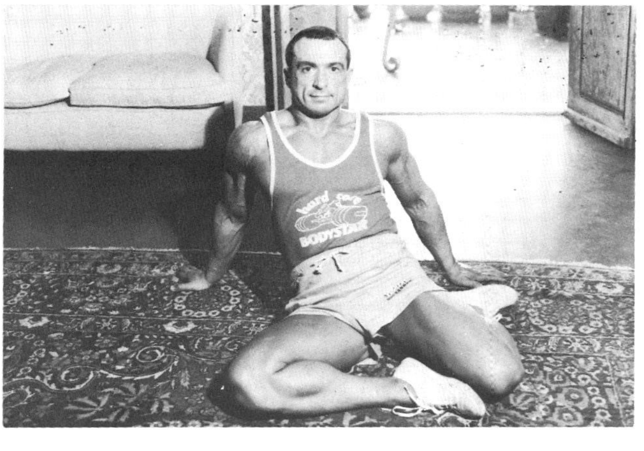

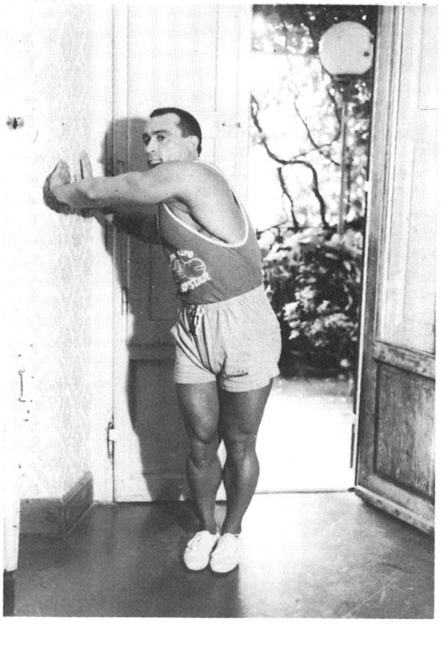

BRAS

FRENCH PRESS SUR BANC HORIZONTAL 15-10-8

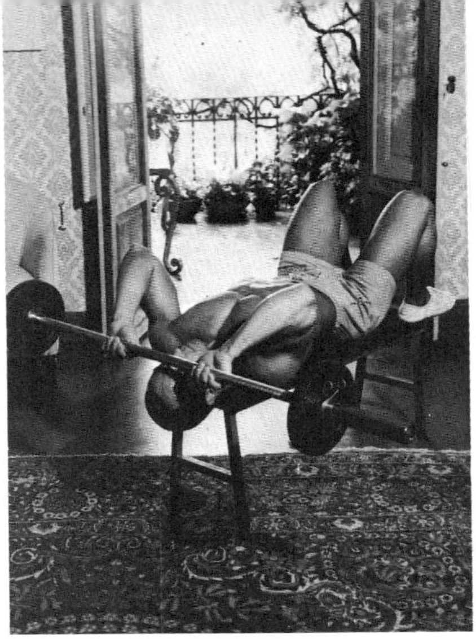

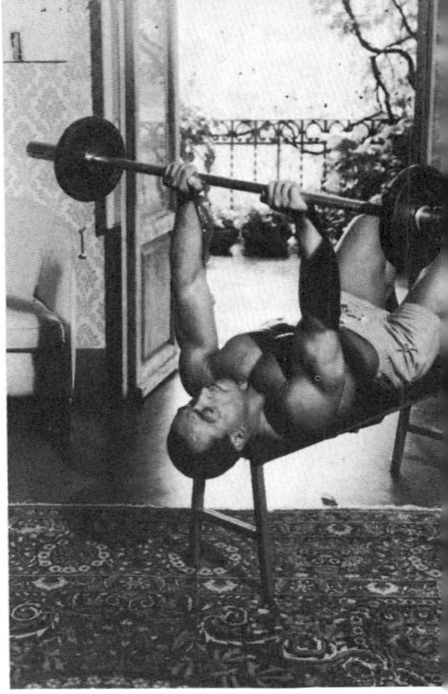

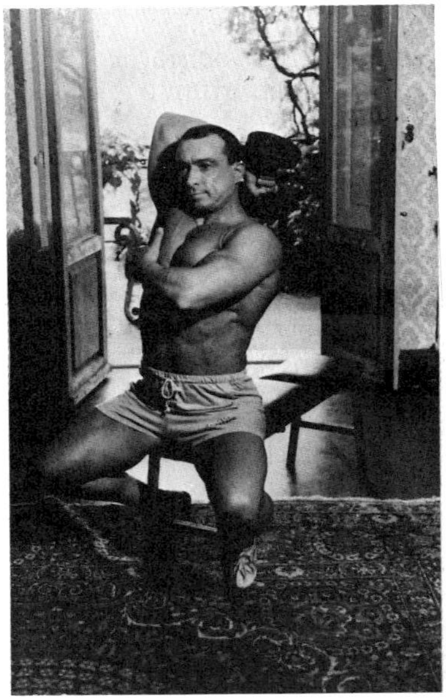

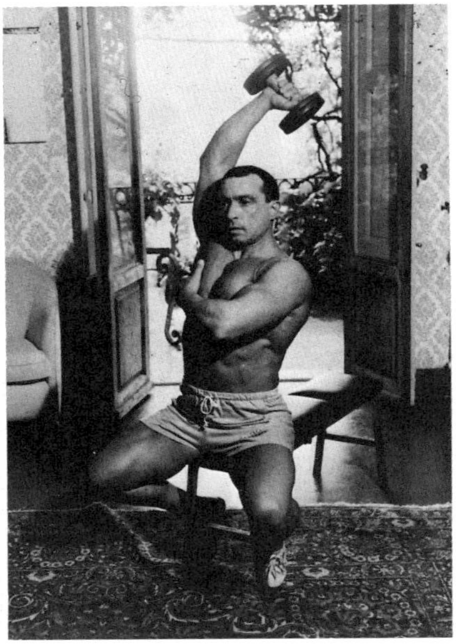

TRICEPS AVEC HALTÈRE ASSIS 2 × 15

CURLING 15-10-8

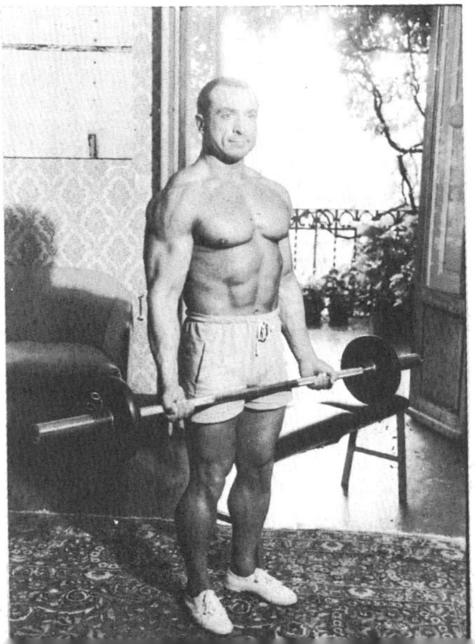

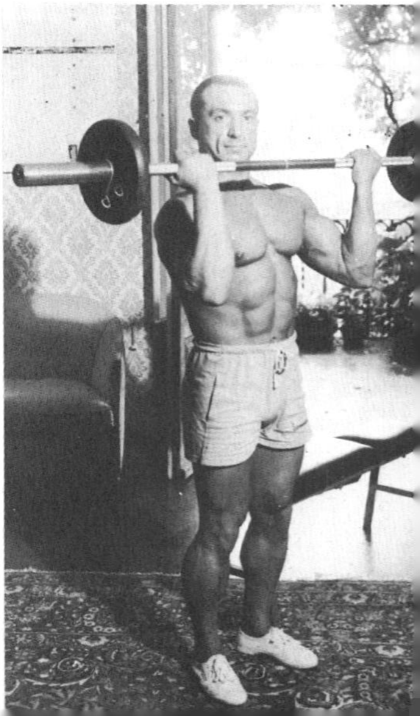

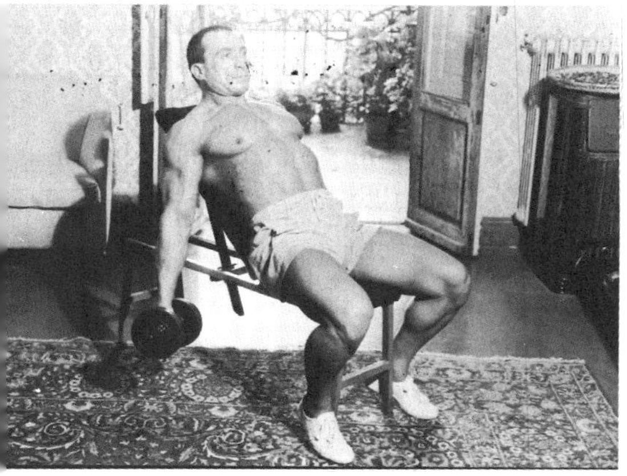

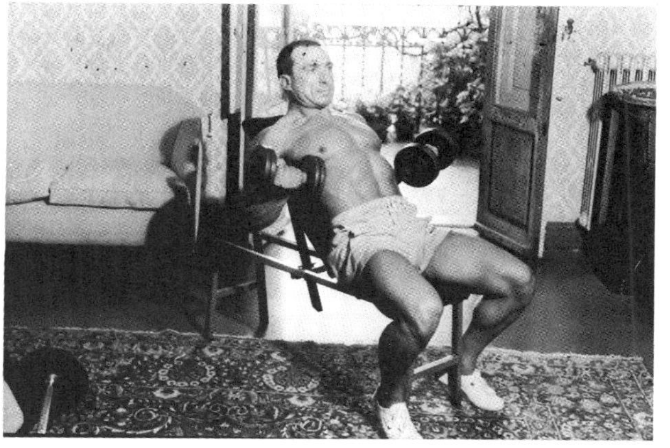

CURLING SUR BANC INCLINÉ 2 × 15

CURL INVERSÉ 3 × 15

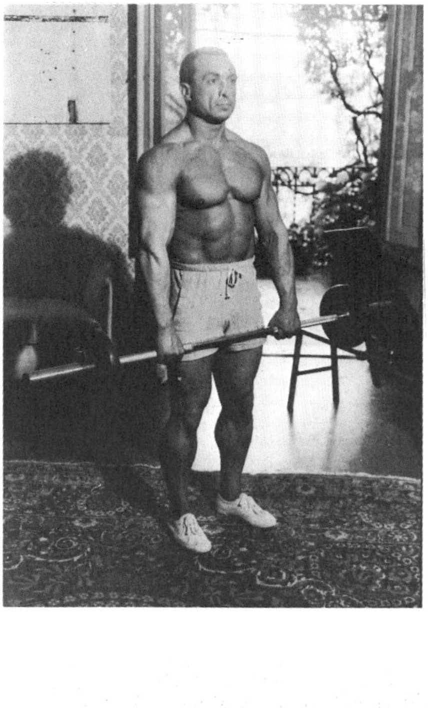

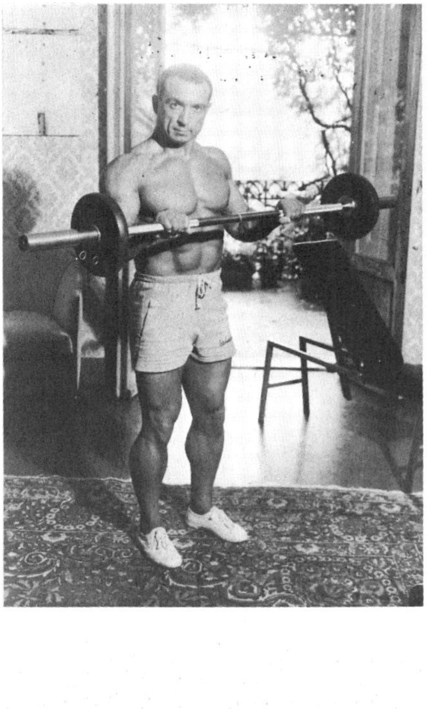

JAMBES

SQUAT PARALLÈLE
20-15-10

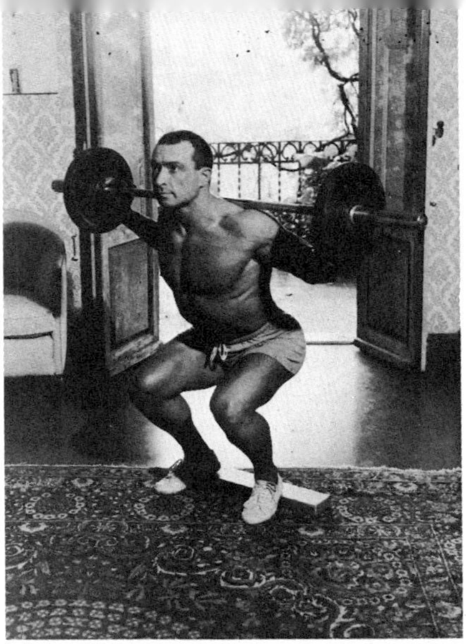

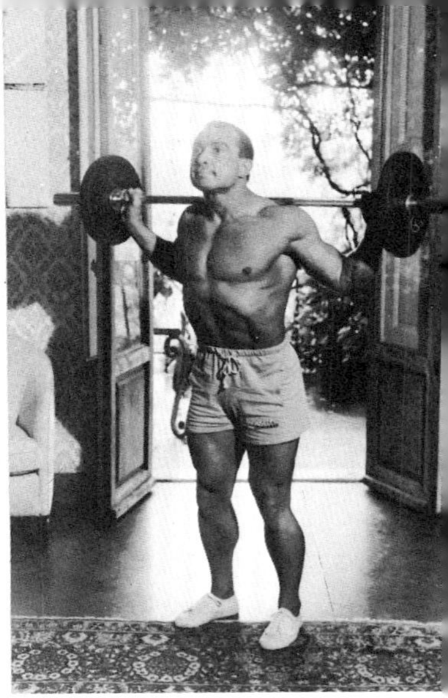

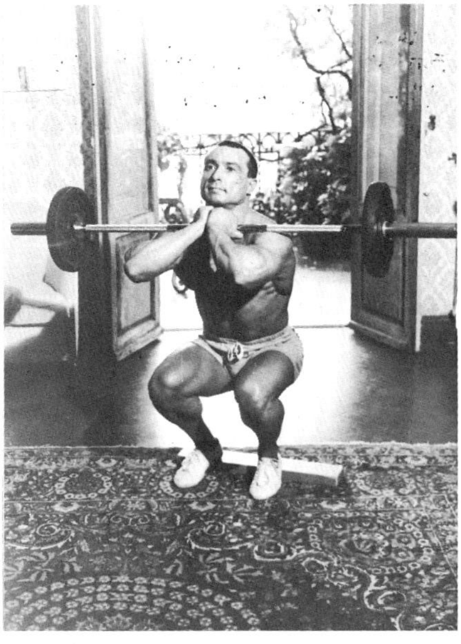

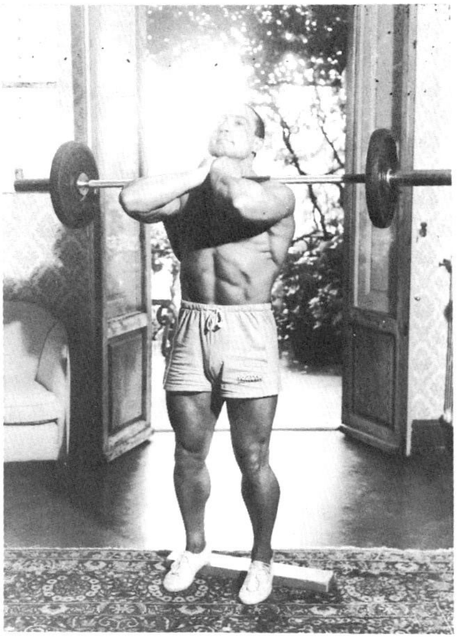

SQUAT FRONTAL
2 × 20

FÉMORAUX AVEC CHAUSSURES DE FER
3 × 15

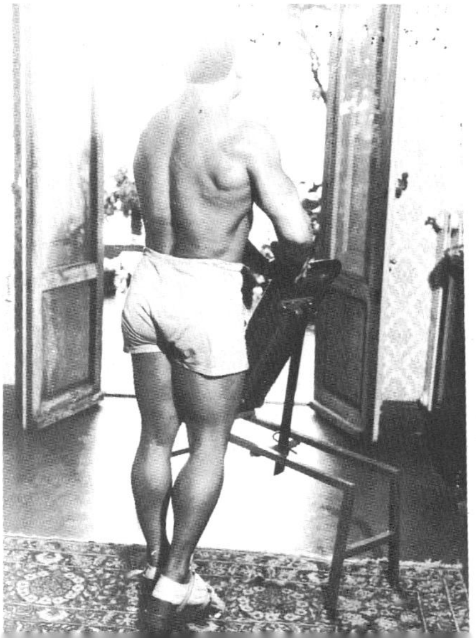

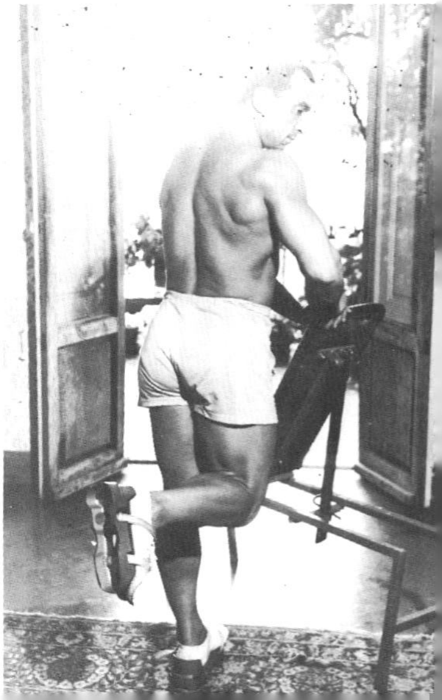

MOLLETS

MOLLETS DEBOUT AVEC BALANCIER
20-15-10

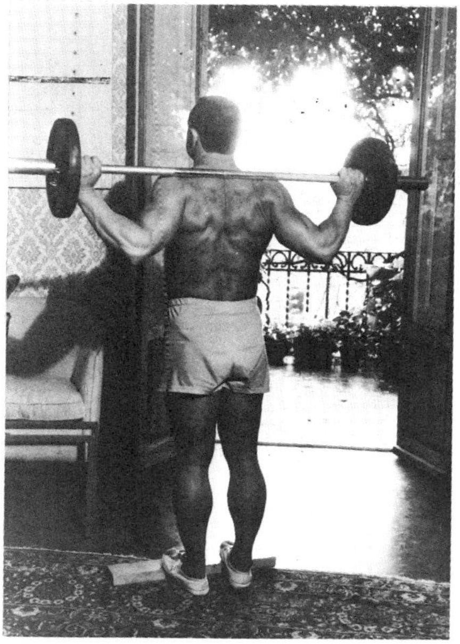

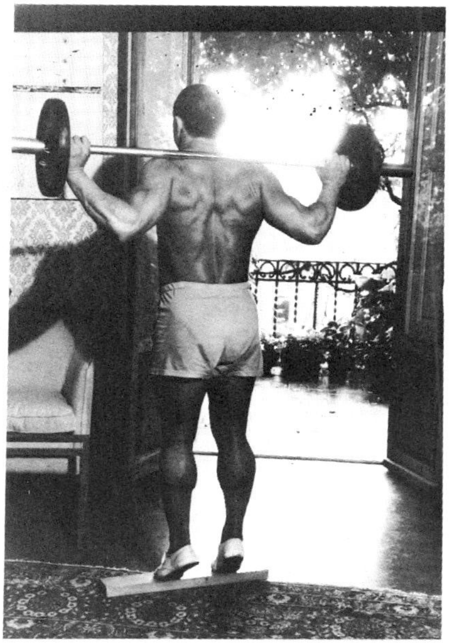

MOLLETS ASSIS
2 × 20

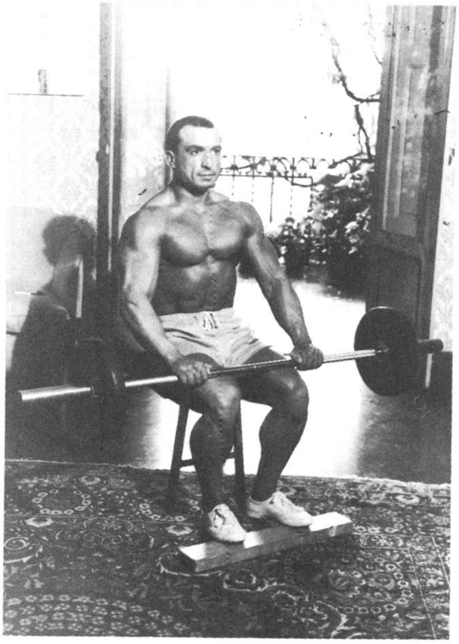

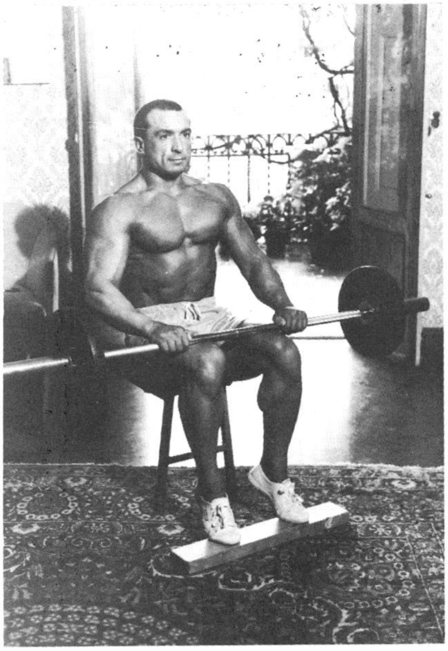

Refroidissement: stretching. Le refroidissement progressif est fondamental pour une récupération rapide.
Exécutez les mouvements très lentement, et maintenez la position présentée sur la photo pendant 20 à 30 secondes, en répétant jusqu'à une relaxation complète. Lorsque cela est nécessaire, exécutez l'exercice à droite et à gauche.

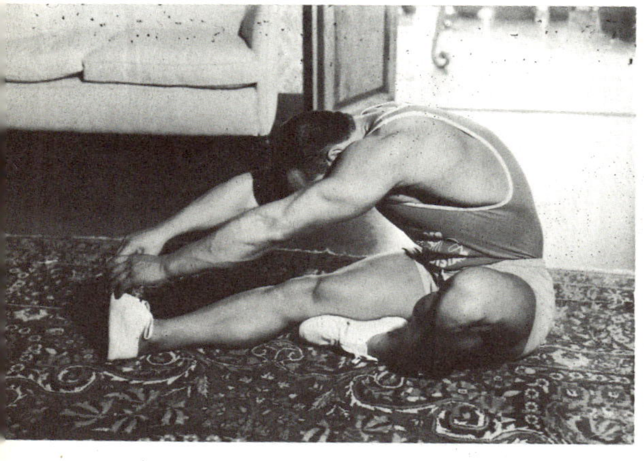

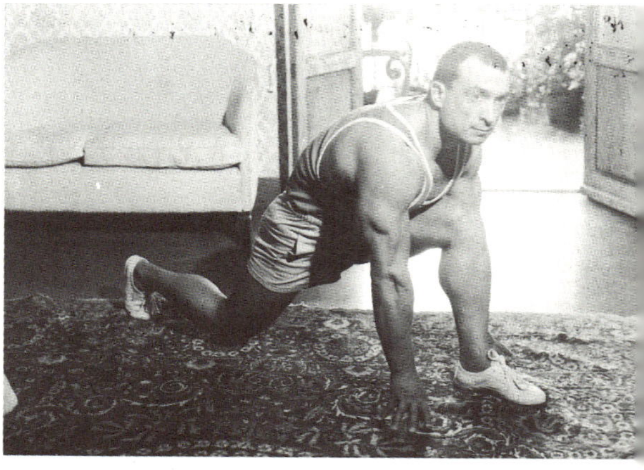

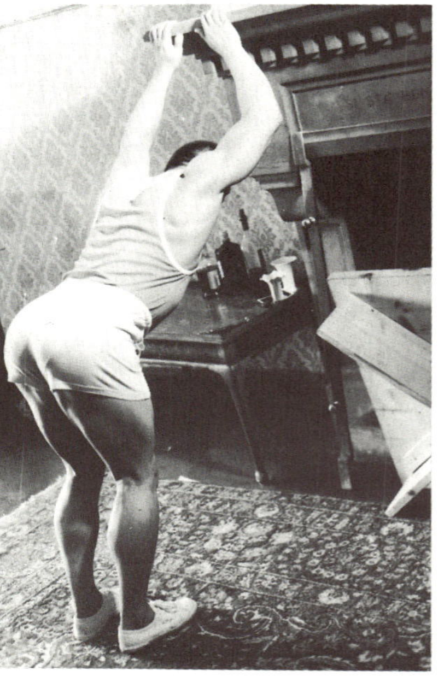

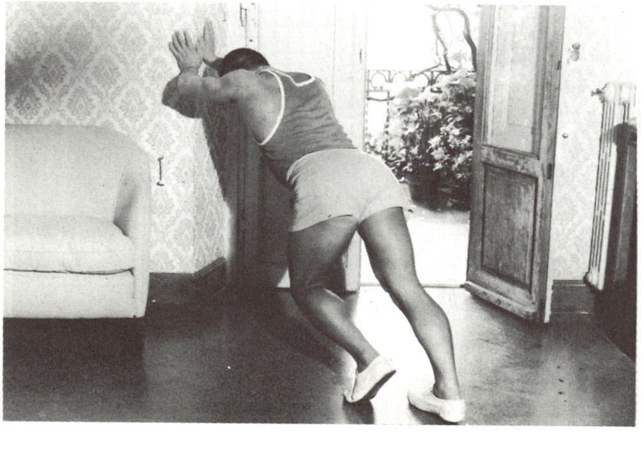

VENDREDI

Échauffement: stretching. Prenez lentement la position présentée sur la photo et gardez-la 20 à 30 secondes. Répétez 5 à 6 fois, sans rebondir ni fléchir, en veillant à exécuter chaque exercice, quand cela est nécessaire, à droite et à gauche.

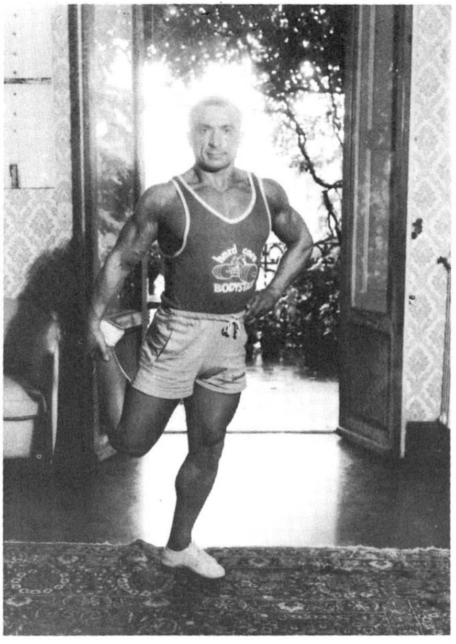

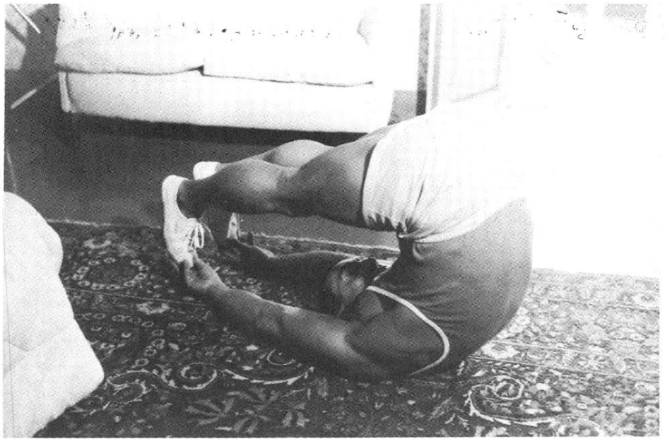

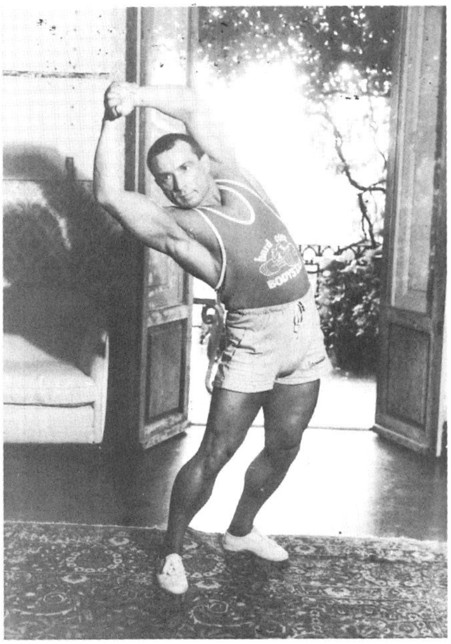

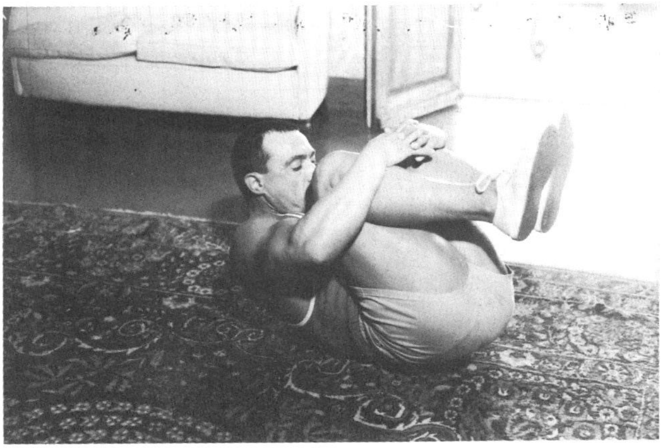

JAMBES

SQUAT PARALLÈLE
2 × 20

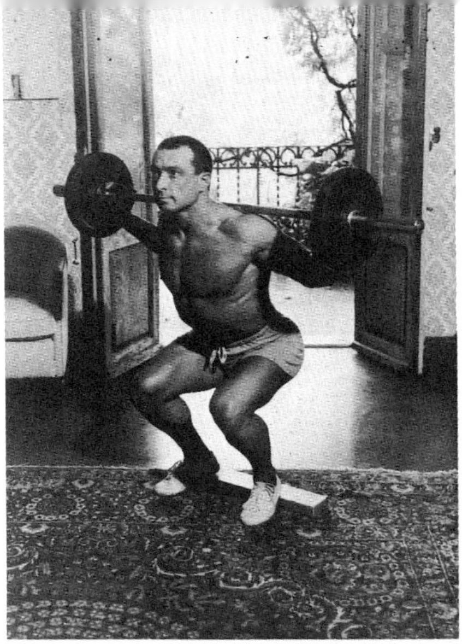

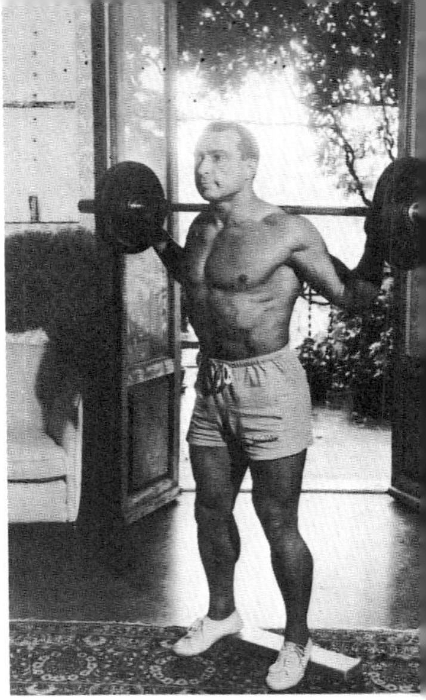

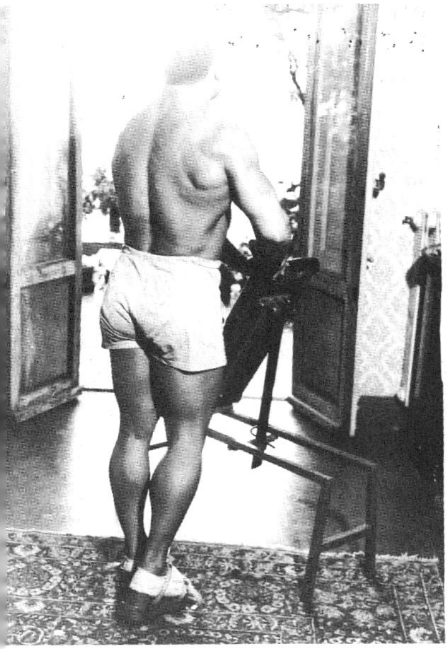

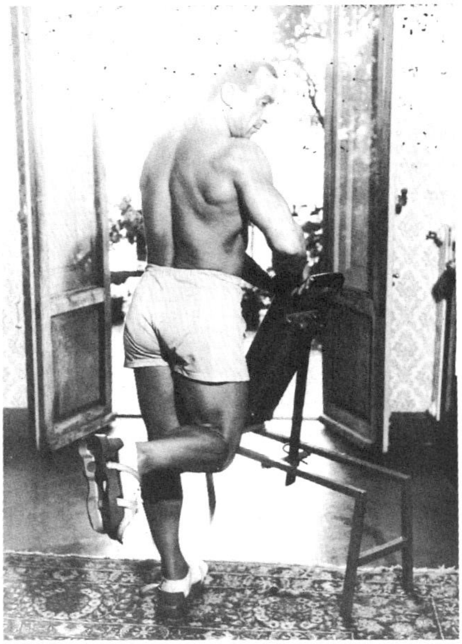

FÉMORAUX AVEC CHAUSSURES DE FER
2 × 15

MOLLETS

MOLLETS DEBOUT AVEC BALANCIER
2 × 15

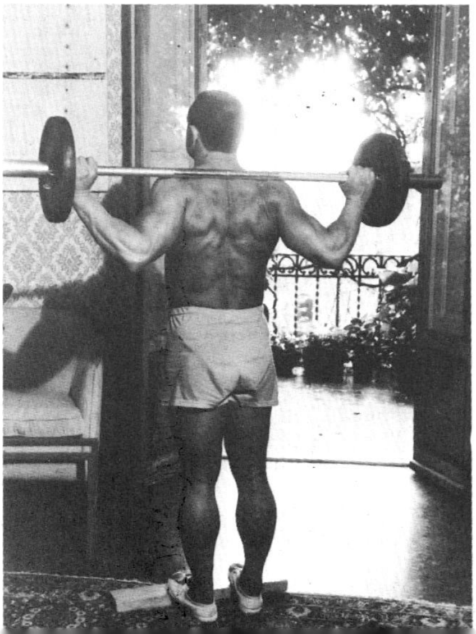

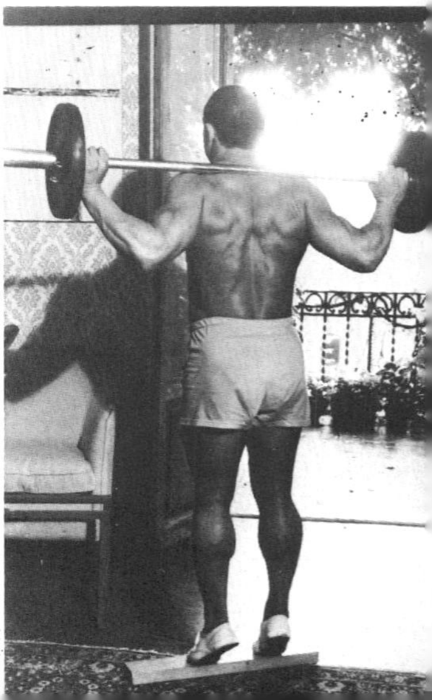

DOS

RAMEUR AVEC BALANCIER 2 × 15

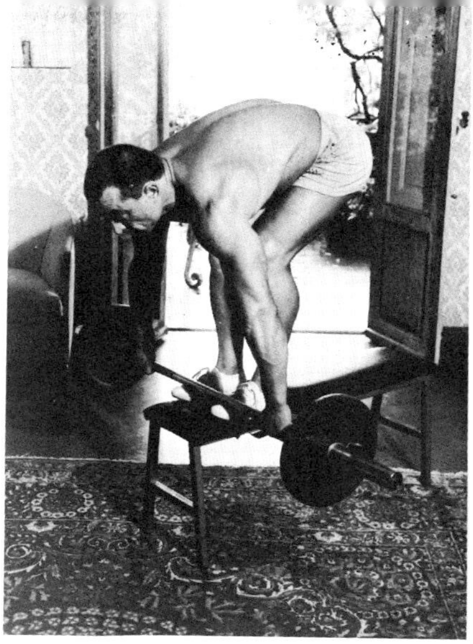

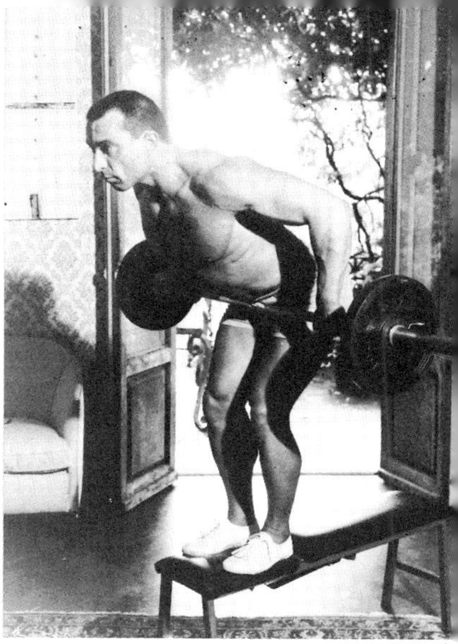

POITRINE

BANC HORIZONTAL 2 × 15

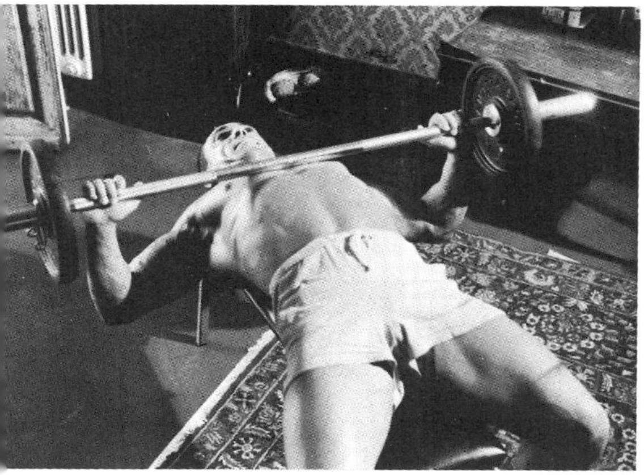

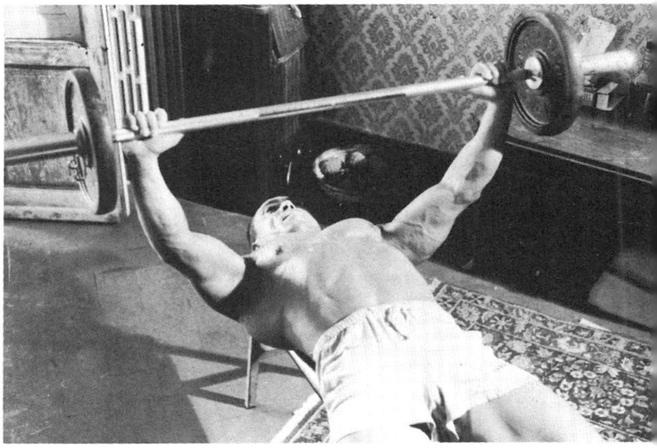

PULL-OVER AVEC BALANCIER 2 × 20

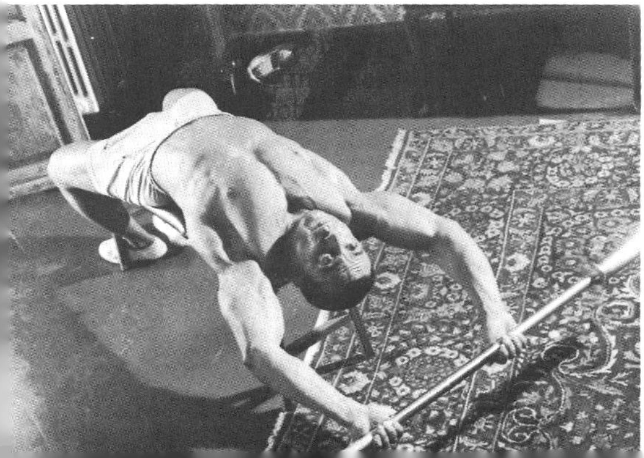

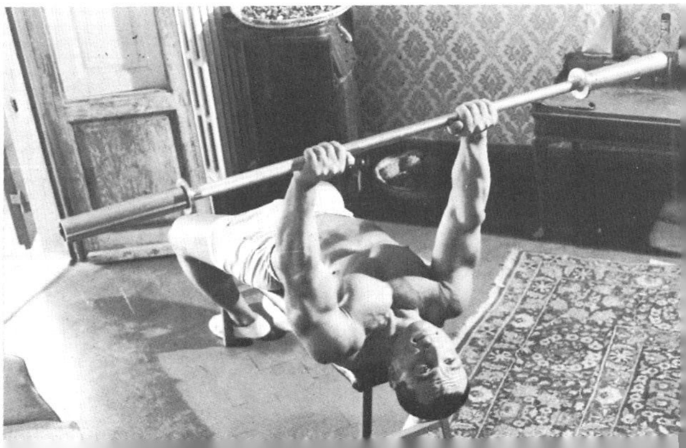

ÉPAULES

DÉTENTE LENTE EN AVANT 2 × 15

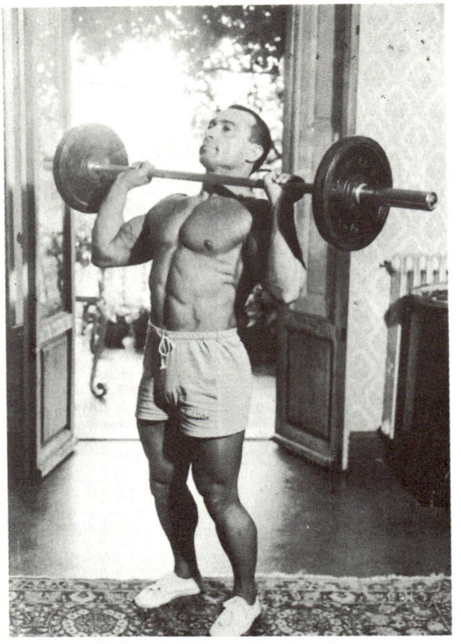
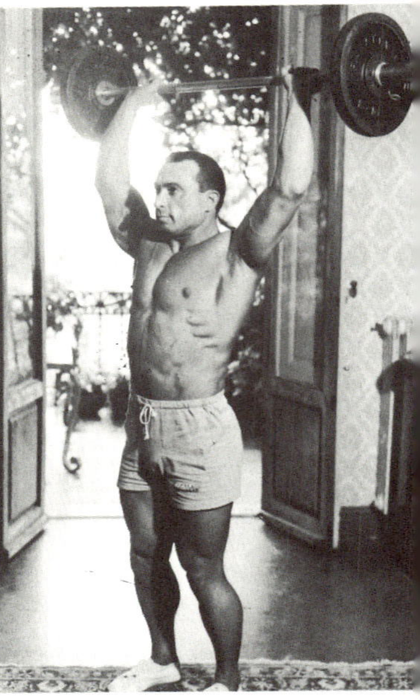

BRAS

FRENCH PRESS SUR BANC HORIZONTAL 2 × 15

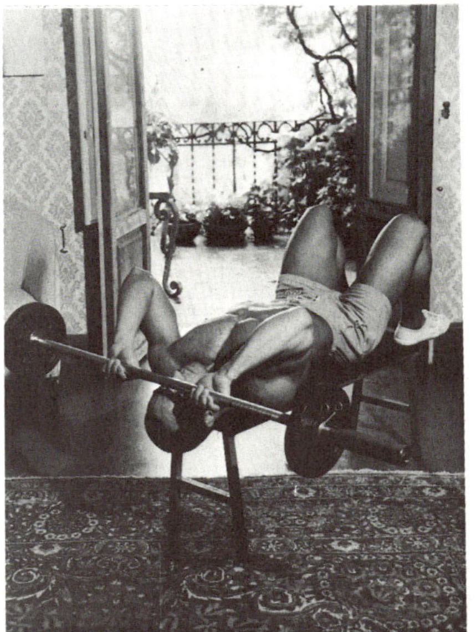
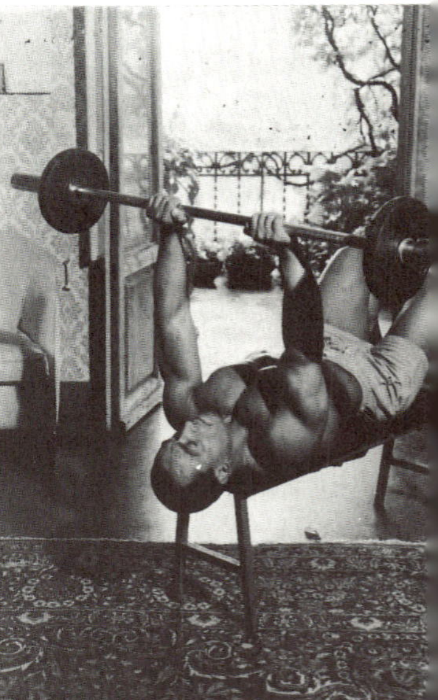

CURLING 2 × 15

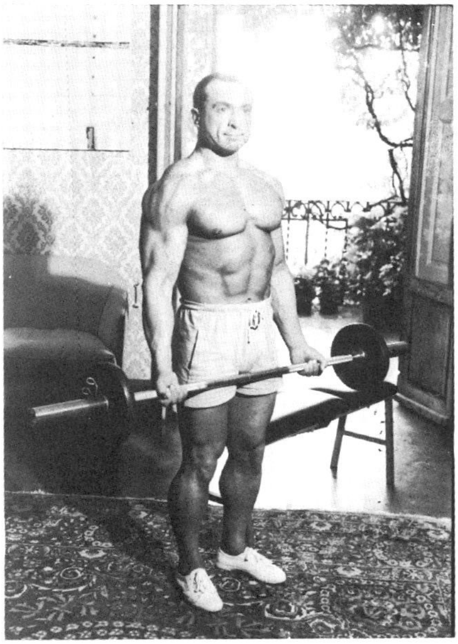

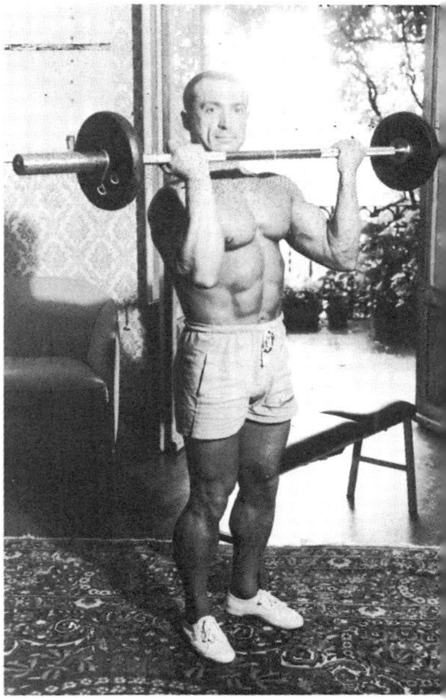

ABDOMEN

SIT UP 2 × 15

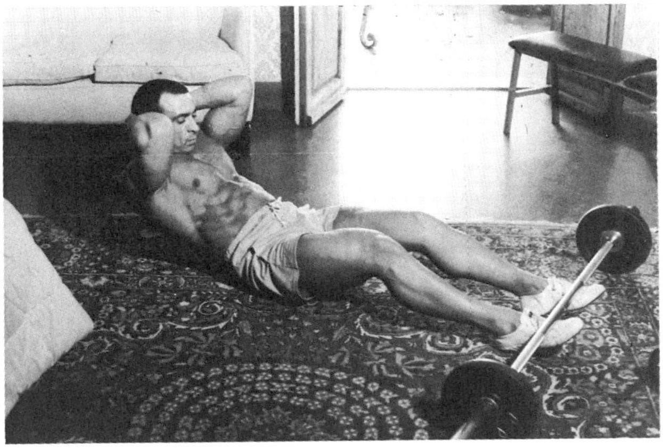

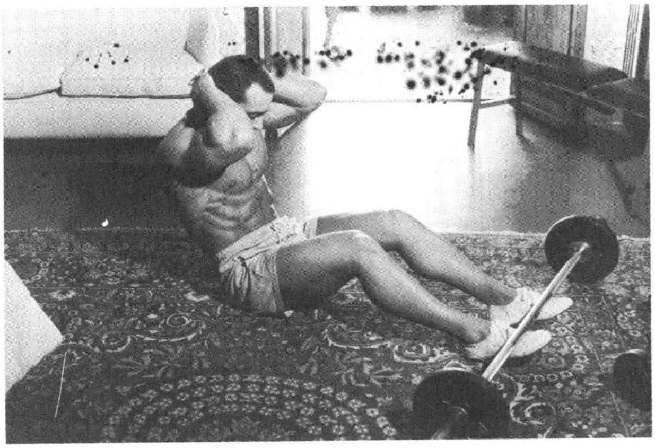

Refroidissement: stretching. Le refroidissement progressif est fondamental pour une récupération rapide.
Exécutez les mouvements très lentement, et maintenez la position présentée sur la photo pendant 20 à 30 secondes, en répétant jusqu'à une relaxation complète.

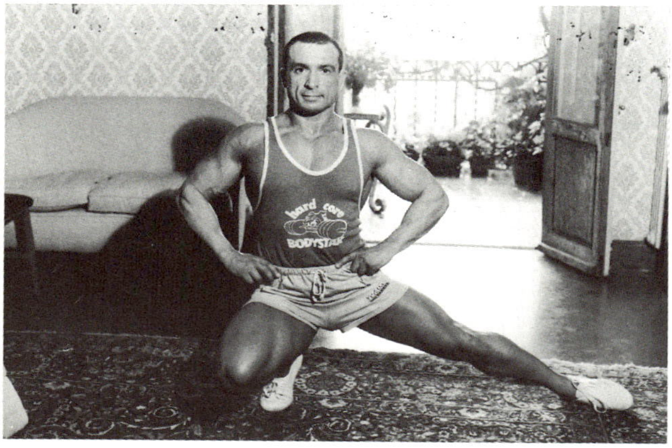

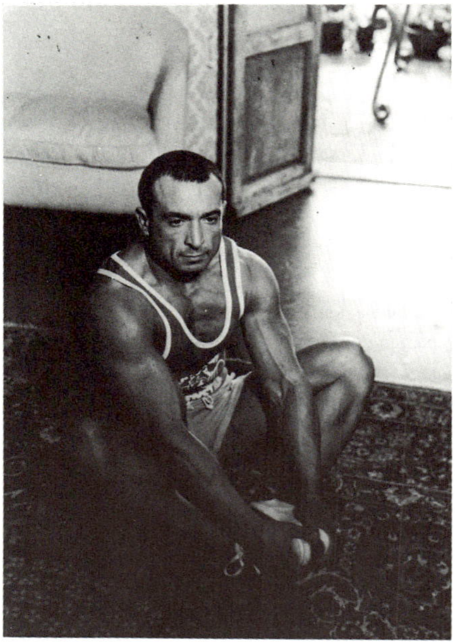

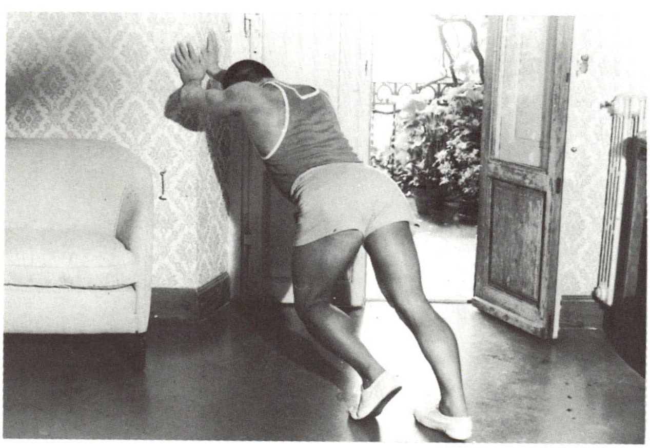

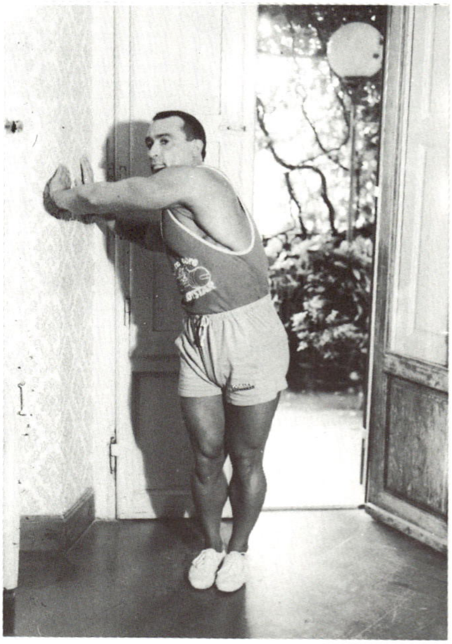

DEUXIÈME PHASE: DÉVELOPPEMENT MUSCULAIRE SPÉCIFIQUE CONSTRUCTION DE LA MASSE MUSCULAIRE

L'objectif que vous devez atteindre lors de cette deuxième phase, qui dure 5 semaines, est surtout d'acquérir une masse musculaire et de la force, moyennant:

- un travail bref mais très intense;
- la sollicitation du muscle sous plusieurs angles;
- la variation continue des exercices;
- l'alternance des priorités;
- le repos accru entre les séries, qui vous permettra d'utiliser des poids limites;
- l'augmentation de la fréquence de l'entraînement (4 à 5 séances par semaine);
- l'alternance d'entraînements durs avec des exercices en pyramide, et d'autres, plus souples, avec des séries et des répétitions fixes;
- une augmentation, d'abord du volume, puis de l'intensité du travail à travers des techniques spécifiques (burns/cheating/peak contraction);
- le fait de prendre la précaution de ne pas terminer un entraînement complètement épuisé. Dépensez seulement 70% de l'énergie dont vous disposez;
- le choix du mouvement adapté dans un nouvel entraînement, qui tienne compte d'une bonne récupération et de la surcompensation. Ne reprenez votre entraînement que lorsque vous vous sentirez à nouveau plein d'énergie, fort, explosif;
- l'élimination de l'activité aérobique qui, dans cette phase, n'est qu'une dispersion d'énergie;
- l'introduction du squat respiratoire;
- l'augmentation du temps consacré au sommeil et au repos;
- l'accroissement des vitamines et des protéines.

Suivez toujours de près vos progrès grâce aux photos et aux mesures musculaires.

PÉRIODE		DEUXIÈME PHASE CONSTRUCTION DE LA MASSE MUSCULAIRE				
OBJECTIFS		Acquérir de la masse musculaire, de la force, préparation pour soutenir la charge de travail pour la troisième phase. Entraînements de plus en plus intenses. Récupération et surcompensation de base.				
SEMAINE		V	VI	VII	VIII	IX
FRÉQUENCE DE L'ENTRAÎNEMENT	absolue	4 fois par semaine	4	4	5	5
	par groupe musculaire	2 fois par semaine	2	2	2-3	2-3
VOLUME DE L'ENTRAÎNEMENT	n. séries	10 séries par groupe	6	10	12	10
	n. exercices	2 exercices par groupe	2	2	3	2
INTENSITÉ		moyenne	modérée	haute	haute	moyenne
RÉCUPÉRATION		2_{mn} sur l'exercice de base 1_{mn} sur l'exercice complémentaire	2_{mn} 1_{mn}	2_{mn} 1_{mn}	1_{mn} 30_{s} 1_{mn}	1_{mn} 30_{s} 1_{mn}
NOUVEAUX STIMULUS ET TECHNIQUES POUR ACCÉLÉRER LA SURCOMPENSATION		Alterner la priorité. Changer les exercices				
		Épuisement positif	Épuisement positif	Burns Cheating	Burns / Cheating / Peak contraction	Épuisement positif
TECHNIQUES POUR ÉLEVER LE MÉTABOLISME BASAL		Squat respiratoire				
ACTIVITÉ AÉROBIQUE		–	–	–	–	–

CINQUIÈME SEMAINE

Les entraînements de cette semaine comprennent l'exécution de plusieurs séries par groupe musculaire. Rappelez-vous que les récupérations entre les séries sont prolongées jusqu'à 2 minutes dans l'exercice de base en pyramide, et restent d'1 minute dans les exercices complémentaires. Poussez chaque série jusqu'à un épuisement positif.
Intensité moyenne.
Révisez l'alimentation adaptée à votre typologie.

Vᵉ SEMAINE	DEUXIÈME PHASE DÉVELOPPEMENT MUSCULAIRE GÉNÉRAL

Échauffement: stretching

LUNDI

groupe musculaire	exercices	n. séries	n. rép.
POITRINE	Banc horizontal	10-8-6-4	
	Banc haut avec balancier	4	8
	Pull-over avec haltère	3	10
TRICEPS	French press sur banc horizontal	10-8-6-4	
	Poussées sur le banc	4	8
JAMBES	Squat respiratoire	4	20
	Hack squat	4	15
	Fémoraux avec chaussures de fer	4	15
MOLLETS	Mollets debout avec balancier	10-8-6-4	
ABDOMEN	Tractions sur la poitrine	5	15
	Twist	15 m.	

MARDI

groupe musculaire	exercices	n. séries	n. rép.
DOS	Barre en avant	3	12
	Dorsy bar	3	10
	Haussements d'épaules avec haltères	3	12
ÉPAULES	Crucifix à 90°	3	15
	Crucifix	3	12
	Détente lente avec haltères assis	3	10
BICEPS AVANT-BRAS	Curling à un bras	3	10
	Curling sur banc incliné	3	12
	Hammer curl	3	15
ABDOMEN	Soulèvements des jambes à la barre	5	15

JEUDI

groupe musculaire	exercices	n. séries	n. rép.
JAMBES	Squat parallèle	12-10-8-6	
	Squat frontal	4	10
	Extensions avec chaussures de fer	3	12
	Fémoraux avec chaussures de fer	5	12
MOLLETS	Mollets assis	5	15
POITRINE	Croix hautes	3	12
	Parallèles larges	3	10
	Pull-over avec balancier	3	15
TRICEPS	French press assis	3	10
	Kick back	3	15
ABDOMEN	Jacknifes	5	15

VENDREDI

groupe musculaire	exercices	n. séries	n. rép.
DOS	Décollement du sol	8-6-4-2	
	Rameur avec balancier	10-8-6-4	
	Barre en arrière	4	8
	Haussements des épaules avec balancier	10-8-6-4	
ÉPAULES	Détente lente en arrière	10-8-6-4	
	Crucifix	3	8
	Crucifix sur banc incliné	3	10
BICEPS AVANT-BRAS	Curling	10-8-6-4	
	Curl scott	4	8
	Wrist curl	5	12
ABDOMEN	Crunch sur banc	5	15

Refroidissement: stretching

INTENSITÉ

Moyenne

RÉCUPÉRATION

entre séries

2 min. sur l'exercice de base

1 min. sur les exerc. complém.

entre groupes musculaires 5-10 min.

NOUVEAUX STIMULUS ET TECHNIQUES POUR ACCÉLÉRER LA SURCOMPENSATION

Alterner continuellement l'ordre et le type des exercices

Épuisement positif

TECHNIQUES POUR ÉLEVER LE MÉTABOLISME BASAL

Squat respiratoire

ACTIVITÉ AÉROBIQUE

MENSURATIONS

cou cm ______
épaules cm ______
thorax cm ______
bras cm ______
taille cm ______
cuisse cm ______
mollets cm ______

POIDS

kg ______

LUNDI

Échauffement: stretching. Prenez lentement la position présentée sur la photo et gardez-la 20 à 30 secondes. Répétez 5 à 6 fois, sans rebondir ni fléchir, en veillant à exécuter chaque exercice, quand cela est nécessaire, à droite et à gauche.

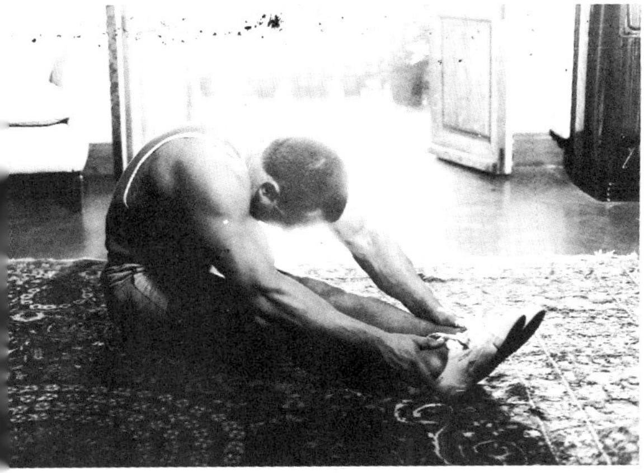

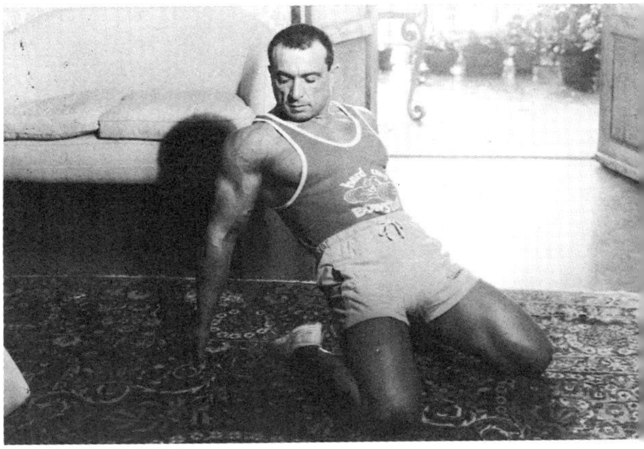

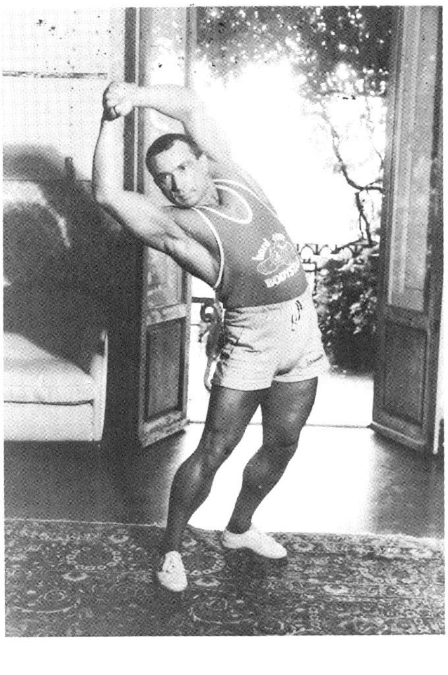

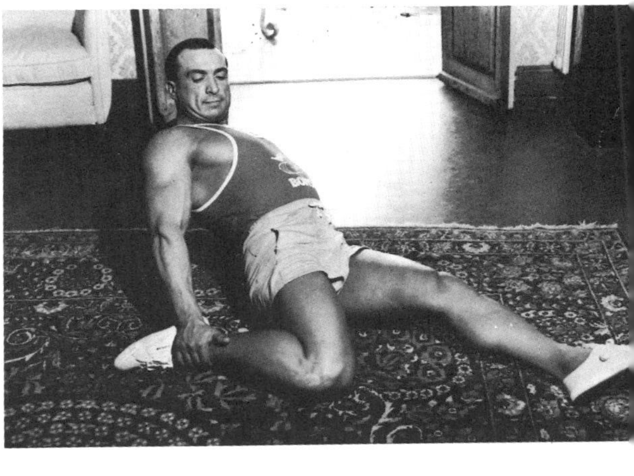

POITRINE

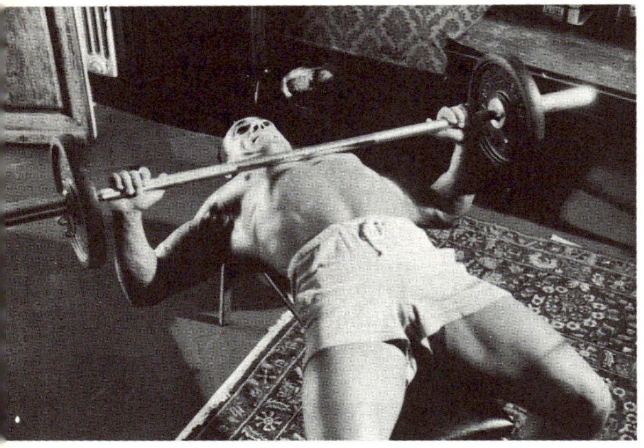

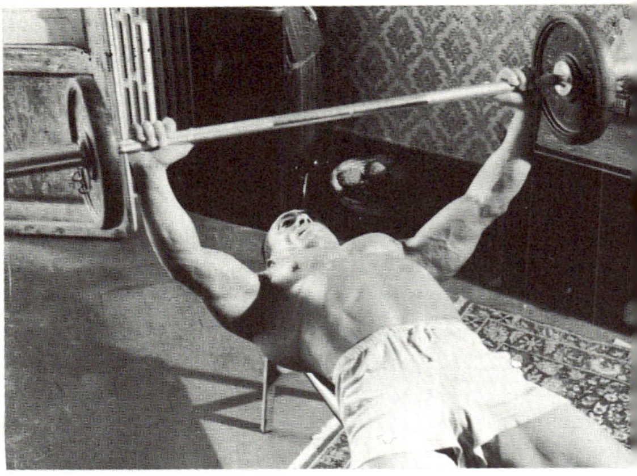

BANC HORIZONTAL 10-8-6-4

BANC HAUT AVEC BALANCIER 4 × 8

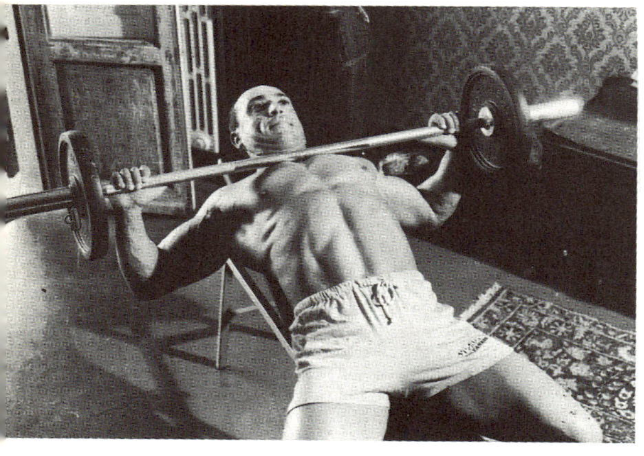

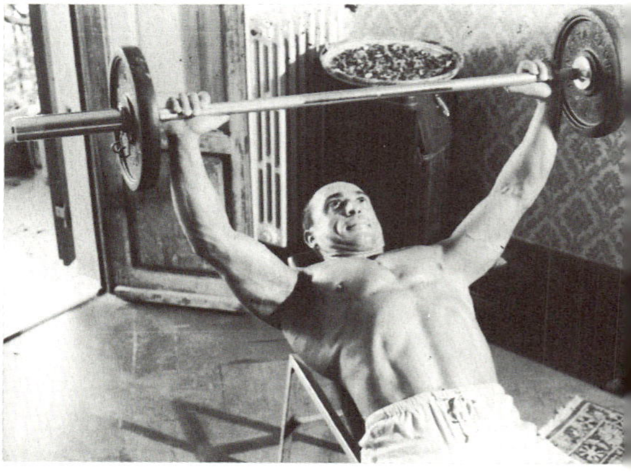

PULL-OVER AVEC HALTÈRE 3 × 10
Les épaules sont appuyées perpendiculairement sur le banc. Le bas du dos est beaucoup plus bas que les épaules. En exécutant le mouvement, gardez les bras fléchis et les coudes tournés vers l'extérieur: vous pourrez utiliser plus de poids afin d'obtenir un stimulus plus fort.

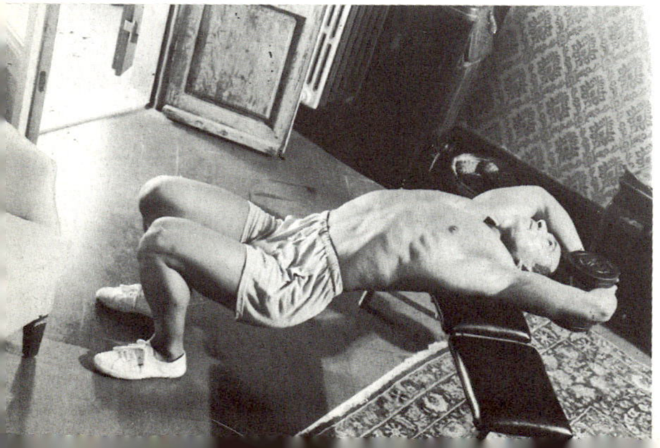

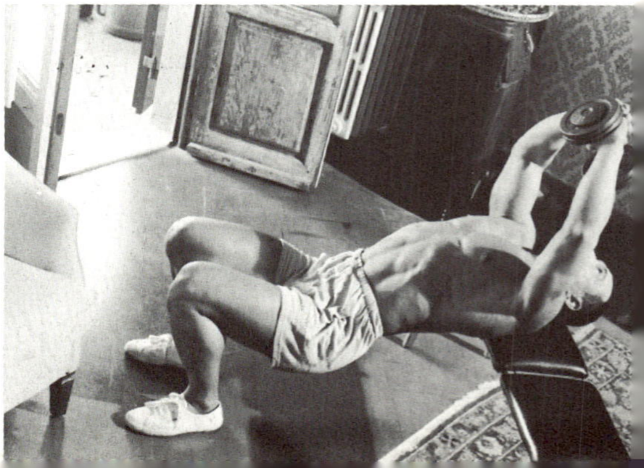

TRICEPS

FRENCH PRESS SUR BANC HORIZONTAL 10-8-6-4

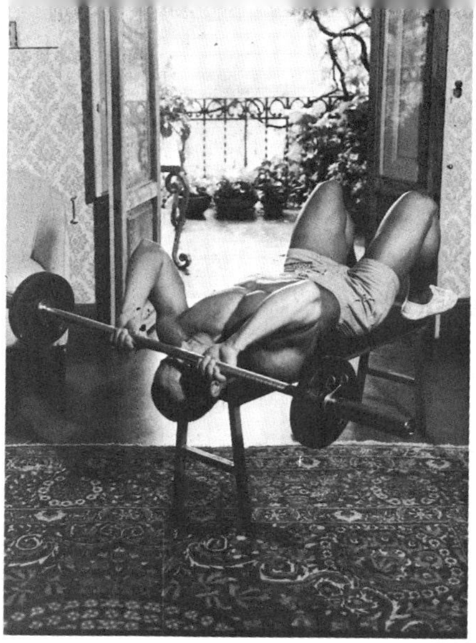

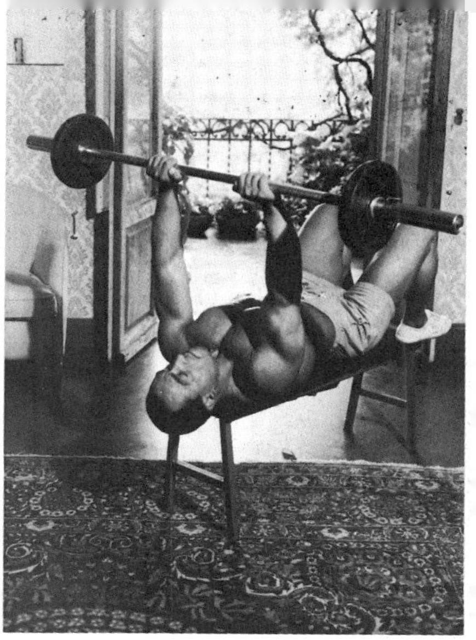

POUSSÉES SUR LE BANC 4 × 8
En gardant les coudes bien serrés sur les côtés, poussez le balancier jusqu'à ce que les bras soient verticaux. Sans vous arrêter, revenez lentement en position de départ.

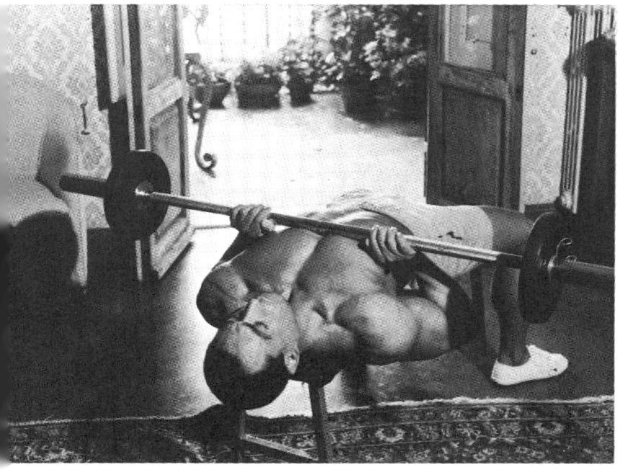

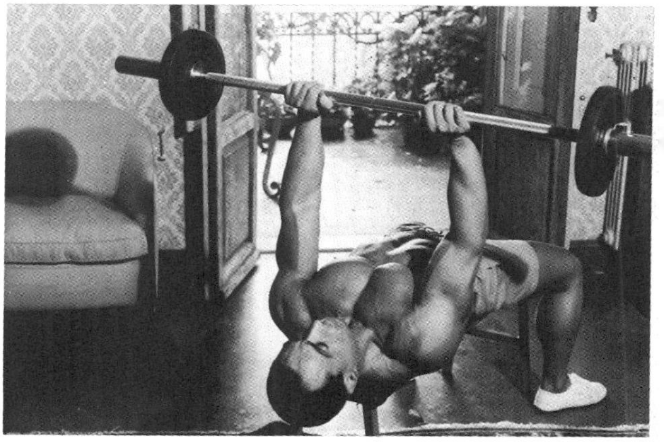

JAMBES

SQUAT RESPIRATOIRE 4 × 20
Souvenez-vous de la technique du squat respiratoire: poids qui permet 10 répétitions non-stop, puis continuez en alternant les répétitions et de profondes respirations jusqu'à l'épuisement.

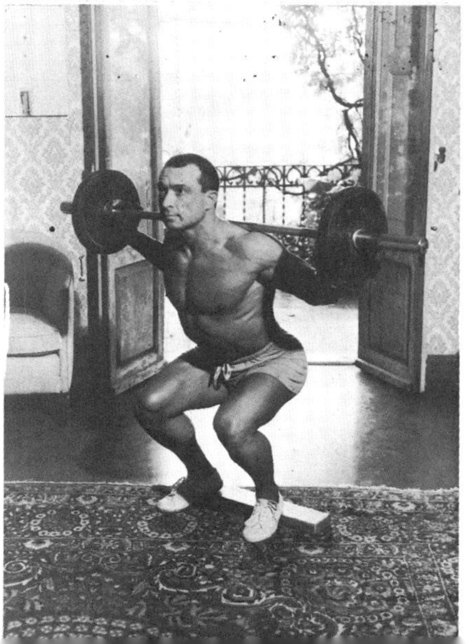

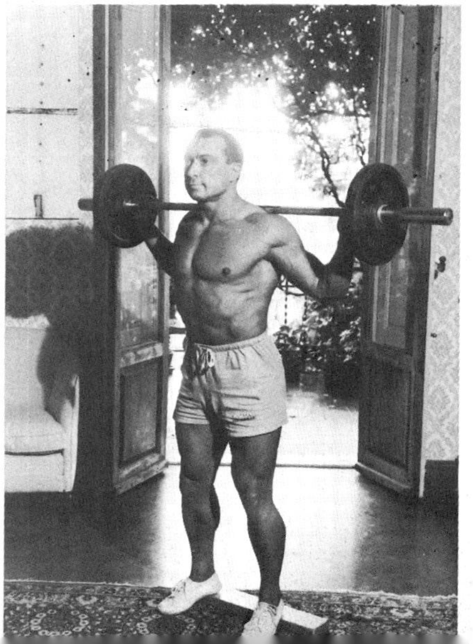

HACK SQUAT 4 × 15

Partant de la position indiquée sur la photo, redressez-vous, sans plier le dos, jusqu'à avoir les jambes droites. Essayez de garder les genoux en avant par rapport au buste. Cet exercice agit sur la partie basse de la cuisse.

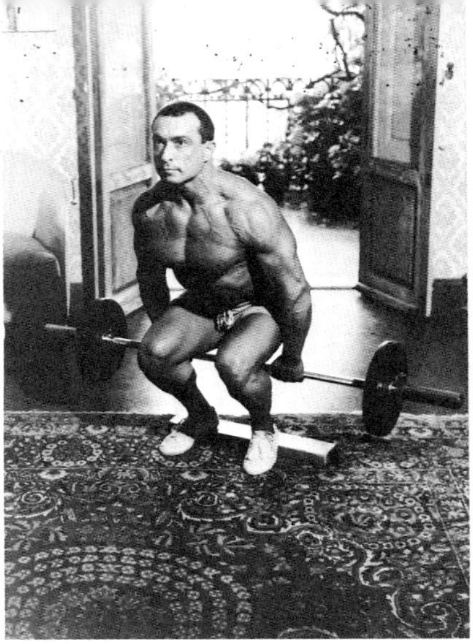

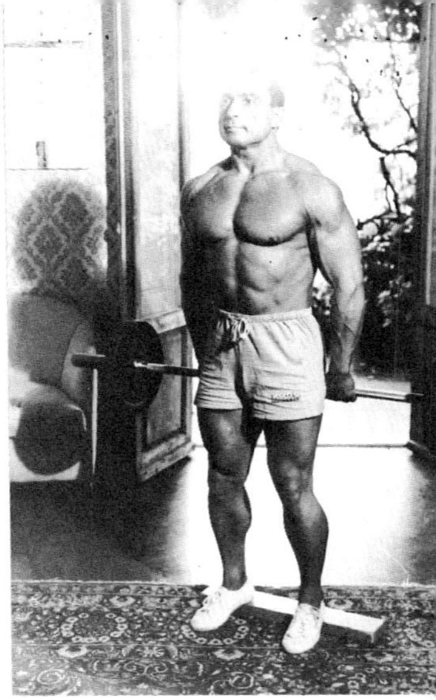

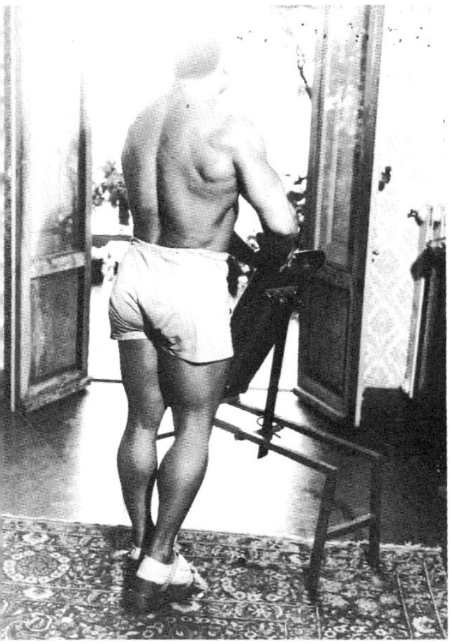

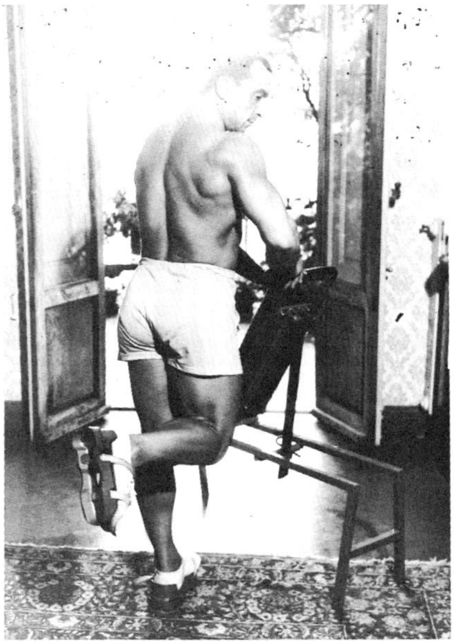

FÉMORAUX AVEC CHAUSSURES DE FER
4 × 15

MOLLETS

MOLLETS AVEC BALANCIER DEBOUT
10-8-6-4

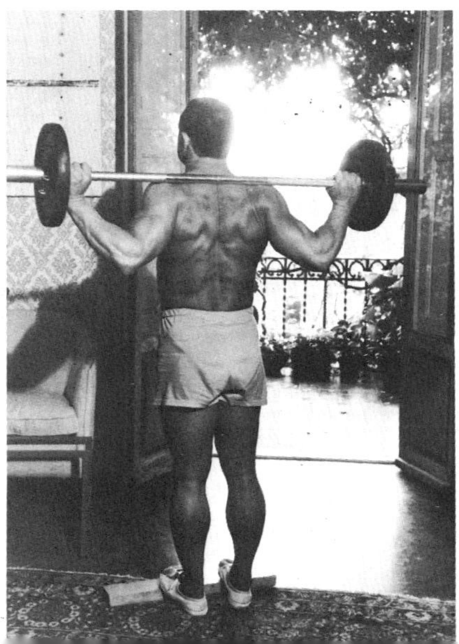

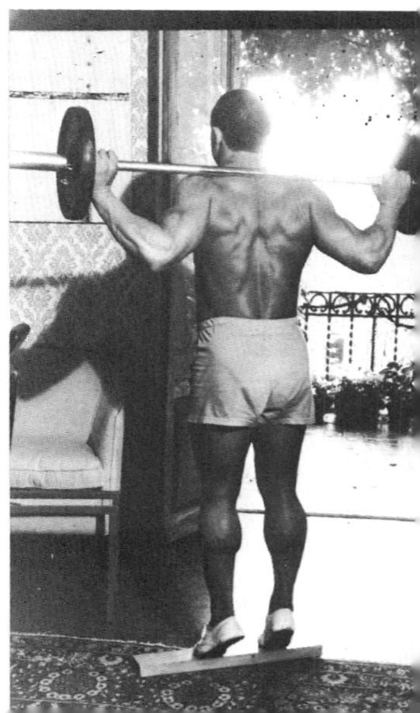

ABDOMEN

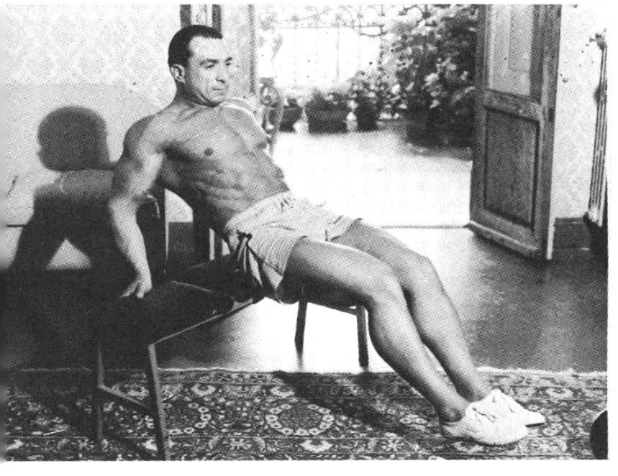

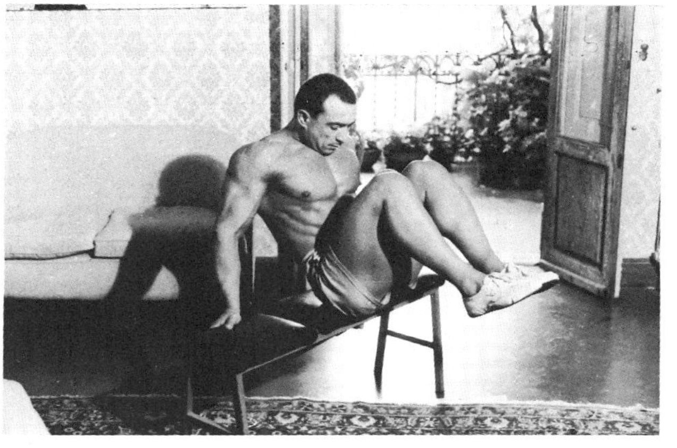

TRACTIONS SUR LA POITRINE
5 × 15
Assis en travers, en vous tenant en équilibre sur les bras vers l'arrière, montez les jambes semi-fléchies contre la poitrine.

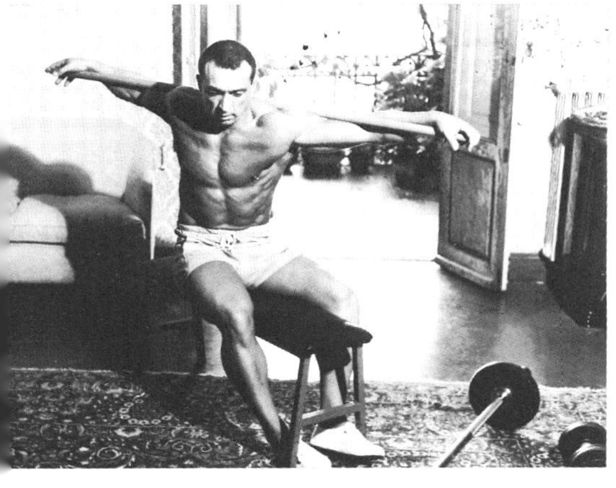

TWIST 15 MINUTES

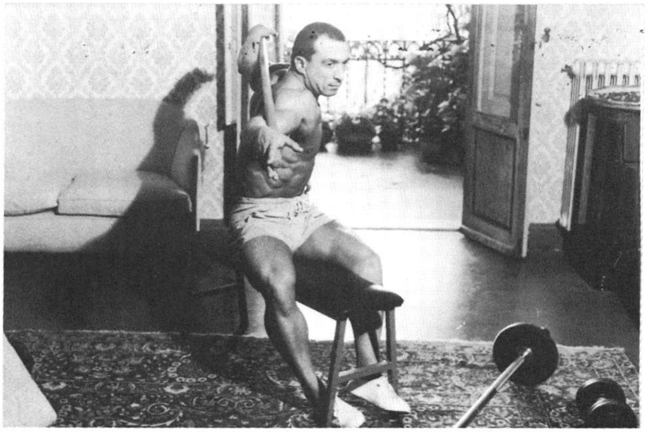

Refroidissement: stretching. Le refroidissement progressif est fondamental pour une récupération rapide.
Exécutez les mouvements très lentement, et maintenez la position présentée sur la photo pendant 20 à 30 secondes, en répétant jusqu'à une relaxation complète. Lorsque cela est nécessaire, exécutez l'exercice à droite et à gauche.

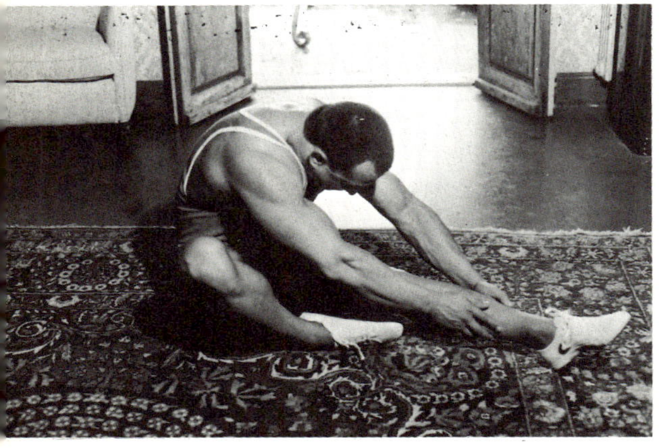

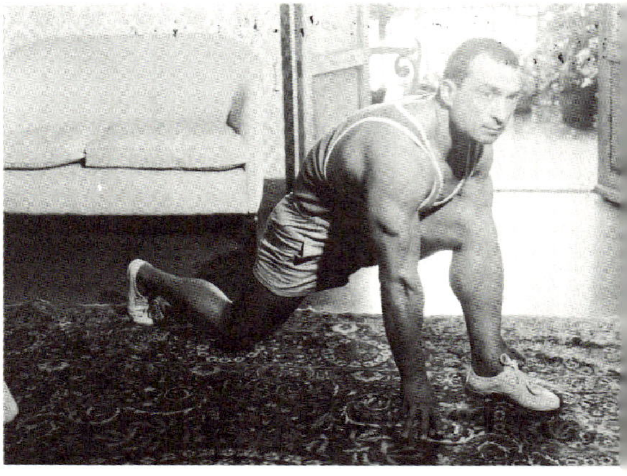

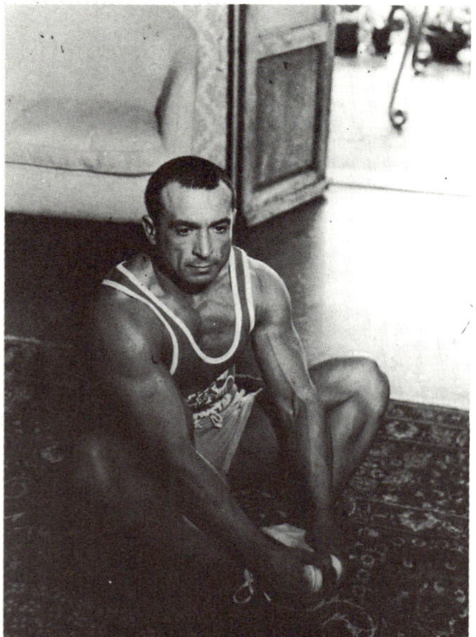

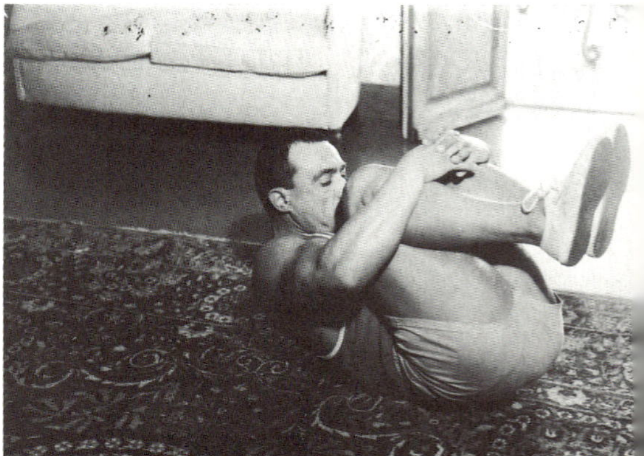

MARDI

Échauffement: stretching. Prenez lentement la position présentée sur la photo et gardez-la 20 à 30 secondes. Répétez 5 à 6 fois, sans rebondir ni fléchir, en veillant à exécuter chaque exercice, quand cela est nécessaire, à droite et à gauche.

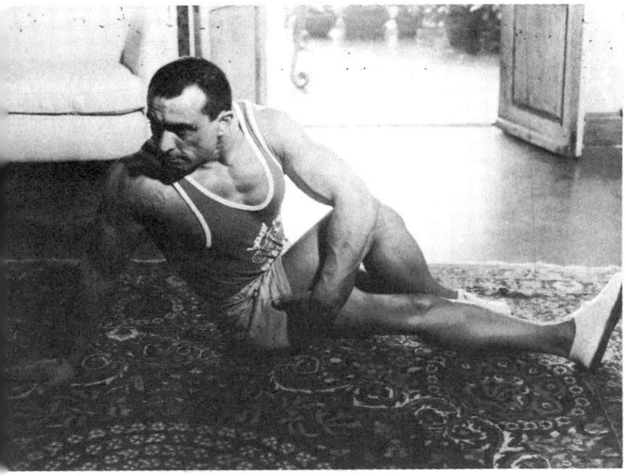

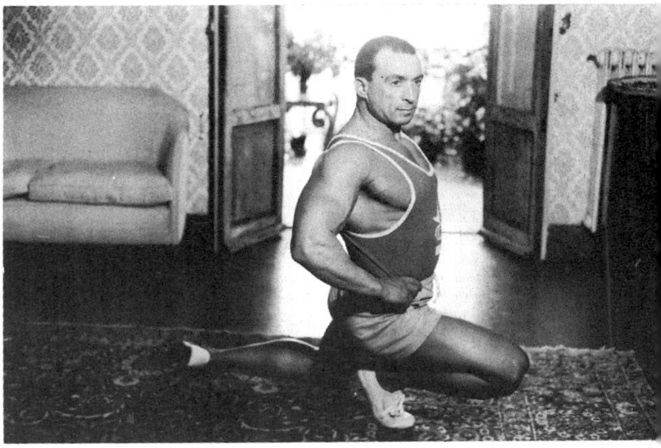

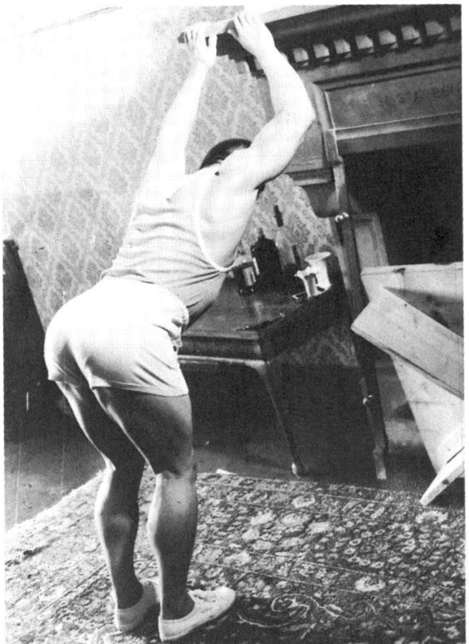

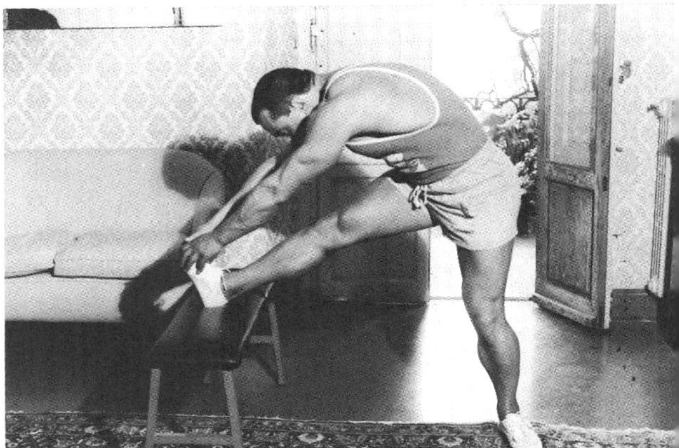

DOS

BARRE EN AVANT
3 × 12

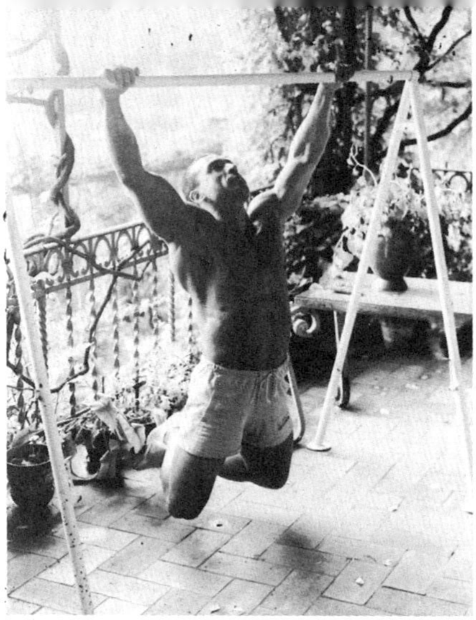

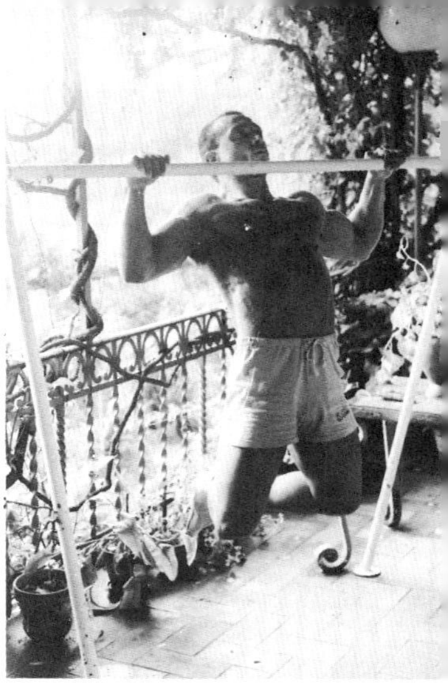

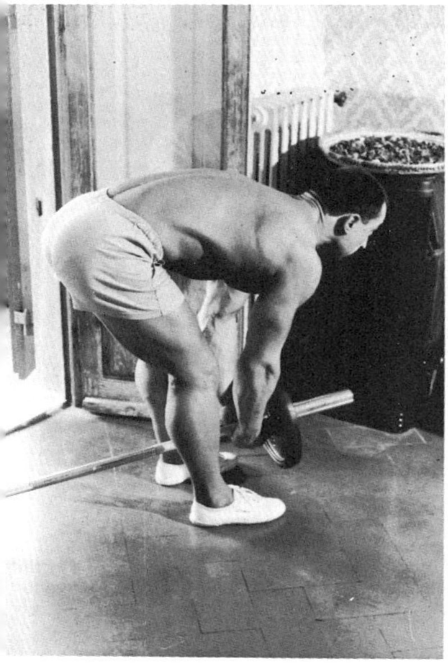

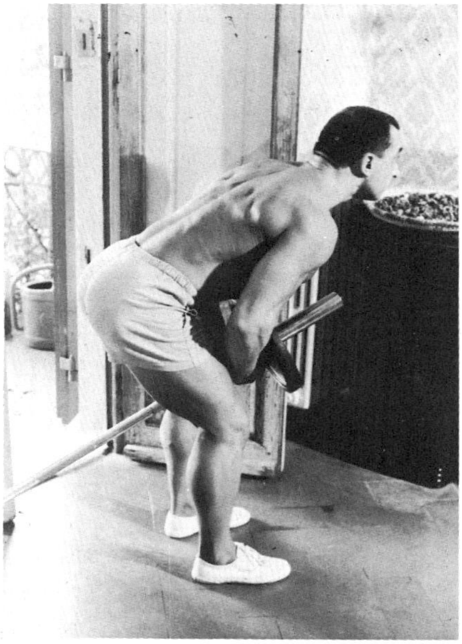

DORSY BAR 3 × 10
Poussez l'extrémité du balancier vers un coin et chargez l'autre extrémité avec des poids. Empoignez la barre avec les deux mains superposées, tirez contre la poitrine pendant que le balancier s'appuie contre le coin. Un instant de pause en contraction, puis revenez en position de départ.

HAUSSEMENTS D'ÉPAULES AVEC HALTÈRES 3 × 12
Exercice pour le trapèze. En gardant les bras tendus, haussez les épaules le plus possible, en essayant de toucher les oreilles. Faites une pause d'une seconde en contraction, puis abaissez-les.

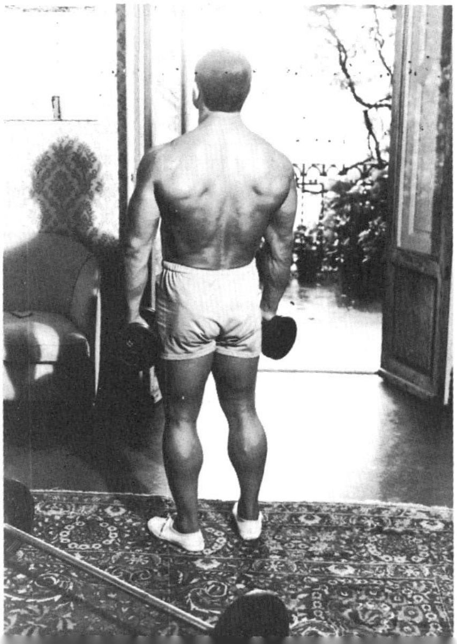

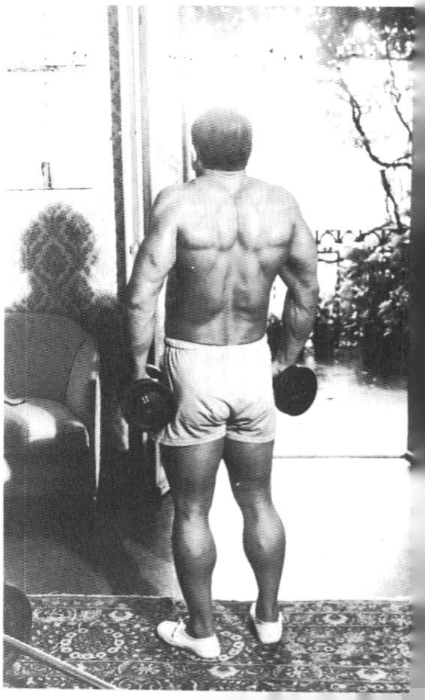

ÉPAULES

CRUCIFIX À 90°
3 × 15

Exercice qui isole l'extrémité postérieure du deltoïde. En descendant les épaules plus bas que les fesses, ouvrez les bras latéralement et légèrement en avant pour que le coude se trouve plus haut que les épaules.

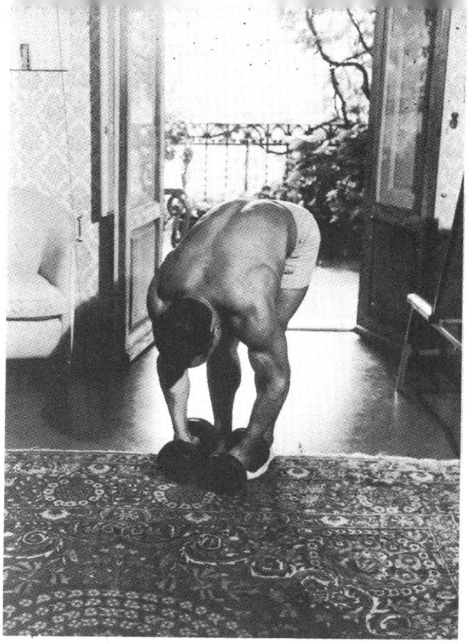

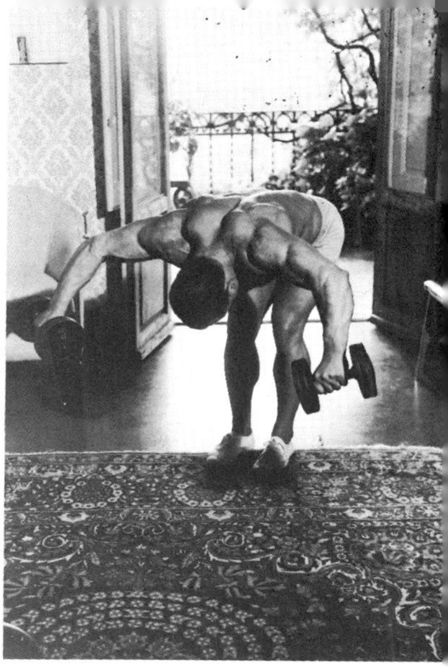

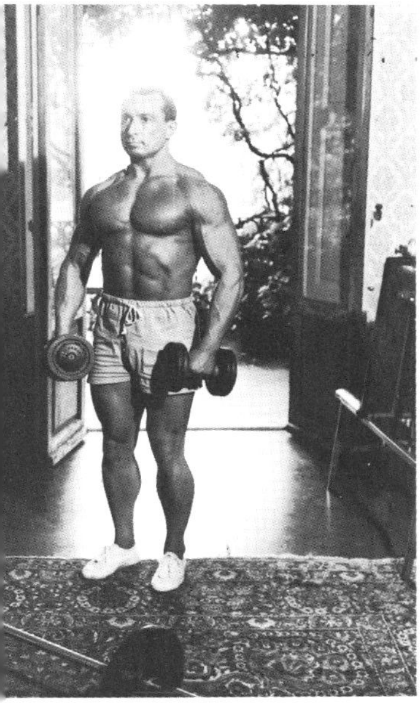

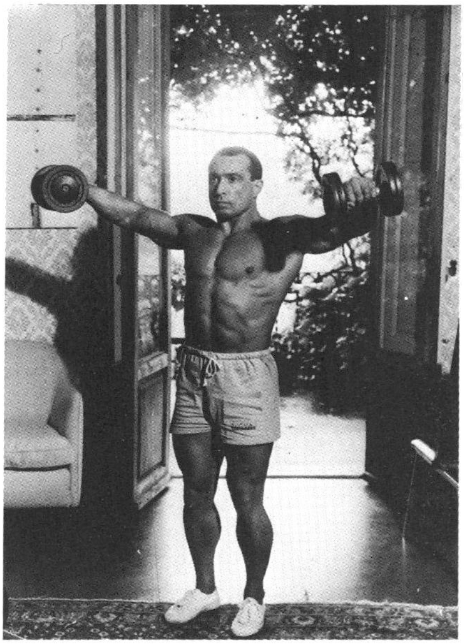

CRUCIFIX 3 × 12

Cet exercice agit sur l'extrémité latérale du deltoïde qui, lorsqu'il est bien développé, intervient dans la carrure des épaules. Les bras le long du corps, soulevez les haltères à la hauteur du visage. Les coudes ne sont pas rigides, mais légèrement fléchis.

DÉTENTE LENTE AVEC HALTÈRES EN POSITION ASSISE
3 × 10

Exercice pour l'ensemble de la masse musculaire: il fait travailler les extrémités antérieure et latérale du deltoïde. Les haltères à la hauteur des épaules, coudes en arrière, poussez au-dessus de votre tête sans détendre complètement les bras.

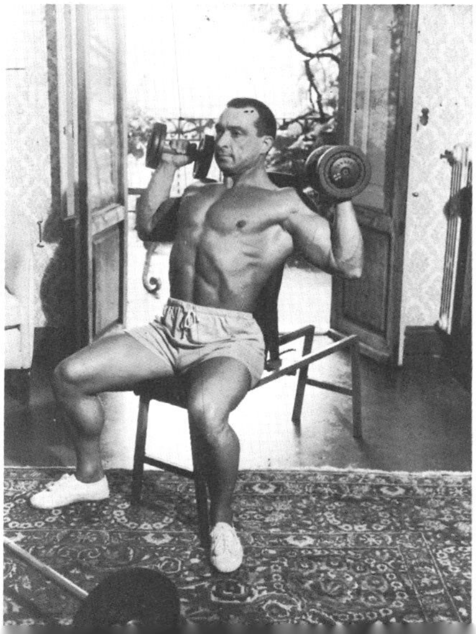

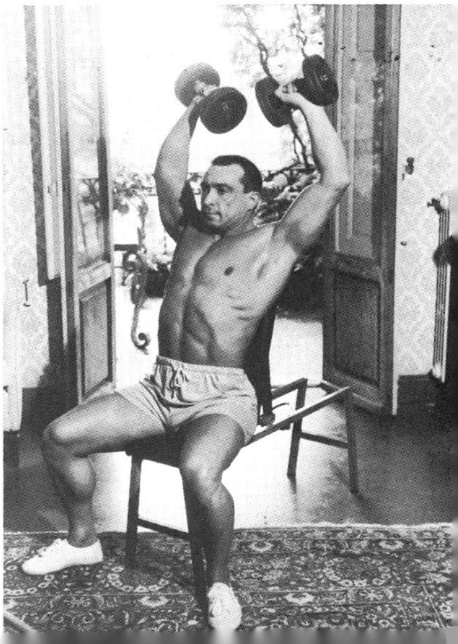

BICEPS AVANT-BRAS

CURLING À UN BRAS 3 × 10

En faisant travailler un bras à la fois, fléchissez le biceps en soulevant légèrement le coude et en tournant le poignet (le petit doigt doit presque toucher l'épaule) dans la phase finale du mouvement.

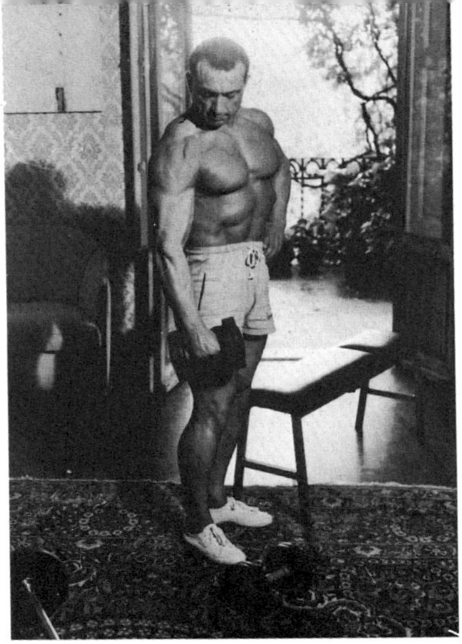

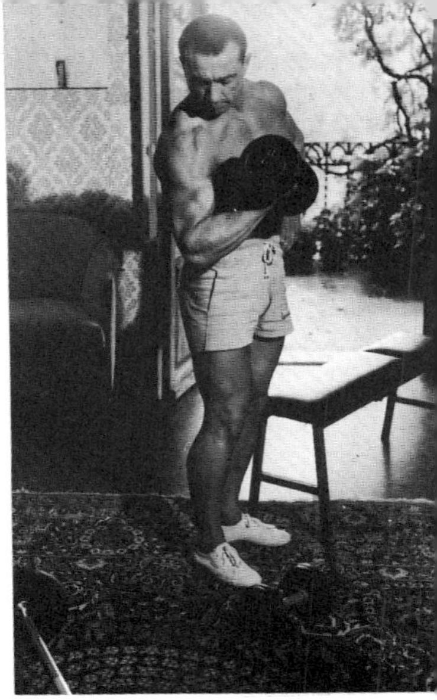

CURLING SUR BANC INCLINÉ 3 × 12

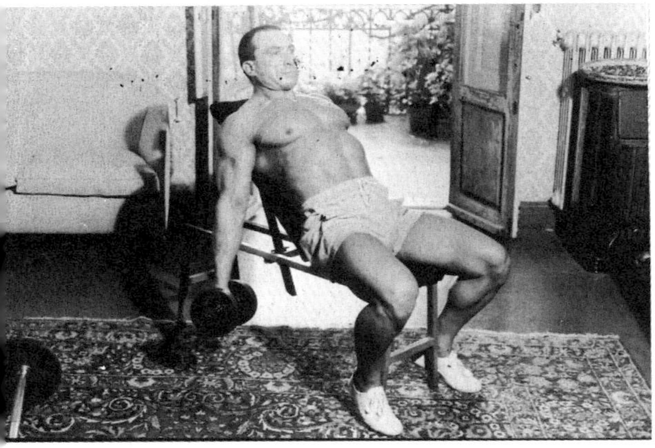

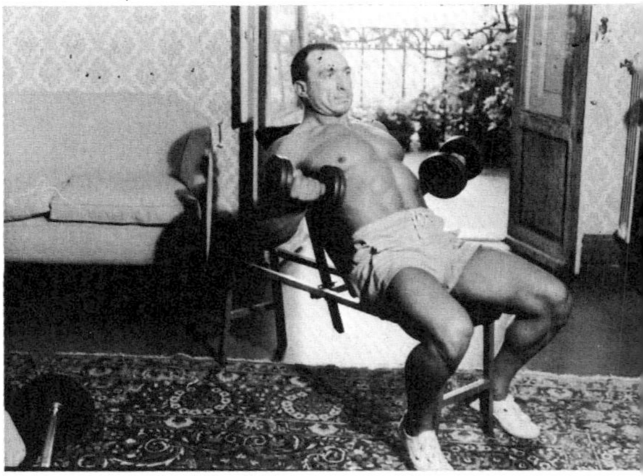

HAMMER CURL 3 × 15

Empoignez les haltères comme un marteau (hammer), en fléchissant le bras comme dans le curling. Les muscles qui travaillent sont ceux de l'avant-bras et, dans une moindre mesure, le biceps.

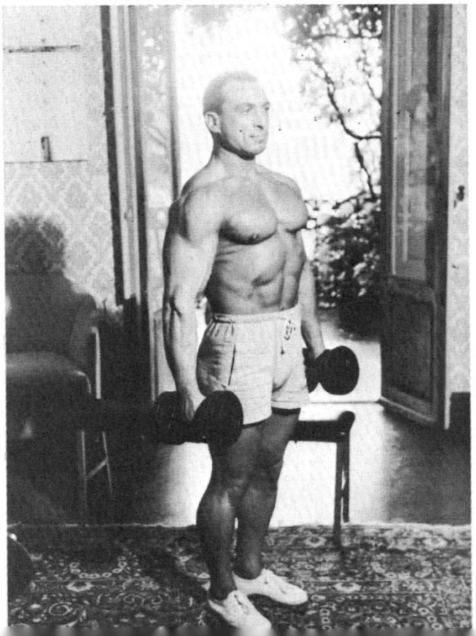

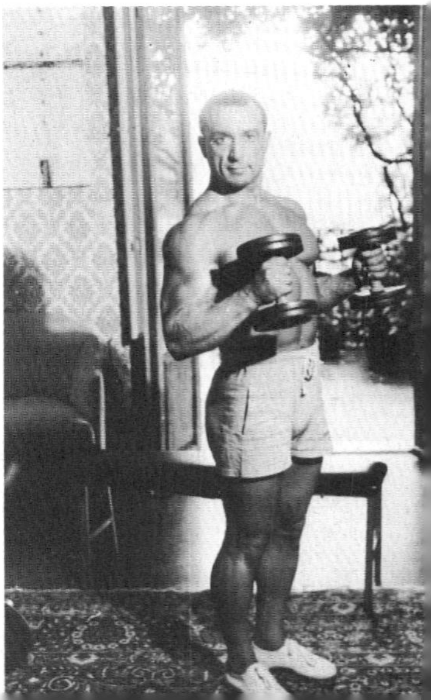

ABDOMEN

SOULÈVEMENTS DES JAMBES À LA BARRE
5 × 15

Suspendu à la barre, essayez de soulever les jambes le plus haut possible. Exécutez l'exercice très lentement pour éviter les oscillations.

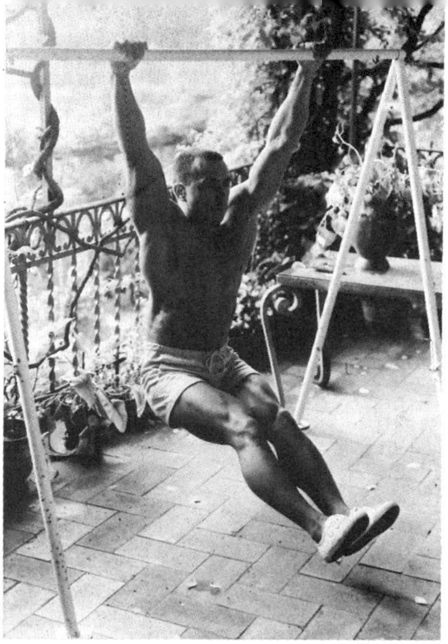

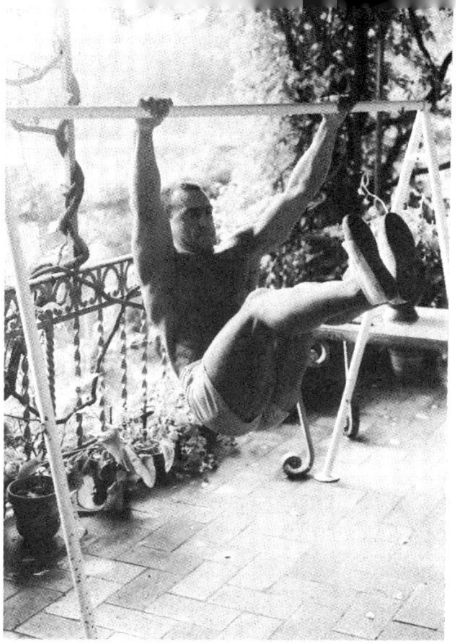

Refroidissement: stretching. Le refroidissement progressif est fondamental pour une récupération rapide. Exécutez les mouvements très lentement, et maintenez la position présentée sur la photo pendant 20 à 30 secondes, en répétant jusqu'à une relaxation complète. Lorsque cela est nécessaire, exécutez l'exercice à droite et à gauche.

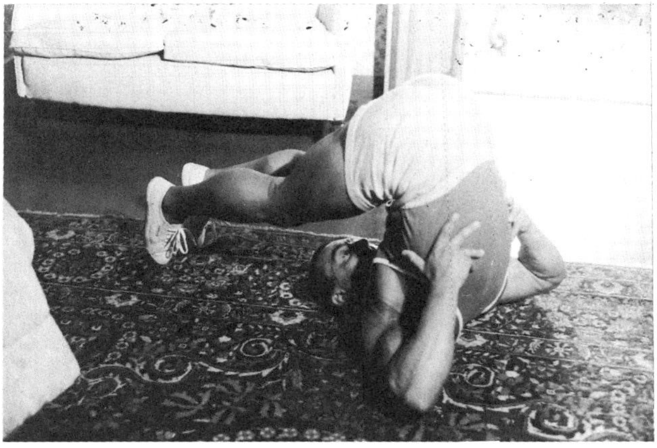

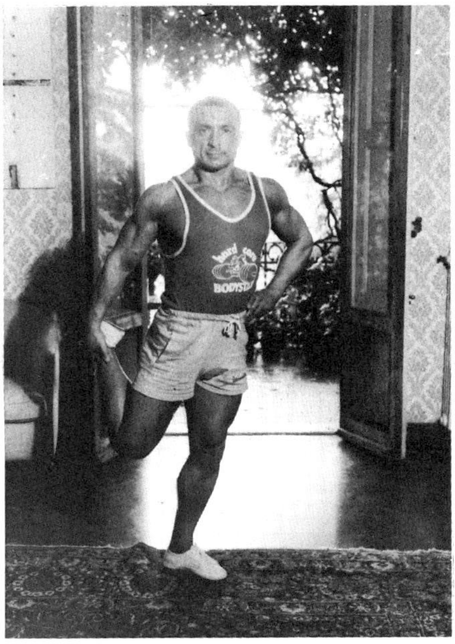

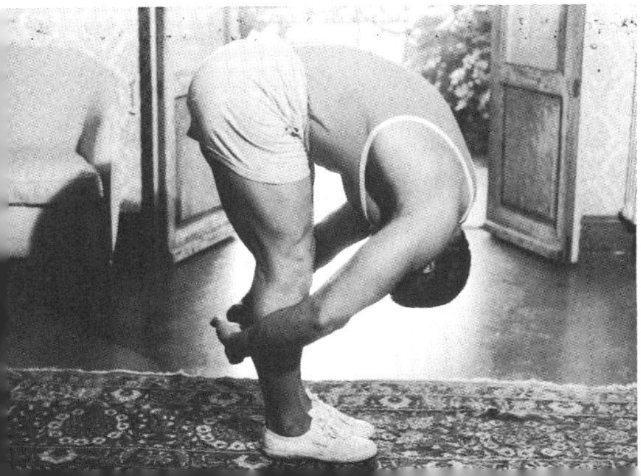

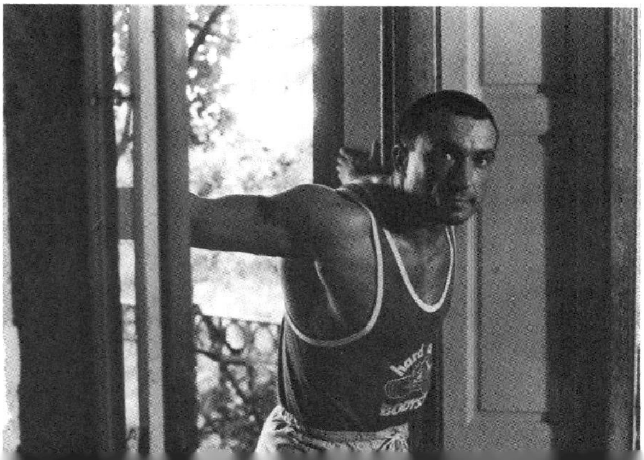

JEUDI

Échauffement: stretching. Prenez lentement la position présentée sur la photo et gardez-la 20 à 30 secondes. Répétez 5 à 6 fois, sans rebondir ni fléchir, en veillant à exécuter chaque exercice, quand cela est nécessaire, à droite et à gauche.

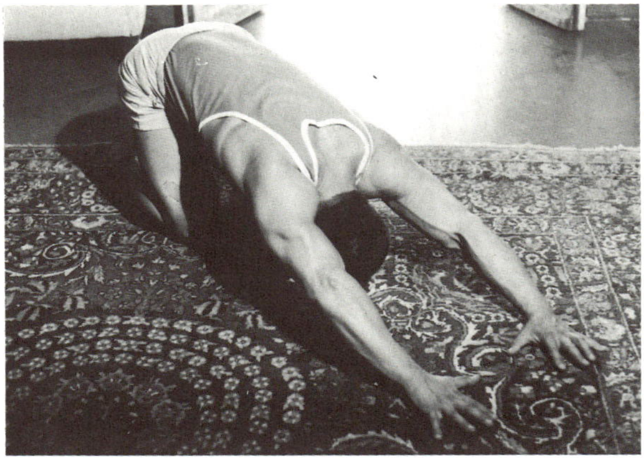

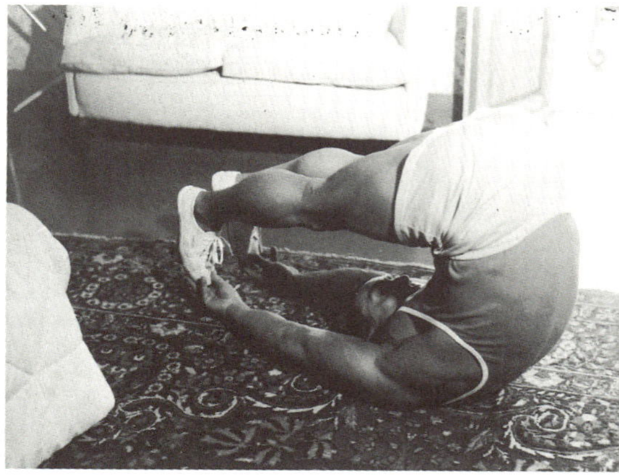

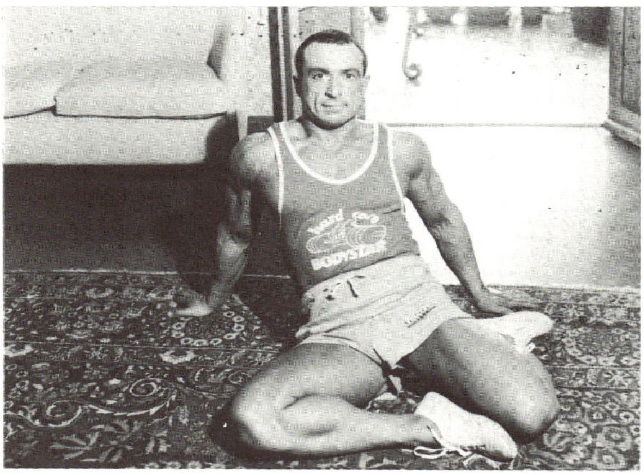

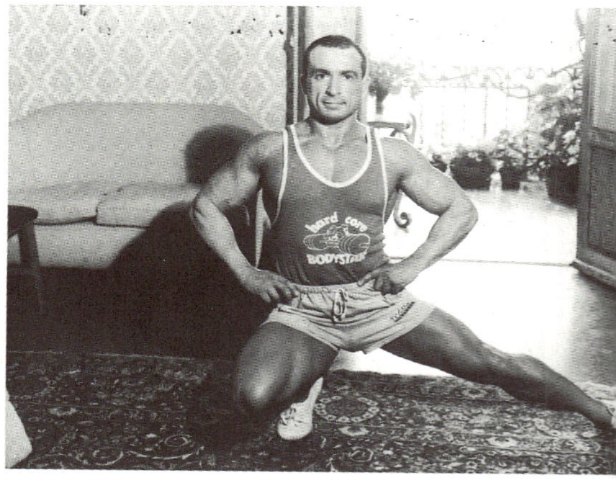

JAMBES

SQUAT PARALLÈLE
12-10-8-6

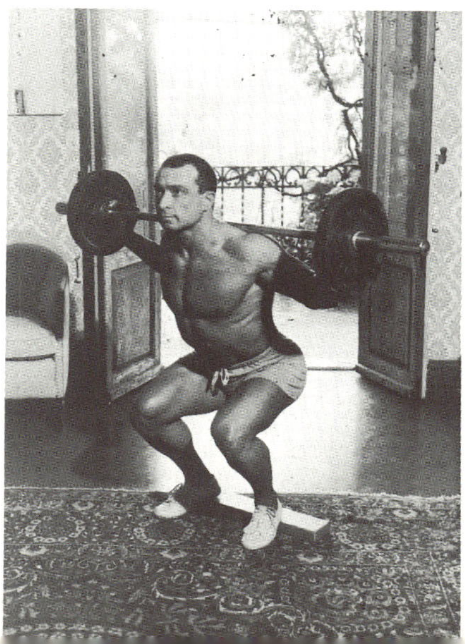

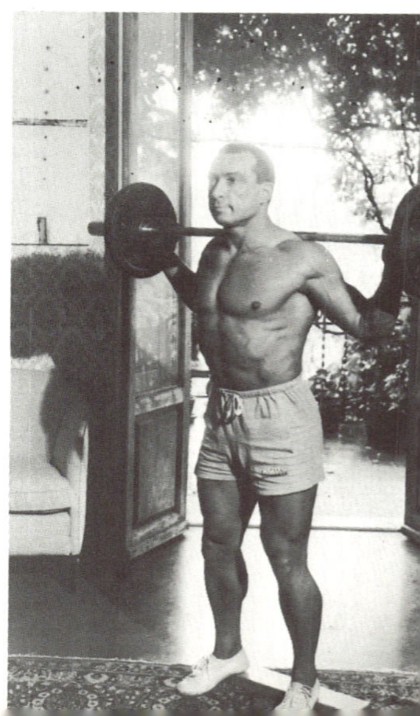

SQUAT FRONTAL
4 × 10

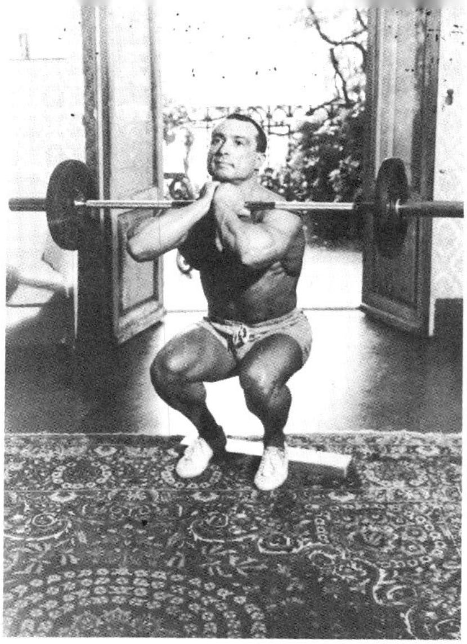

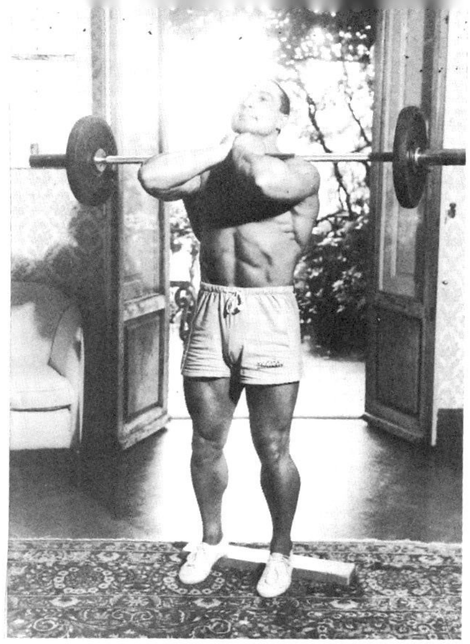

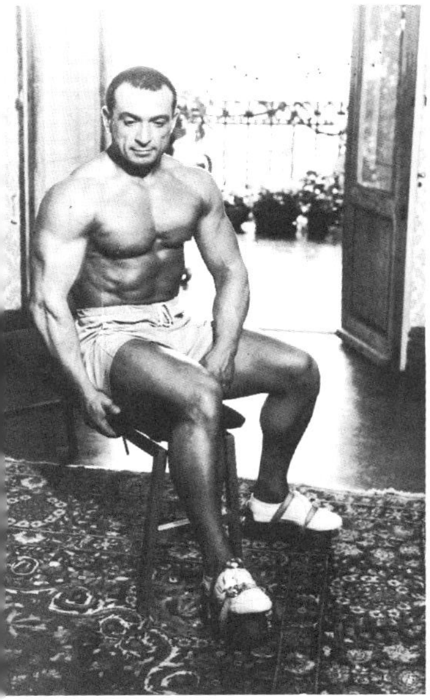

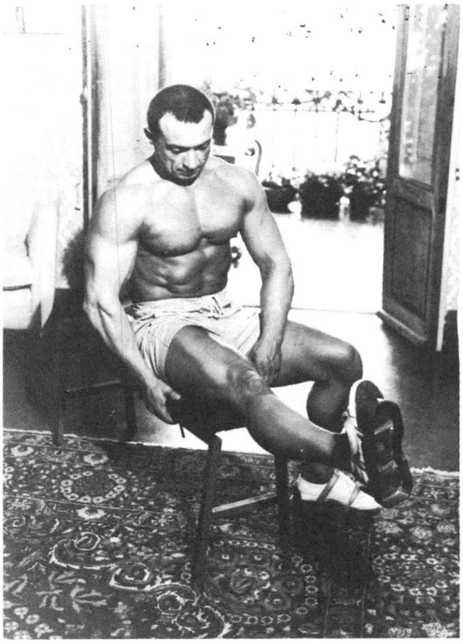

EXTENSIONS AVEC CHAUSSURES DE FER
3 × 12
Une jambe à la fois ou les deux ensemble.
Laissez-les pendre du banc, puis allongez-les et restez en contraction pendant quelques secondes. Revenez lentement en position de départ.

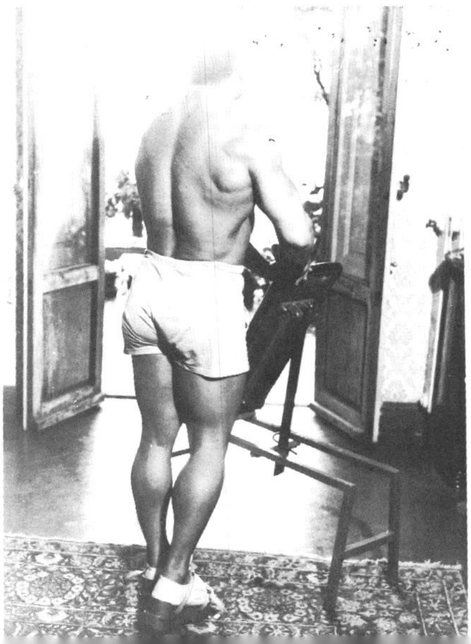

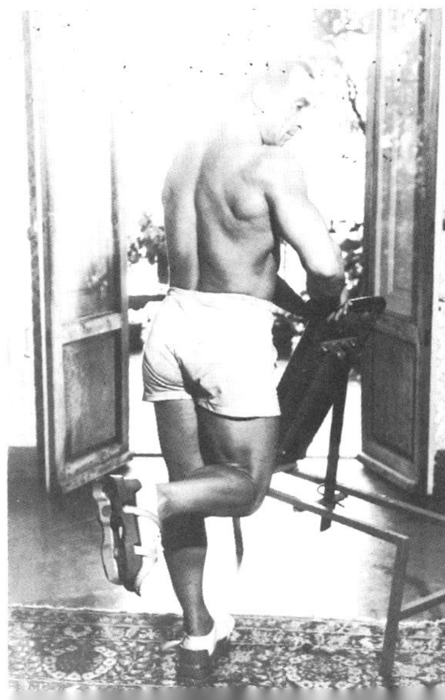

FÉMORAUX AVEC CHAUSSURES DE FER
5 × 12

MOLLETS

MOLLETS ASSIS
5 × 15

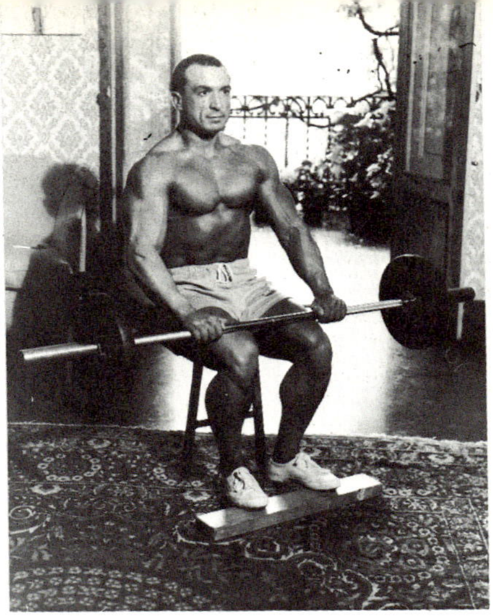

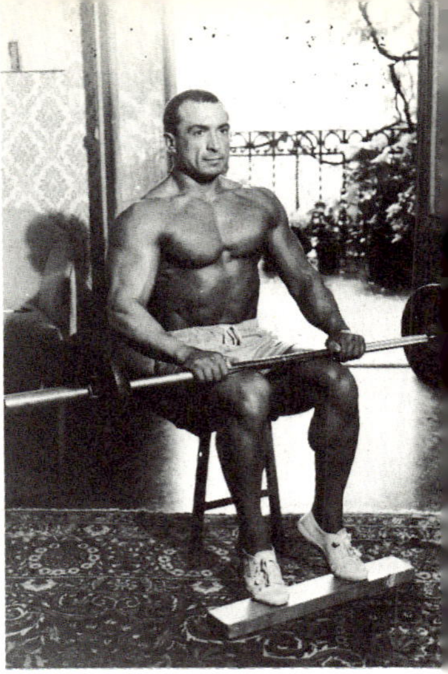

POITRINE

CROIX HAUTES 3 × 12
Inclinez le banc à environ 40°. En partant avec les bras placés verticalement au-dessus de la tête, décrivez un arc en descendant avec les coudes le plus bas possible. Les bras sont semi-fléchis. Une fois arrivé en bas, remontez en forçant sur les muscles pectoraux en décrivant un demi-cercle, comme si vous étiez en train de serrer un gros tronc d'arbre. Action particulière sur la partie claviculaire du pectoral.

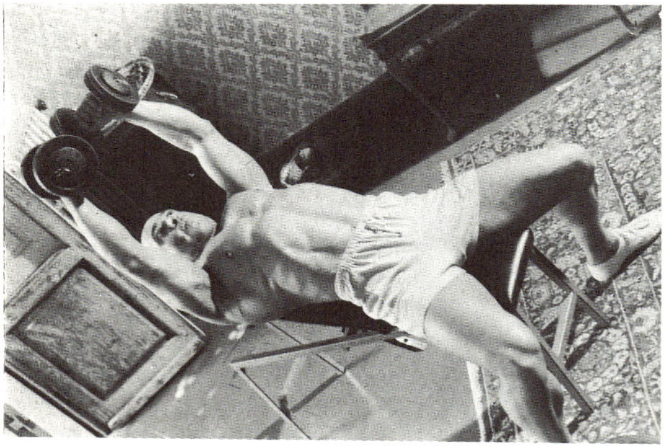

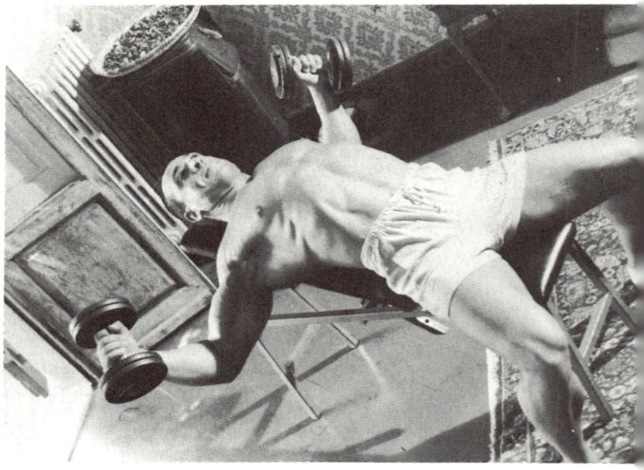

PARALLÈLES LARGES 3 × 10
Cet exercice peut être exécuté entre deux chaises solides. Pliez les jambes en vous appuyant aux dossiers et tendez les épaules et les muscles pectoraux. Remontez en maintenant les coudes écartés et en contractant la partie basse du pectoral.

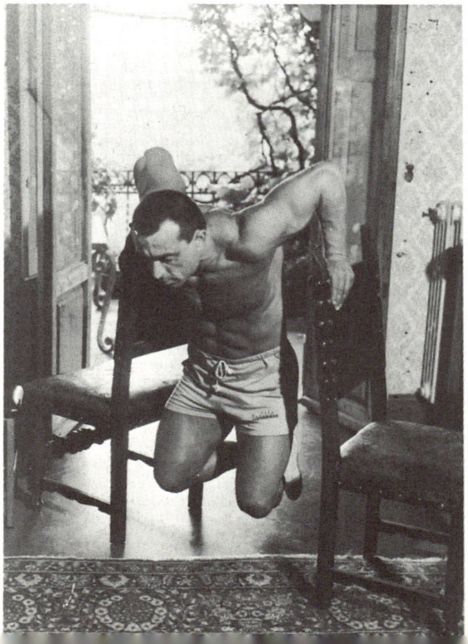

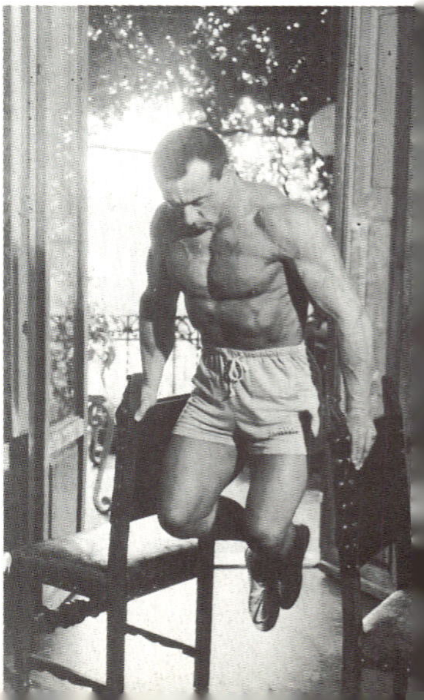

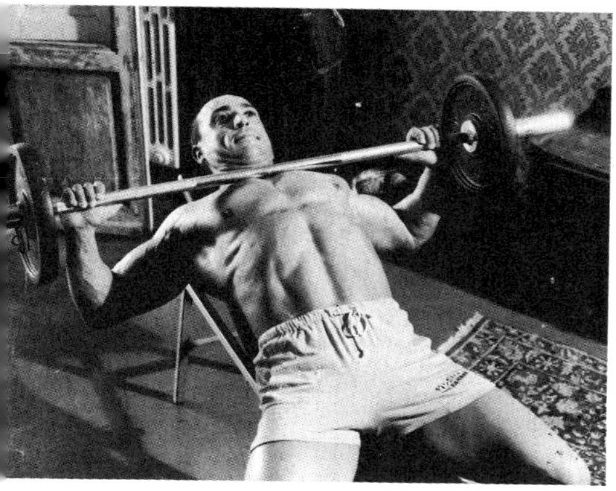

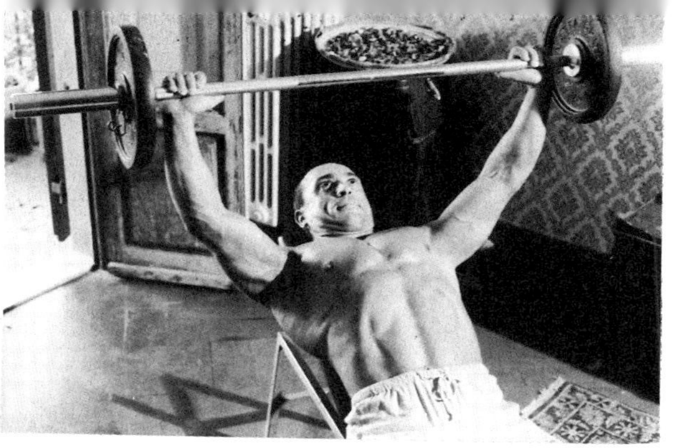

PULL-OVER AVEC BALANCIER
3 × 15

TRICEPS

FRENCH PRESS ASSIS 3 × 10
La position des bras par rapport au tronc permet une plus grande extension du triceps, donc une meilleure concentration. Gardez les coudes immobiles, descendez le plus bas possible.

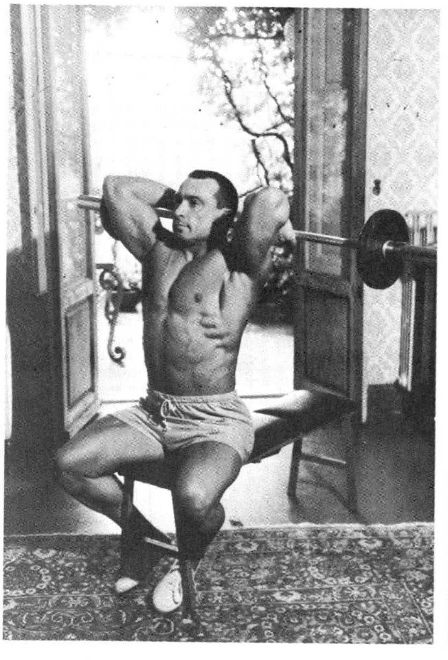

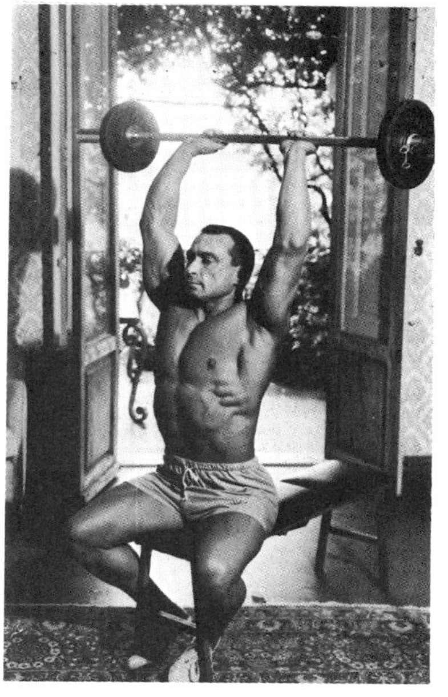

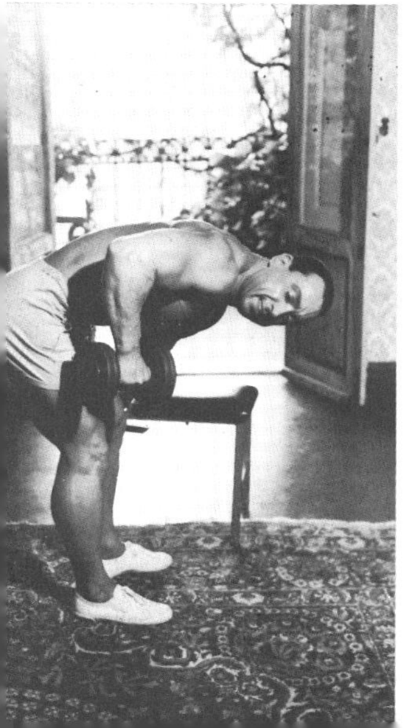

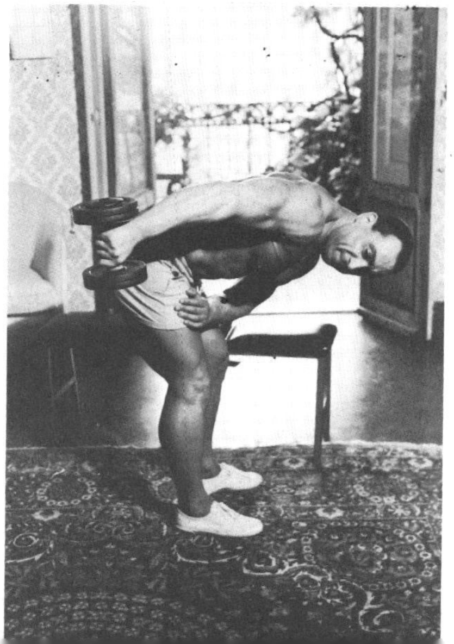

KICK BACK 3 × 15
Exercice d'isolement qui sépare les trois extrémités du triceps. Allongez le bras en arrière et restez une seconde en contraction, puis baissez-le lentement.

ABDOMEN

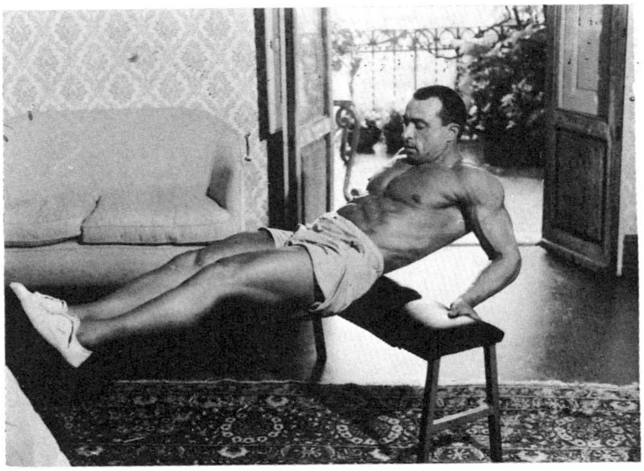

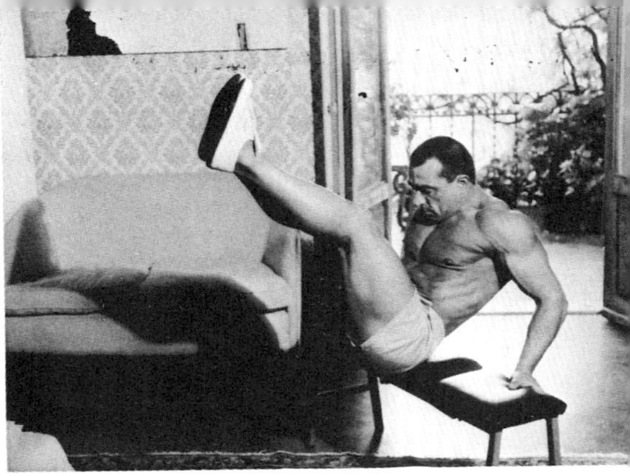

JACKNIFES 5 × 15
En vous appuyant sur les fesses, ouvrez les jambes et refermez-les comme un couteau à cran d'arrêt. Exécutez cet exercice très lentement, en vous arrêtant sur le point de contraction maximale.

Refroidissement: stretching. Le refroidissement progressif est fondamental pour une récupération rapide.
Exécutez les mouvements très lentement, et maintenez la position présentée sur la photo pendant 20 à 30 secondes, en répétant jusqu'à une relaxation complète. Lorsque cela est nécessaire, exécutez l'exercice à droite et à gauche.

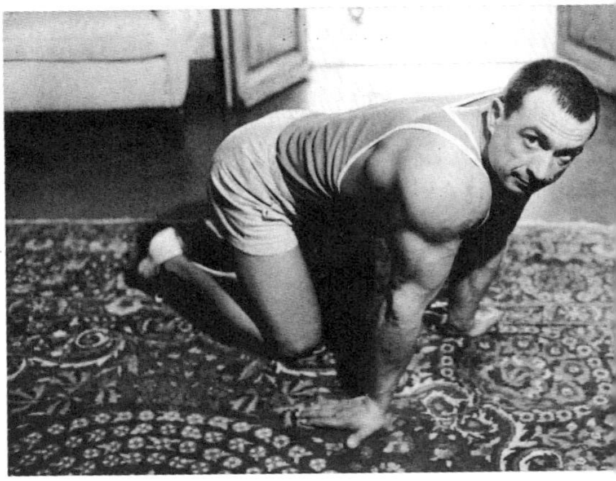

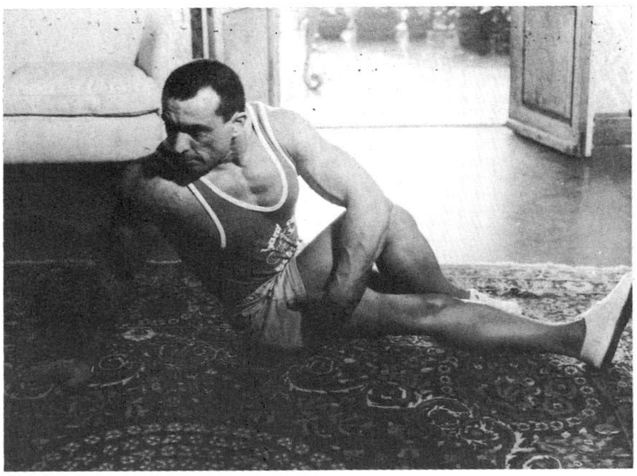

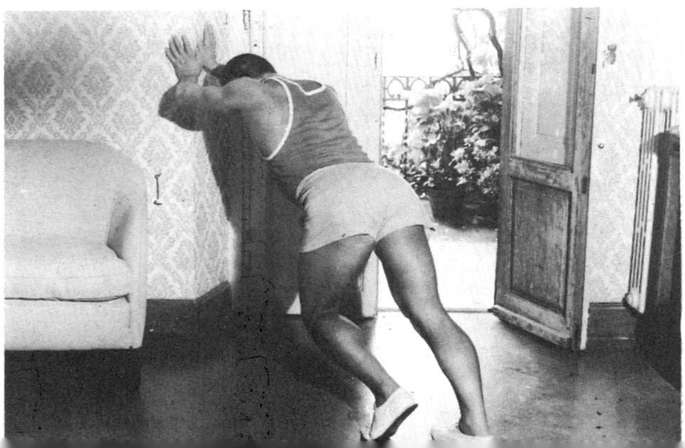

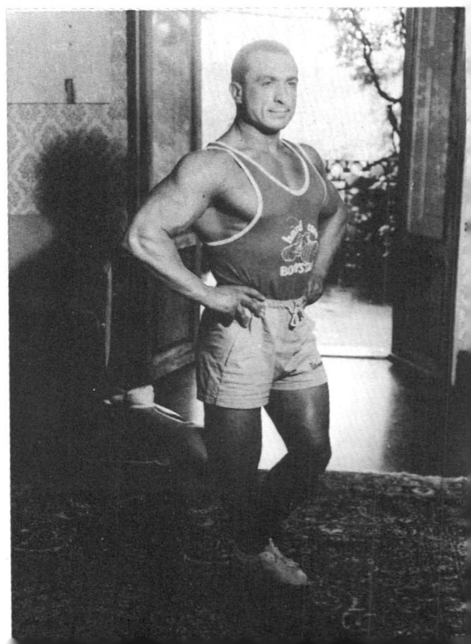

VENDREDI

Échauffement: stretching. Prenez lentement la position présentée sur la photo et gardez-la 20 à 30 secondes. Répétez 5 à 6 fois, sans rebondir ni fléchir, en veillant à exécuter chaque exercice, quand cela est nécessaire, à droite et à gauche.

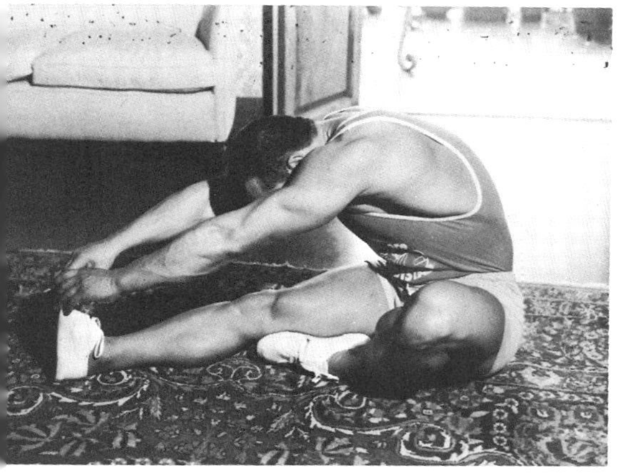

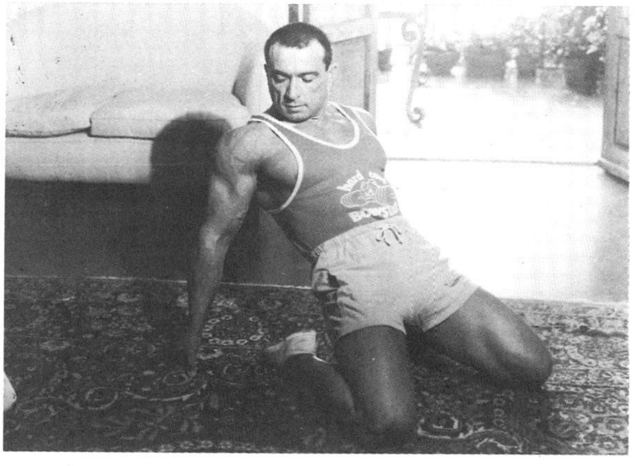

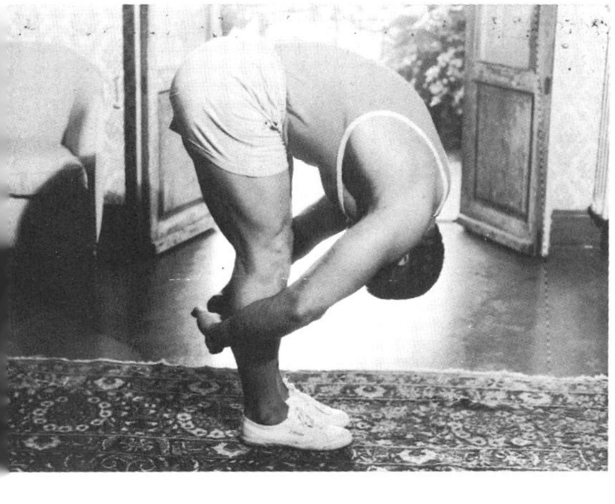

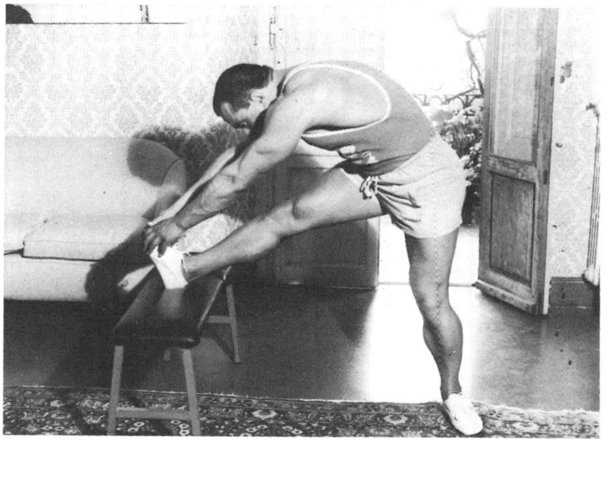

DOS

DÉCOLLEMENT DU SOL 8-6-4-2

Exercice très important pour la masse et la puissance du dos tout entier. Accroupi, la tête haute, le dos droit, les bras bien allongés, commencez à soulever le poids en poussant les jambes en arrière pour contrebalancer la charge qui tend à vous faire basculer en avant. Redressez complètement le dos dans la phase finale. Pour une meilleure prise, empoignez la barre avec une main tournée vers le corps et l'autre dans le sens contraire.

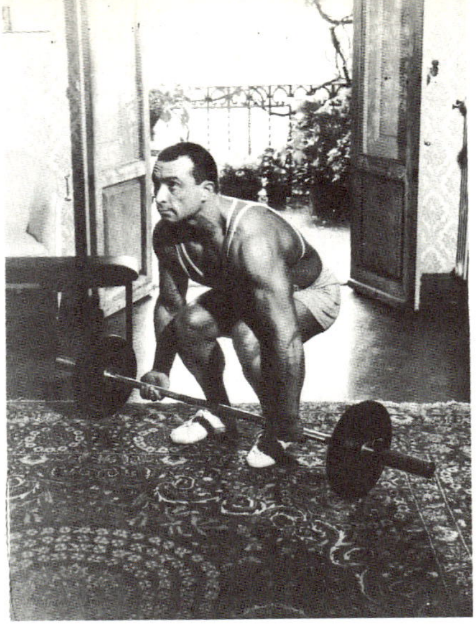

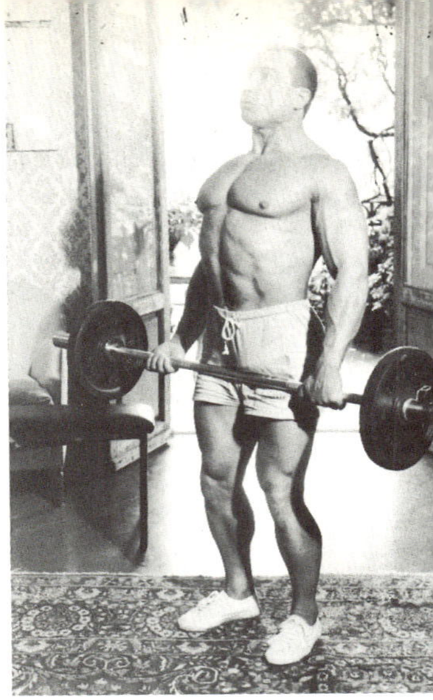

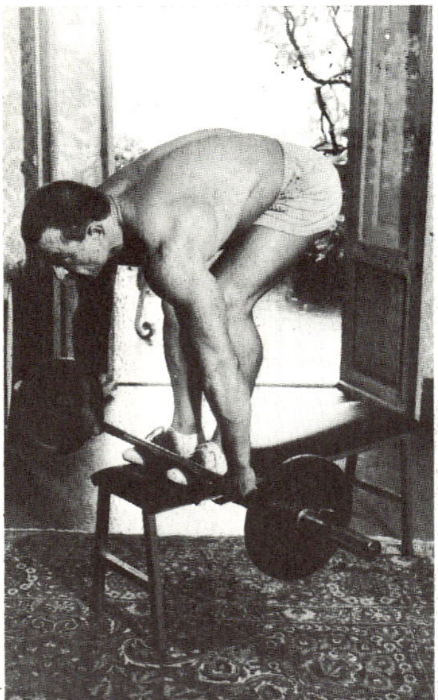

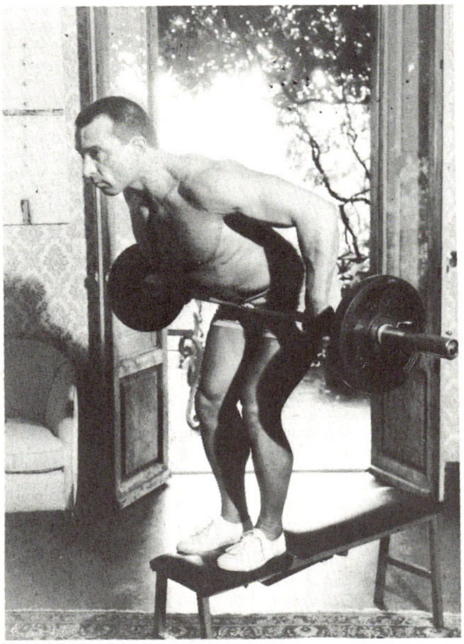

RAMEUR AVEC BALANCIER 10-8-6-4

BARRE EN ARRIÈRE 4 × 8

Cette fois, soulevez-vous en laissant la barre derrière la nuque. Le dos est cambré au maximum, les coudes sont le plus en arrière possible.

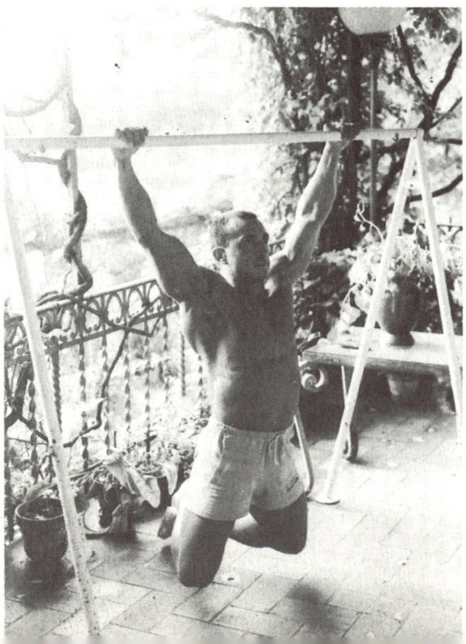

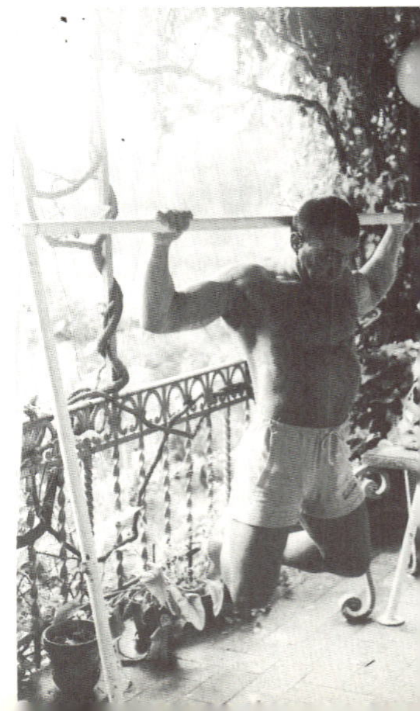

HAUSSEMENTS DES ÉPAULES AVEC BALANCIER 10-8-6-4
Identique au mouvement avec les haltères. Haussez les épaules le plus possible et exécutez une rotation partielle en arrière. Utilisez une prise inversée comme pour le décollement du sol.

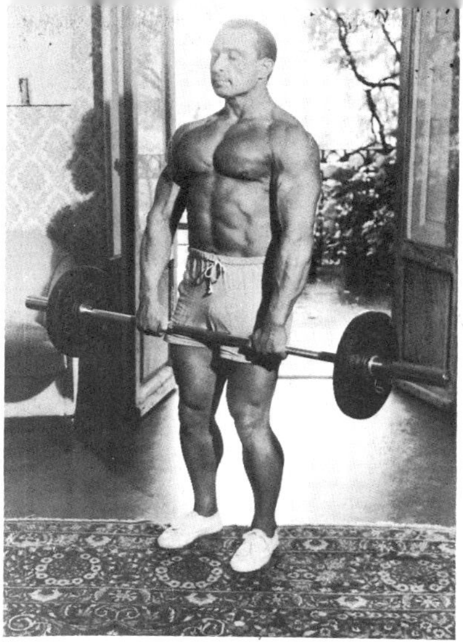

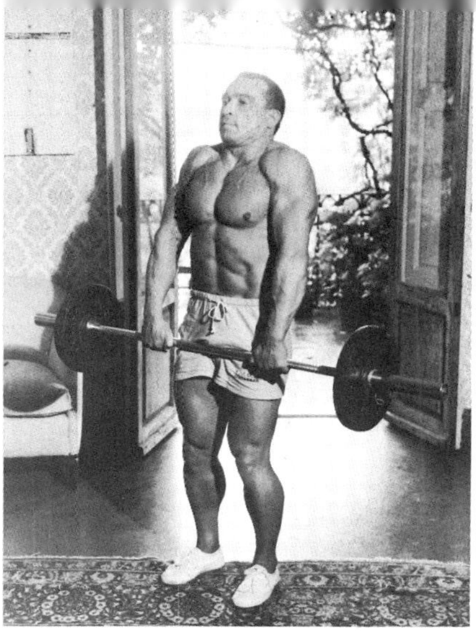

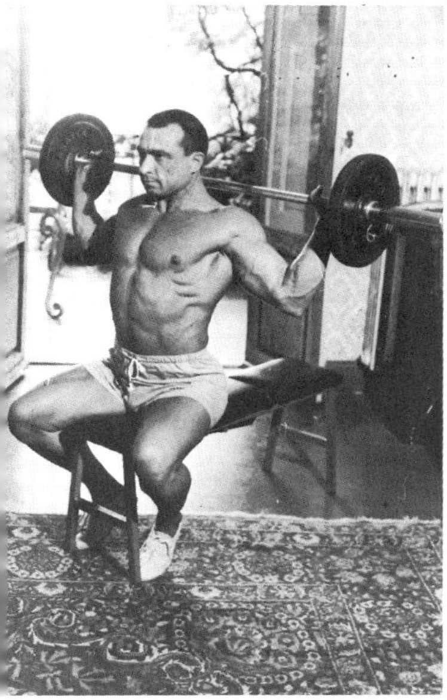

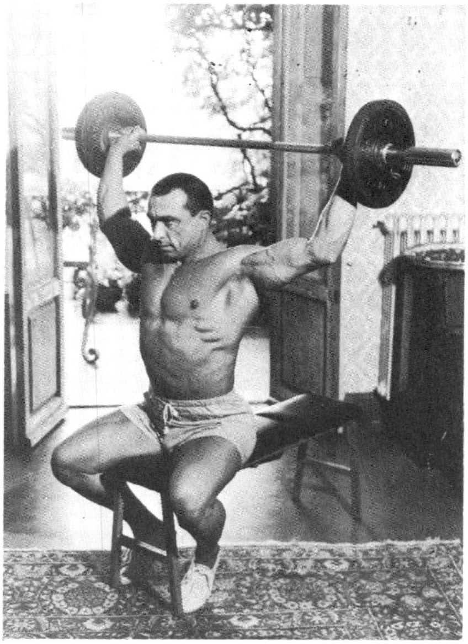

ÉPAULES

DÉTENTE LENTE EN ARRIÈRE 10-8-6-4

CRUCIFIX 3 × 8

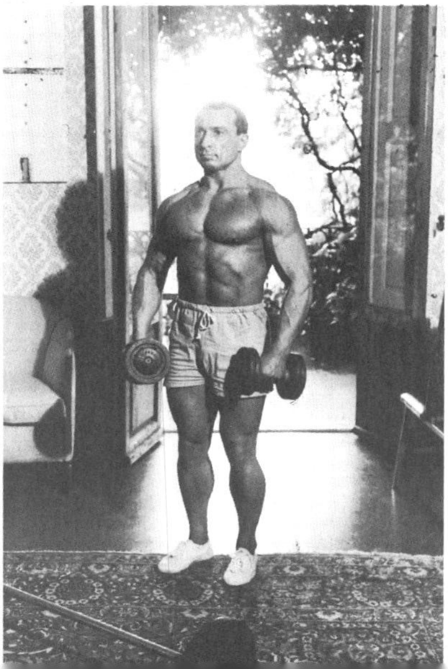

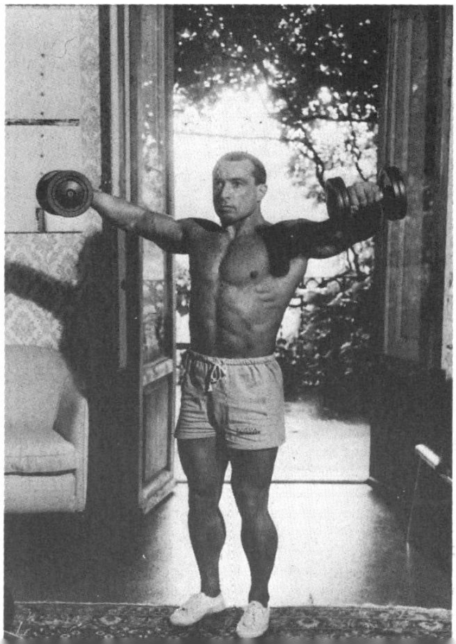

CRUCIFIX SUR BANC INCLINÉ 3 × 10

Assis de côté sur le banc, appuyé contre le dossier, soulevez le bras latéralement jusqu'à la hauteur du visage. Cet exercice agit sur la partie basse du deltoïde et au point d'attache de l'humérus. Exécutez dix répétitions puis passez à l'autre bras.

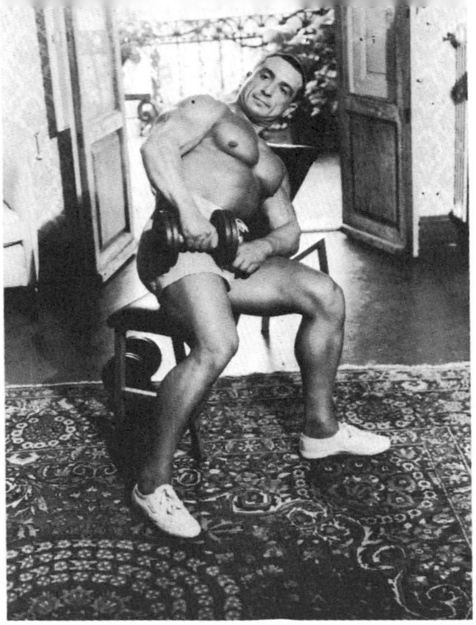

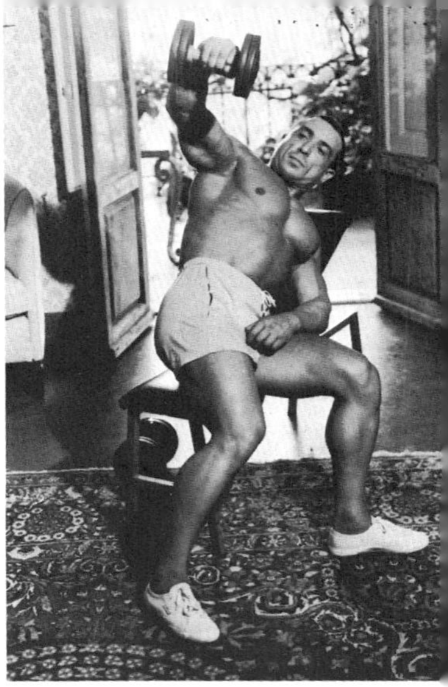

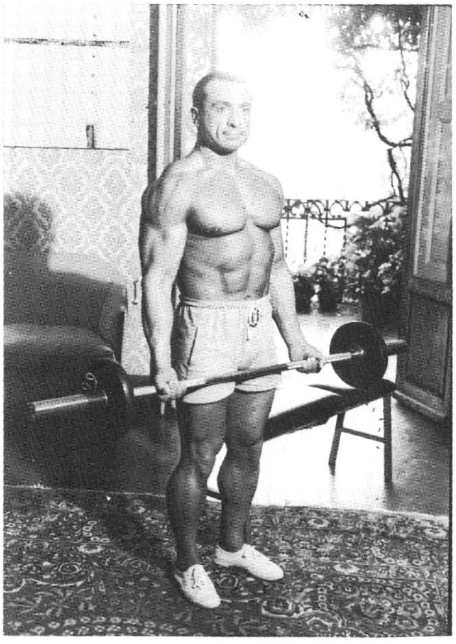

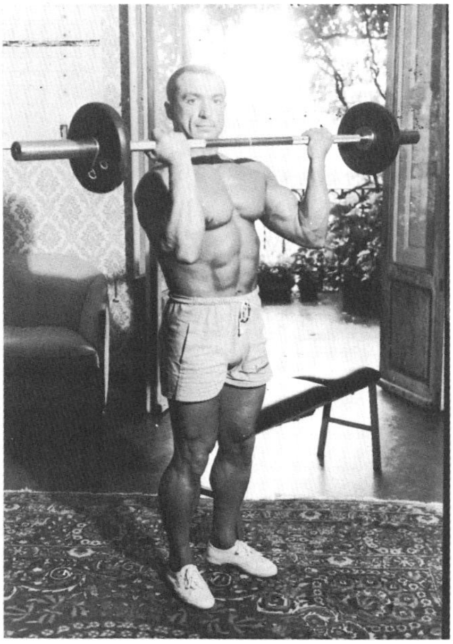

BICEPS AVANT-BRAS

CURLING 10-8-6-4

CURL SCOTT 4 × 8

En appuyant votre bras sur le dossier incliné, fléchissez le biceps, contractez-le et baissez-le lentement. Répétez l'exercice de l'autre côté. Travaillez jusqu'à la flexion complète du poignet.

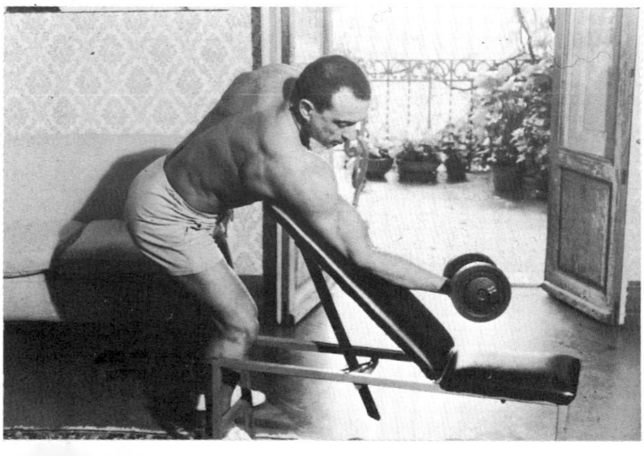

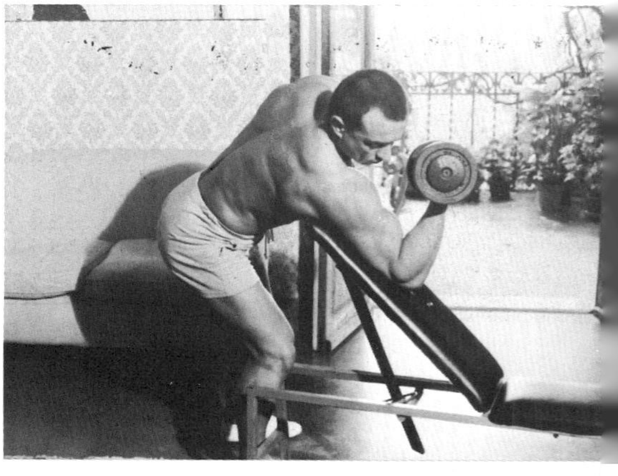

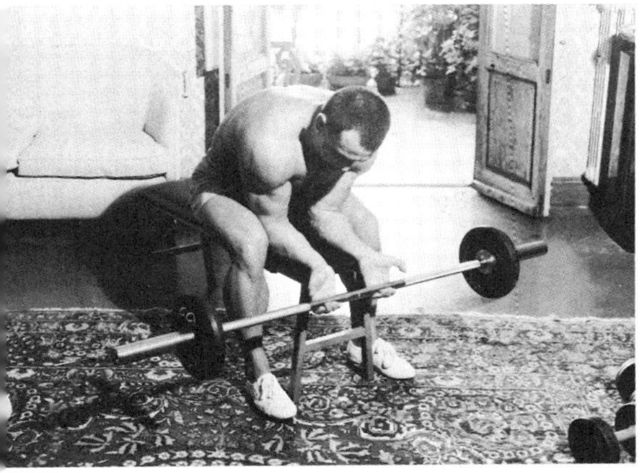 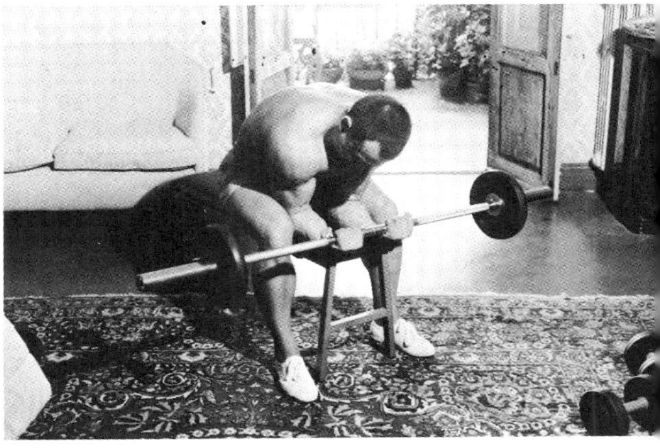

WRIST CURL 5 × 12
Assis, serrez les coudes entre les genoux. Faites descendre le balancier jusqu'à la pointe des doigts puis remontez jusqu'à la flexion complète du poignet.

ABDOMEN

CRUNCH SUR BANC 5 × 15
En plaçant les mains sous les fesses, approchez les genoux de la poitrine, en soulevant les épaules. Maintenez la contraction 5 à 6 secondes et répétez.

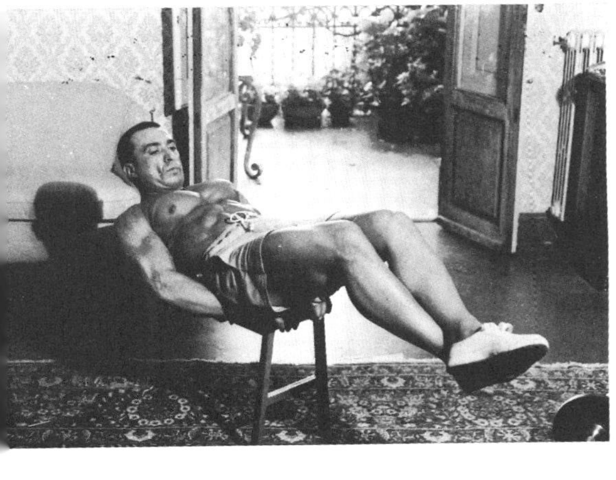 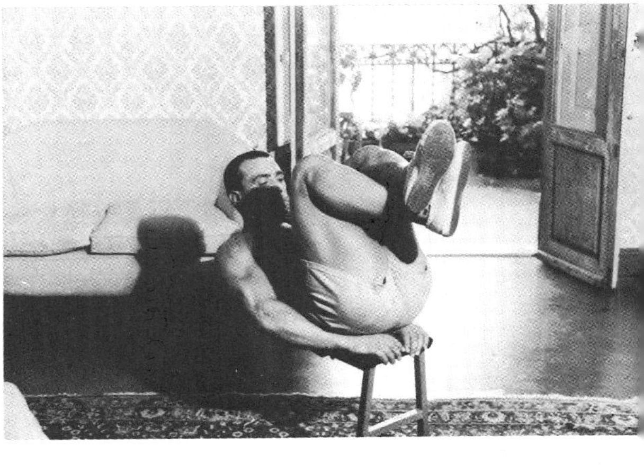

Refroidissement: stretching. Le refroidissement progressif est fondamental pour une récupération rapide.
Exécutez les mouvements très lentement, et maintenez la position présentée sur la photo pendant 20 à 30 secondes, en répétant jusqu'à une relaxation complète. Lorsque cela est nécessaire, exécutez l'exercice à droite et à gauche.

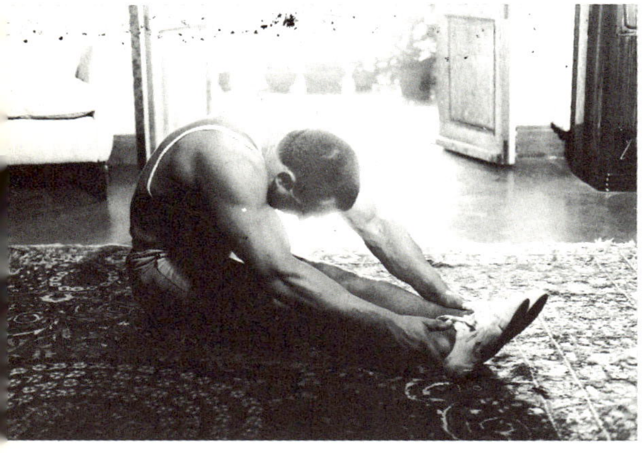

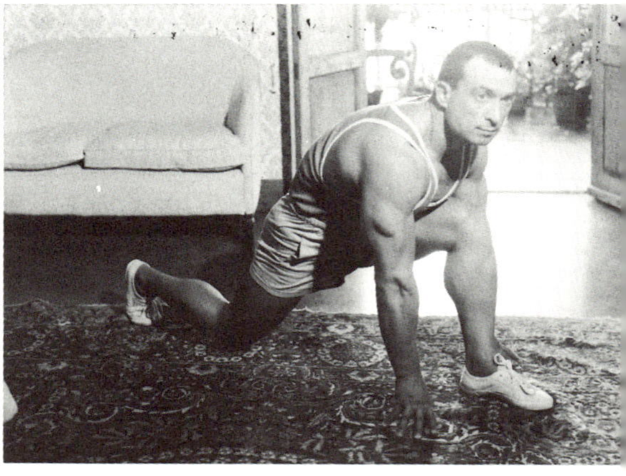

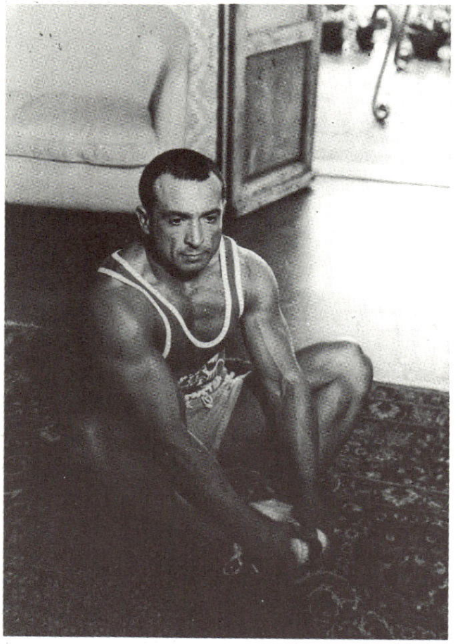

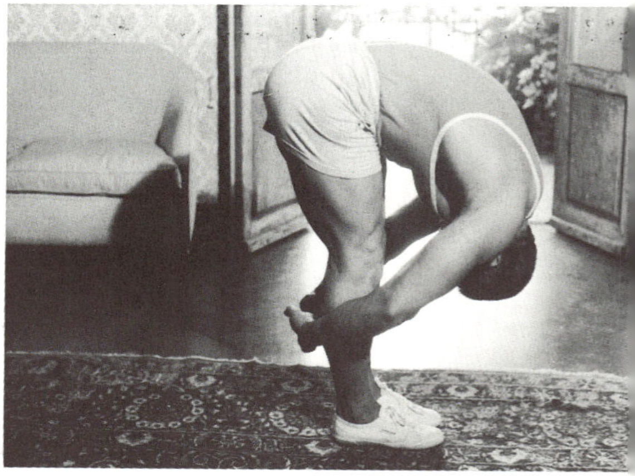

SIXIÈME SEMAINE

Une semaine de récupération avant de démarrer au maximum d'intensité. Le nombre de séries est légèrement réduit.

VIe SEMAINE

DEUXIÈME PHASE
DÉVELOPPEMENT MUSCULAIRE GÉNÉRAL

Échauffement: stretching

LUNDI

groupe musculaire	exercices	n. séries	n. rép.
POITRINE	Banc horizontal		10-8-6
	Croix horizontales	3	12
	Pull-over avec haltère	3	15
TRICEPS	French press sur banc horizontal		10-8-6
	Parallèles étroites	3	10
JAMBES	Squat respiratoire	3	20
	Extensions avec chaussures de fer	3	15
	Fémoraux avec chaussures de fer	4	15
MOLLETS	Mollets avec balancier debout		10-8-6
ABDOMEN	Jacknifes	3	15

MARDI

groupe musculaire	exercices	n. séries	n. rép.
DOS	Rameur inversé	3	12
	Barre avant	3	10
	Décollement du sol	3	15
	Haussement des épaules avec haltères	3	10
ÉPAULES	Crucifix à 90°	3	12
	Crucifix sur banc incliné	3	12
	Détente lente scott	3	10
BICEPS AVANT-BRAS	Concentration curl avec balancier	3	12
	Curling sur banc incliné	3	10
	Curling inversé	3	15
ABDOMEN	Élévation des jambes sur banc	3	15

JEUDI

groupe musculaire	exercices	n. séries	n. rép.
JAMBES	Squat parallèle		12-10-8
	Hack squat	3	15
	Fémoraux avec chaussures de fer	4	15
MOLLETS	Mollets avec haltère	3	15
POITRINE	Banc haut avec balancier	3	10
	Croix hautes	3	12
	Pull-over avec balancier	3	15
TRICEPS	French press inversé	3	12
	French press assis	3	10
ABDOMEN	Crunch	3	15

VENDREDI

groupe musculaire	exercices	n. séries	n. rép.
DOS	Décollement du sol		12-10-8
	Rameur au sternum		10-8-6
	Barre inversée	3	10
ÉPAULES	Soulèvements aux épaules		10-8-6
	Détente lente en avant		10-8-6
	Crucifix	3	12
	Crucifix à 90°	3	12
BICEPS AVANT-BRAS	Curling		10-8-6
	Contraction curl	3	10
	Wrist curl	3	15
ABDOMEN	Twist		15 min.

Refroidissement: stretching

INTENSITÉ
Modérée

RÉCUPÉRATION
entre séries
2 min. sur l'exercice de base
1 min. sur les exerc. complém.
entre groupes musculaires 5-10 min.

NOUVEAUX STIMULUS ET TECHNIQUES POUR ACCÉLÉRER LA SURCOMPENSATION
Alterner continuellement l'ordre et le type des exercices

TECHNIQUES POUR ÉLEVER LE MÉTABOLISME BASAL
Squat respiratoire

ACTIVITÉ AÉROBIQUE
/

MENSURATIONS
cou cm ______
épaules cm ______
thorax cm ______
bras cm ______
taille cm ______
cuisse cm ______
mollets cm ______

POIDS
kg ______

LUNDI

Échauffement: stretching. Prenez lentement la position présentée sur la photo et gardez-la 20 à 30 secondes. Répétez 5 à 6 fois, sans rebondir ni fléchir, en veillant à exécuter chaque exercice, quand cela est nécessaire, à droite et à gauche.

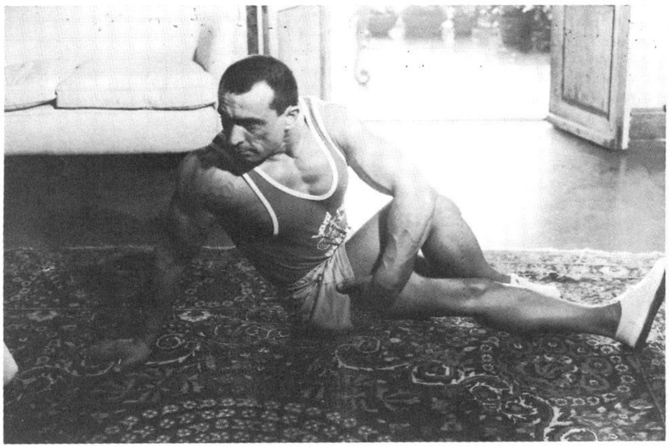

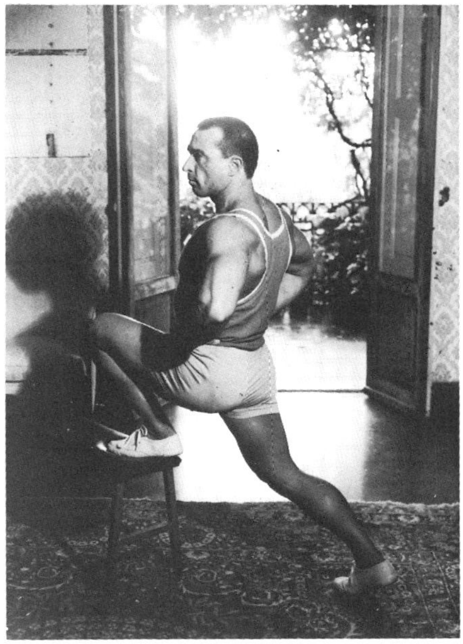

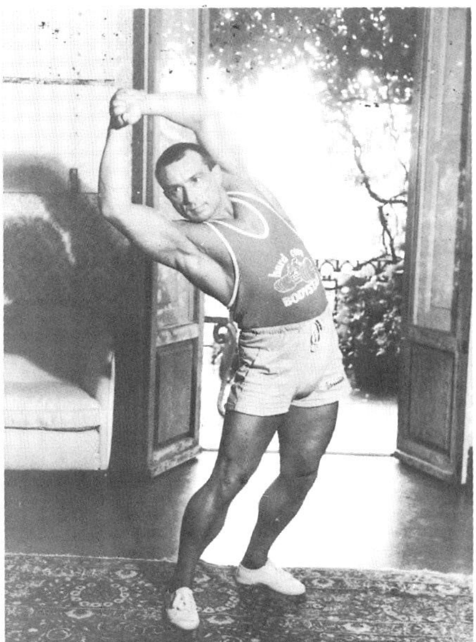

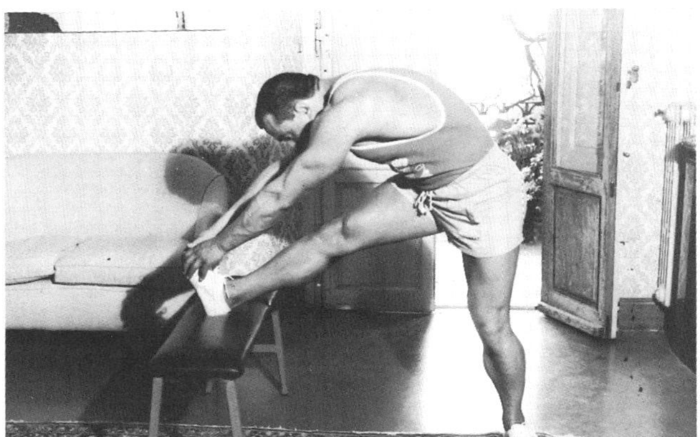

POITRINE

BANC HORIZONTAL 10-8-6

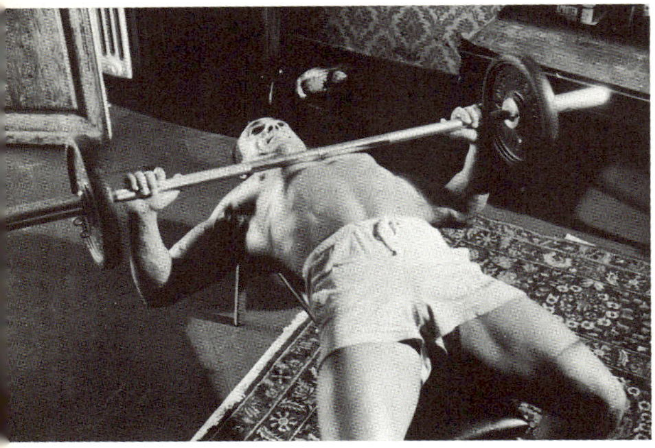

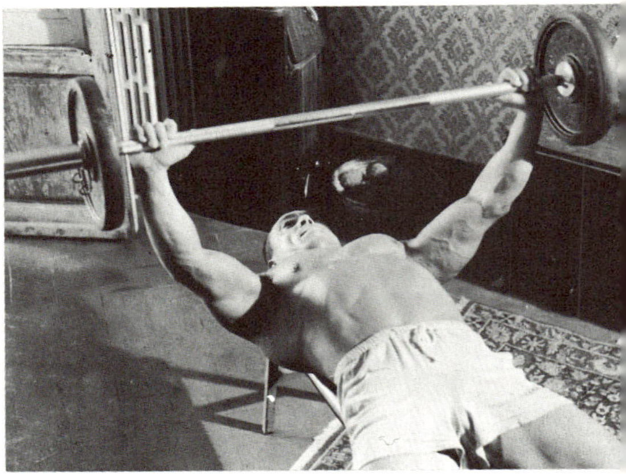

CROIX HORIZONTALES 3 × 12
C'est un mouvement semi-circulaire que nous avons déjà vu, mais qui est ici exécuté en position horizontale. Descendez le plus bas possible en étirant au maximum le muscle pectoral. Faites une pause. Remontez comme si vous serriez le tronc d'un arbre.

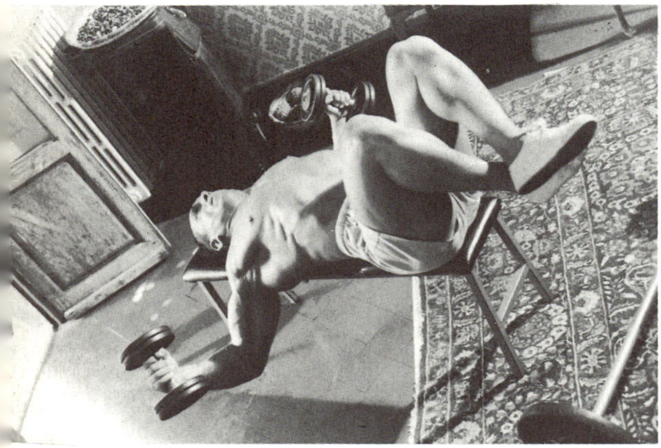

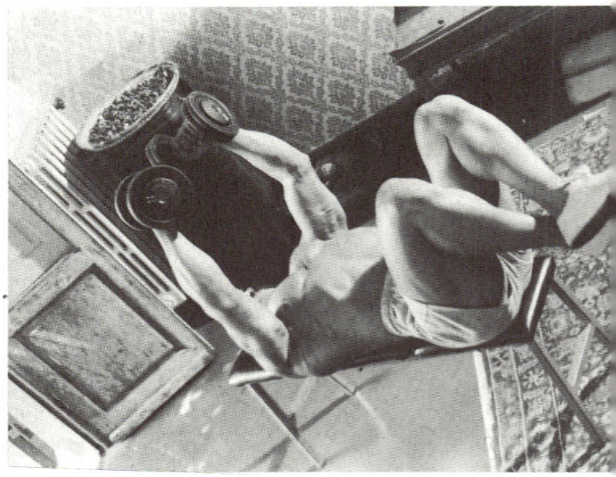

PULL-OVER AVEC HALTÈRE 3 × 15

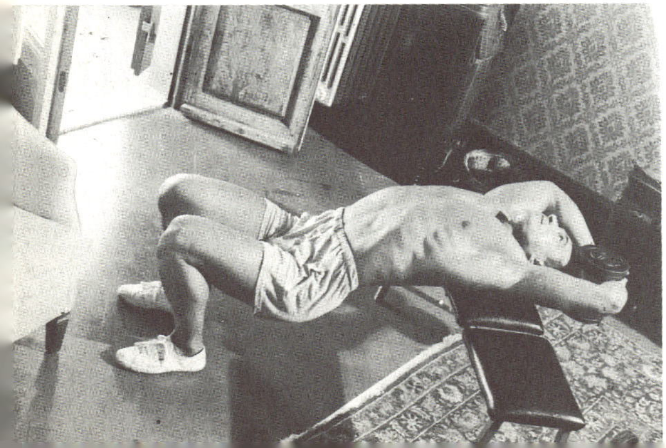

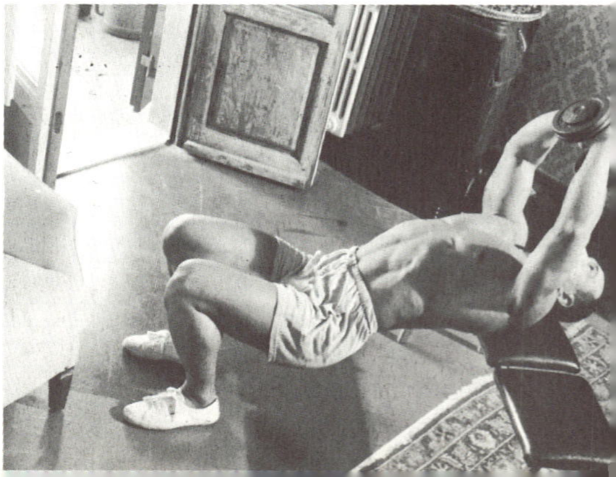

TRICEPS

FRENCH PRESS SUR BANC HORIZONTAL 10-8-6

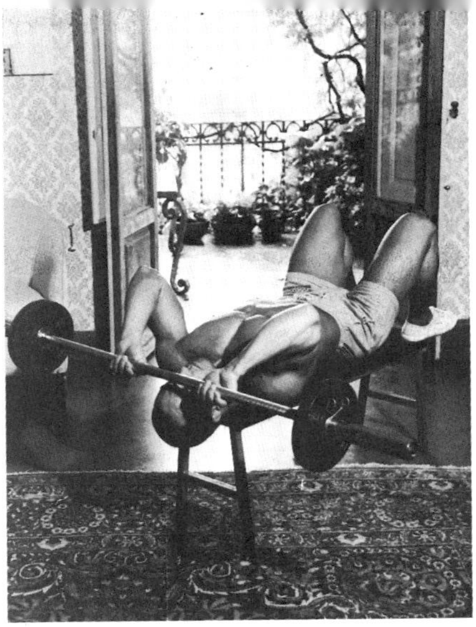

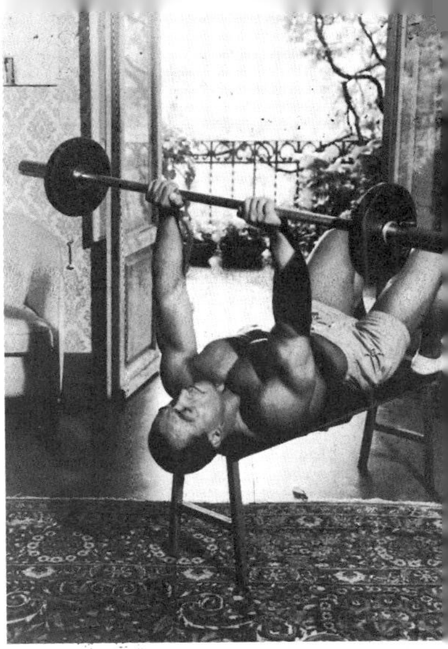

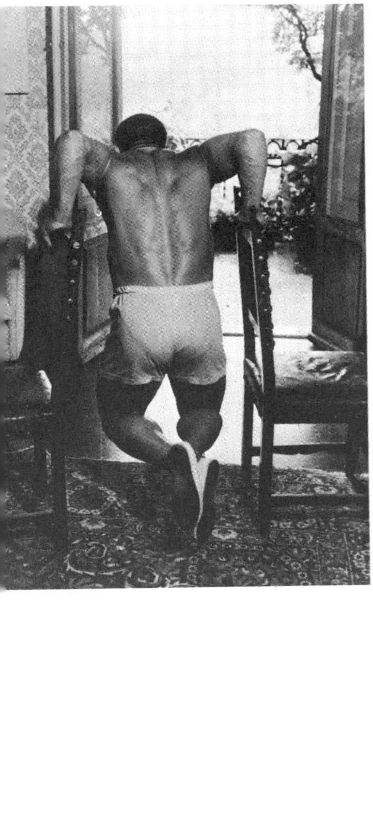

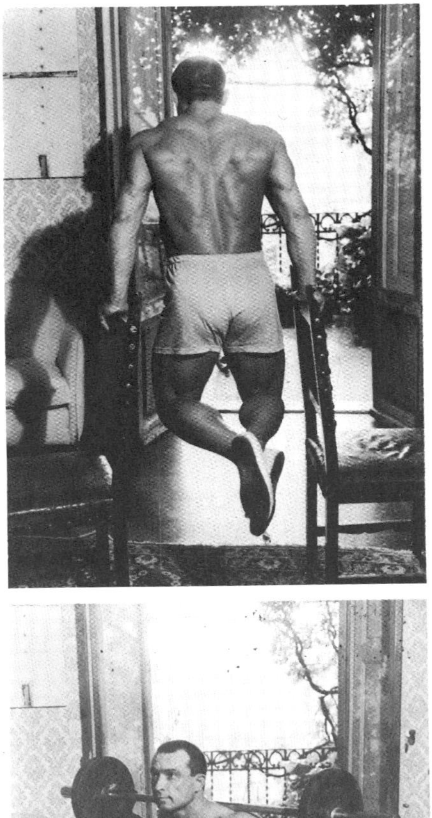

PARALLÈLES ÉTROITES 3 × 10
Identique à l'exercice pour le pectoral. Mais cette fois-ci, les coudes sont serrés contre le corps, et non pas écartés; il ne sert à rien de descendre excessivement. Ce qui compte, en revanche, c'est de bien tendre les bras.

JAMBES

SQUAT RESPIRATOIRE 3 × 20

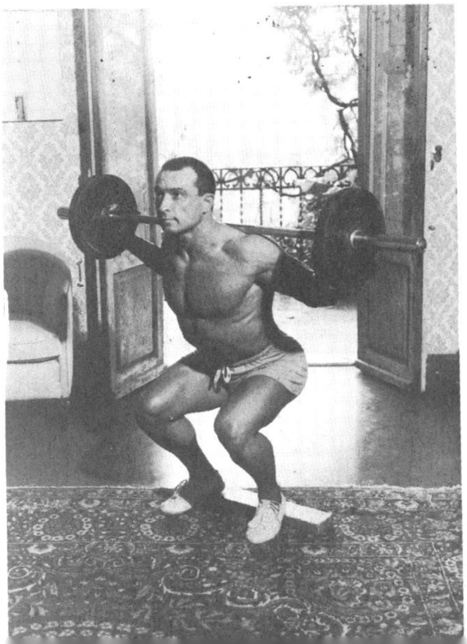

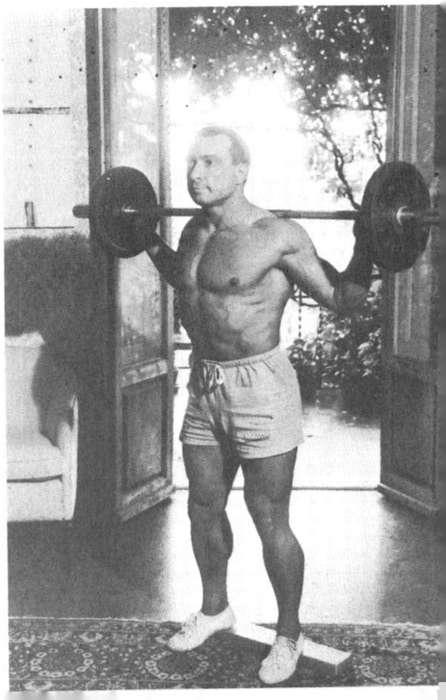

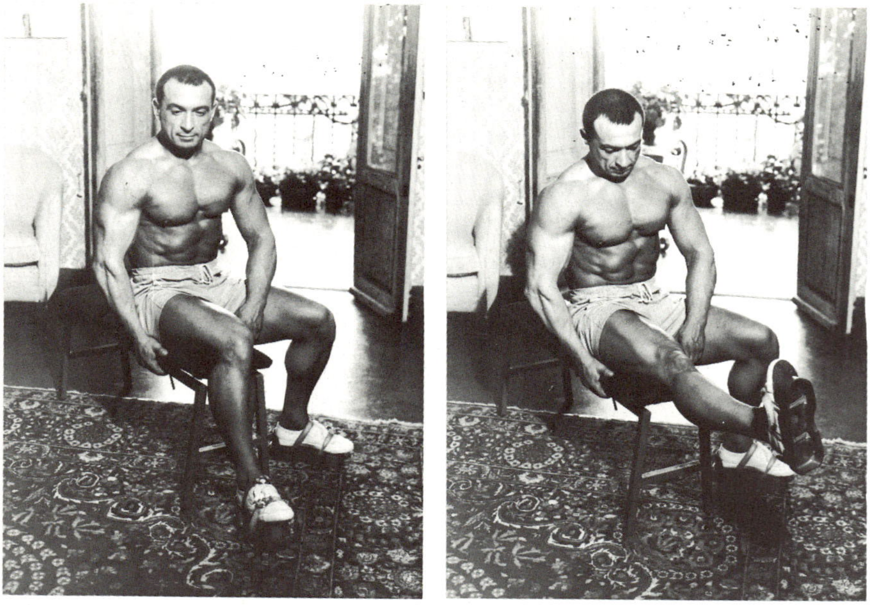

EXTENSIONS AVEC CHAUSSURES DE FER 3 × 15

FÉMORAUX AVEC CHAUSSURES DE FER 4 × 15

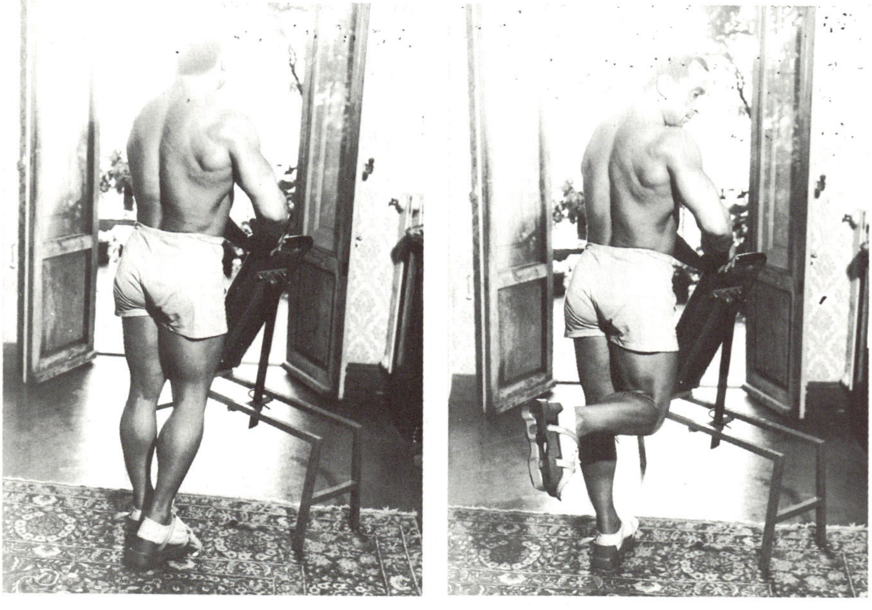

MOLLETS

MOLLETS AVEC
ALANCIER DEBOUT
10-8-6

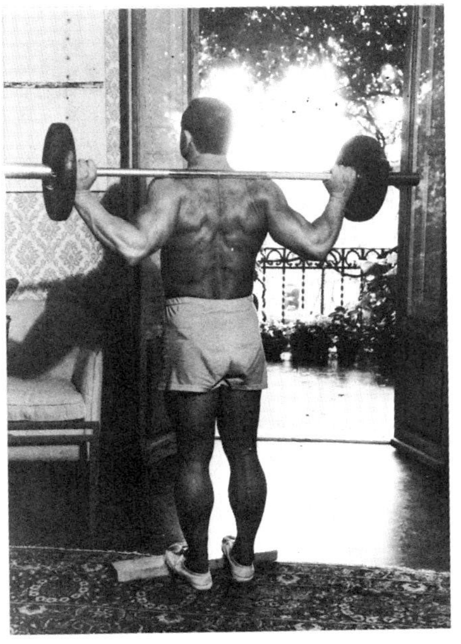

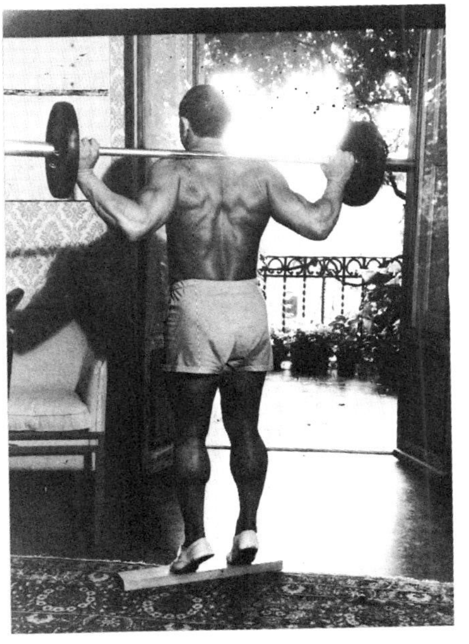

ABDOMEN

JACKNIFES 3 × 15

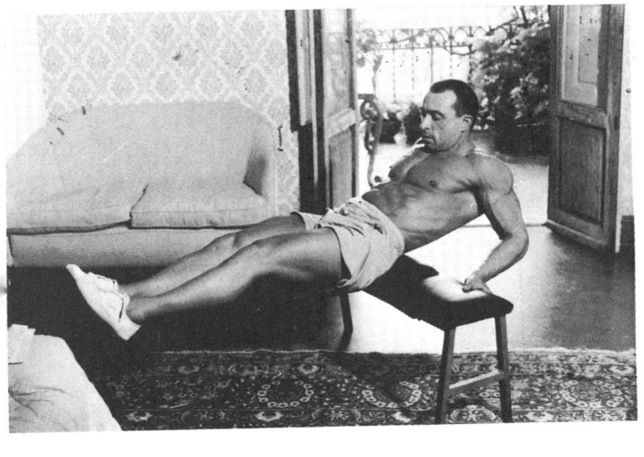

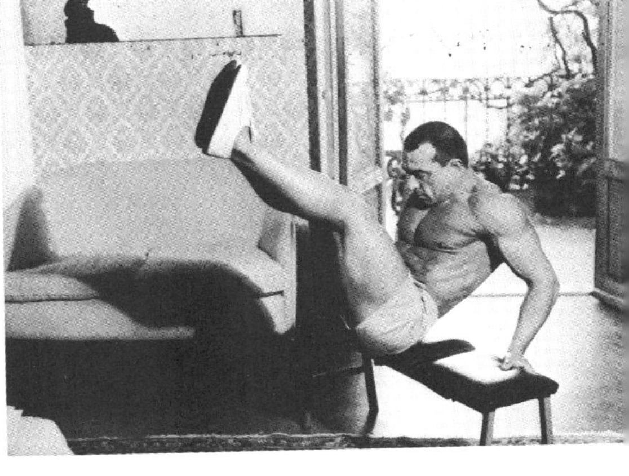

Refroidissement: stretching. Le refroidissement progressif est fondamental pour une récupération rapide.
Exécutez les mouvements très lentement, et maintenez la position présentée sur la photo pendant 20 à 30 secondes, en répétant jusqu'à une relaxation complète. Lorsque cela est nécessaire, exécutez l'exercice à droite et à gauche.

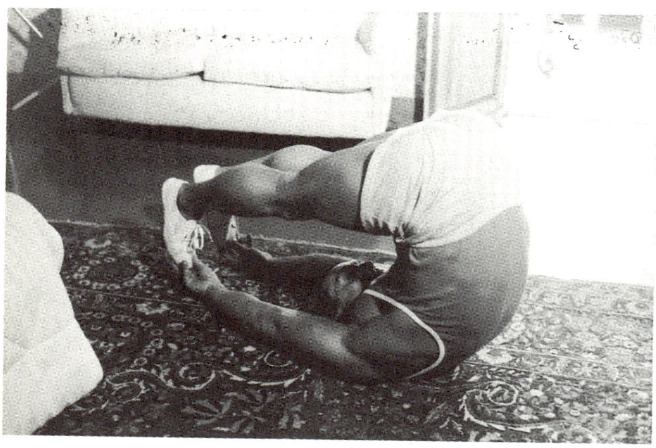

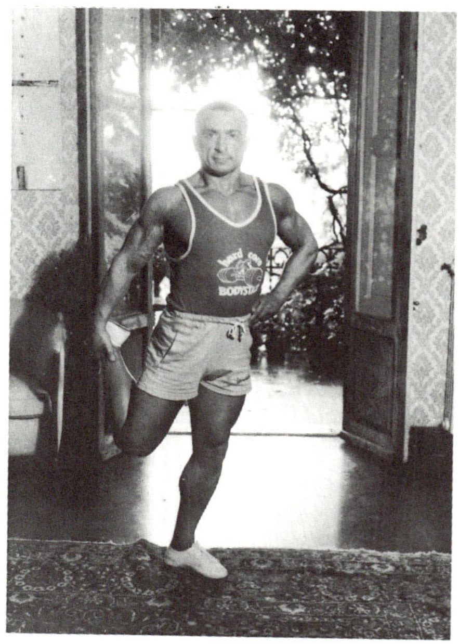

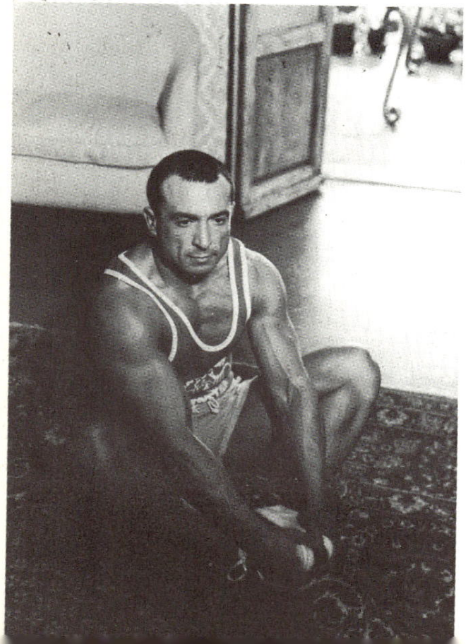

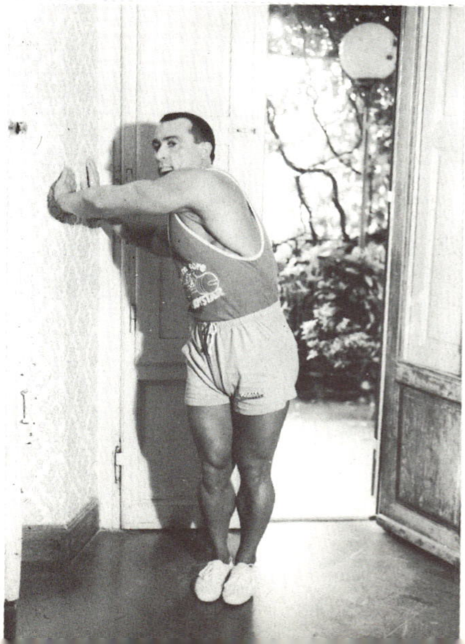

MARDI

Échauffement: stretching. Prenez lentement la position présentée sur la photo et gardez-la 20 à 30 secondes. Répétez 5 à 6 fois, sans rebondir ni fléchir, en veillant à exécuter chaque exercice, quand cela est nécessaire, à droite et à gauche.

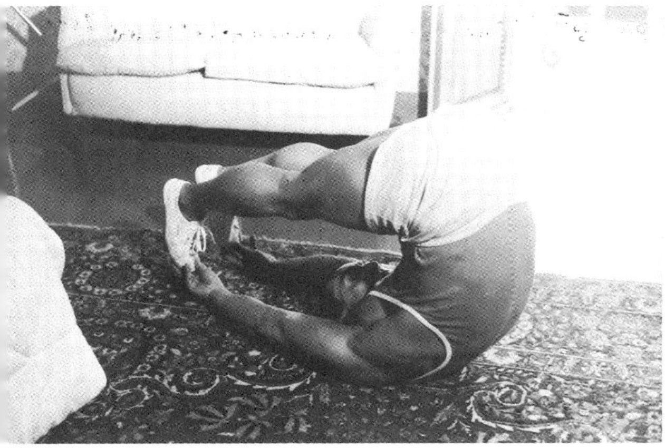

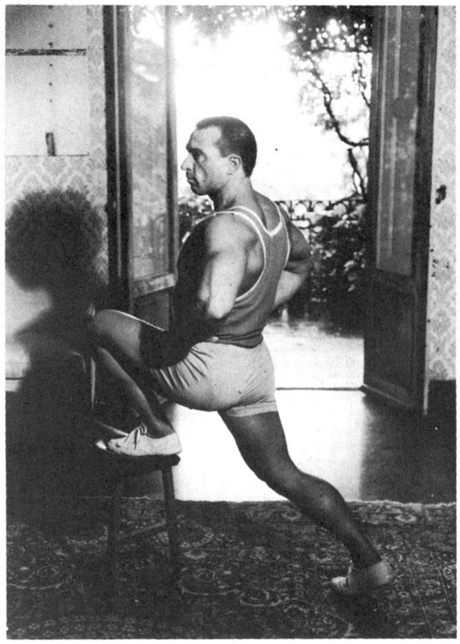

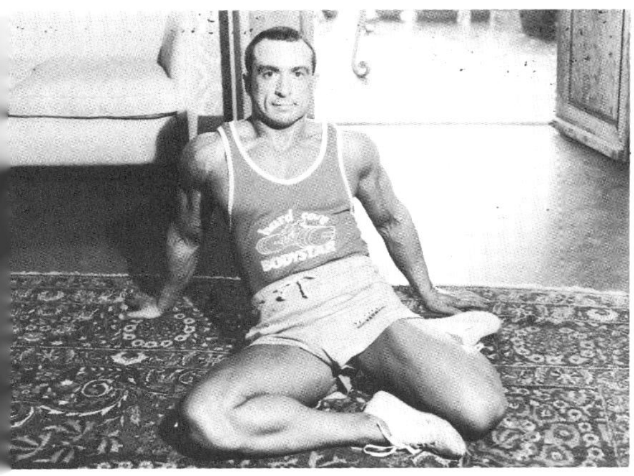

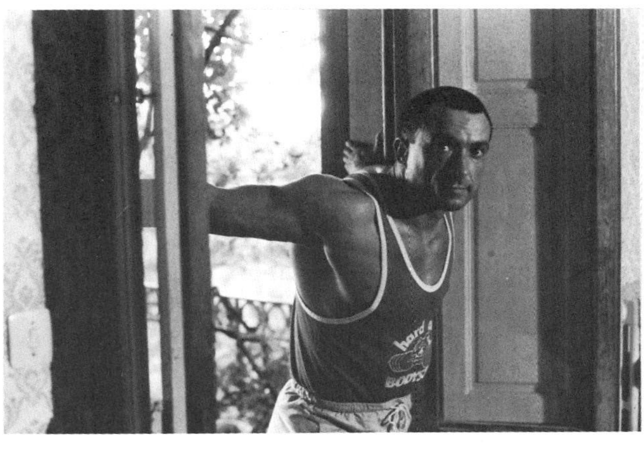

DOS

RAMEUR INVERSÉ
3 × 12

Par rapport à l'exercice que nous avons déjà vu, la seule chose qui change est la prise. Seule la partie basse du muscle dorsal travaille.

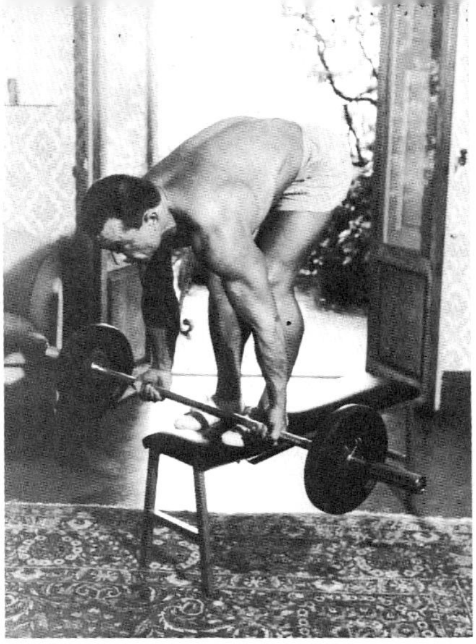

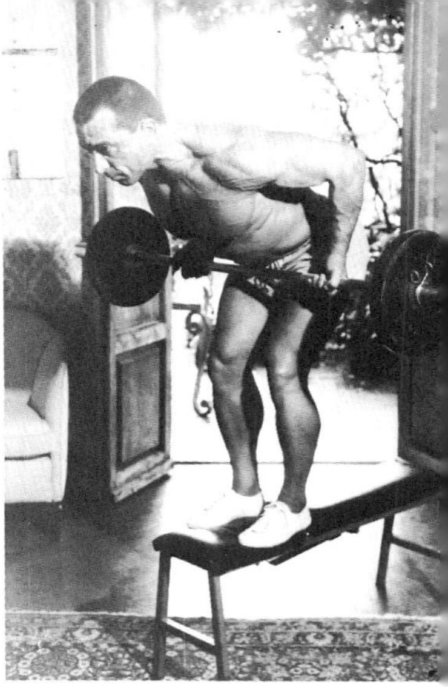

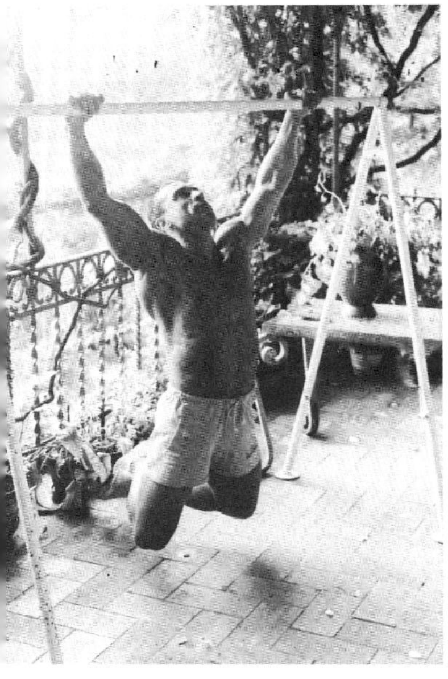

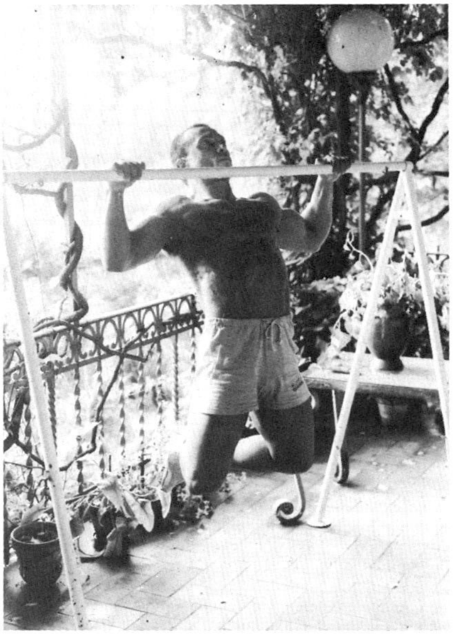

BARRE EN AVANT
3 × 10

DÉCOLLEMENT DU SOL
3 × 15

Le décollement permet de descendre plus bas que le niveau des pieds. Gardez les genoux légèrement pliés, mais faites faire aux lombaires la plus grande partie du travail. Une fois en position droite, contractez les reins en vous courbant en arrière.

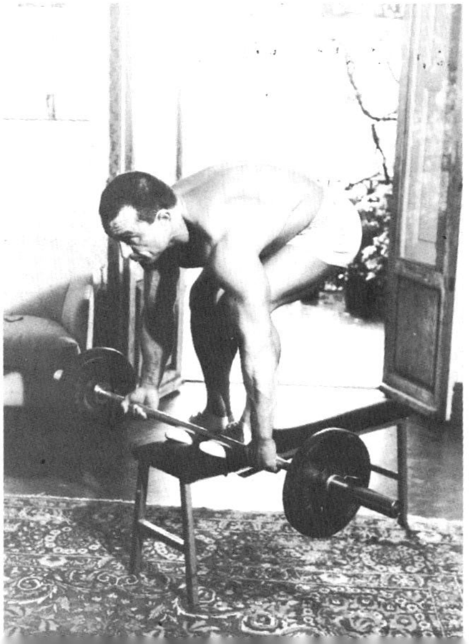

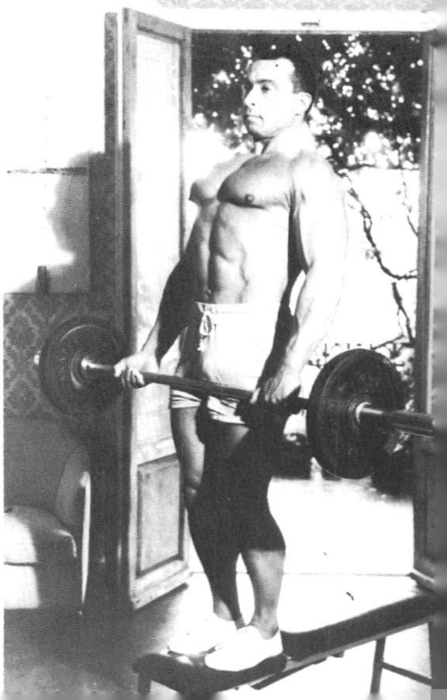

HAUSSEMENT DES ÉPAULES AVEC LES HALTÈRES 3 × 10

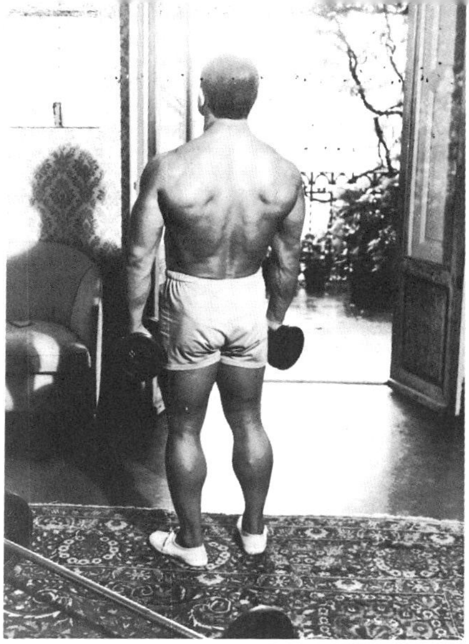

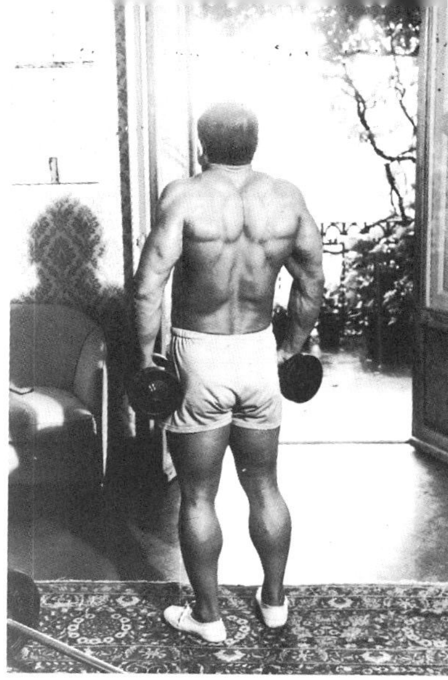

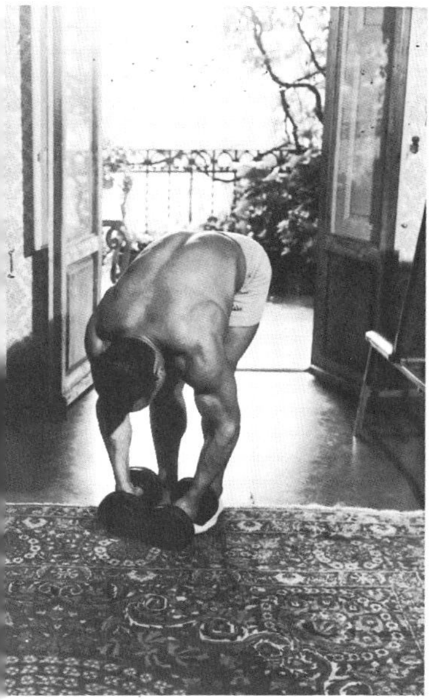

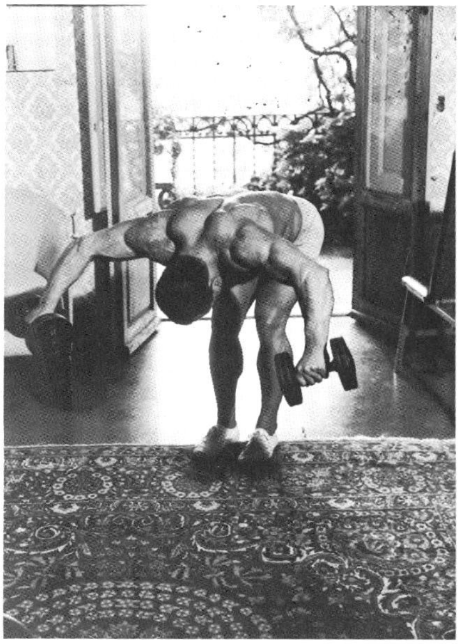

ÉPAULES

**CRUCIFIX À 90°
3 × 12**

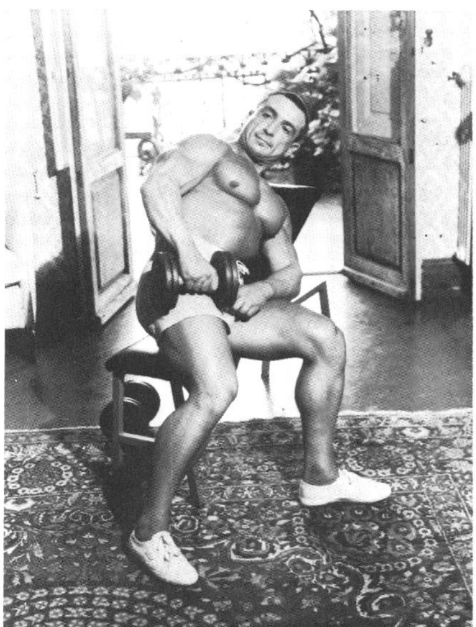

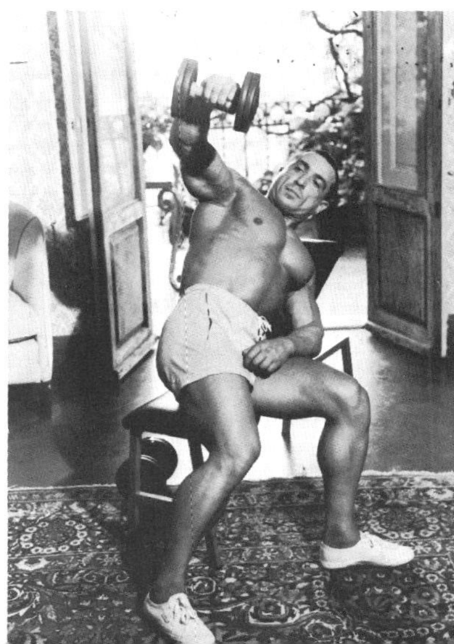

CRUCIFIX SUR BANC INCLINÉ 3 × 12

DÉTENTE LENTE SCOTT 3 × 10
Un excellent exercice qui fait travailler les trois extrémités du deltoïde. La position de départ est la même que celle de la position finale du curling. Bras fléchis, poignets tournés vers les épaules. Commencez à soulever les haltères au-dessus de la tête, en gardant les coudes bien écartés. Refaites le mouvement en sens inverse.

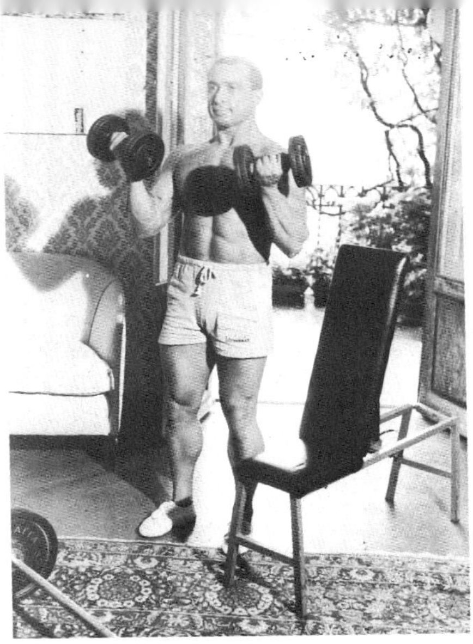

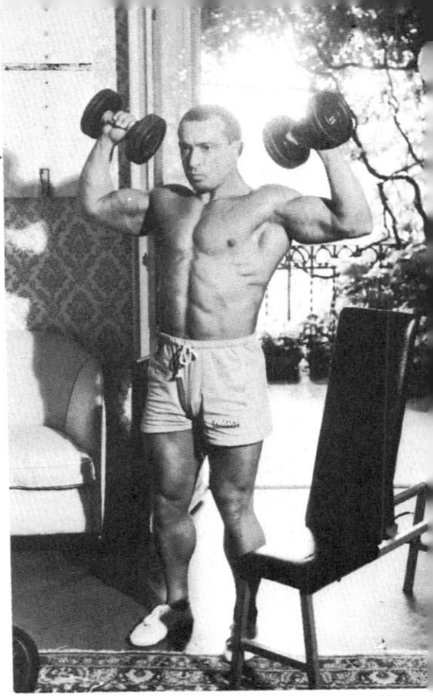

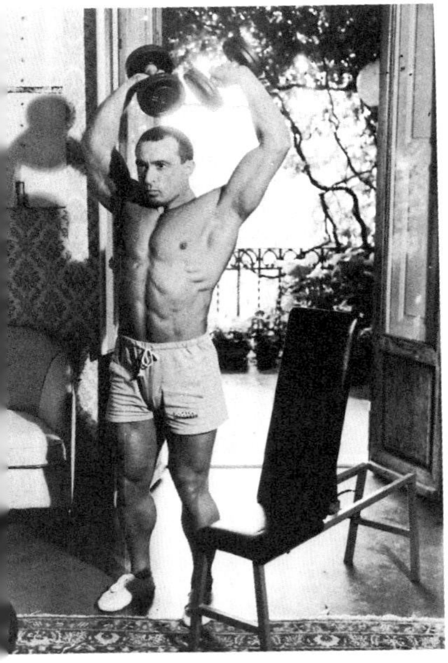

BICEPS-AVANT-BRAS

CONCENTRATION CURL AVEC BALANCIER 3 × 12
Isolement de l'extrémité longue du biceps et emphase sur l'extrémité du muscle. Plié en avant, bras perpendiculaires au sol, fléchissez les biceps sans bouger les coudes. Restez un instant en contraction, puis détendez à nouveau les bras.

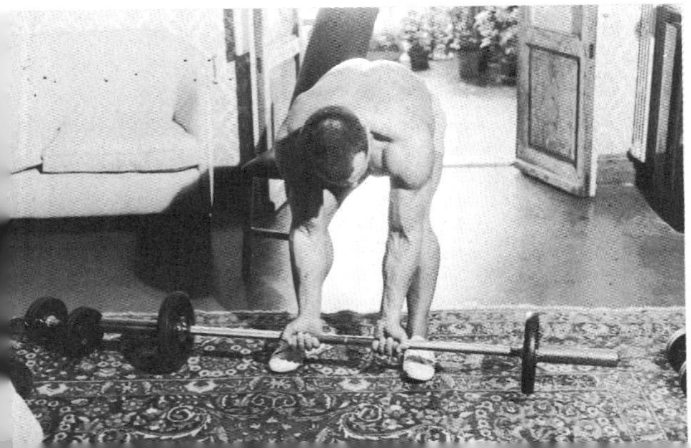

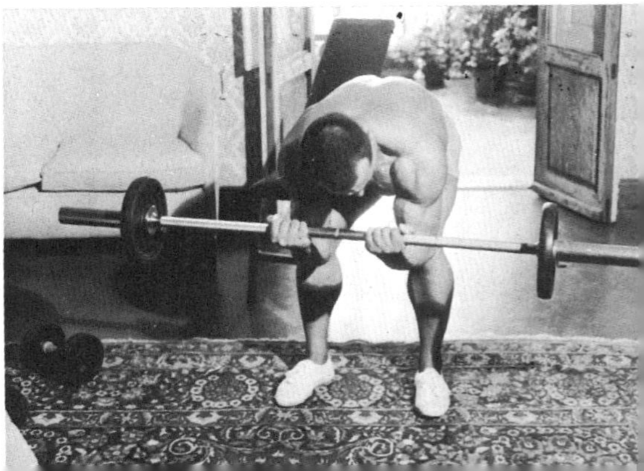

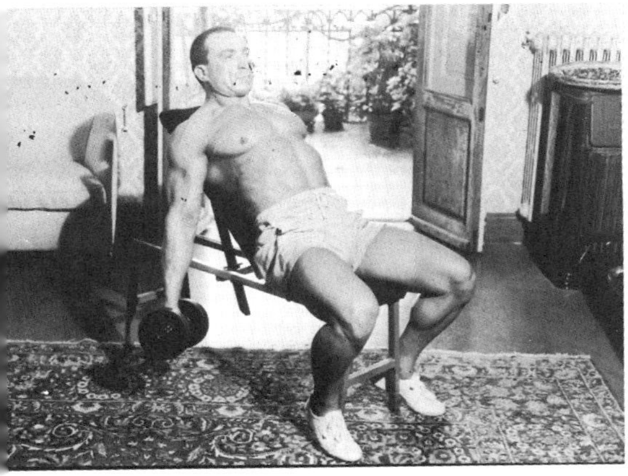 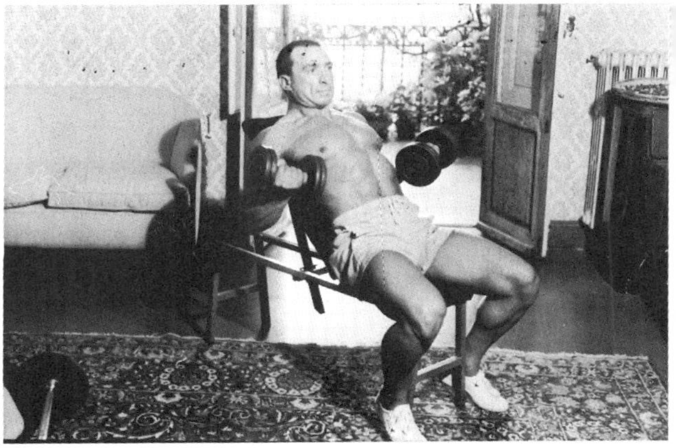

CURLING SUR BANC INCLINÉ 3 × 10

CURLING INVERSÉ 3 × 5

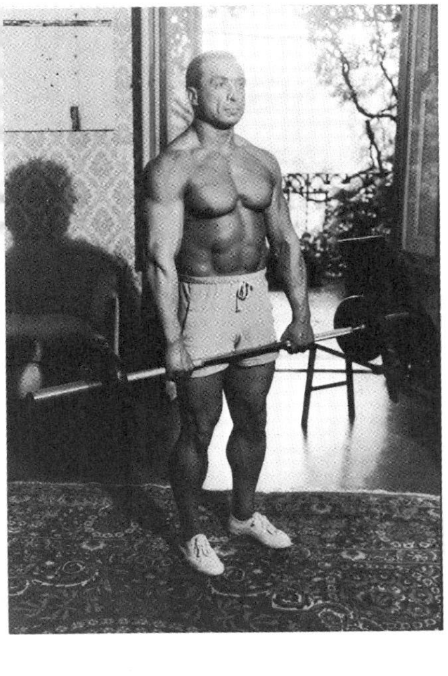 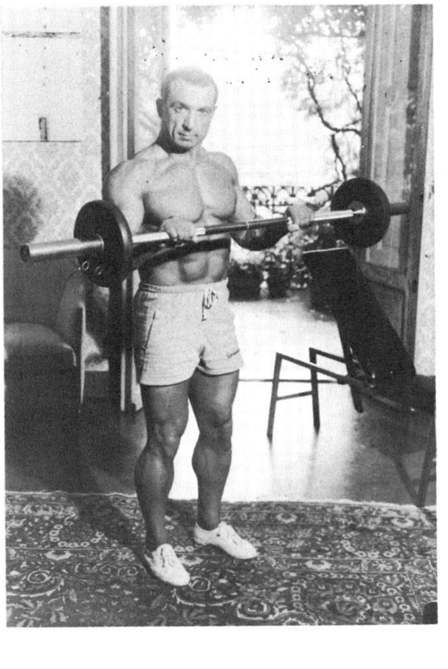

ABDOMEN

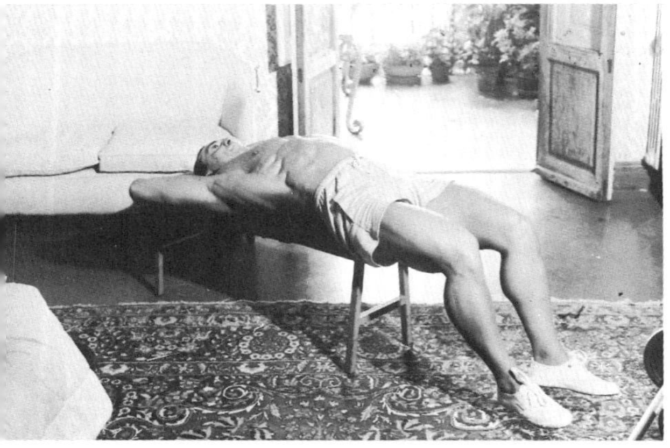

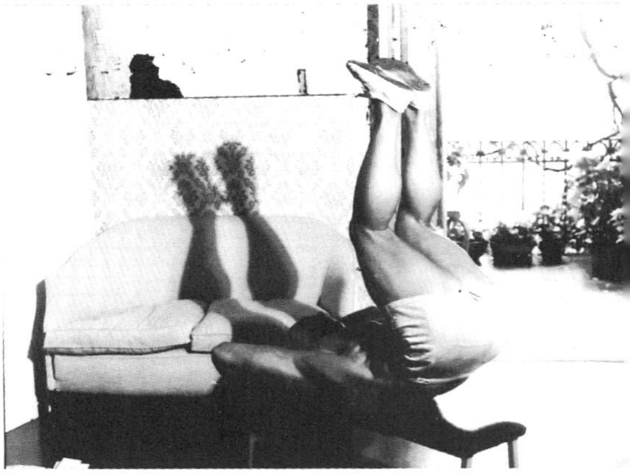

ÉLÉVATION DES JAMBES SUR UN BA
3 × 15

Refroidissement: stretching. Le refroidissement progressif est fondamental pour une récupération rapide.
Exécutez les mouvements très lentement, et maintenez la position présentée sur la photc pendant 20 à 30 secondes, en répétant jusqu'à une relaxation complète. Lorsque cela est nécessaire, exécutez l'exercice à droite et à gauche.

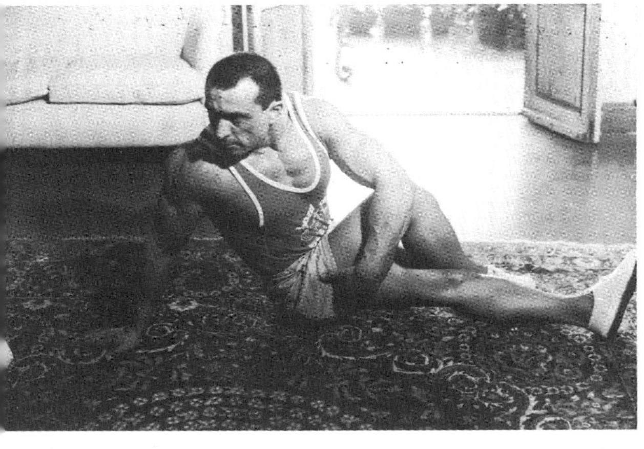

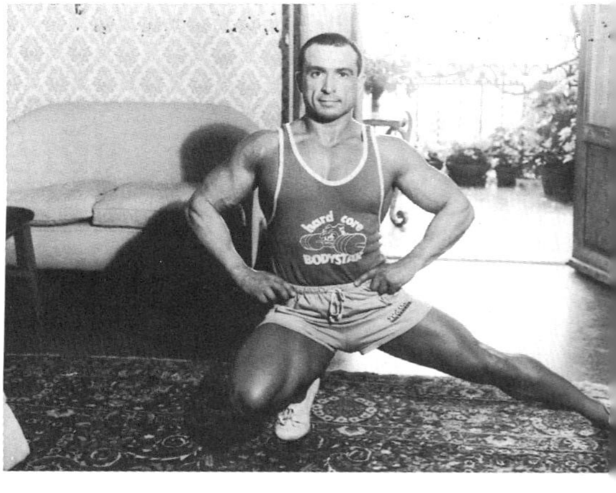

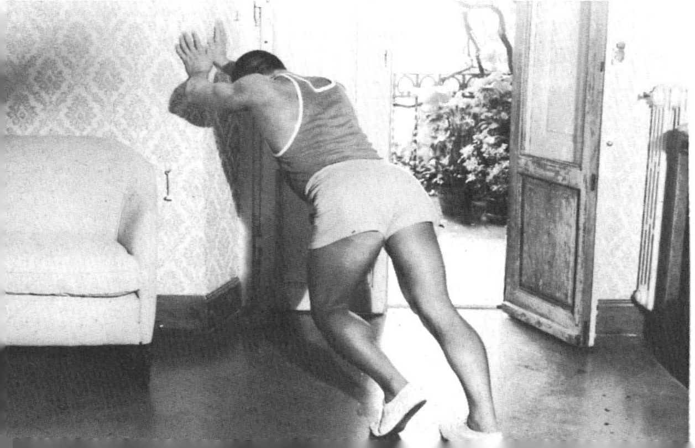

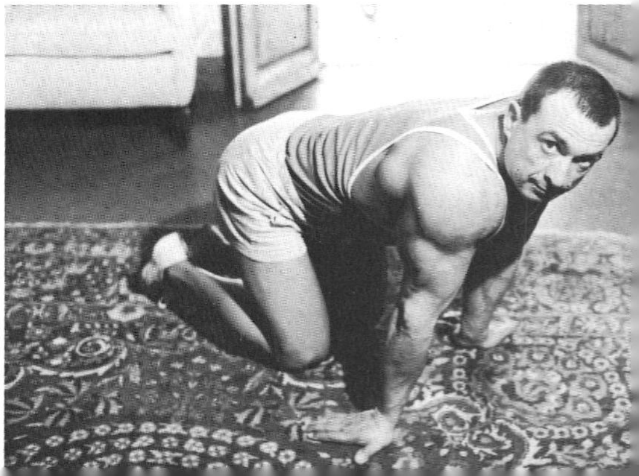

JEUDI

Échauffement: stretching. Prenez lentement la position présentée sur la photo et gardez-la 20 à 30 secondes. Répétez 5 à 6 fois, sans rebondir ni fléchir, en veillant à exécuter chaque exercice, quand cela est nécessaire, à droite et à gauche.

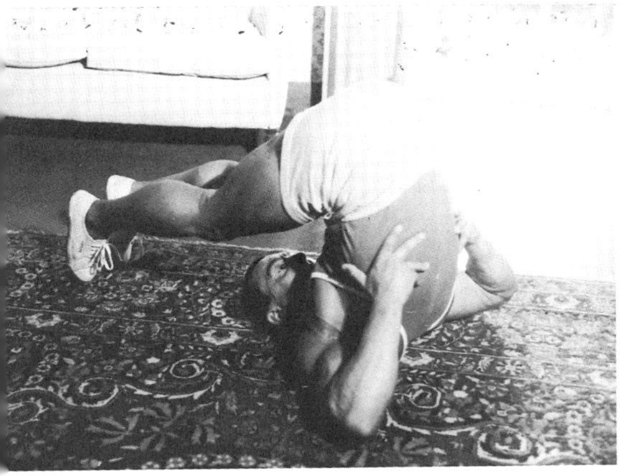

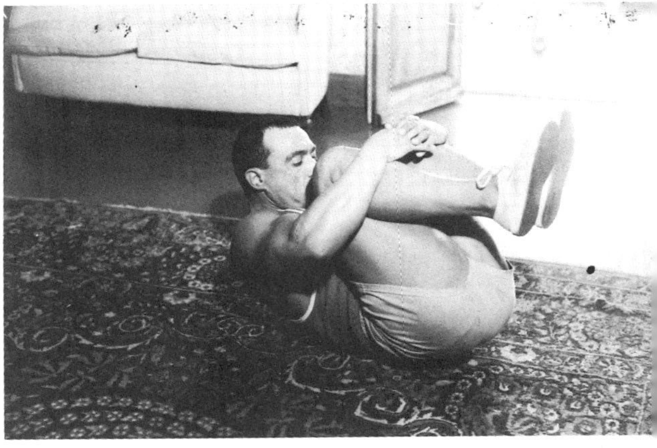

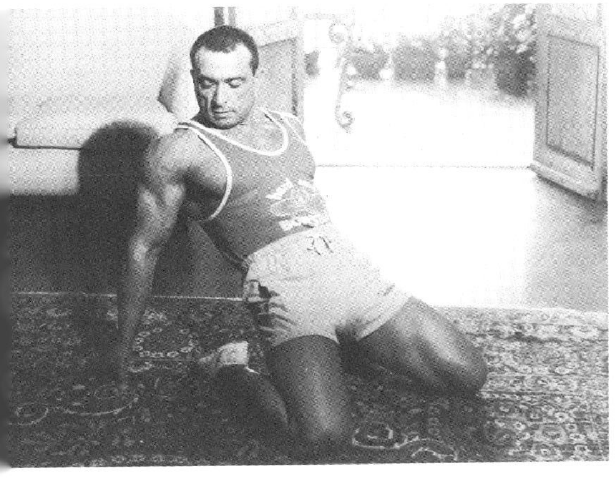

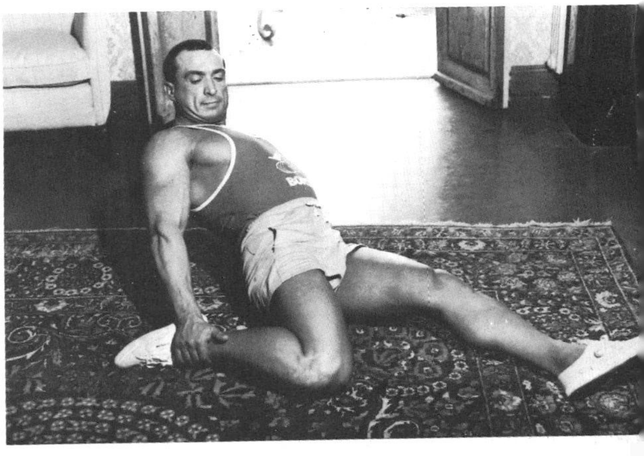

JAMBES

SQUAT PARALLÈLE
12-10-8

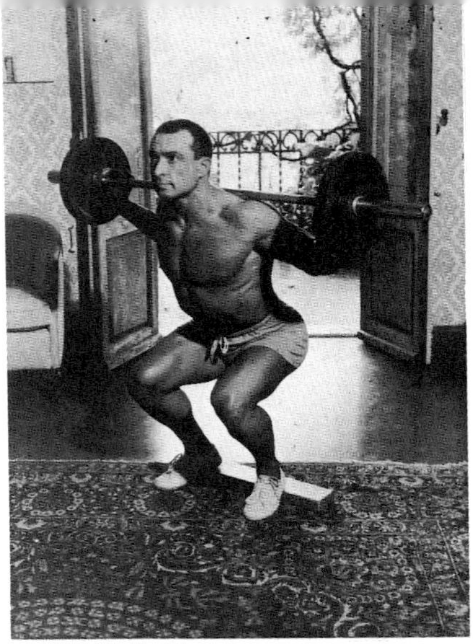

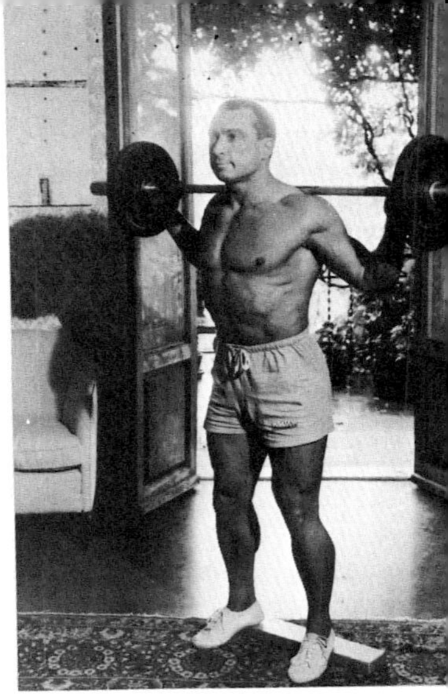

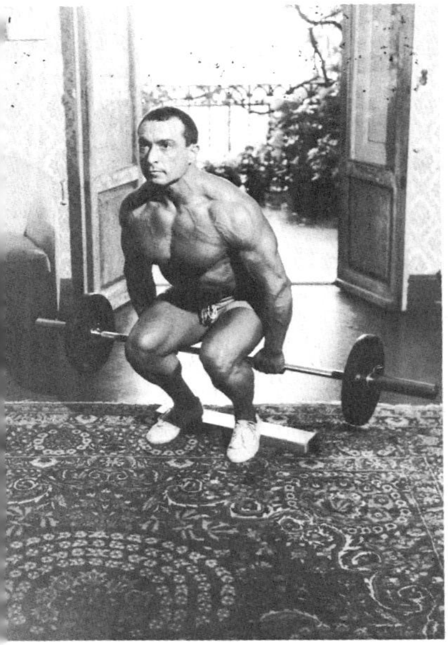

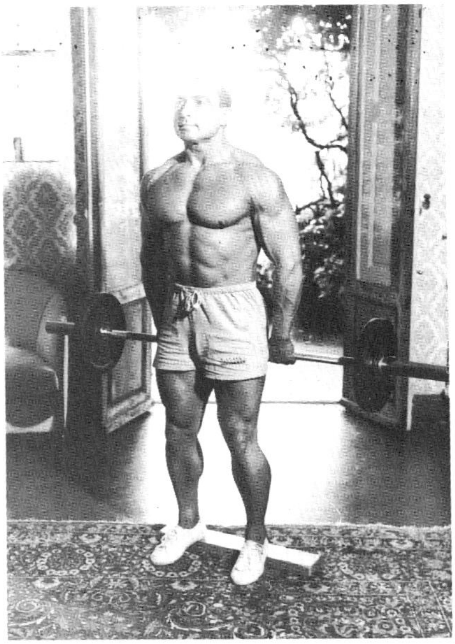

HACK SQUAT 3 × 15

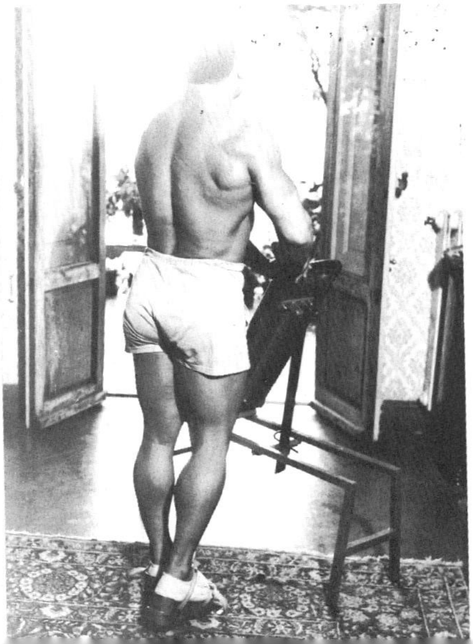

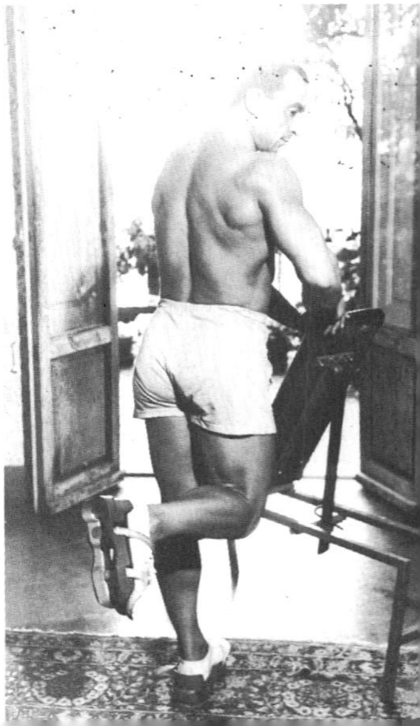

FÉMORAUX AVEC CHAUSSURES DE FER
4 × 15

MOLLETS

MOLLETS AVEC HALTÈRE 3 × 15
Une jambe à la fois, le poids du côté de la partie qui travaille. Contraction/extension maximales.

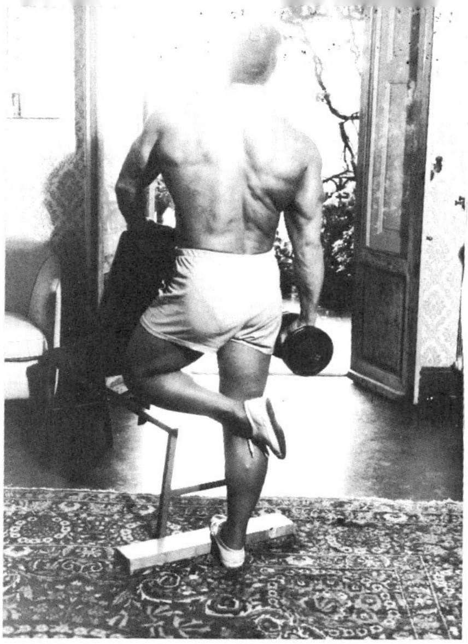

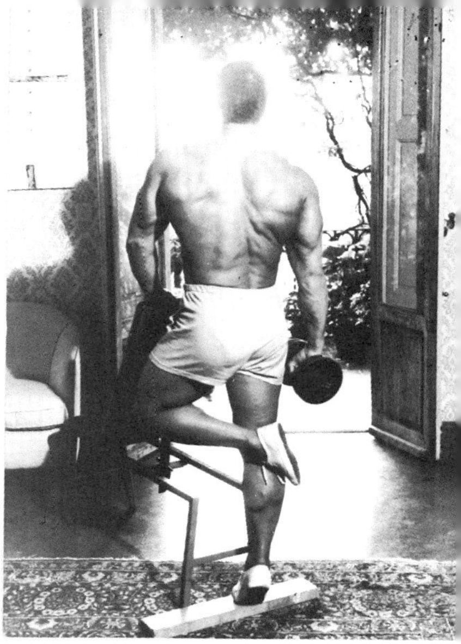

POITRINE

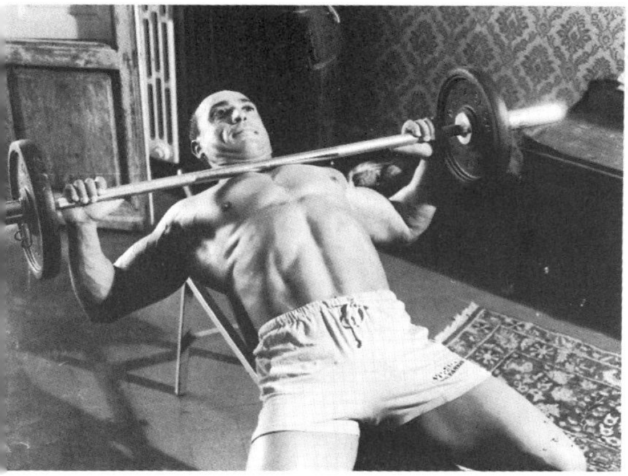

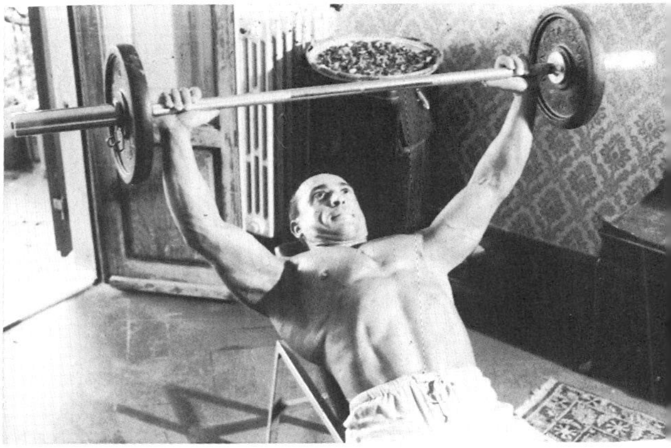

BANC HAUT AVEC BALANCIER 3 × 10

CROIX HAUTES 3 × 12

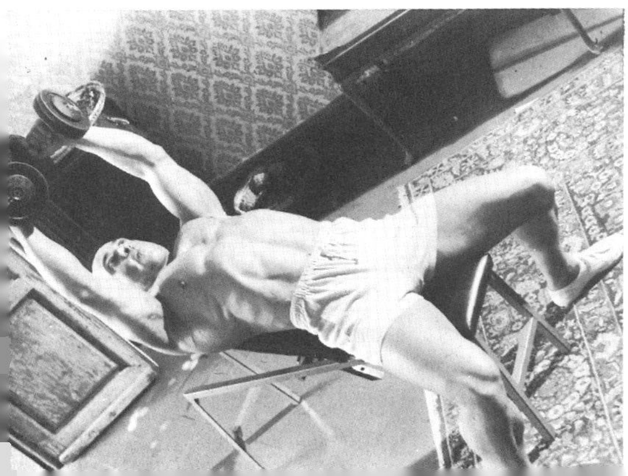

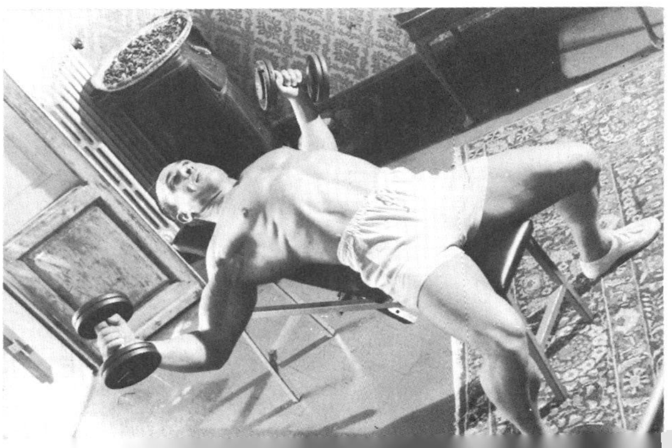

PULL-OVER AVEC BALANCIER 3 × 15

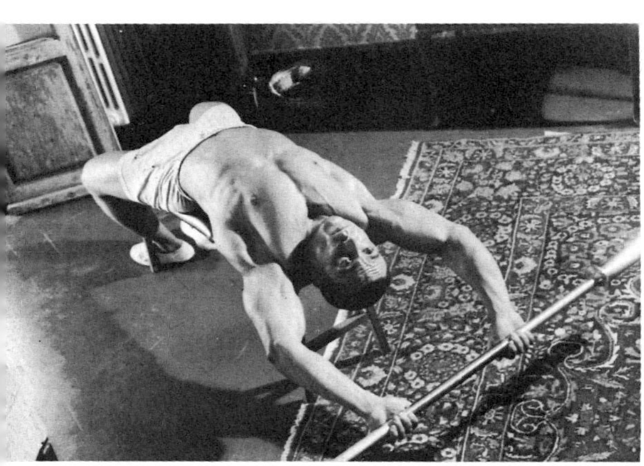

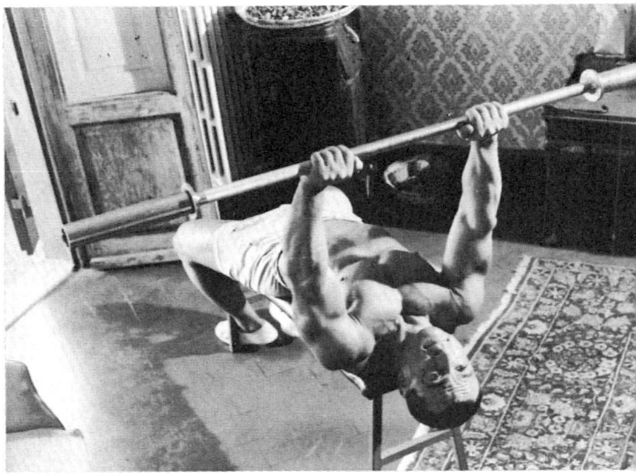

TRICEPS

FRENCH PRESS INVERSÉ 3 × 12

Contraction sur la partie du triceps immédiatement au-dessus du coude. Prise inversée. Vous êtes limité dans le poids; exécutez l'exercice avec la plus grande concentration.

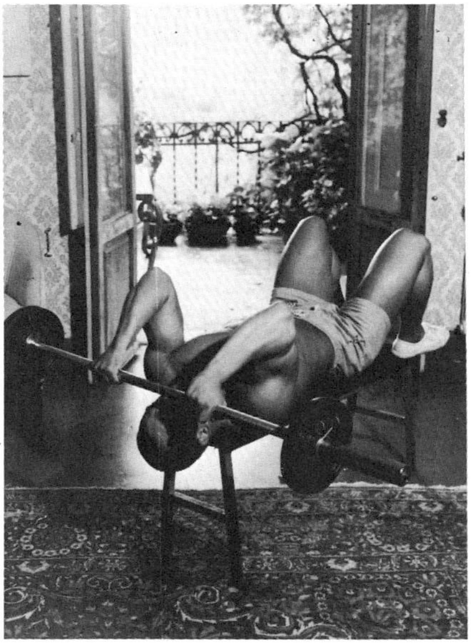

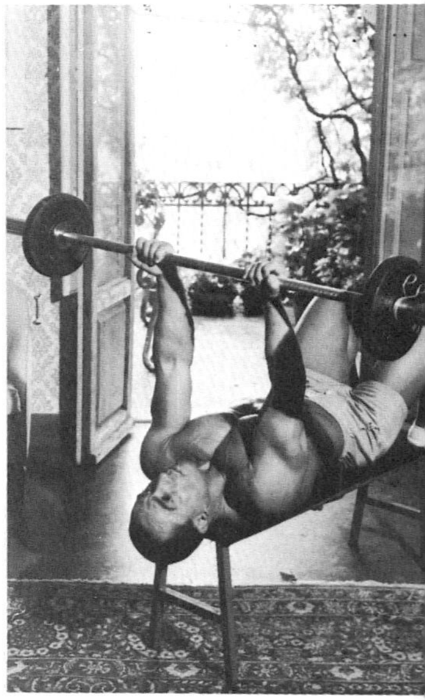

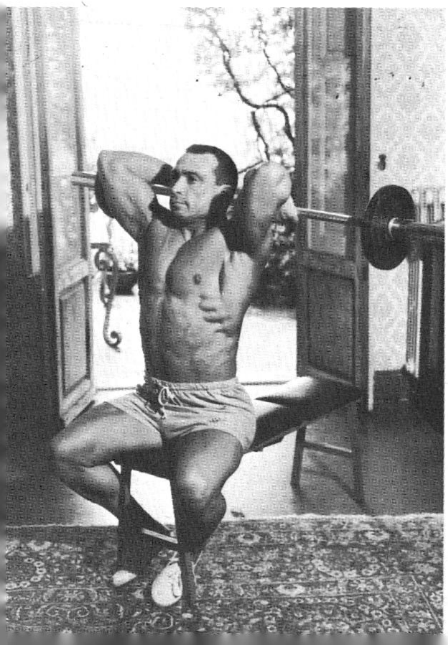

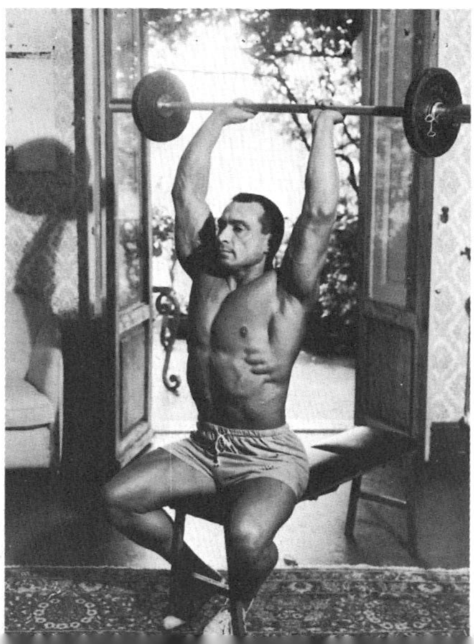

FRENCH PRESS ASSIS 3 × 10

ABDOMEN

CRUNCH 3 × 15

Exercice bénéfique pour isoler le droit abdominal. Allongé par terre, les mollets posés sur le banc, pliez le buste en avant, restez en contraction 5 à 6 secondes, relaxez-vous et recommencez.

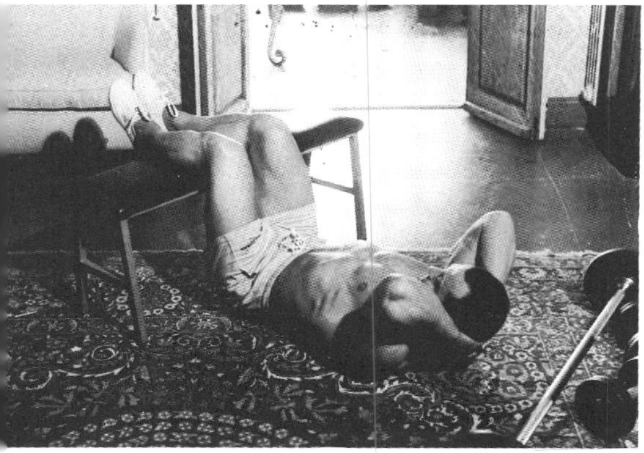

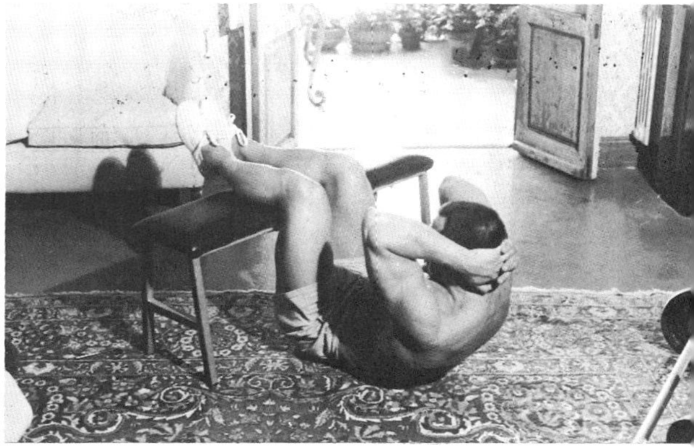

Refroidissement: stretching. Le refroidissement progressif est fondamental pour une récupération rapide.
Exécutez les mouvements très lentement, et maintenez la position présentée sur la photo pendant 20 à 30 secondes, en répétant jusqu'à une relaxation complète. Lorsque cela est nécessaire, exécutez l'exercice à droite et à gauche.

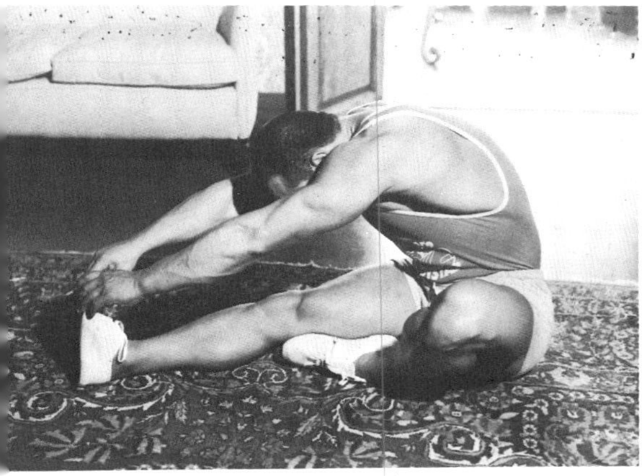

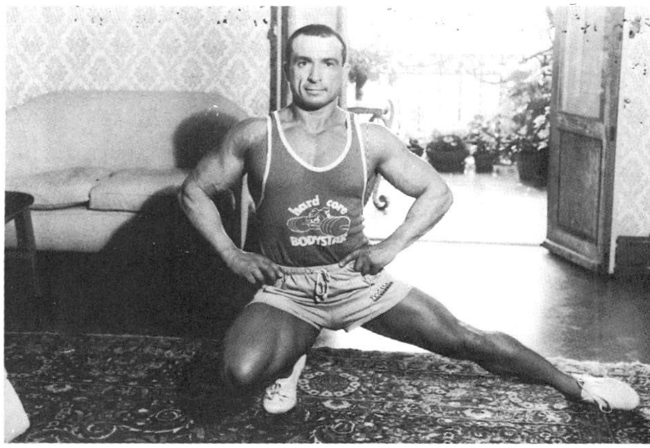

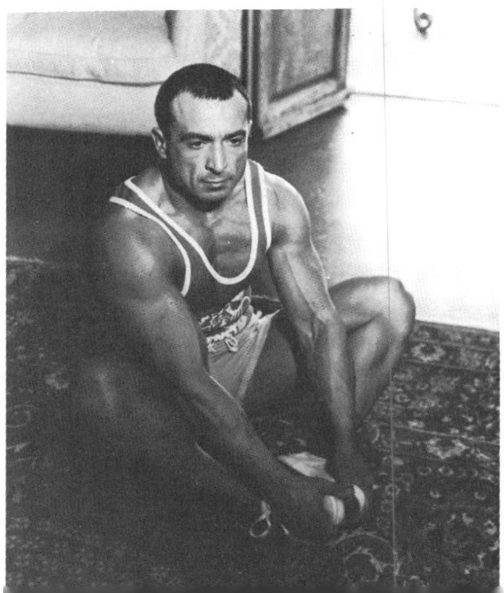

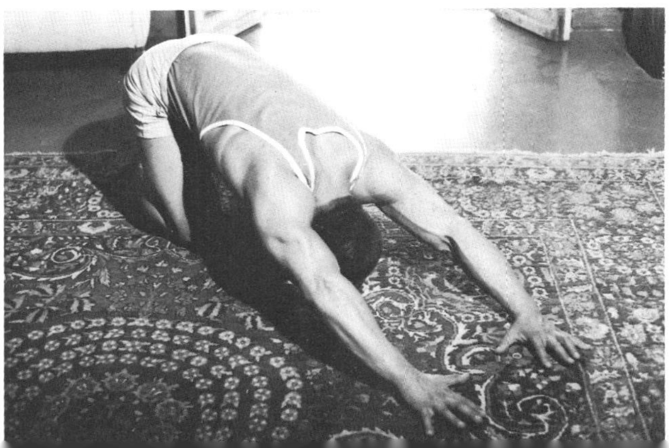

VENDREDI

Échauffement: stretching. Prenez lentement la position présentée sur la photo et gardez-la 20 à 30 secondes. Répétez 5 à 6 fois, sans rebondir ni fléchir, en veillant à exécuter chaque exercice, quand cela est nécessaire, à droite et à gauche.

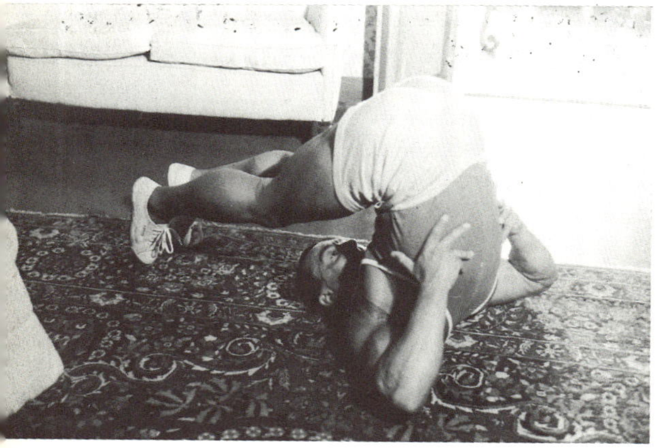

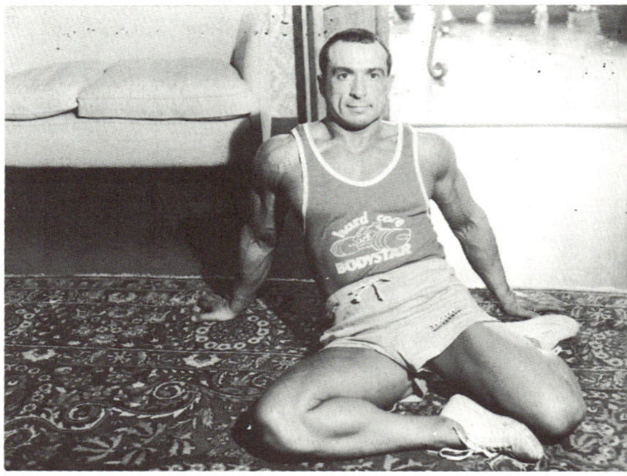

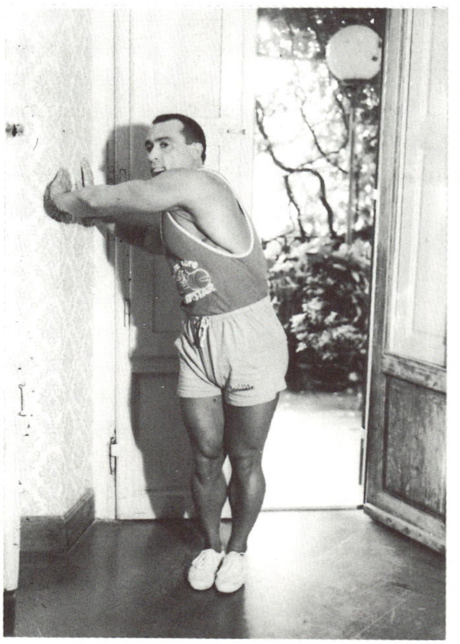

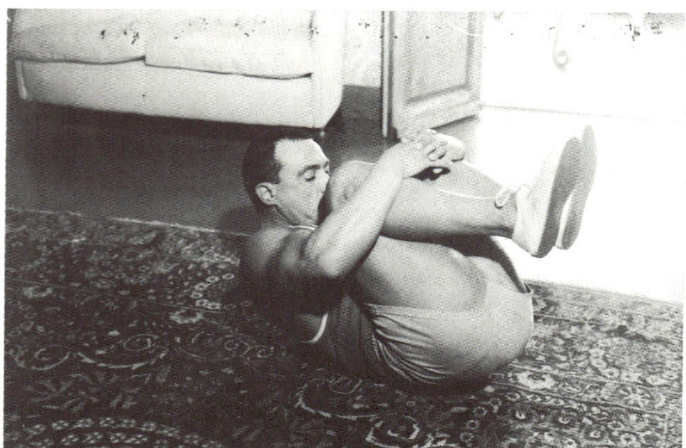

DOS

DÉCOLLEMENT DU SOL 12-10-8

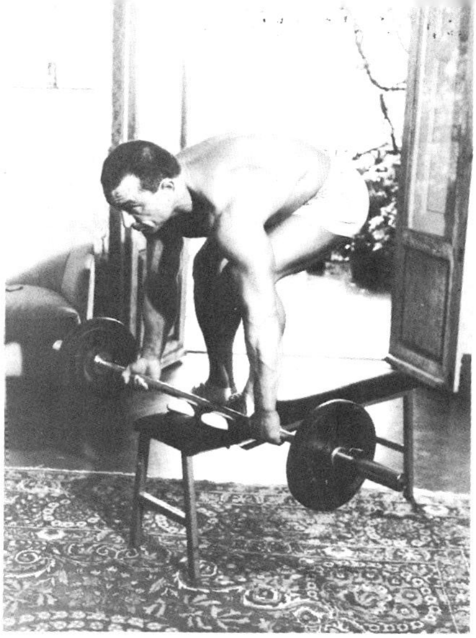

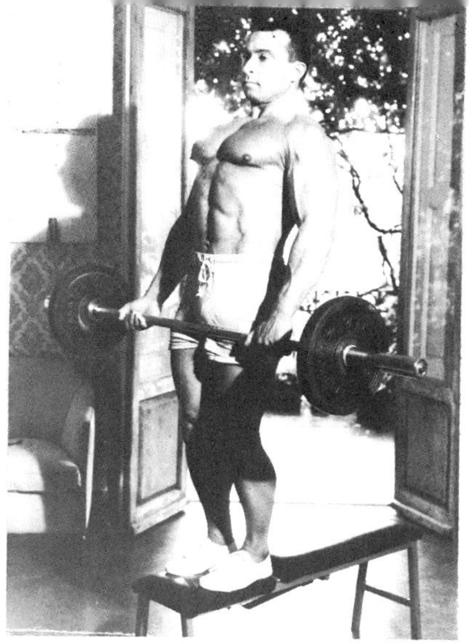

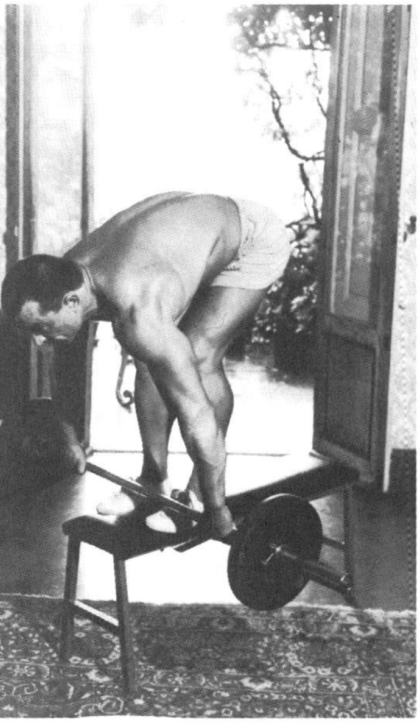

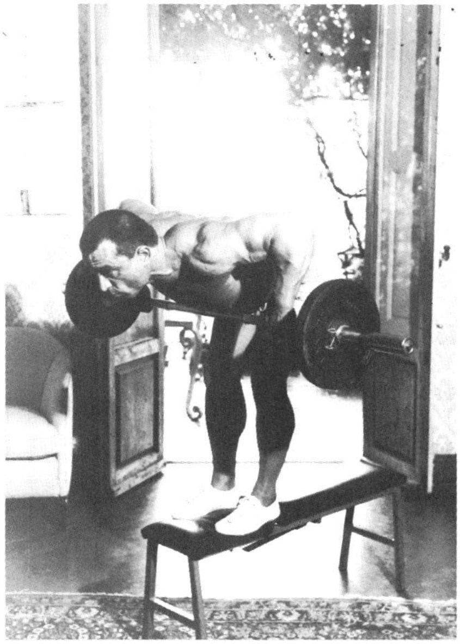

RAMEUR AU STERNUM 10-8-6
Soulevez le balancier contre la poitrine, au lieu de l'abdomen. Seront intéressés les muscles de la partie haute du dos (le petit rond et grand rond/le rhomboïde/le trapèze et, dans une moindre mesure, les muscles dorsaux).

BARRE INVERSÉE 3 × 10
Exécutez le mouvement en empoignant la barre avec les paumes des mains tournées vers le visage.

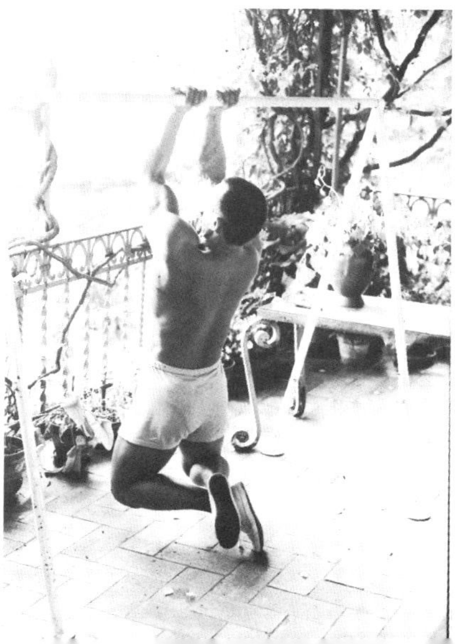

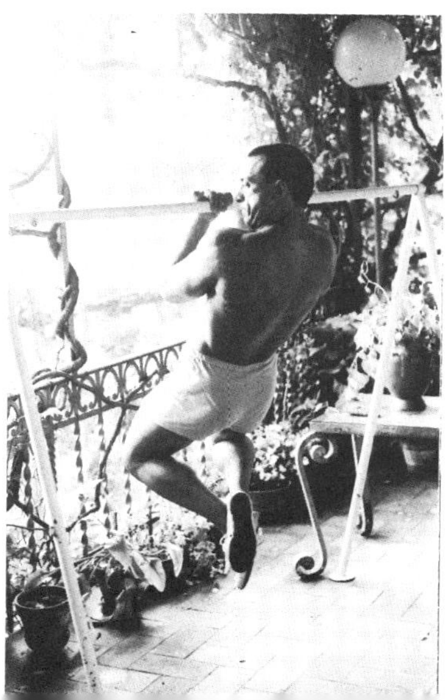

ÉPAULES

SOULÈVEMENTS AUX ÉPAULES 10-8-6

Excellent exercice, non seulement pour les épaules et les trapèzes, mais aussi pour acquérir de la rapidité, de la puissance et de la coordination. Quand vous êtes en position de départ, soulevez le balancier en le faisant remonter près du corps, jusqu'à hauteur des épaules. À ce point, soulevez le poids, par une légère flexion des jambes.

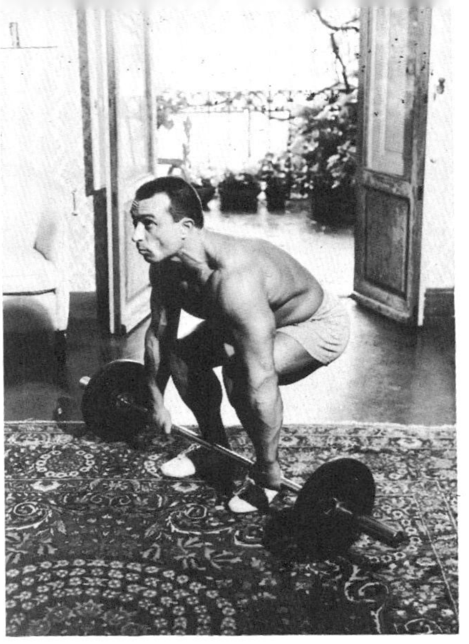

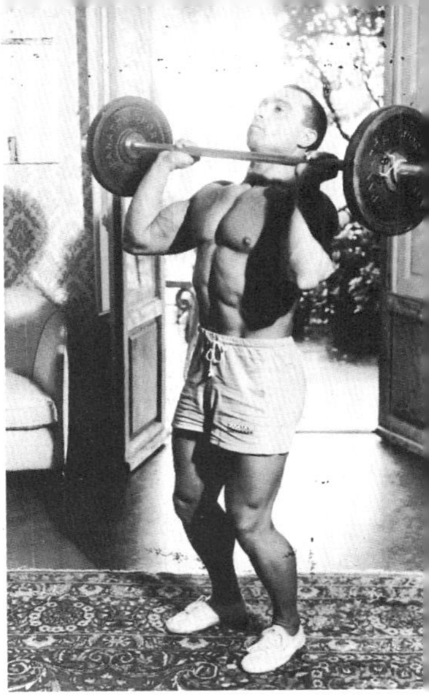

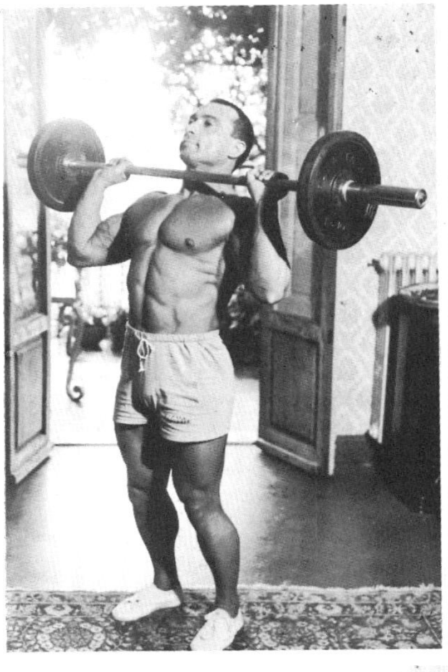

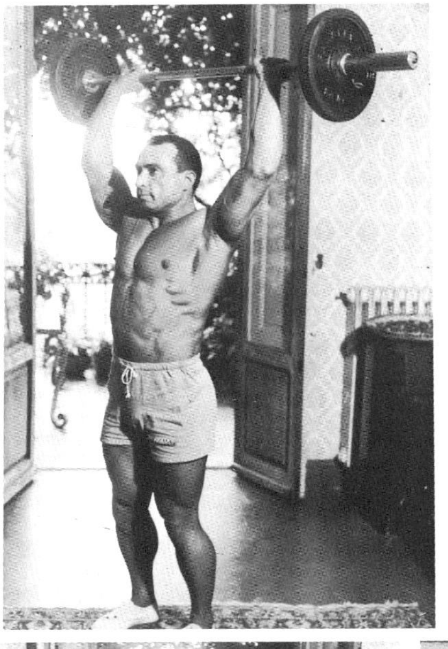

DÉTENTE LENTE EN AVANT 10-8-6

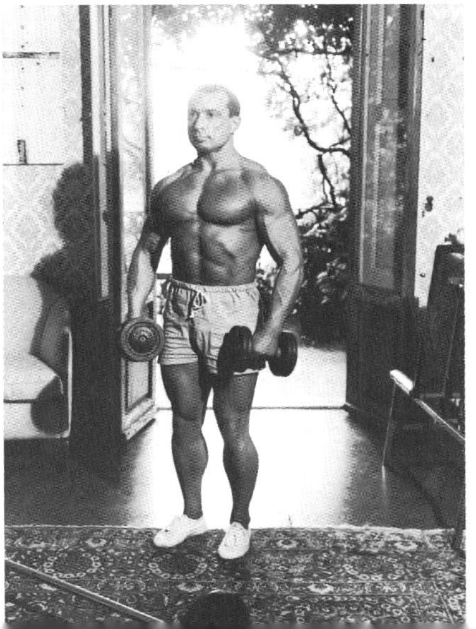

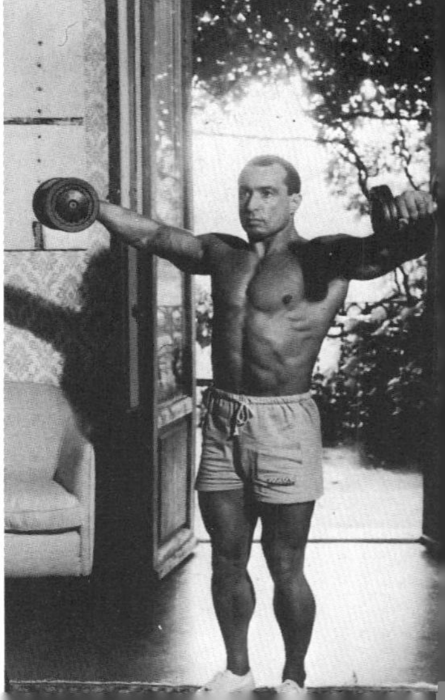

CRUCIFIX 3 × 12

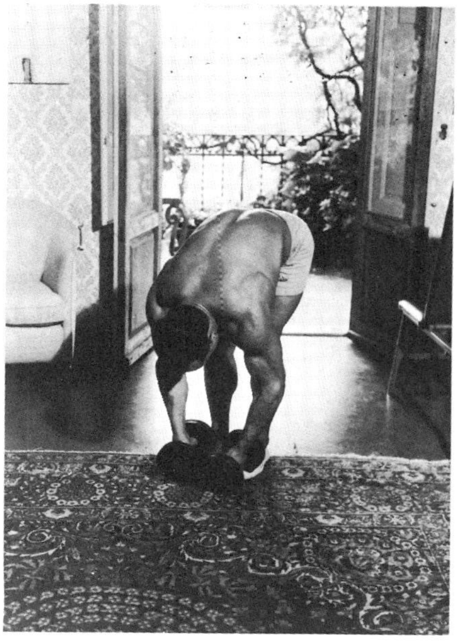
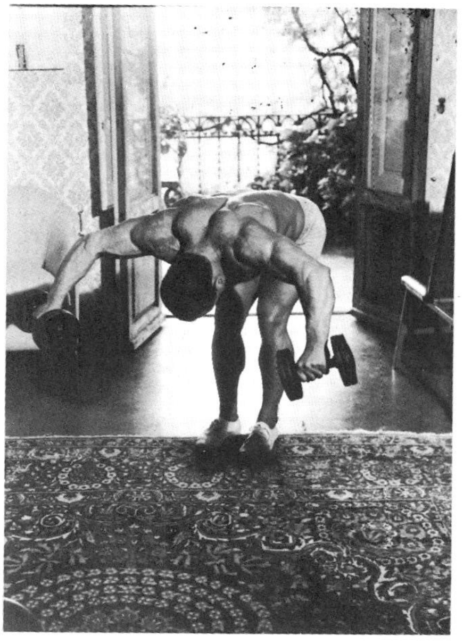

CRUCIFIX À 90ᵉ 3 × 12

BICEPS AVANT-BRAS

CURLING 10-8-6

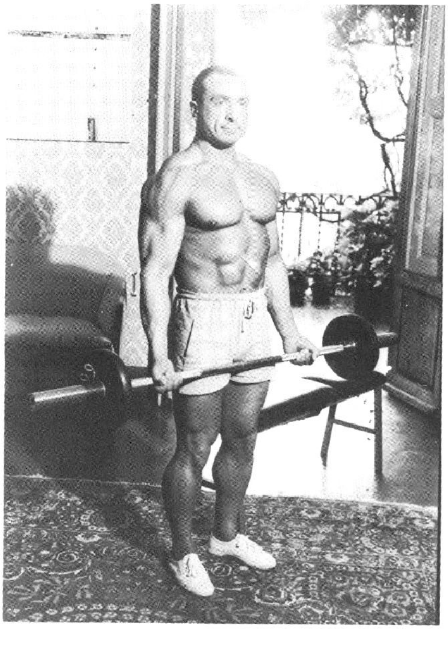
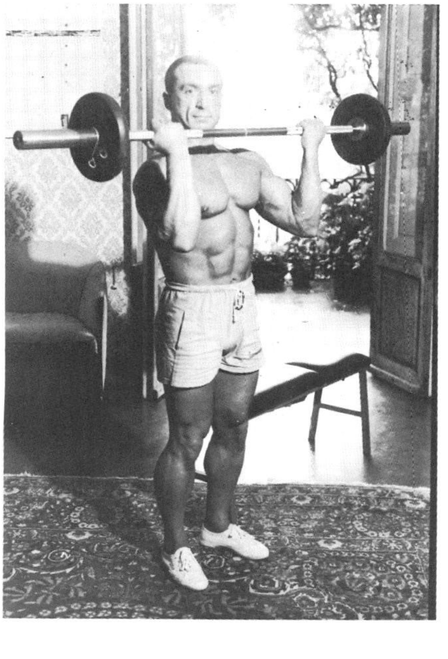

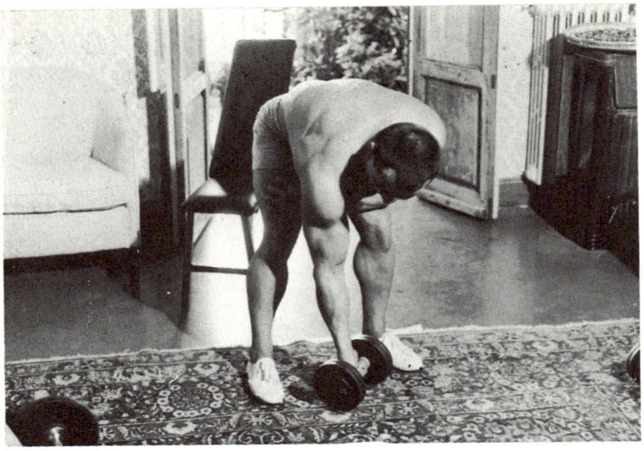
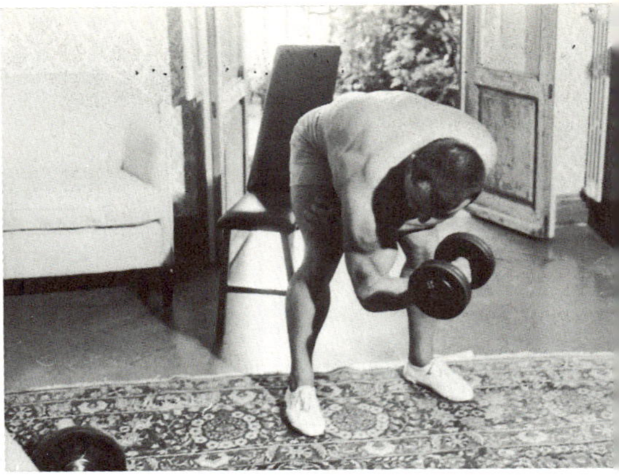

CONTRACTION CURL 3 × 10
Remontez complètement vers l'épaule un bras à la fois, perpendiculaire au sol. À la fin du mouvement, tâchez de tourner le poignet vers l'extérieur, en approchant le petit doigt du deltoïde.

WRIST CURL 3 × 15

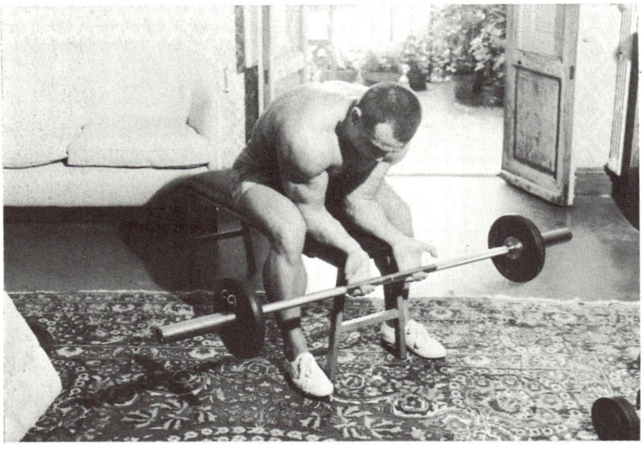
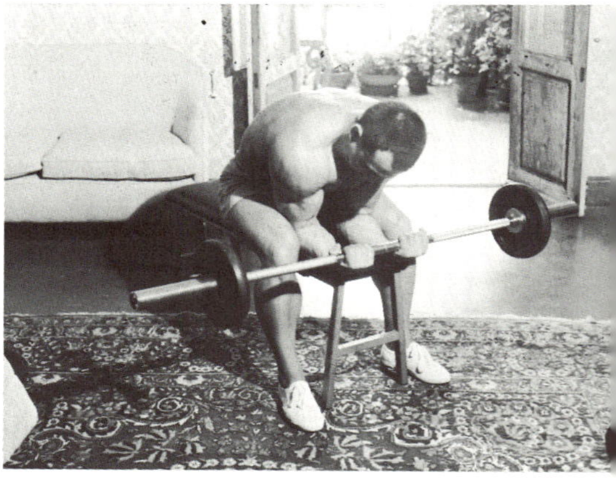

ABDOMEN

TWIST 15 MINUTES

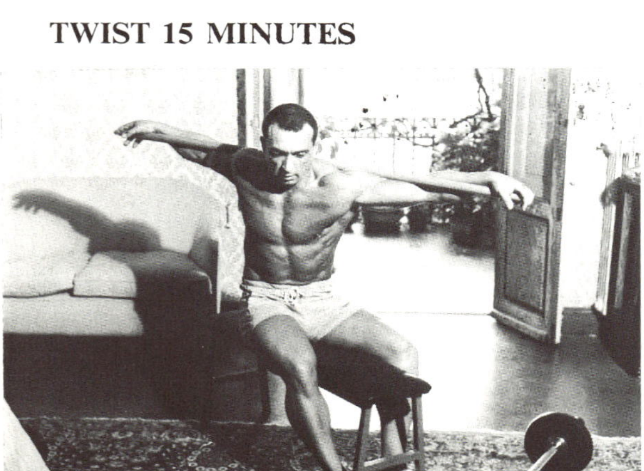
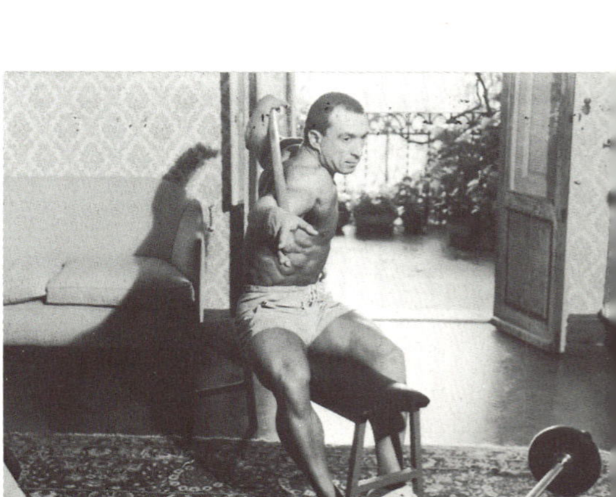

Refroidissement: stretching. Le refroidissement progressif est fondamental pour une récupération rapide.
Exécutez les mouvements très lentement, et maintenez la position présentée sur la photo pendant 20 à 30 secondes, en répétant jusqu'à une relaxation complète. Lorsque cela est nécessaire, exécutez l'exercice à droite et à gauche.

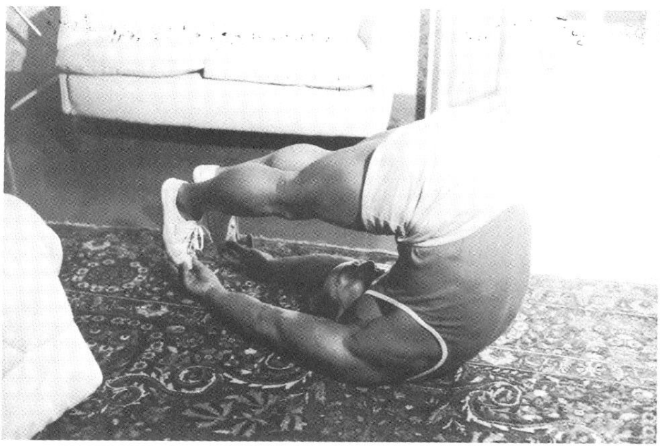

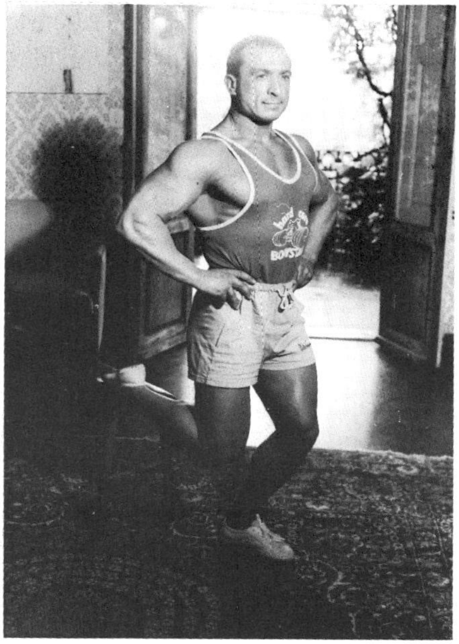

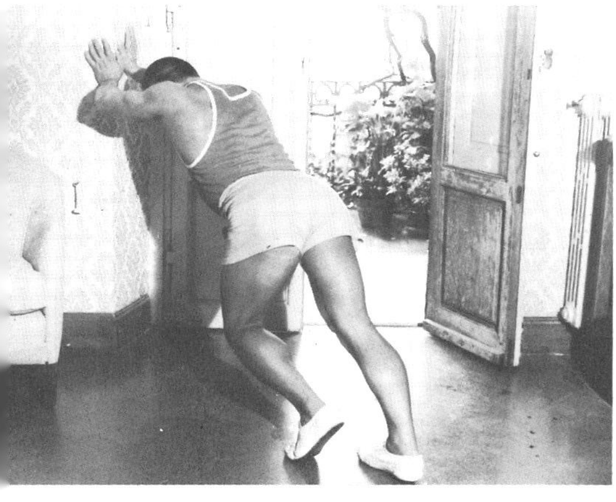

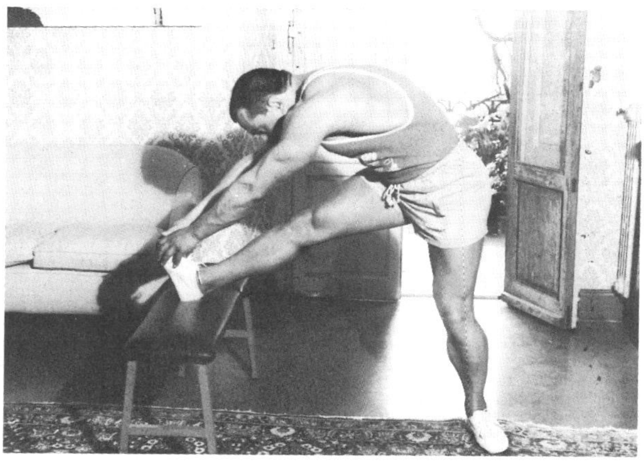

SEPTIÈME SEMAINE

Encore 4 entraînements hebdomadaires, 2 par groupe musculaire, dont un dur avec des séries en pyramide et un plus souple.
On revient à 10 séries par groupe, mais elles sont plus intenses grâce à l'introduction des burns et du cheating (systèmes que nous avons expliqués dans le chapitre consacré à la technique). L'intensité est donc élevée avec 2 minutes de repos entre les séries dans l'exercice de base, et 1 minute dans les exercices complémentaires. On pousse au-delà de l'épuisement positif: il faut donc que vous "fonciez".

VIIe SEMAINE

DEUXIÈME PHASE
DÉVELOPPEMENT MUSCULAIRE GÉNÉRAL

Échauffement: stretching

LUNDI

groupe musculaire	exercices	n. séries	n. rép.
POITRINE	Banc horizontal	10-8-6-4	
	Parallèles larges	4	8
	Pull-over avec haltère	3	10
TRICEPS	Poussées sur banc	10-8-6	
	French press assis	4	8
JAMBES	Squat respiratoire	4	20
	Squat frontal	4	15
	Fémoraux avec chaussures de fer	4	15
MOLLETS	Mollets avec balancier debout	10-8-6-4	
ABDOMEN	Crunch	5	15
	Side bend	3	15

MARDI

groupe musculaire	exercices	n. séries	n. rép.
DOS	Barre en arrière	3	10
	Barre latérale	3	10
ÉPAULES	Soulèvements aux épaules	3	12
	Détente lente à un bras	3	10
	Crucifix	3	12
	Amples soulèvements au menton	3	12
BICEPS AVANT-BRAS	Curling alterné	3	12
	Curl scott	3	10
	Curl inversé	3	15
ABDOMEN	Crunch sur banc	3	15
	Obliques à la barre	3	15

JEUDI

groupe musculaire	exercices	n. séries	n. rép.
JAMBES	Squat parallèle	12-10-8-6	
	Extensions avec chaussures de fer	3	12
	Allongements	3	15
	Fémoraux avec chaussures de fer	4	10
MOLLETS	Mollets avec haltère	3	15
POITRINE	Croix horizontales	3	12
	Banc horizontal	3	10
	Pull-over avec balancier	3	15
TRICEPS	Parallèles étroites	3	10
	Kick back	3	15
ABDOMEN	Sit up avec torsion	3	15
	Tractions à la poitrine	3	15

VENDREDI

groupe musculaire	exercices	n. séries	n. rép.
DOS	Décollement du sol	8-6-4-2	
	Rameur avec balancier	10-8-6-4	
	Barre en avant	4	8
	Soulèvements étroits au menton	10-8-6-4	
ÉPAULES	Détente lente en avant	10-8-6-4	
	Détente lente en arrière	4	8
	Crucifix	3	10
BICEPS AVANT-BRAS	Curling	10-8-6-4	
	Curling sur banc incliné	4	8
	Wrist curl en arrière	3	15
ABDOMEN	Twist	15 min.	
	Sit up	5	15

Échauffement: stretching

INTENSITÉ

Haute

RÉCUPÉRATION

entre séries

2 min. sur l'exercice de base

1 min. sur les exerc. complém.

entre groupes musculaires 5-10 min.

NOUVEAUX STIMULUS ET TECHNIQUES POUR ACCÉLÉRER LA SURCOMPENSATION

Alterner continuellement l'ordre et le type des exercices. Burns. Cheating. Au-delà de l'épuisement positif.

TECHNIQUES POUR ÉLEVER LE MÉTABOLISME BASAL

Squat respiratoire

ACTIVITÉ AÉROBIQUE

MENSURATIONS

cou cm ______
épaules cm ______
thorax cm ______
bras cm ______
taille cm ______
cuisse cm ______
mollets cm ______

POIDS

kg ______

LUNDI

Échauffement: stretching. Prenez lentement la position présentée sur la photo et gardez-la 20 à 30 secondes. Répétez 5 à 6 fois, sans rebondir ni fléchir, en veillant à exécuter chaque exercice, quand cela est nécessaire, à droite et à gauche.

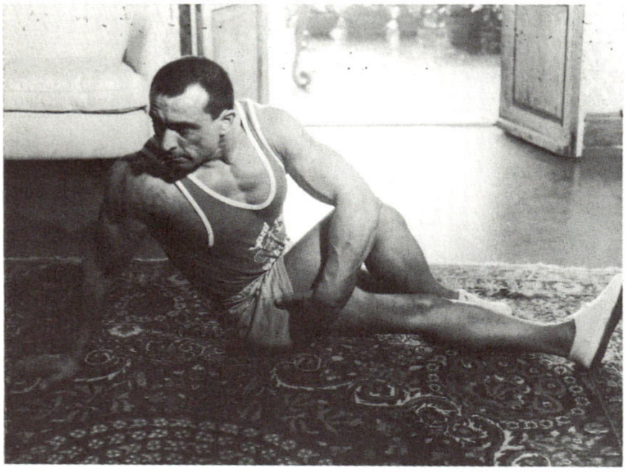

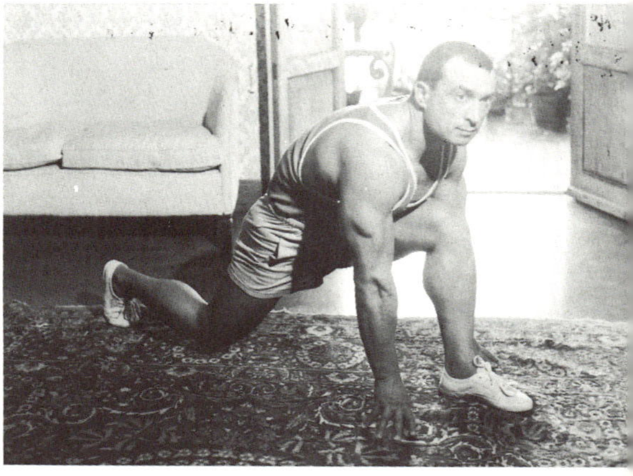

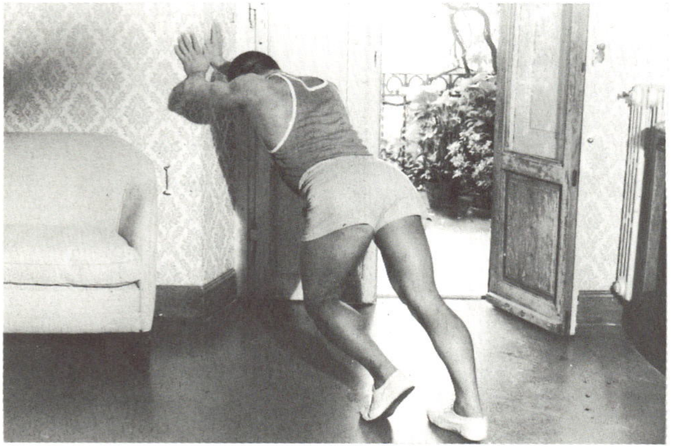

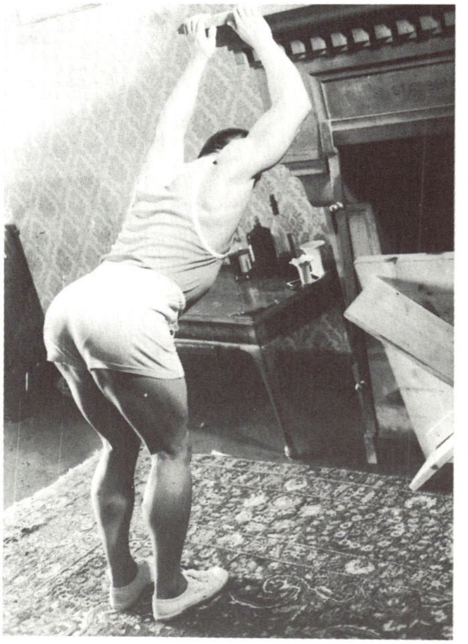

POITRINE

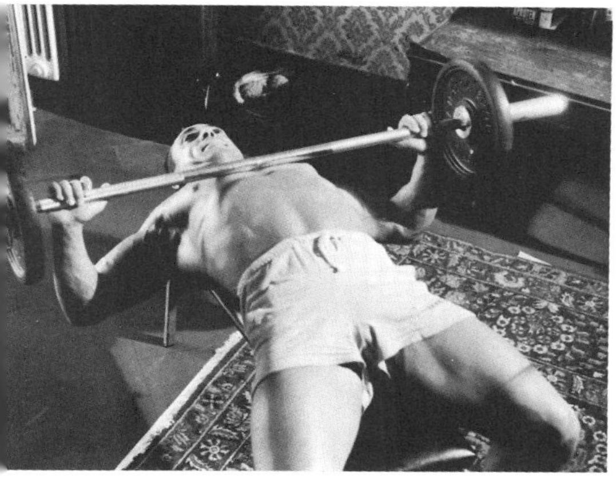

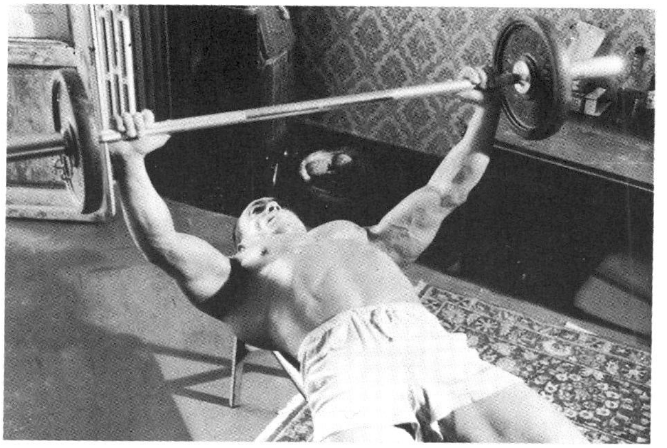

BANC HORIZONTAL 10-8-6-4

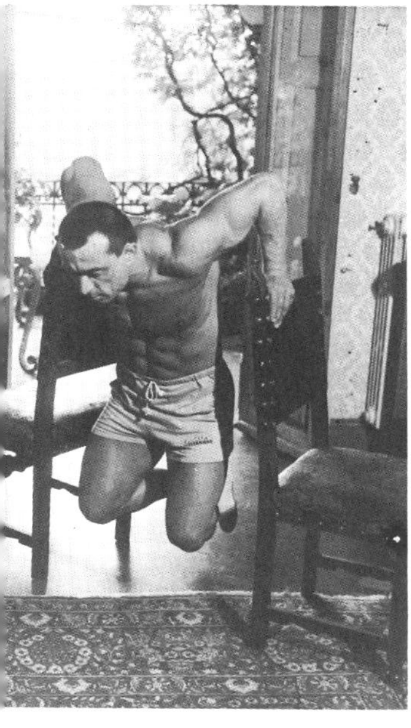

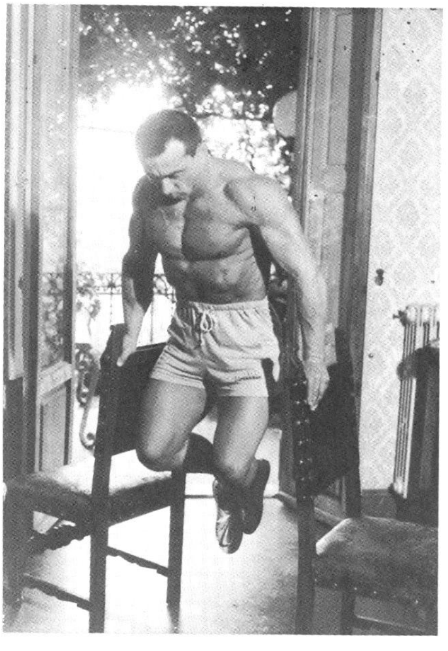

PARALLÈLES
LARGES 4 × 8

PULL-OVER AVEC HALTÈRE 3 × 10

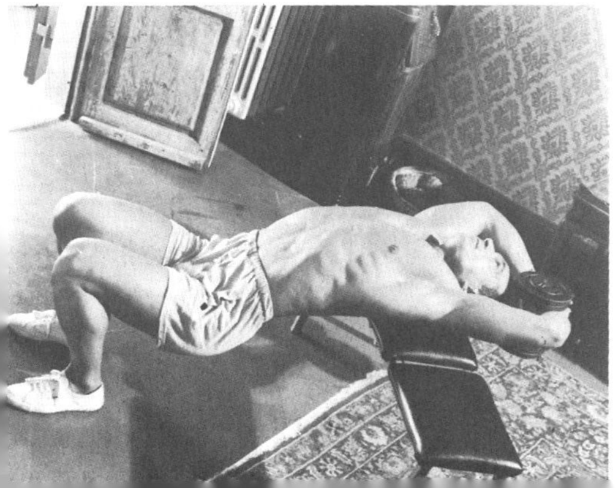

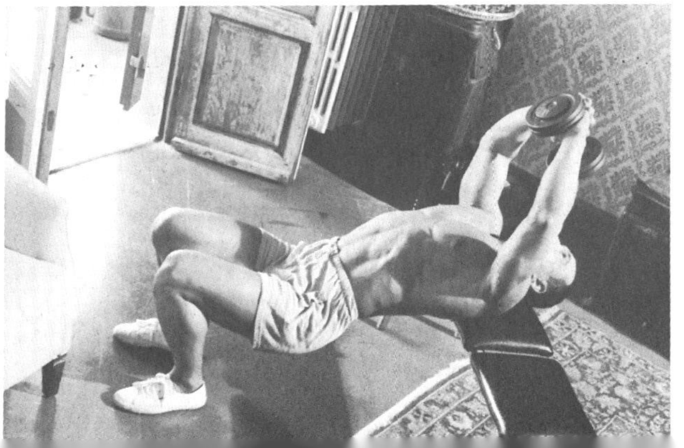

TRICEPS

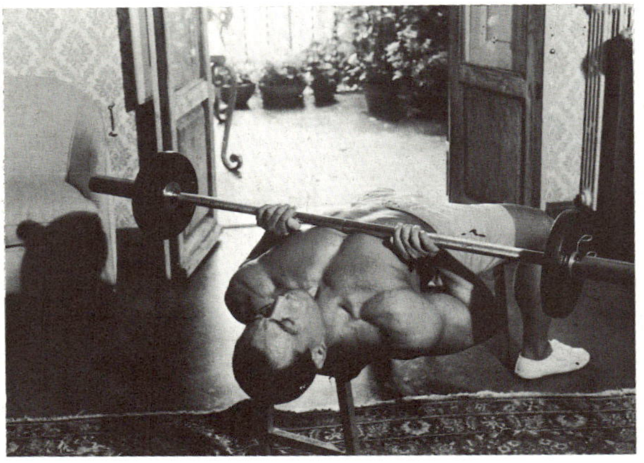

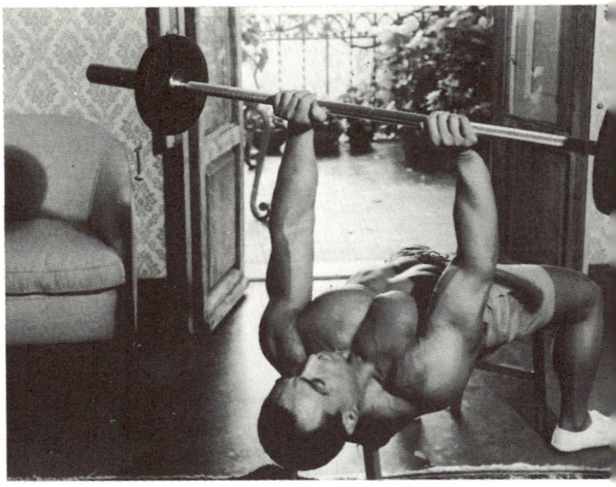

POUSSÉES SUR UN BANC 10-8-6

FRENCH PRESS ASSIS 4 × 8

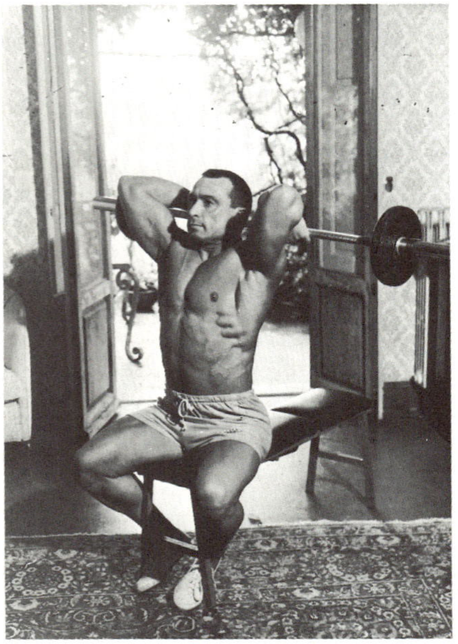

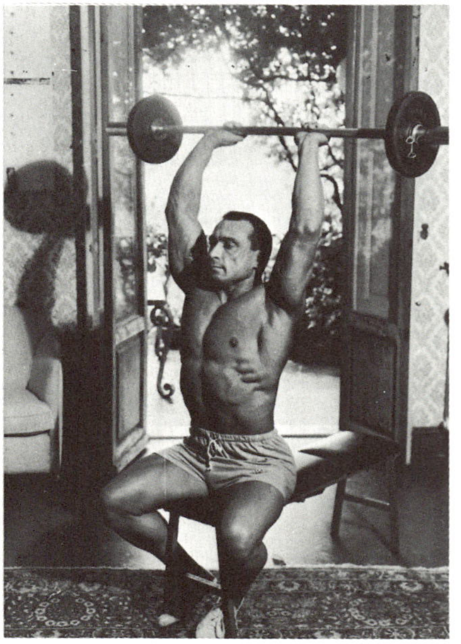

JAMBES

SQUAT RESPIRATOIRE 4 × 20

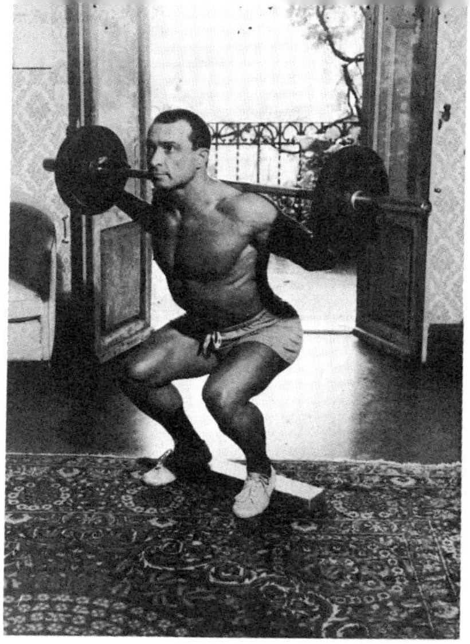

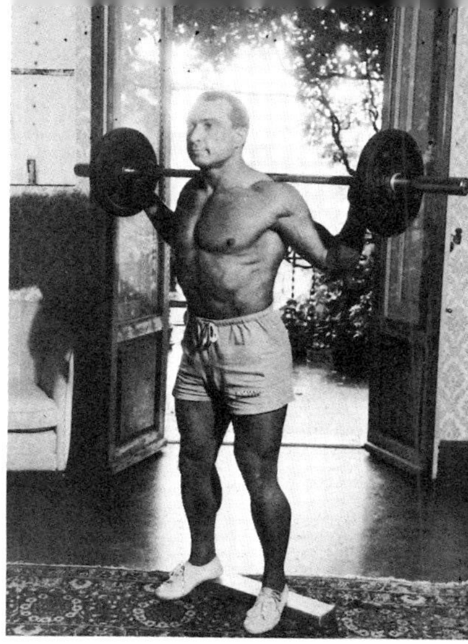

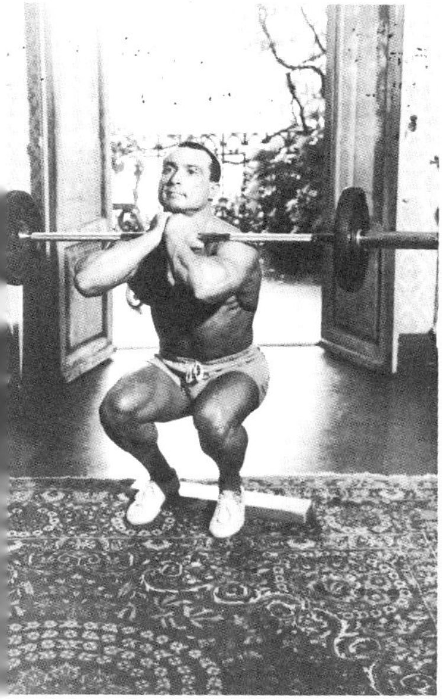

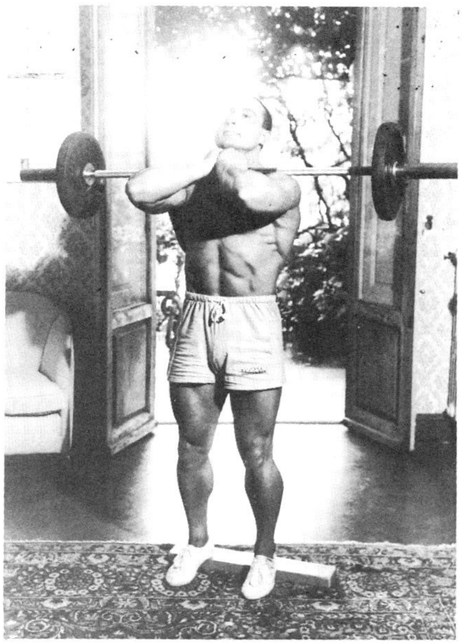

SQUAT FRONTAL 4 × 15

FÉMORAUX AVEC CHAUSSURES DE FER 4 × 15

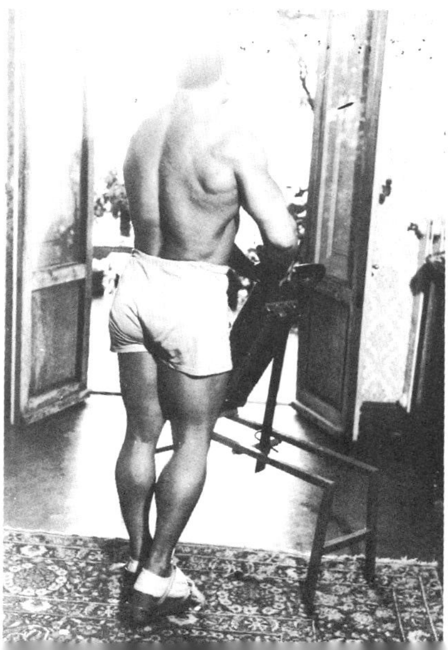

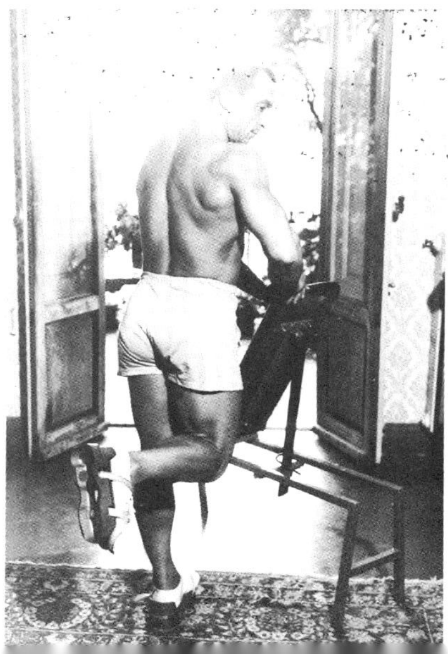

MOLLETS

MOLLETS AVEC BALANCIER DEBOUT 10-8-6-4

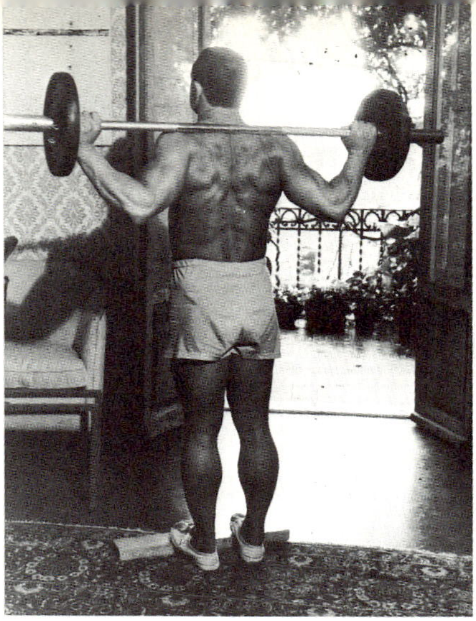

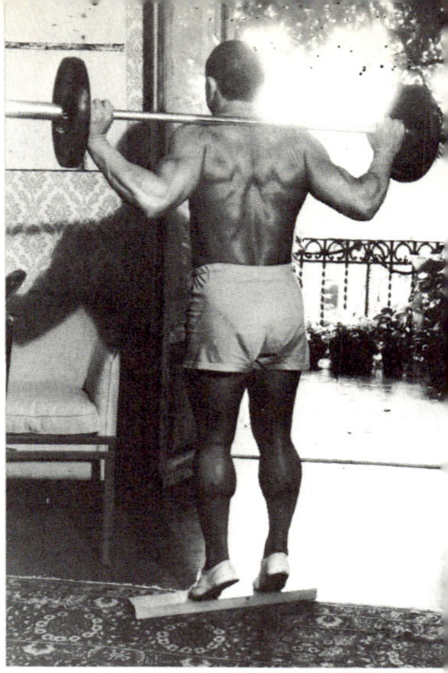

ABDOMEN

CRUNCH 5 × 15

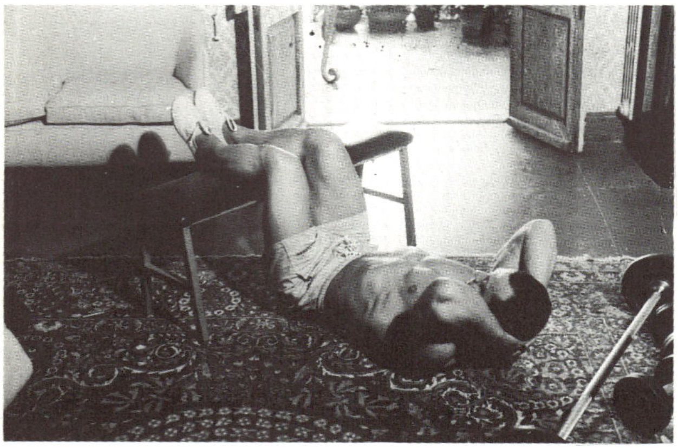

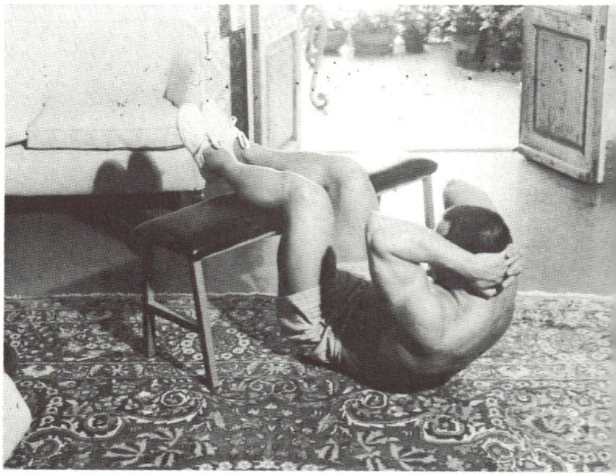

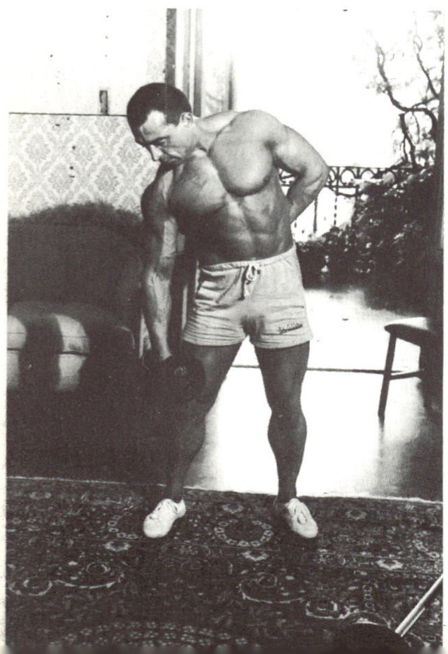

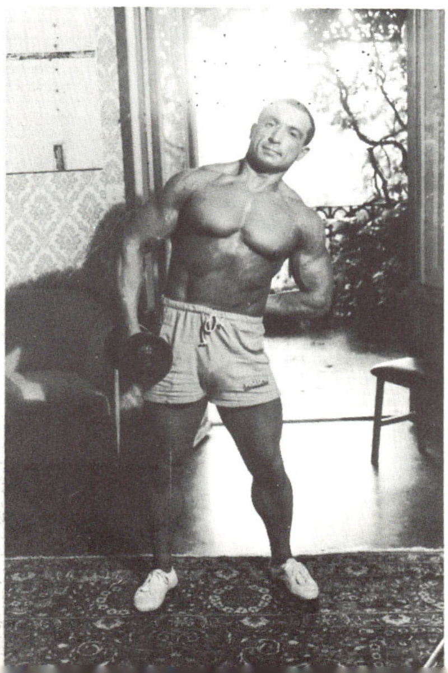

SIDE BEND 3 × 15
Contraction des muscles obliques. Fléchissez le buste latéralement, redressez-le en vous servant d'une haltère comme contre-poids. D'abord d'un côté puis 15 fois de suite, puis passez l'haltère dans l'autre main et recommencez l'exercice.

Refroidissement: stretching. Le refroidissement progressif est fondamental pour une récupération rapide.
Exécutez les mouvements très lentement, et maintenez la position présentée sur la photo pendant 20 à 30 secondes, en répétant jusqu'à une relaxation complète. Lorsque cela est nécessaire, exécutez l'exercice à droite et à gauche.

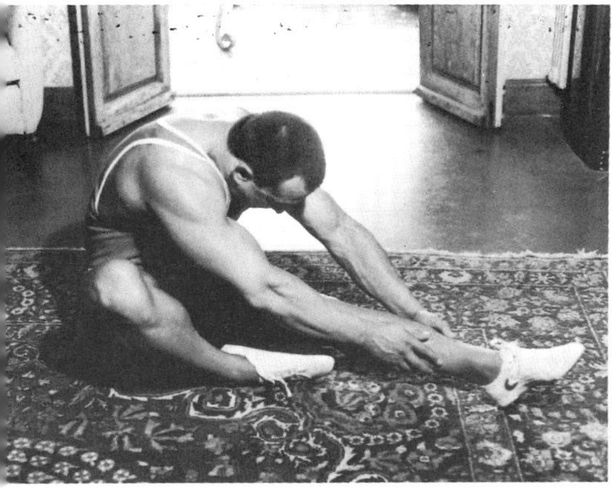

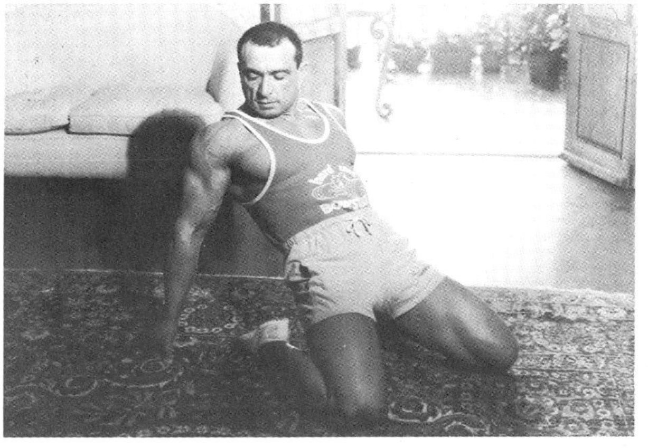

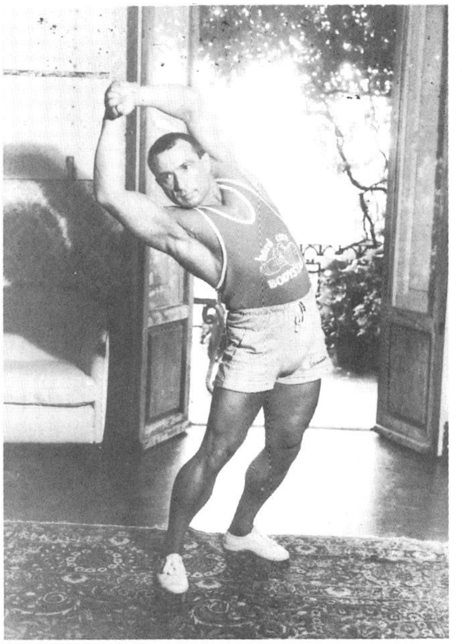

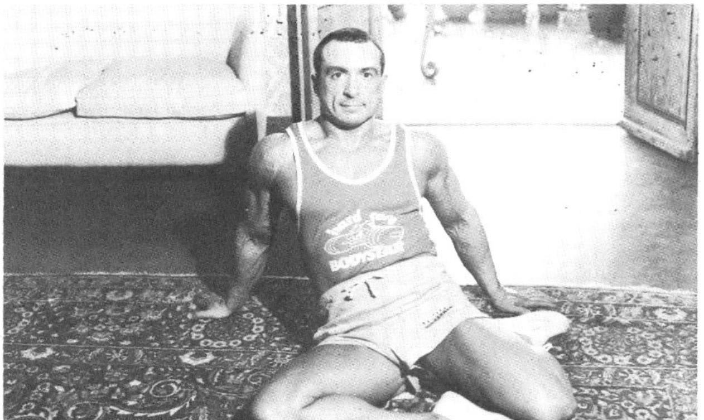

MARDI

Échauffement: stretching. Prenez lentement la position présentée sur la photo et gardez-la 20 à 30 secondes. Répétez 5 à 6 fois, sans rebondir ni fléchir, en veillant à exécuter chaque exercice, quand cela est nécessaire, à droite et à gauche.

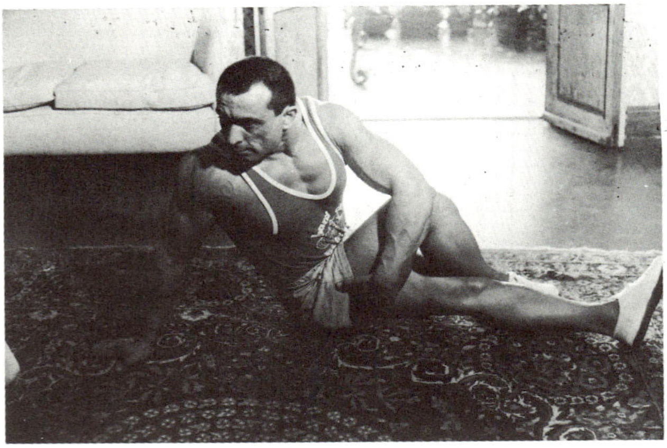

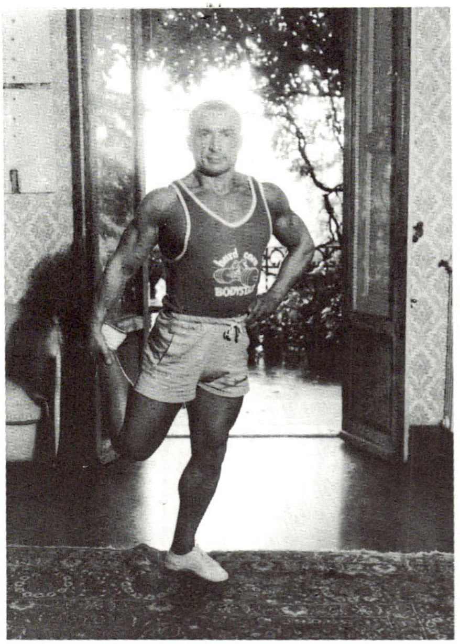

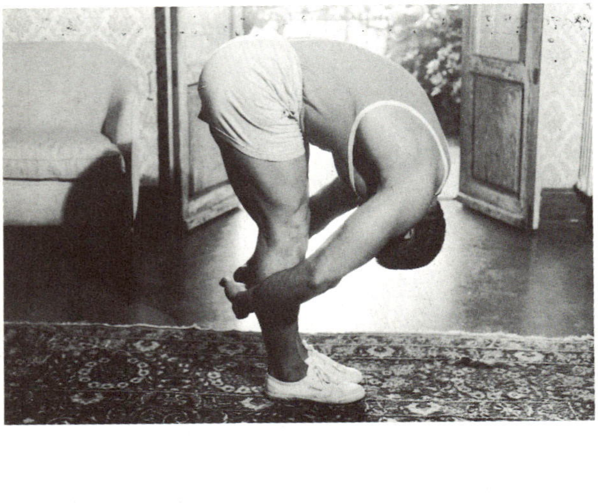

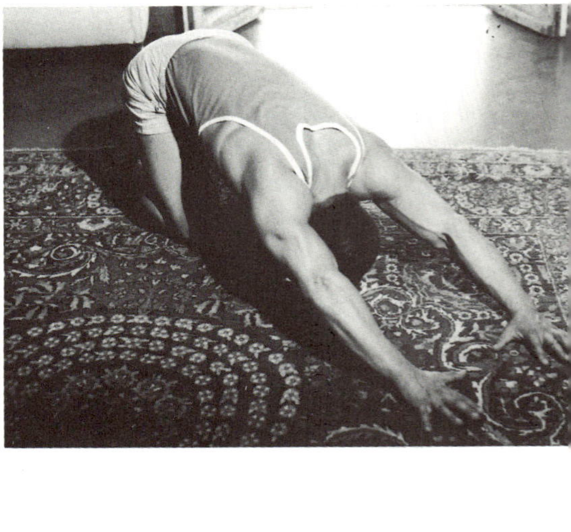

DOS

BARRE EN ARRIÈRE
3 × 10

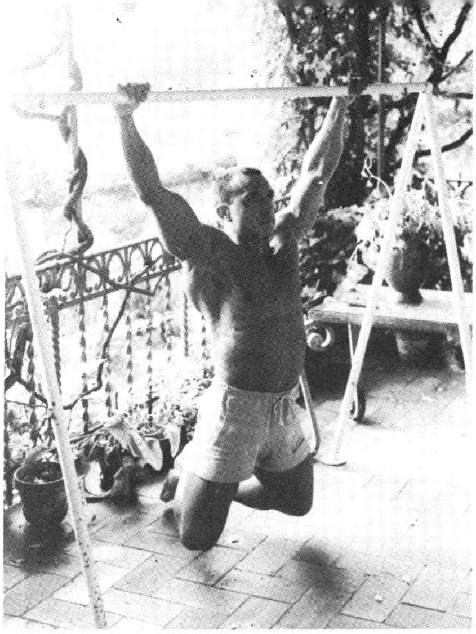

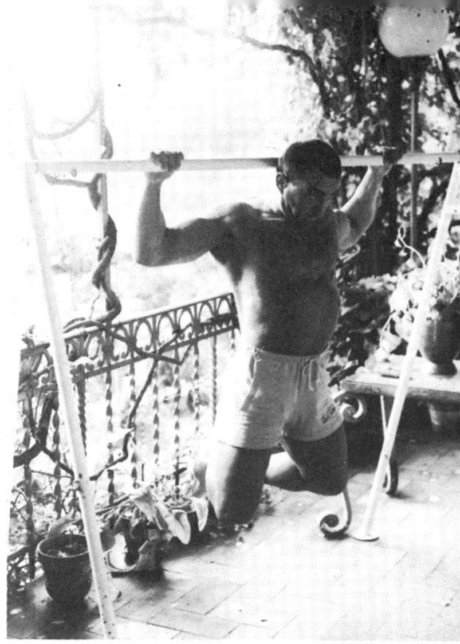

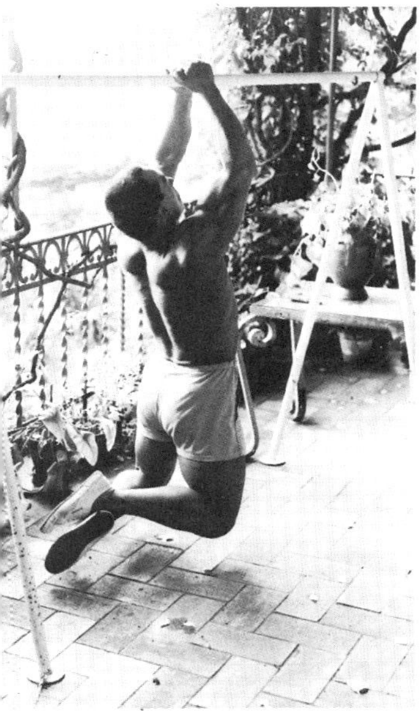

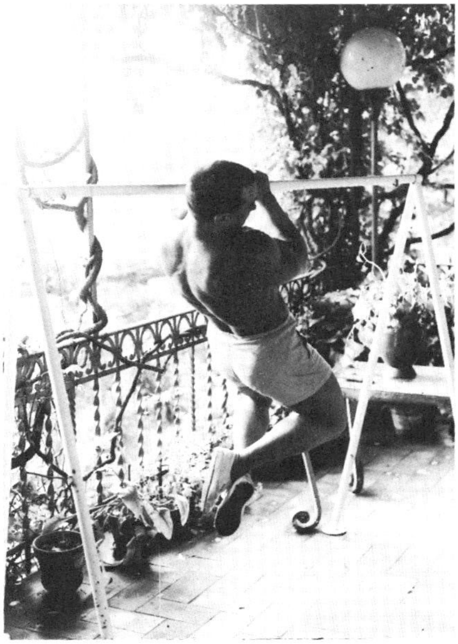

BARRE LATÉRALE
3 × 10
Les mains l'une sur l'autre, vous êtes accroché à la barre de travers. Soulevez-vous en essayant d'élever la tête au-dessus de la barre, une fois à droite, une autre à gauche. Restez une seconde en haut, en contraction.

ÉPAULES

SOULÈVEMENTS AUX ÉPAULES 3 × 12

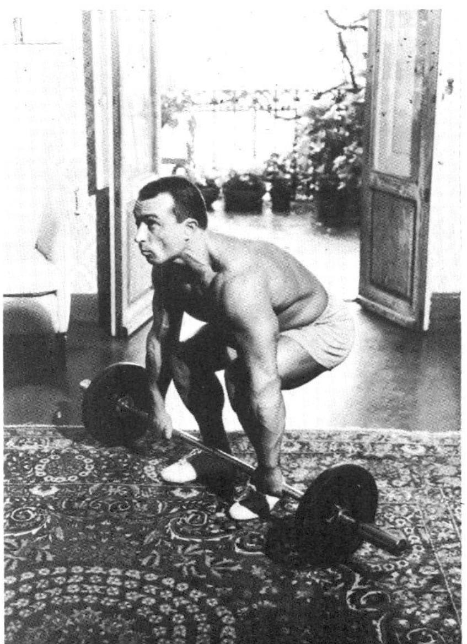

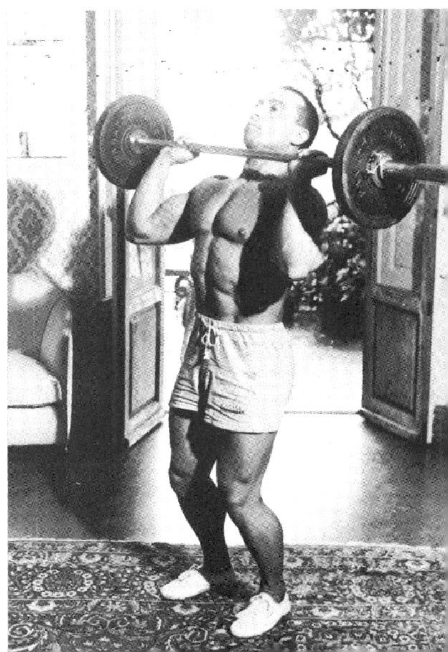

DÉTENTE LENTE À UN BRAS 3 × 10
Légèrement incliné sur un côté, poussez l'haltère au-dessus de la tête sans redresser complètement le bras. Descendez lentement.

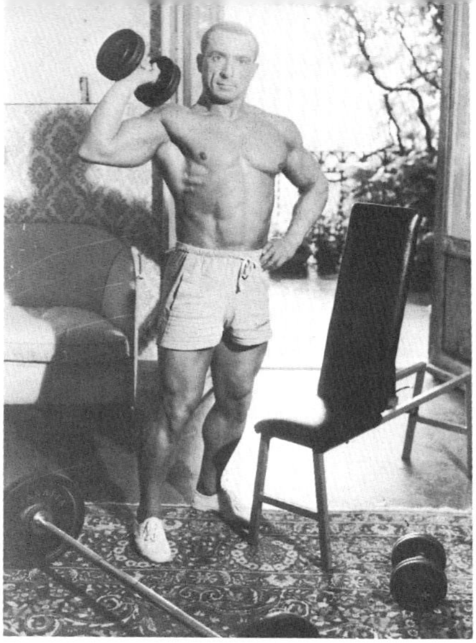

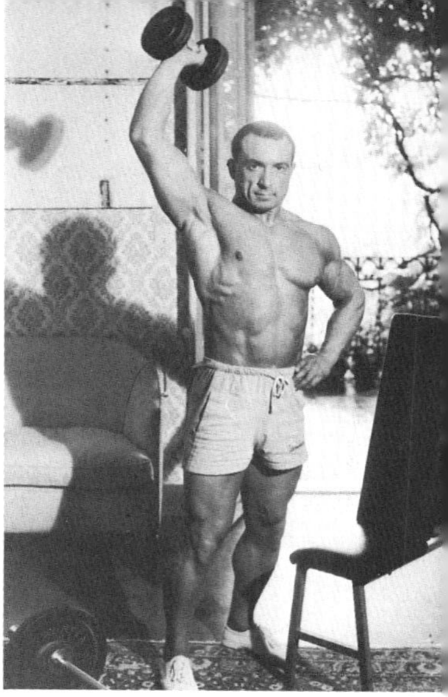

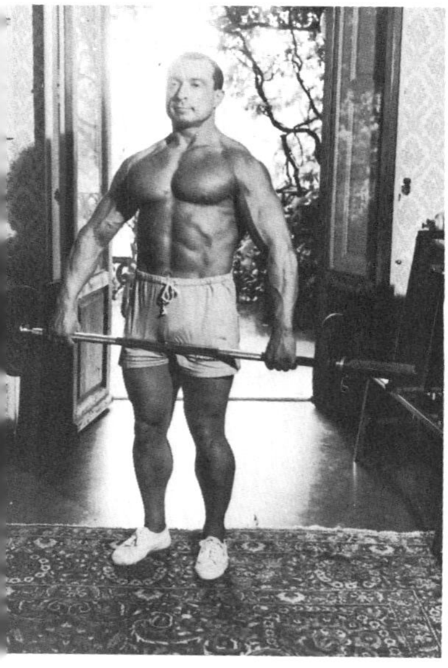

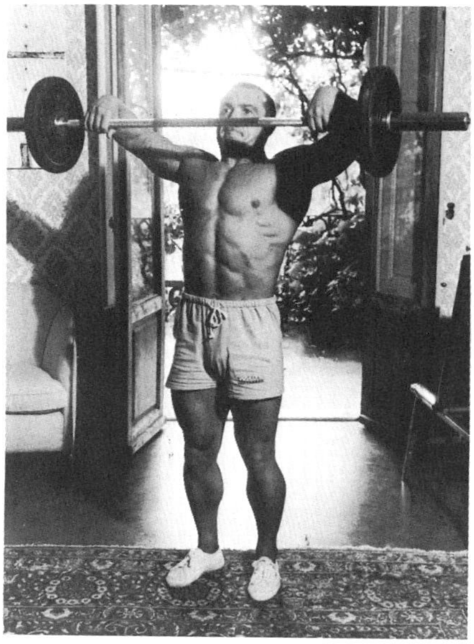

AMPLE SOULÈVEMENT AU MENTON 3 × 12
Excellent exercice pour les trois extrémités du deltoïde et également pour le trapèze. Empoignez le balancier à la largeur des épaules et soulevez-le à la hauteur du menton.

BICEPS AVANT-BRAS

CURLING ALTERNÉ 3 × 12
L'exercice classique en alternant un bras à la fois.

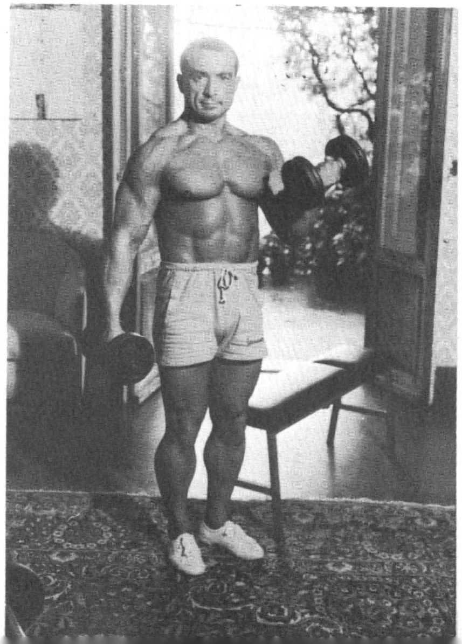

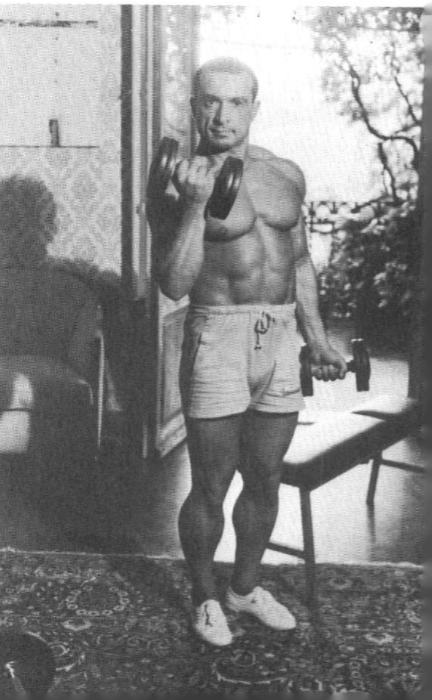

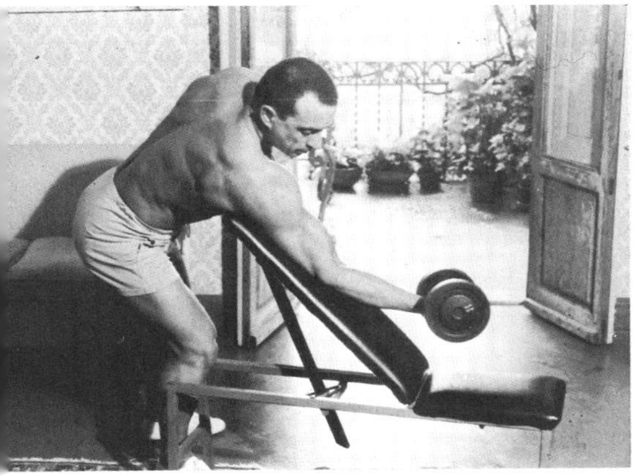
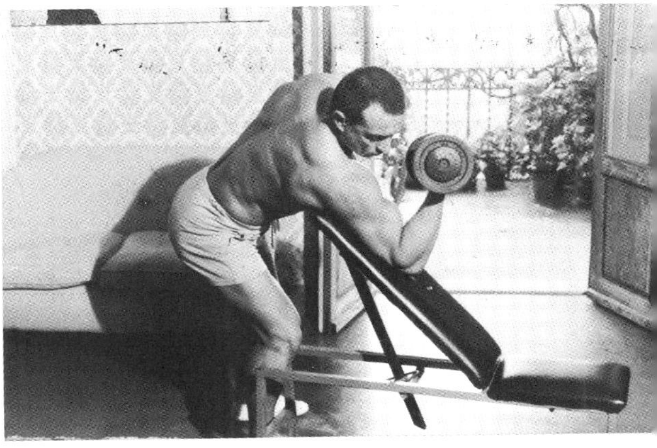

CURL SCOTT 3 × 10

CURL INVERSÉ 3 × 15

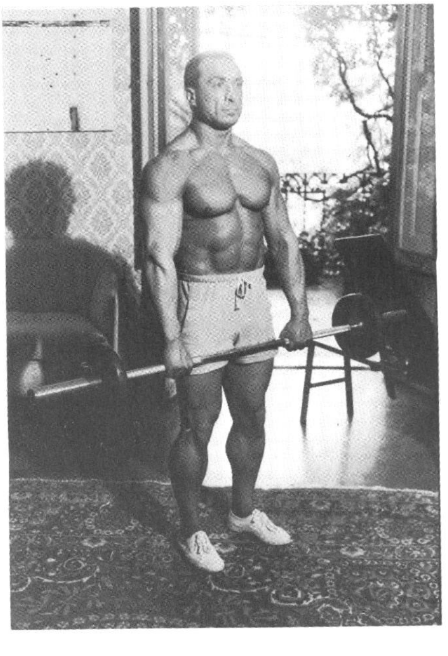
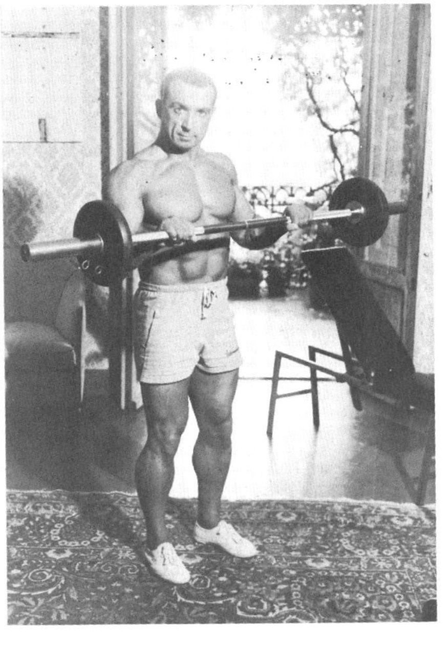

ABDOMEN

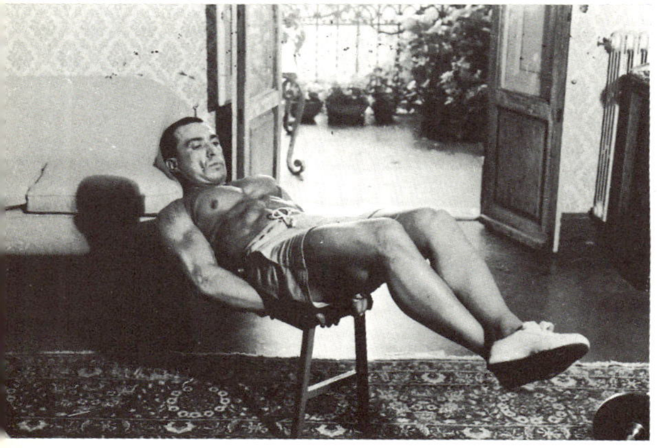

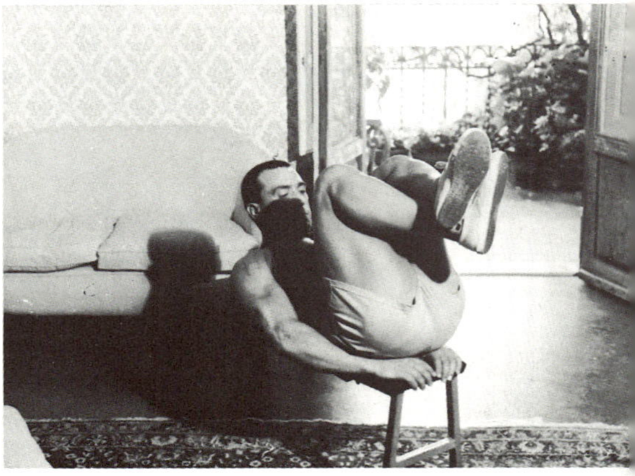

CRUNCH AU BANC 3 × 15

OBLIQUES À LA BARRE 3 × 15
Suspendu à la barre, soulevez les jambes et le bassin en les tournant d'un côté et en essayant de rapprocher le flanc du thorax. Exécutez 15 répétitions d'un côté puis passez à l'autre côté. Ou bien, alternez un mouvement d'un côté puis de l'autre.

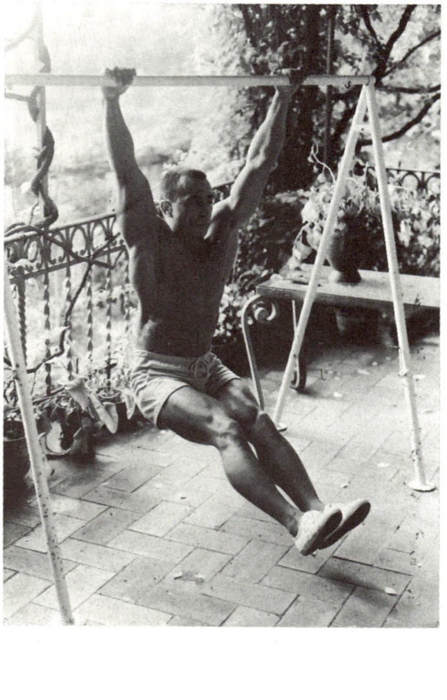

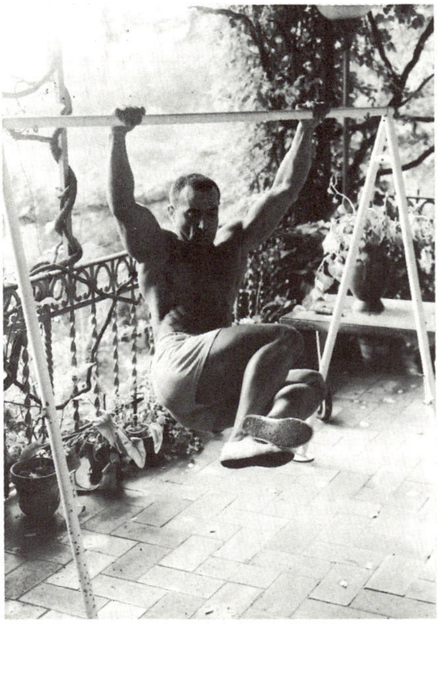

Refroidissement: stretching. Le refroidissement progressif est fondamental pour une récupération rapide.
Exécutez les mouvements très lentement, et maintenez la position présentée sur la photo pendant 20 à 30 secondes, en répétant jusqu'à une relaxation complète. Lorsque cela est nécessaire, exécutez l'exercice à droite et à gauche.

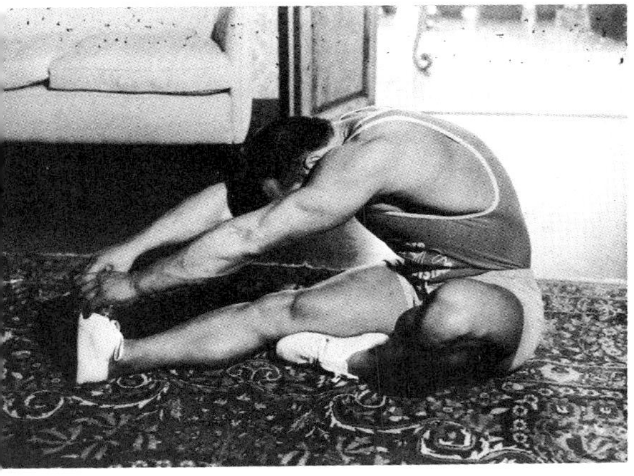

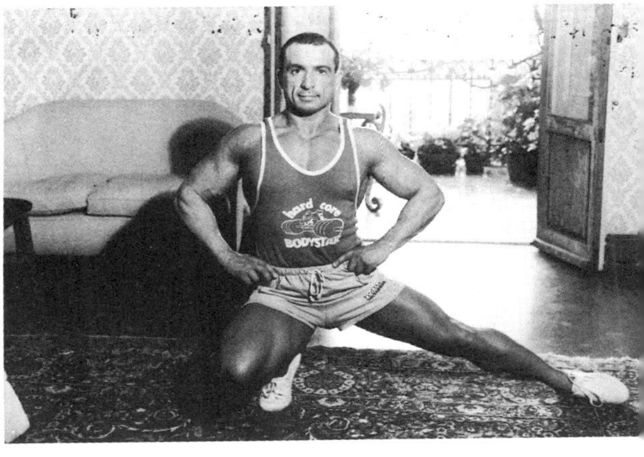

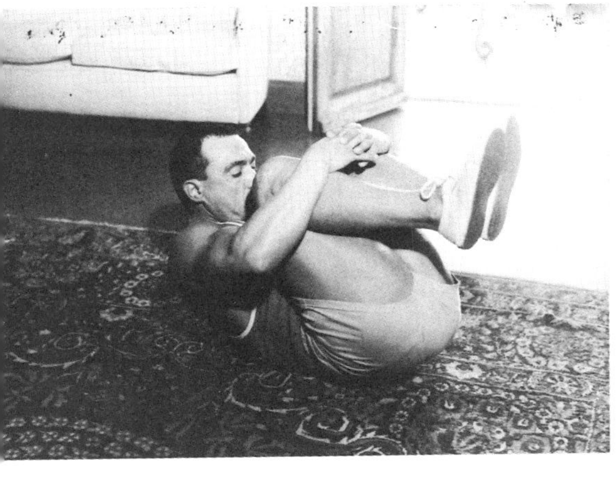

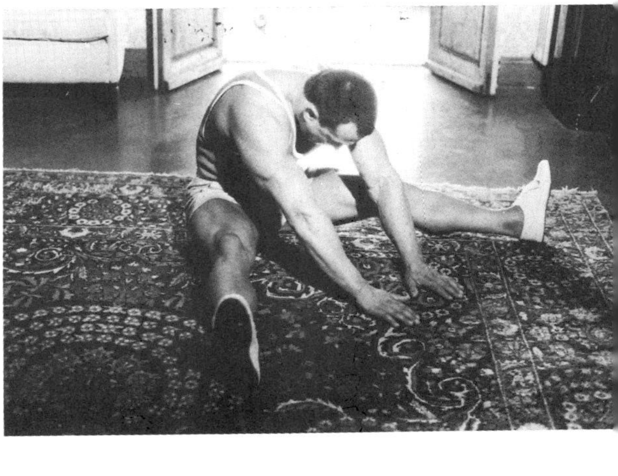

JEUDI

Échauffement: stretching. Prenez lentement la position présentée sur la photo et gardez-la 20 à 30 secondes. Répétez 5 à 6 fois, sans rebondir ni fléchir, en veillant à exécuter chaque exercice, quand cela est nécessaire, à droite et à gauche.

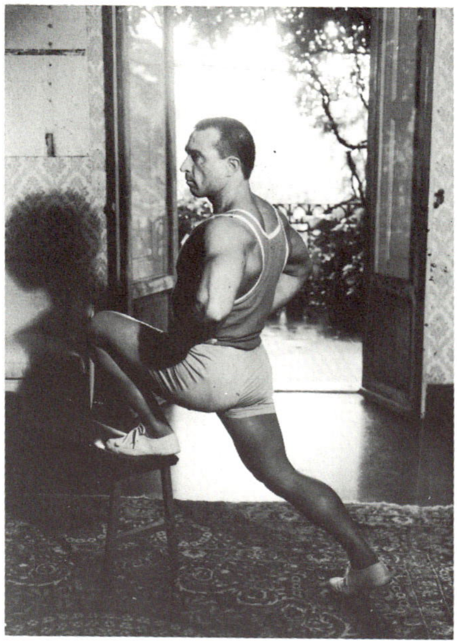

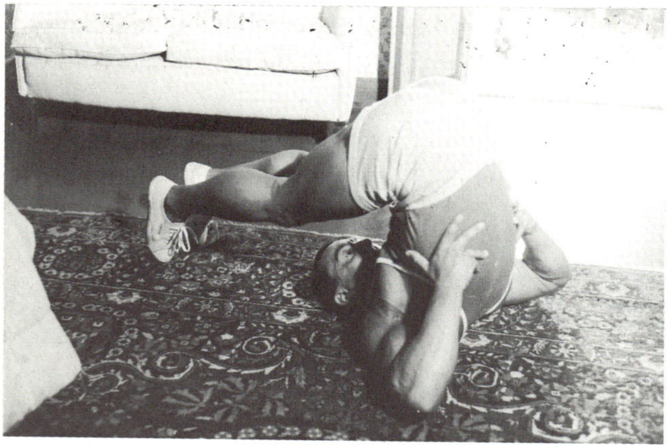

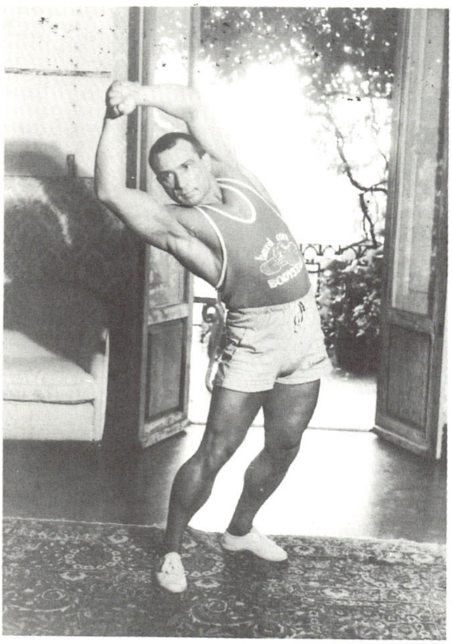

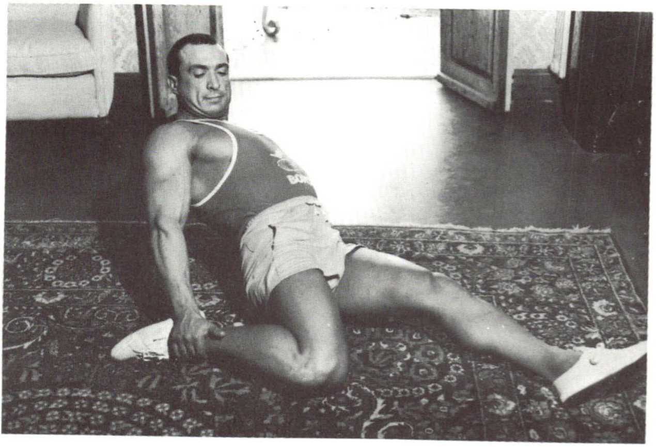

JAMBES

SQUAT PARALLÈLE
12-10-8-6

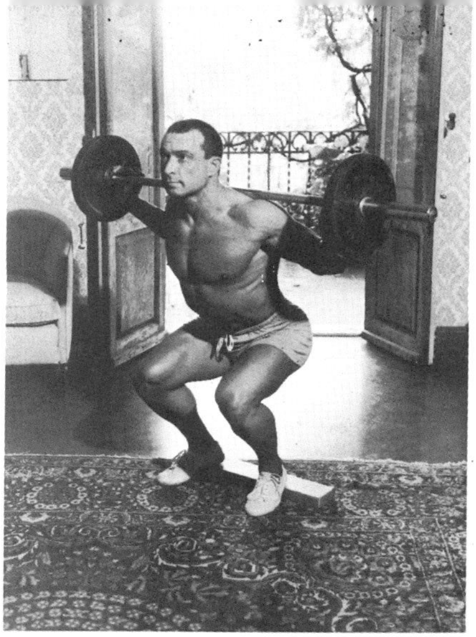
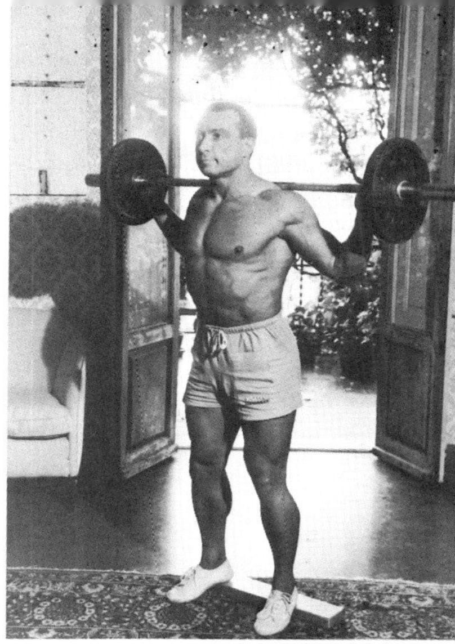

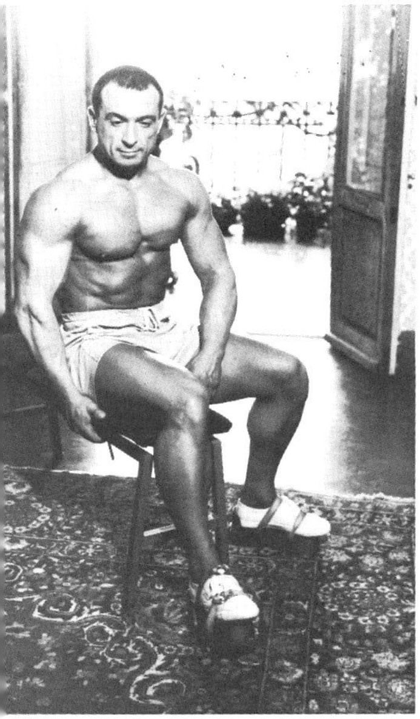
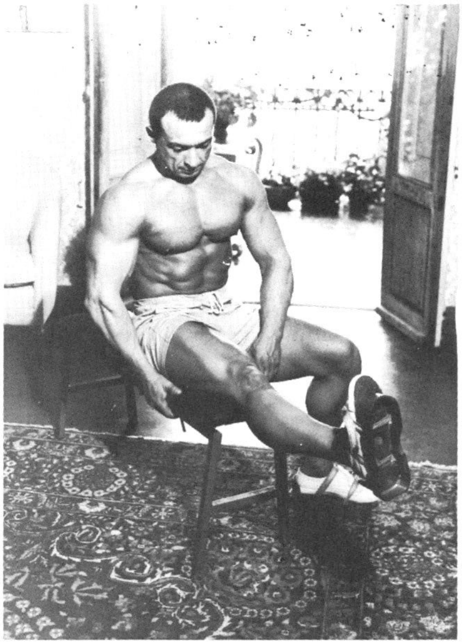

EXTENSIONS AVEC CHAUSSURES DE FER
3 × 12

ALLONGEMENTS
3 × 15

Une jambe pliée en avant, l'autre bien tendue en arrière. En tenant le poids du côté de la jambe qui se fléchit, baissez-vous au maximum, puis redressez-vous. Répétez 15 fois de suite, puis passez à l'autre jambe.

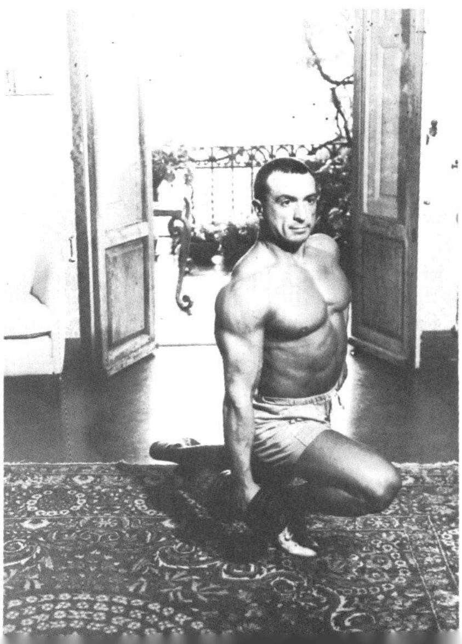
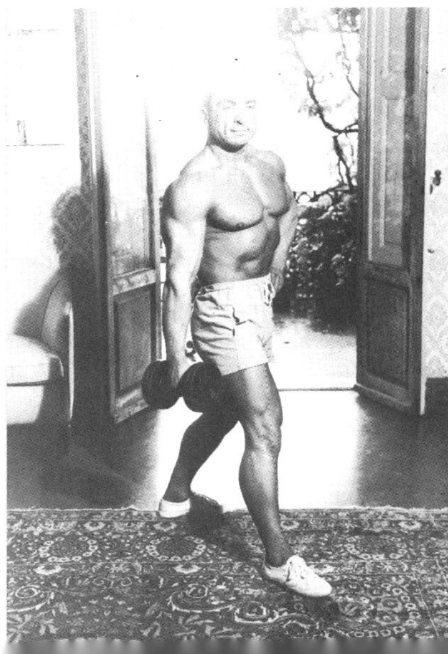

FÉMORAUX AVEC CHAUSSURES DE FER 4 × 10

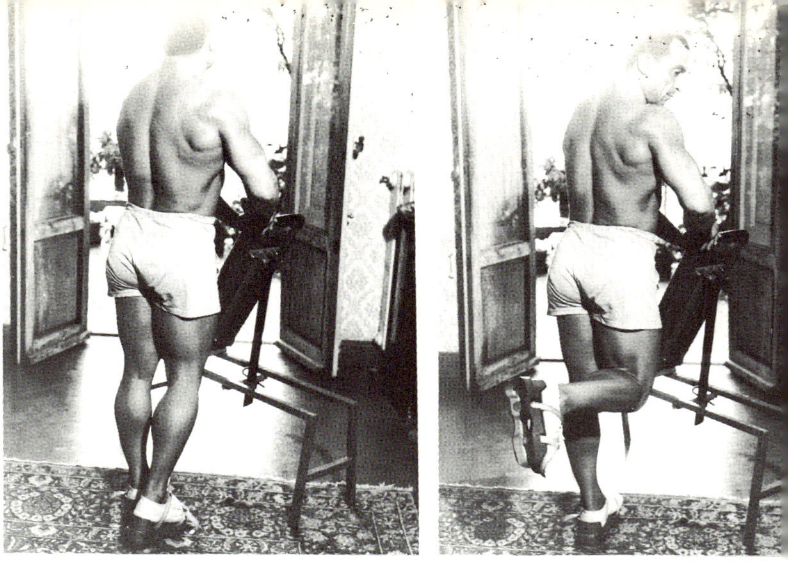

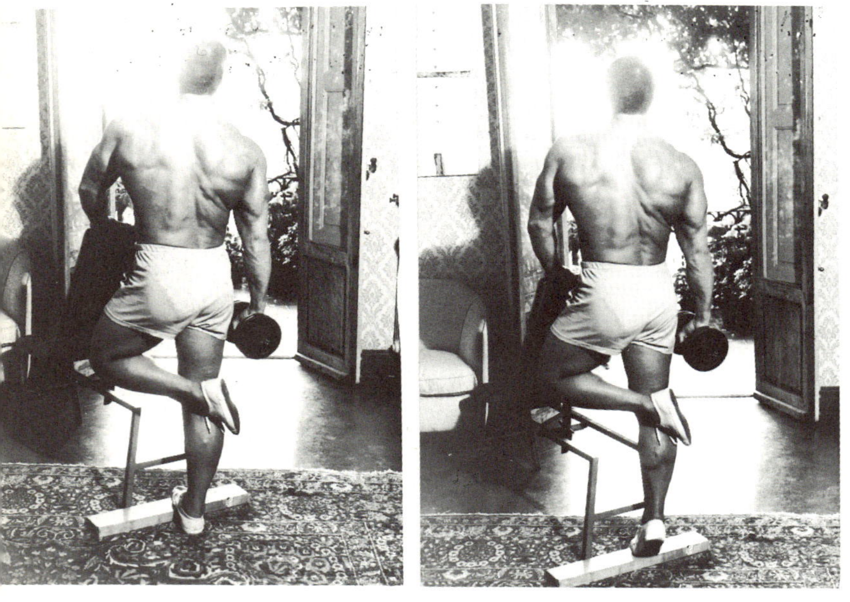

MOLLETS

MOLLETS AVEC HALTÈRE 3 × 15

POITRINE

CROIX HORIZONTALES 3 × 12

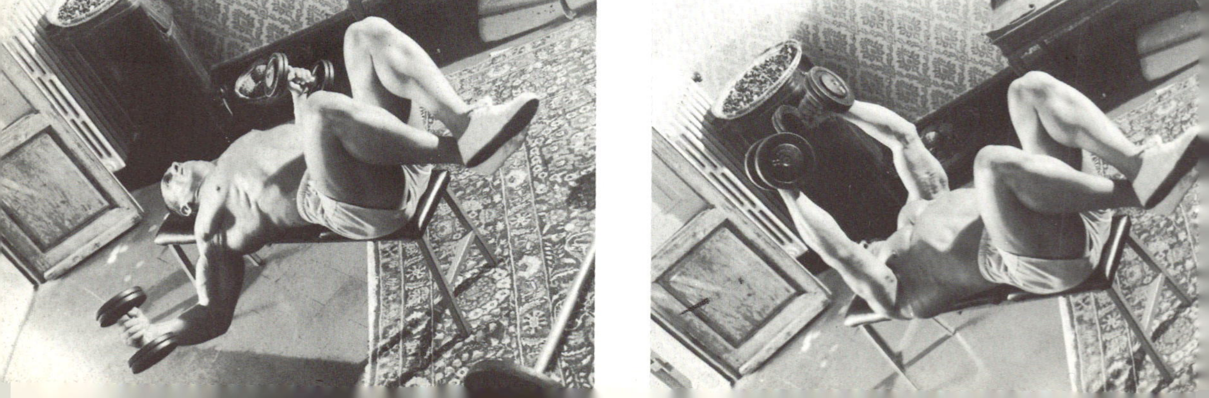

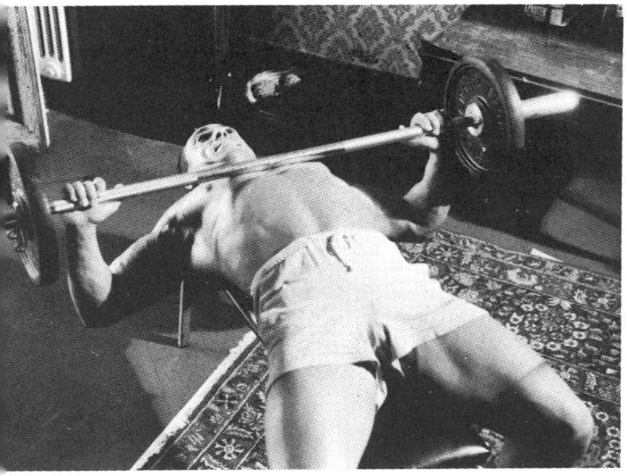

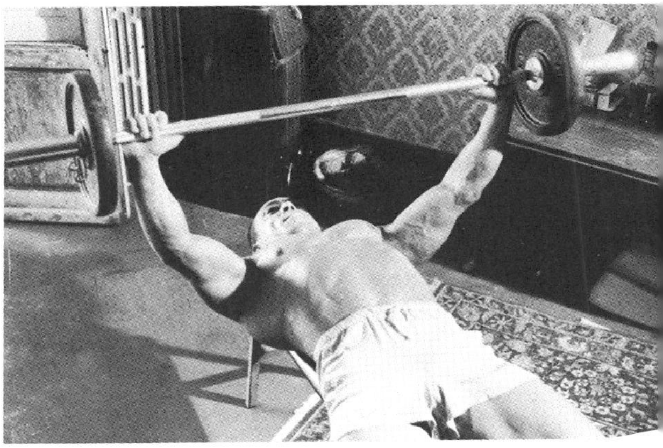

BANC HORIZONTAL 3 × 10

PULL-OVER AVEC BALANCIER 3 × 15

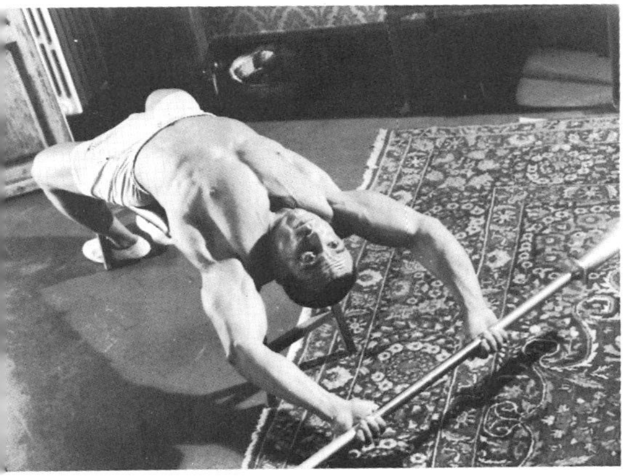

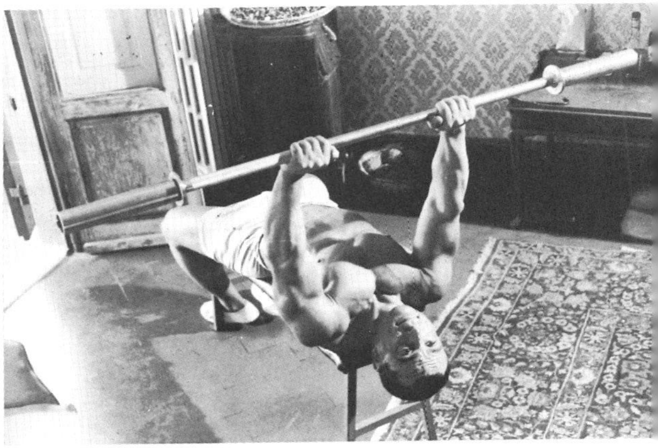

TRICEPS

PARALLÈLES ÉTROITES 3 × 10

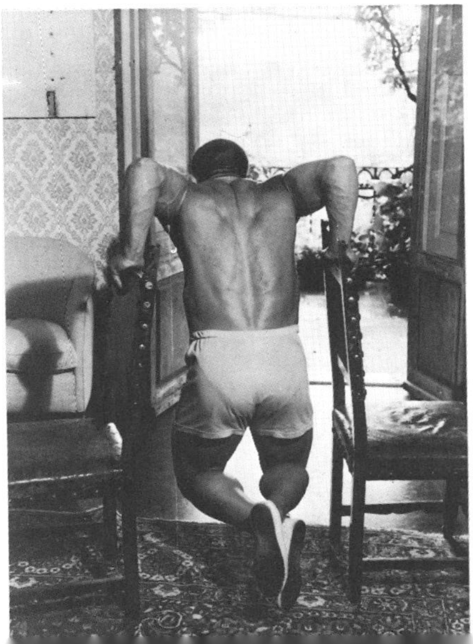

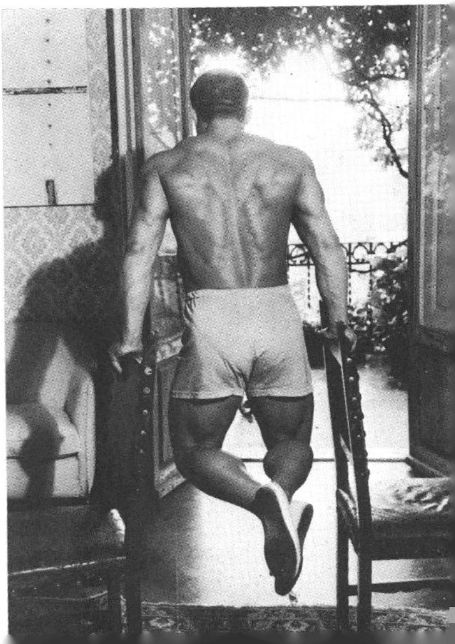

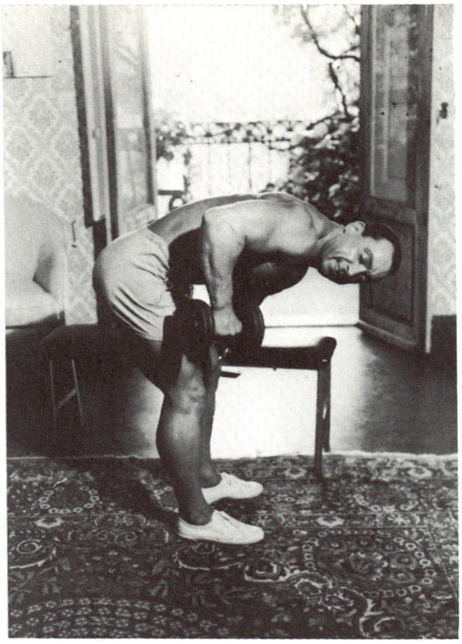

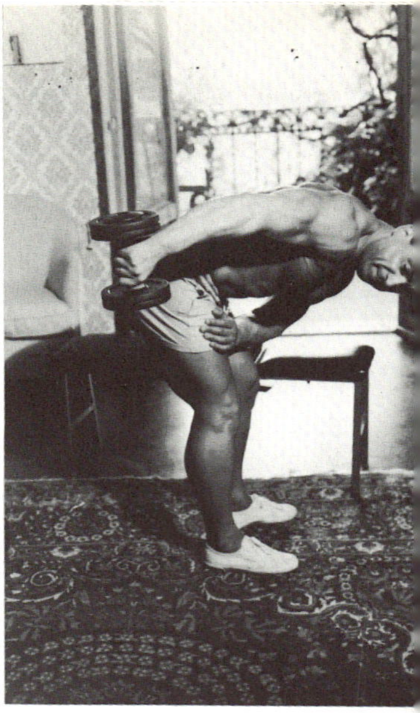

KICK BACK 3 × 15

ABDOMEN

SIT UP AVEC TORSION 3 × 15
Le départ est identique à celui du sit up traditionnel, mais en remontant, pliez le buste en essayant de toucher le genou gauche avec le coude droit, et lors de la répétition suivante, inversez le mouvement: genou droit avec le coude gauche et ainsi de suite...

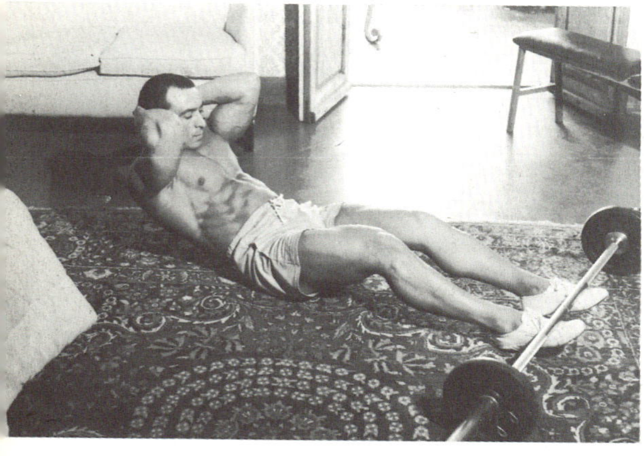

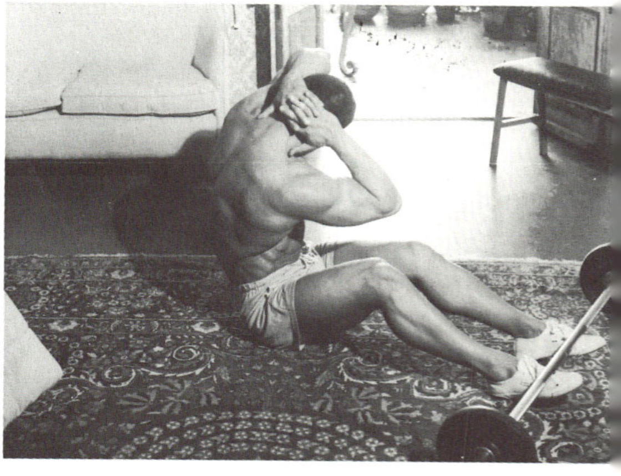

Refroidissement: stretching. Le refroidissement progressif est fondamental pour une récupération rapide.
Exécutez les mouvements très lentement, et maintenez la position présentée sur la photo pendant 20 à 30 secondes, en répétant jusqu'à une relaxation complète. Lorsque cela est nécessaire, exécutez l'exercice à droite et à gauche.

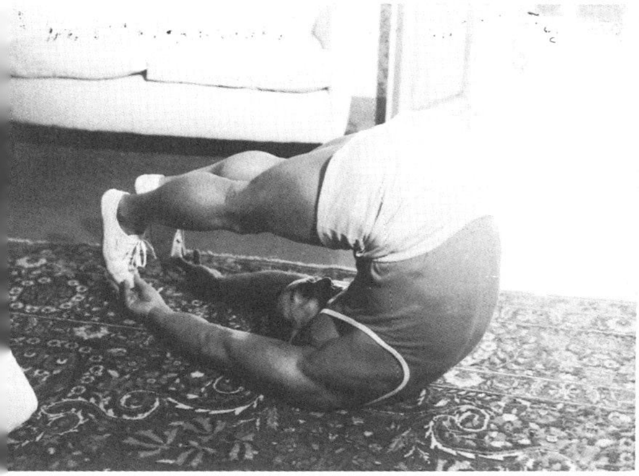

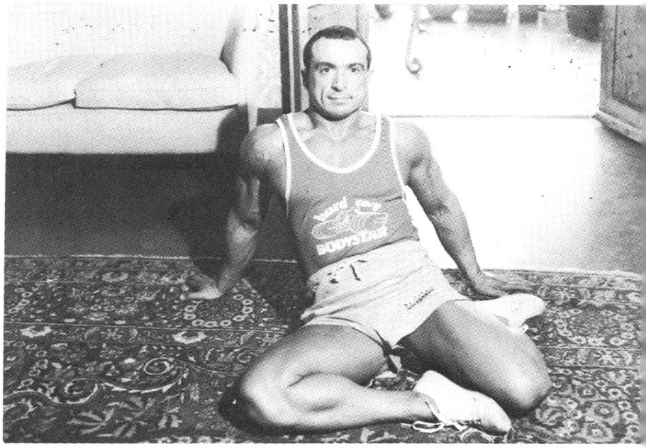

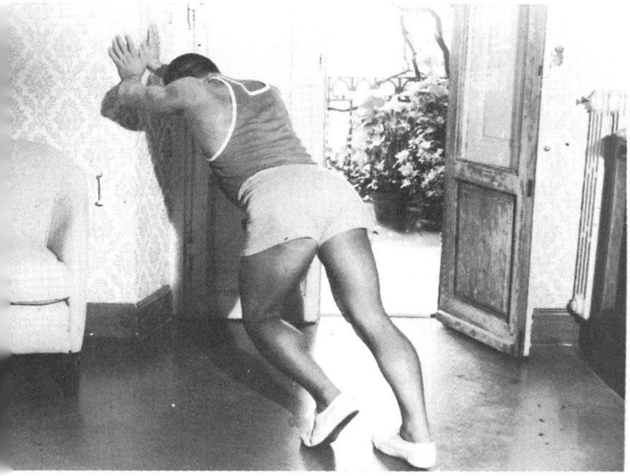

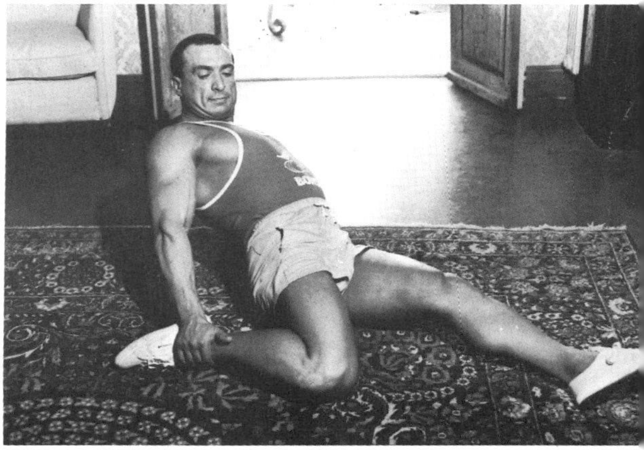

VENDREDI

Échauffement: stretching. Prenez lentement la position présentée sur la photo et gardez-la 20 à 30 secondes. Répétez 5 à 6 fois, sans rebondir ni fléchir, en veillant à exécuter chaque exercice, quand cela est nécessaire, à droite et à gauche.

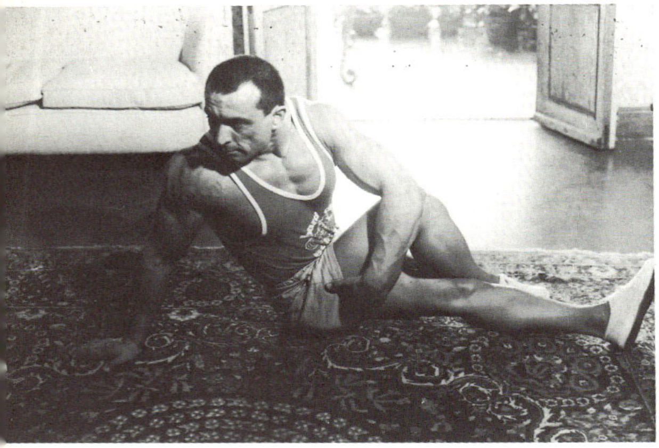

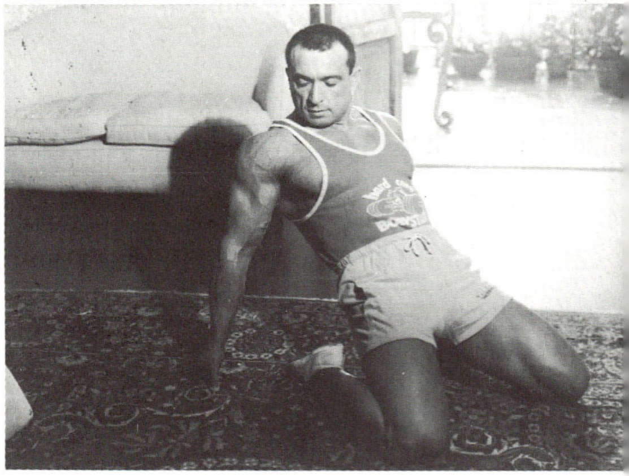

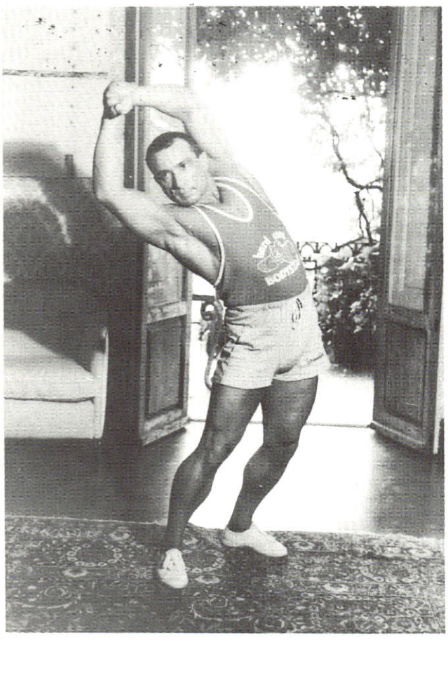

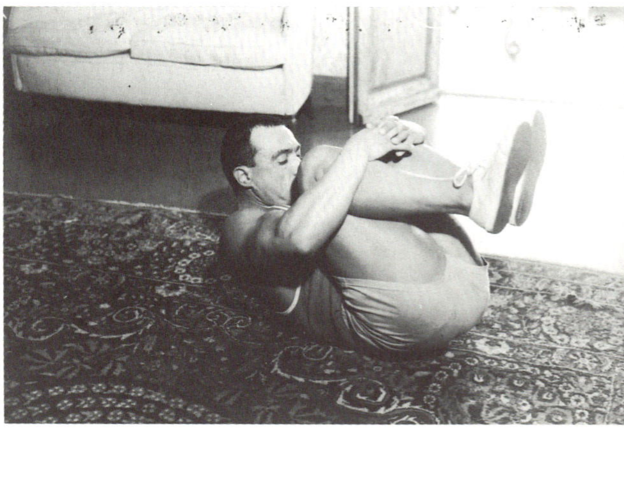

DOS

DÉCOLLEMENT DU SOL 8-6-4-2

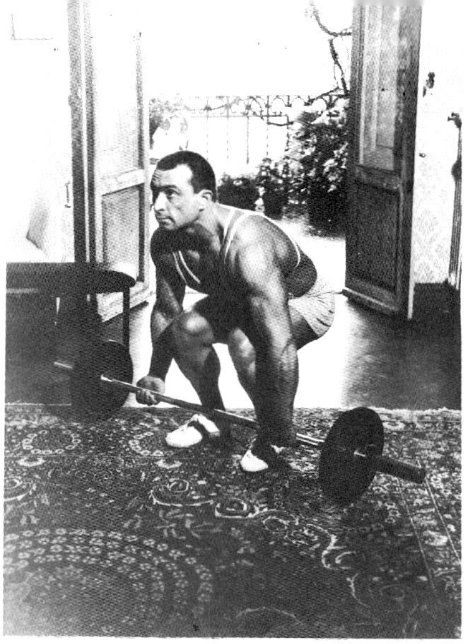

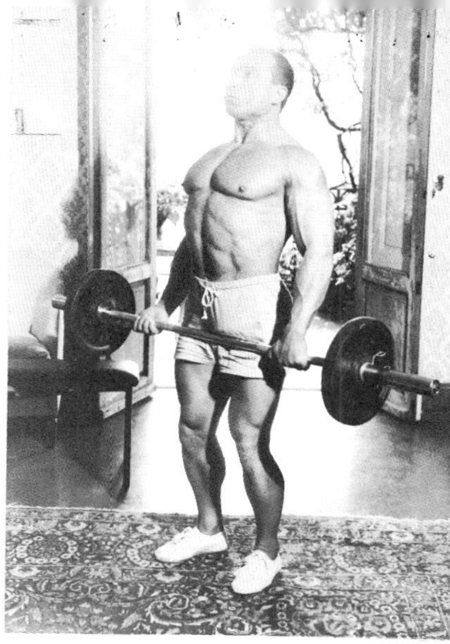

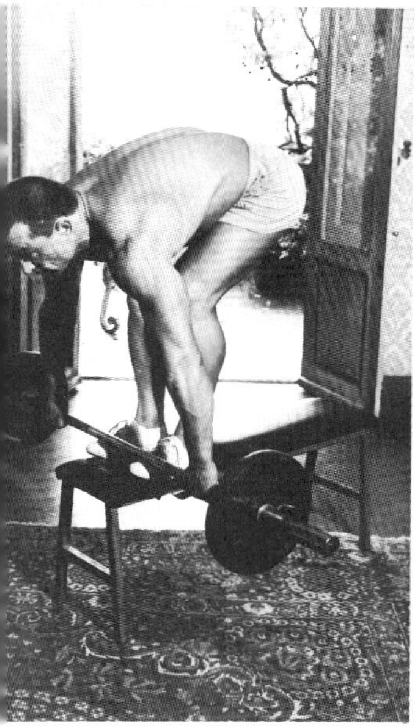

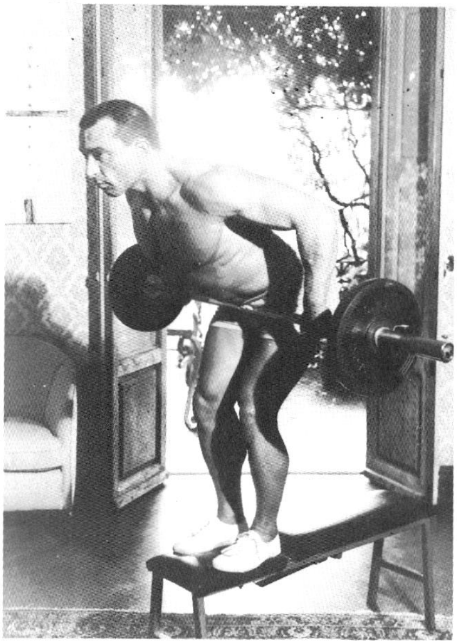

RAMEUR AVEC BALANCIER 10-8-6-4

BARRE EN AVANT 4 × 8

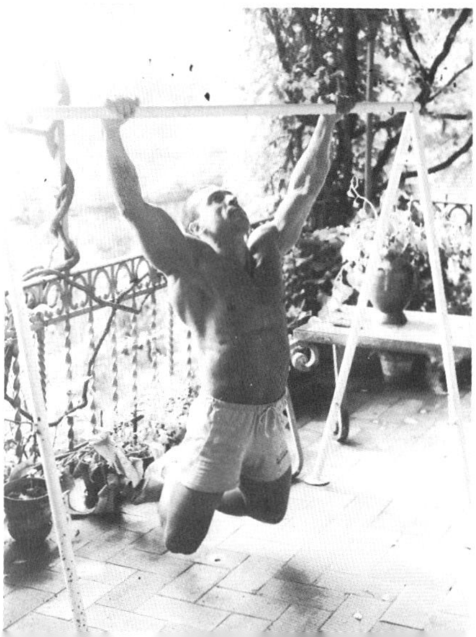

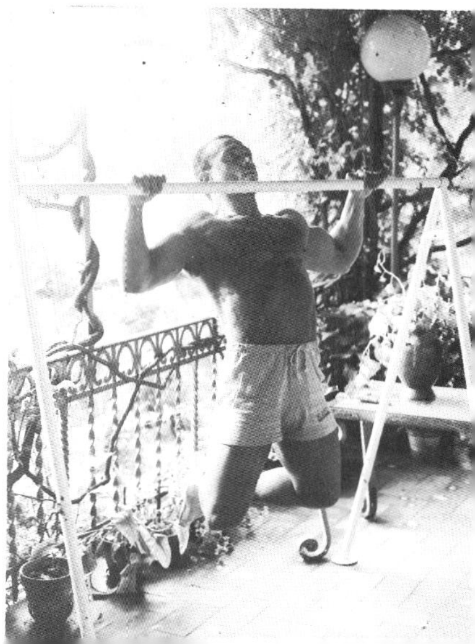

SOULÈVEMENT ÉTROIT AU MENTON 10-8-6-4

Empoignez la barre, mains rapprochées; en remontant, gardez les coudes pointés en avant jusqu'au menton. Pause. Descente lente. Stress sur le trapèze et, dans une moindre mesure, sur le deltoïde.

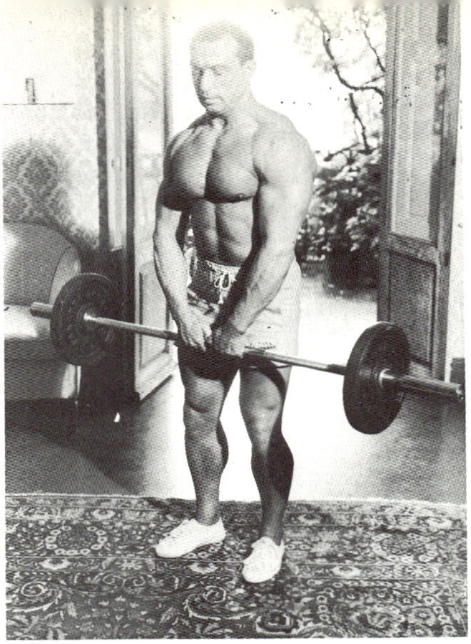

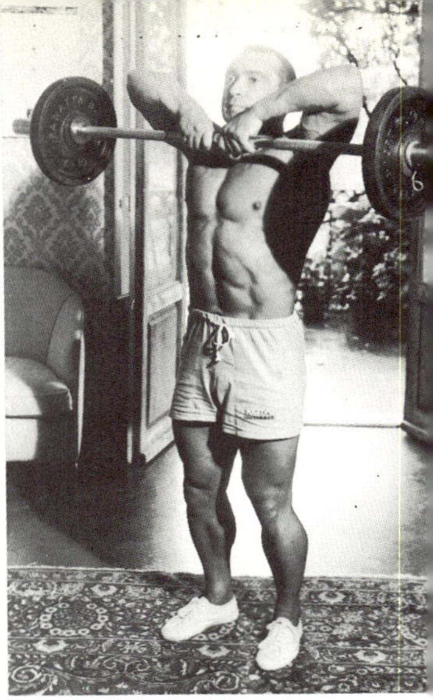

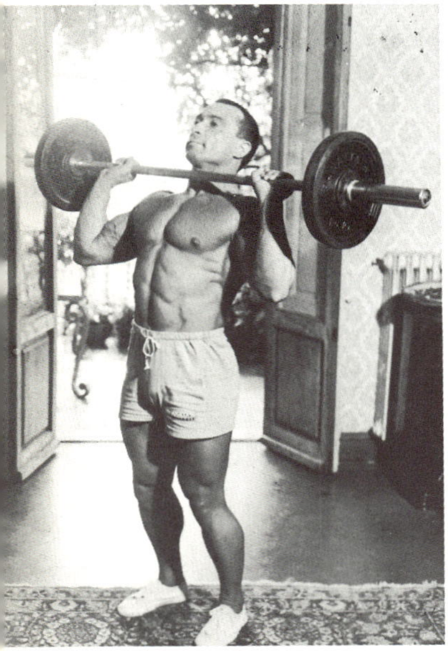

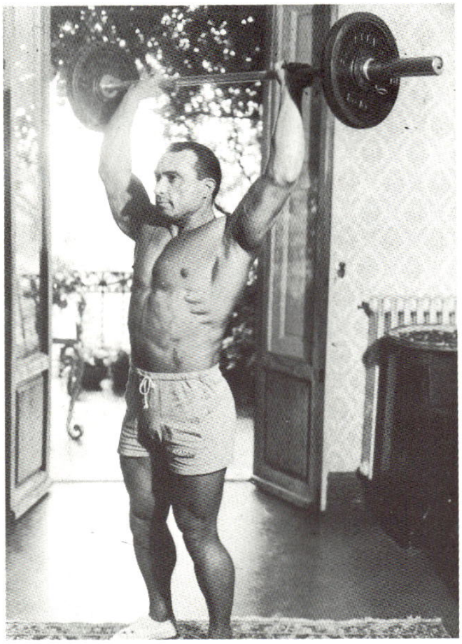

ÉPAULES

DÉTENTE LENTE EN AVANT 10-8-6-4

DÉTENTE LENTE EN ARRIÈRE 4 × 8

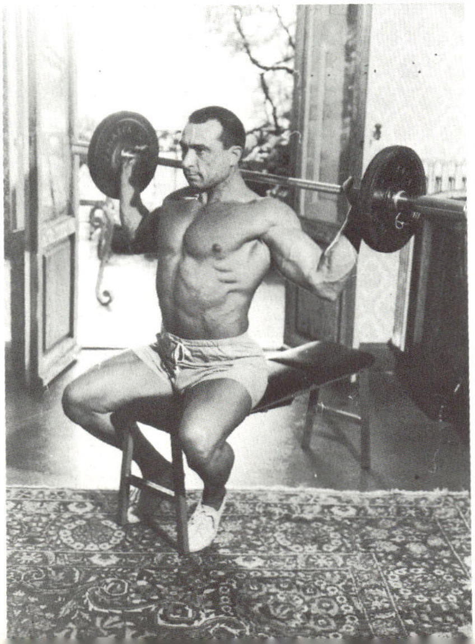

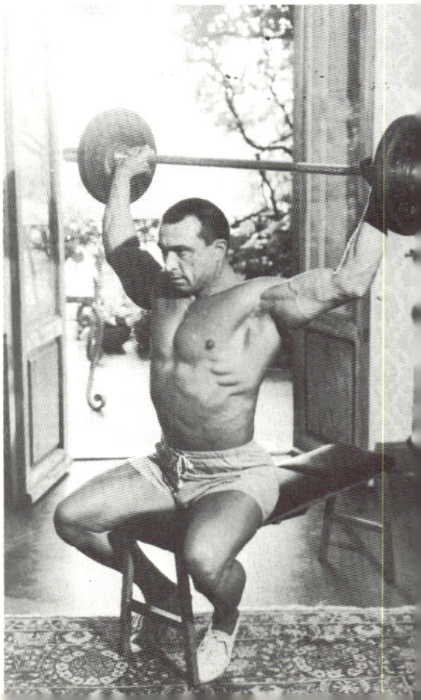

CRUCIFIX 3 × 10

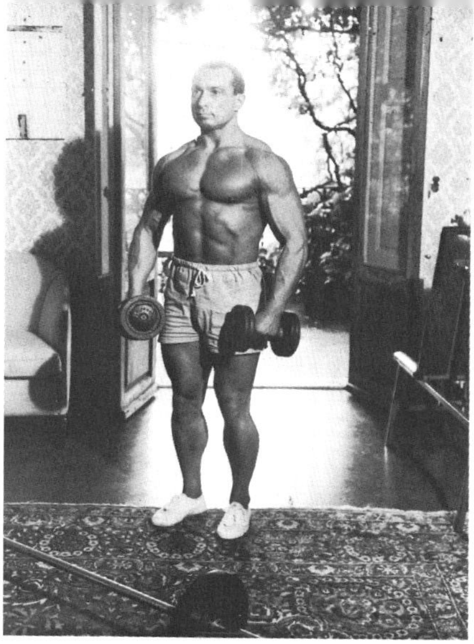

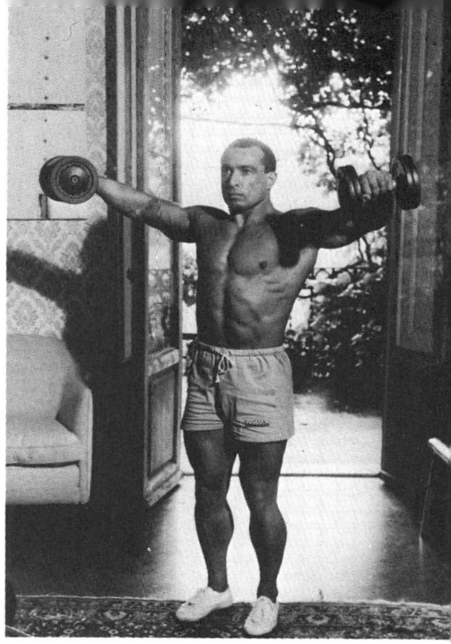

BICEPS AVANT-BRAS

CURLING 10-8-6-4

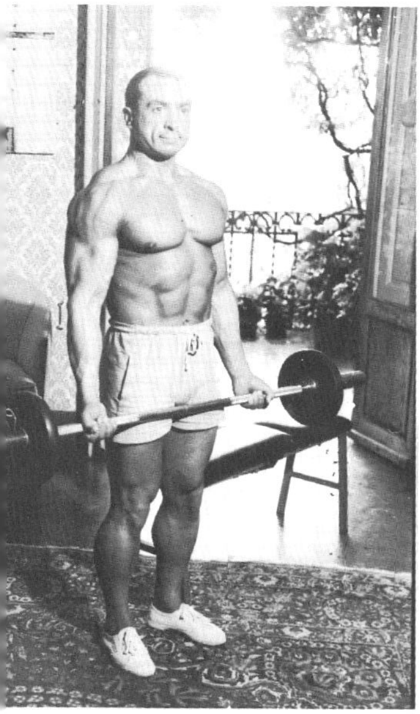

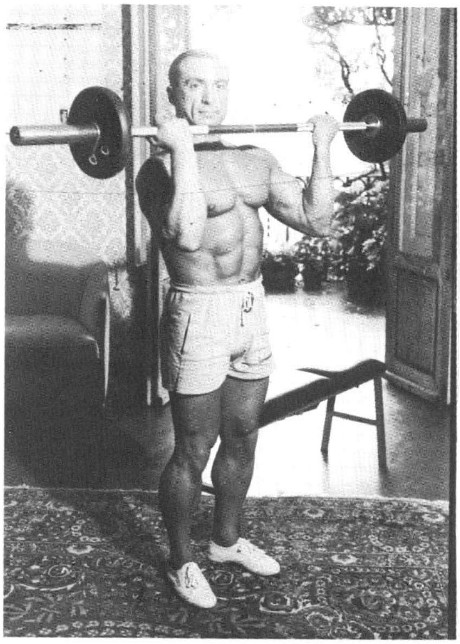

CURLING SUR BANC INCLINÉ 4 × 8

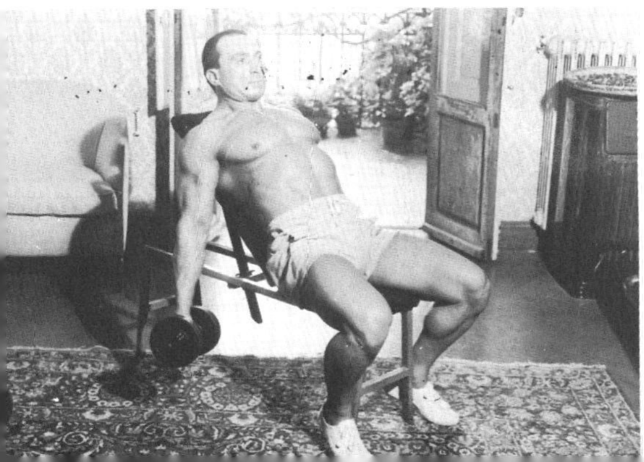

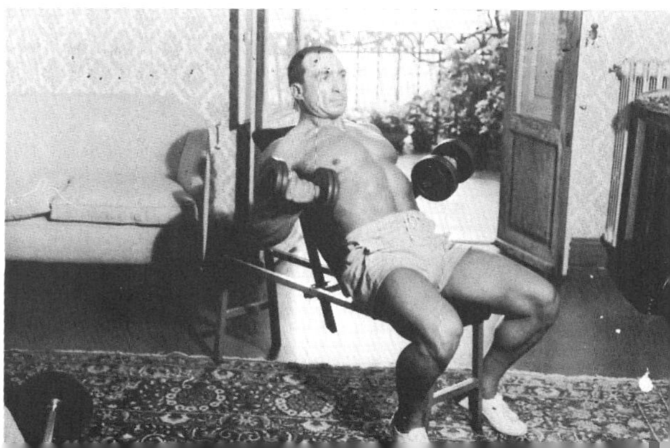

WRIST CURL EN ARRIÈRE 3 × 15
En tenant le balancier derrière le dos, le buste un peu en avant et les bras allongés en arrière, exécutez une flexion du poignet; maintenez la contraction pendant quelques secondes.

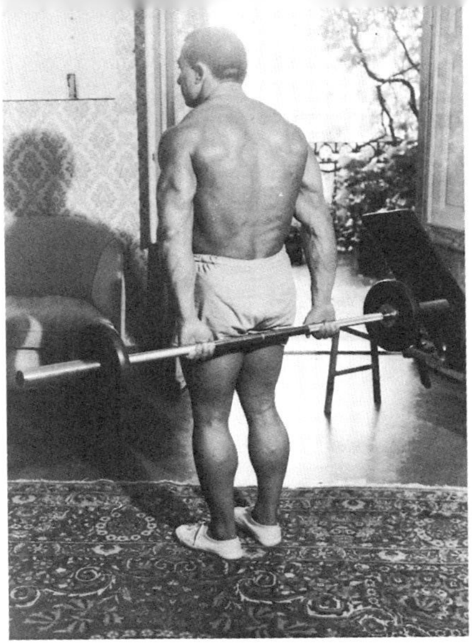

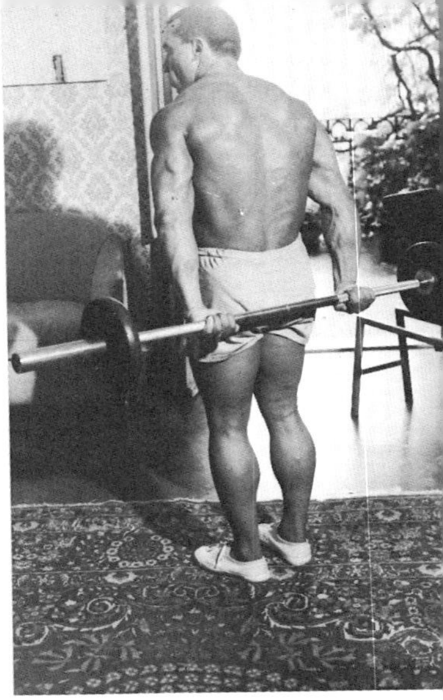

ABDOMEN

TWIST 15 MINUTES

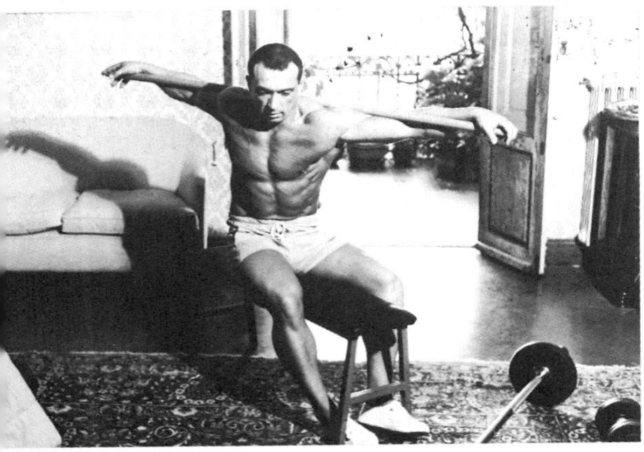

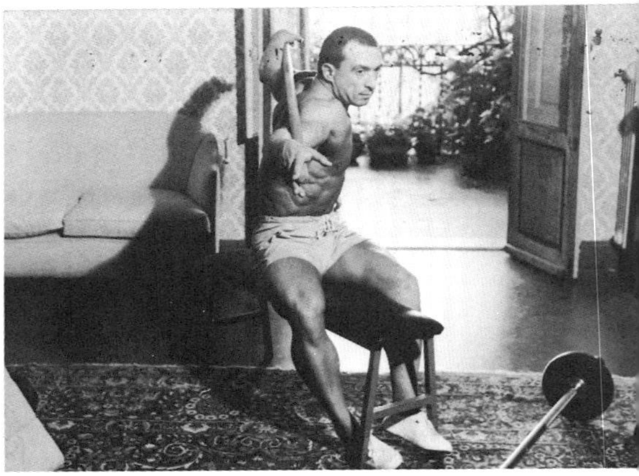

SIT UP 5 × 15

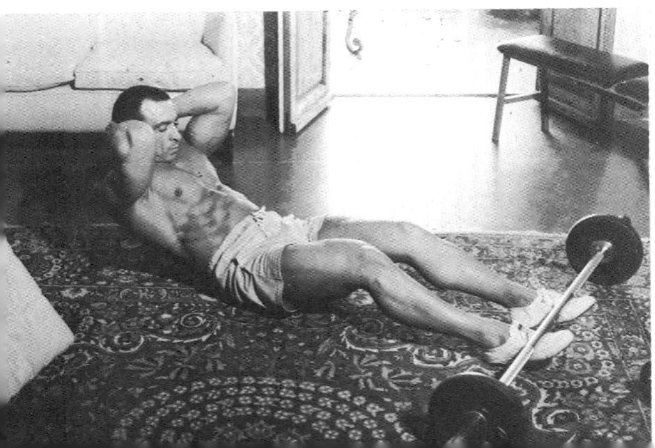

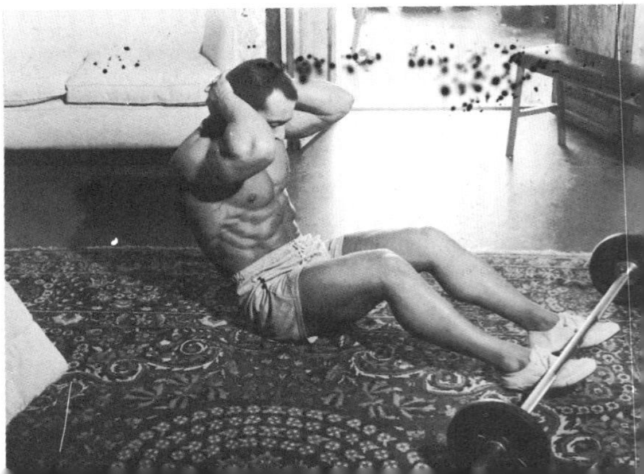

Refroidissement: stretching. Le refroidissement progressif est fondamental pour une récupération rapide.
Exécutez les mouvements très lentement, et maintenez la position présentée sur la photo pendant 20 à 30 secondes, en répétant jusqu'à une relaxation complète. Lorsque cela est nécessaire, exécutez l'exercice à droite et à gauche.

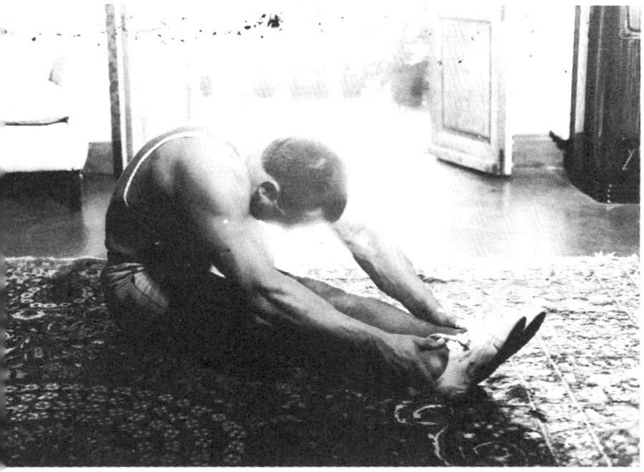

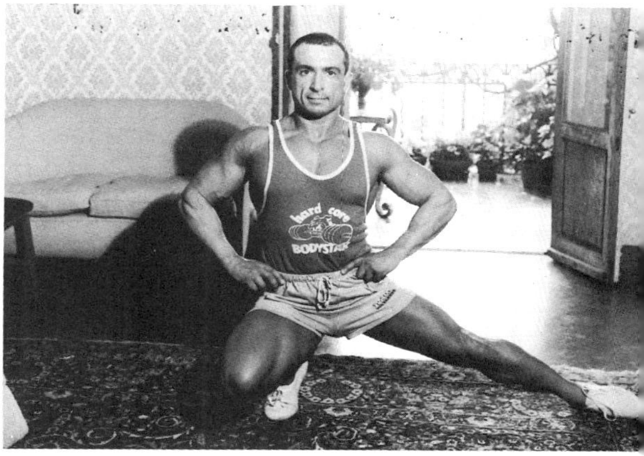

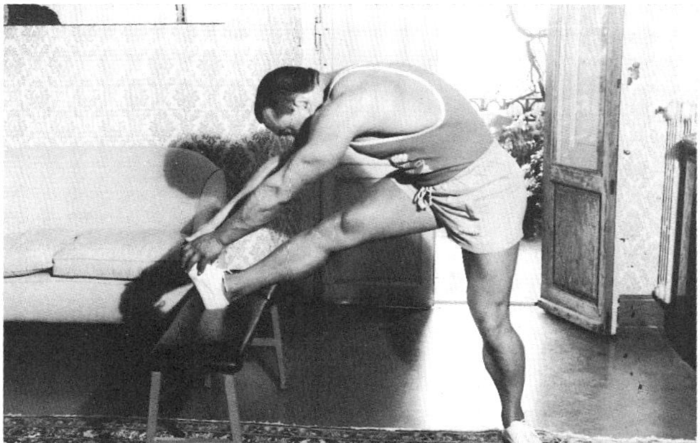

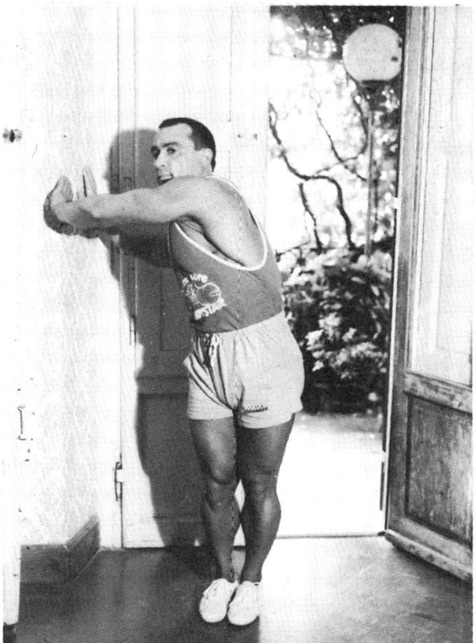

HUITIÈME SEMAINE

Le tableau divise encore le corps en deux entraînements, mais le nombre des séances passe à 5 par semaine. Vous ferez donc 3 fois la première partie du tableau et 2 fois la deuxième.
La semaine suivante, ce sera l'inverse: 2 fois la première, 3 fois la deuxième. On augmente donc la fréquence au profit de la définition. Même les séries par groupe musculaire augmentent, alors que le repos diminue et ne dure que 1,5 minute. Toute série sera terminée par un épuisement positif avec les burns, le cheating et la peak contraction.
L'investissement augmente: il vous faut plus de nourriture et plus de repos.

VIIIe SEMAINE

DEUXIÈME PHASE
DÉVELOPPEMENT MUSCULAIRE GÉNÉRAL

Échauffement: stretching

LUNDI

groupe musculaire	exercices	n. séries	n. rép.
ÉPAULES	Amples soulèvements au menton	10-8-6-4	
	Détente lente en avant	10-8-6-4	
	Détente lente en arrière	4	8
	Crucifix	3	12
POITRINE	Banc haut avec balancier	10-8-6-4	
	Banc bas	3	8
	Croix horizontales	3	10
	Pull-over avec haltère	4	10
DOS	Rameur avec balancier	10-8-6-4	
	Barre en arrière	4	8
	Good morning	3	15
ABDOMEN	Sit up	3	15

MARDI

groupe musculaire	exercices	n. séries	n. rép.
TRICEPS	Triceps avec haltère assis	3	12
	French press sur banc horizontal	3	10
BICEPS AVANT-BRAS	Curling à un bras	3	10
	Concentration curl	3	12
	Curl inversé	3	15
JAMBES	Squat respiratoire	3	20
	Hack squat	3	15
	Fémoraux avec chaussures de fer	4	12
MOLLETS	Mollets debout avec balancier	3	15
ABDOMEN	Side bend	3	15

JEUDI

groupe musculaire	exercices	n. séries	n. rép.
POITRINE	Banc horizontal	3	8
	Banc haut	3	10
	Croix hautes	3	12
	Pull-over avec balancier	3	15
DOS	Haussement des épaules avec haltères	3	10
	Barre en arrière	3	8
	Rameur avec haltère	3	10
	Décollement du sol	3	12
ÉPAULES	Soulèvement étroit au menton	3	10
	Détente lente avec haltères assis	3	8
	Crucifix à 90°	3	12
ABDOMEN	Élévation des jambes sur banc	3	15

VENDREDI

groupe musculaire	exercices	n. séries	n. rép.
BICEPS	Curling	10-8-6-4	
	Curl scott	4	10
TRICEPS AVANT-BRAS	Parallèles étroites	4	10
	French press assis	10-8-6-4	
	Wrist curl	5	15
JAMBES	Squat parallèle	12-10-8-6	
	Squat frontal	4	10
	Extensions avec chaussures de fer	3	12
	Fémoraux avec chaussures de fer	4	10
MOLLETS	Mollets assis	10-8-6-4	
ABDOMEN	Obliques à la barre	3	15

SAMEDI

groupe musculaire	exercices	n. séries	n. rép.
DOS	Décollement du sol	8-6-4-2	
	Rameur avec balancier	10-8-6-4	
	Barre en avant	4	8
	Dorsy bar	4	8
ÉPAULES	Soulèvement aux épaules	3	10
	Détente lente en arrière	10-8-6-4	
	Crucifix	4	10
	Crucifix à 90°	4	12
POITRINE	Croix horizontales	4	12
	Croix hautes	4	12
	Parallèles larges	10-8-6-4	
	Pull-over avec haltère	3	12
ABDOMEN	Jacknifes	5	15

Refroidissement: stretching

INTENSITÉ
Haute

RÉCUPÉRATION
entre séries
1,5 min.
sur l'exercice de base
1 min.
sur les exercices complém.
entre groupes musculaires 5 min.

NOUVEAUX STIMULUS ET TECHNIQUES POUR ACCÉLERER LA SURCOMPENSATION
Alterner continuellement l'ordre et le type des exercices. Burns. Cheating. Peak contraction. Au-delà de l'épuisement positif.

TECHNIQUES POUR ÉLEVER LE MÉTABOLISME BASAL
Squat respiratoire

ACTIVITÉ AÉROBIQUE
/

MENSURATIONS
cou cm ____
épaules cm ____
thorax cm ____
bras cm ____
taille cm ____
cuisse cm ____
mollets cm ____

POIDS
kg ____

LUNDI

Échauffement: stretching. Prenez lentement la position présentée sur la photo et gardez-la 20 à 30 secondes. Répétez 5 à 6 fois, sans rebondir ni fléchir, en veillant à exécuter chaque exercice, quand cela est nécessaire, à droite et à gauche.

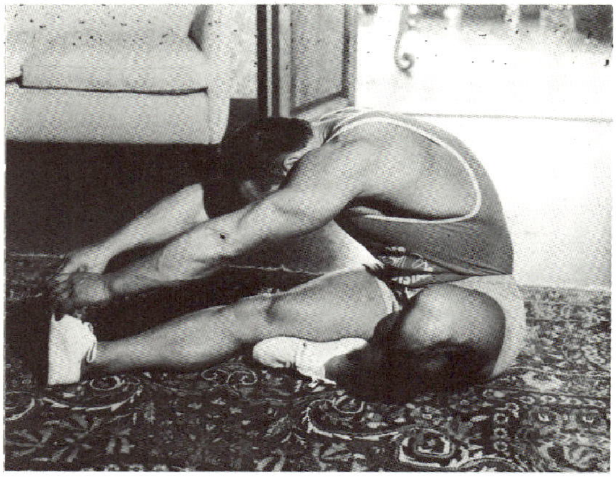

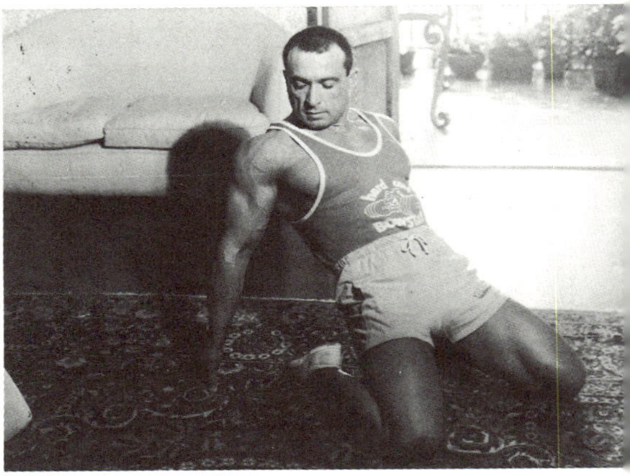

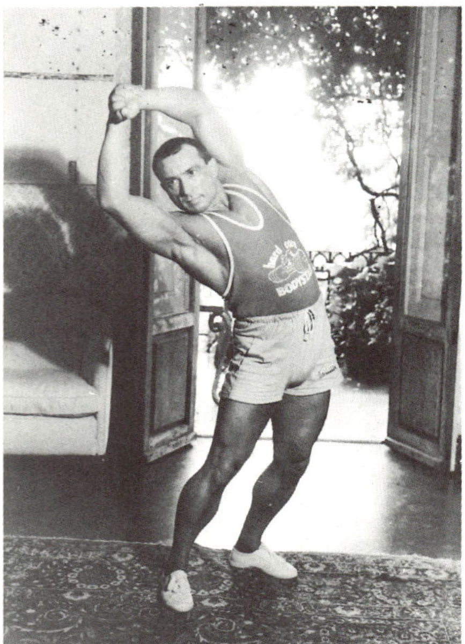

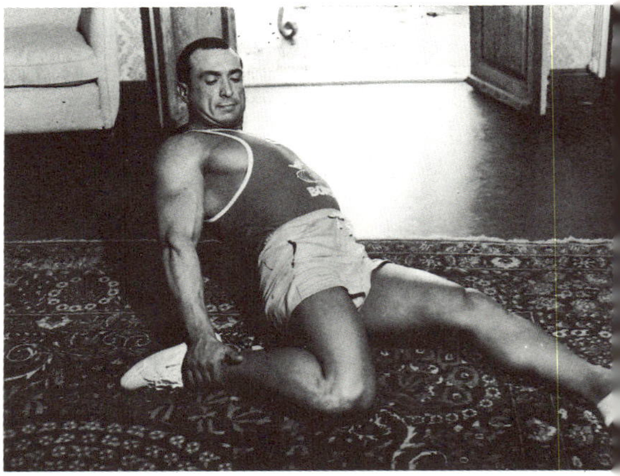

ÉPAULES

AMPLES SOULÈVEMENTS AU MENTON 10-8-6-4

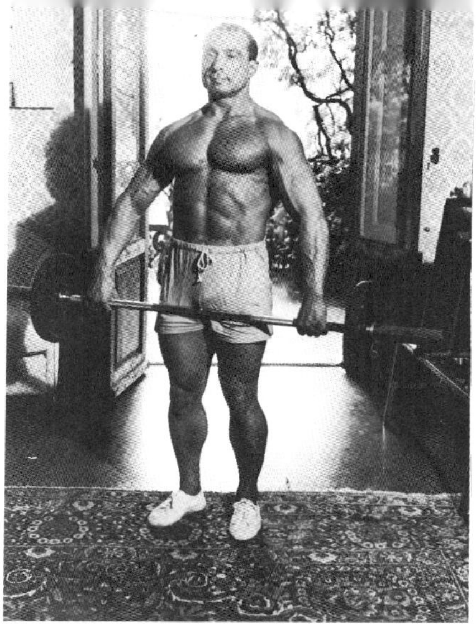

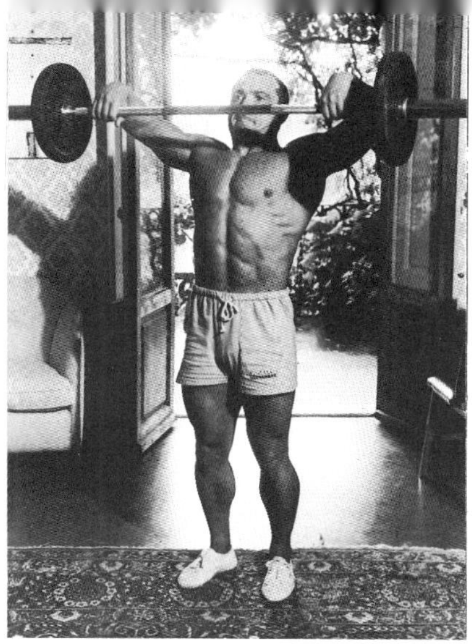

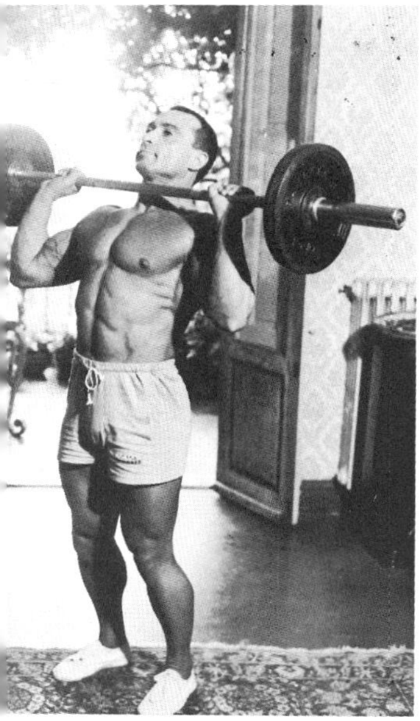

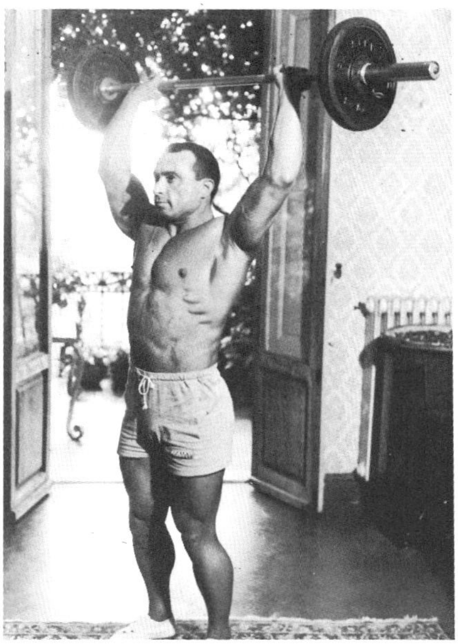

DÉTENTE LENTE EN AVANT 10-8-6-4

DÉTENTE LENTE EN ARRIÈRE 4 × 8

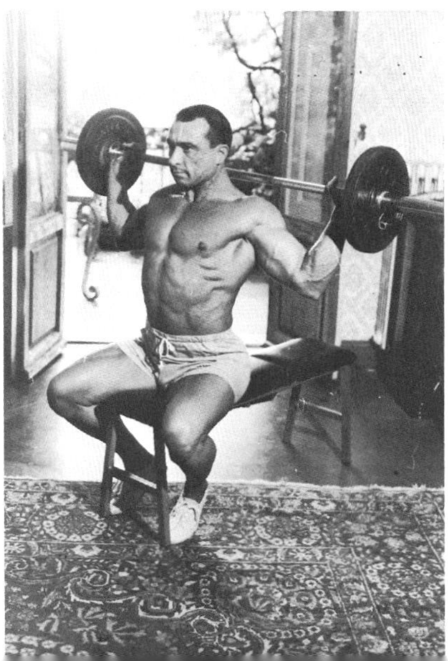

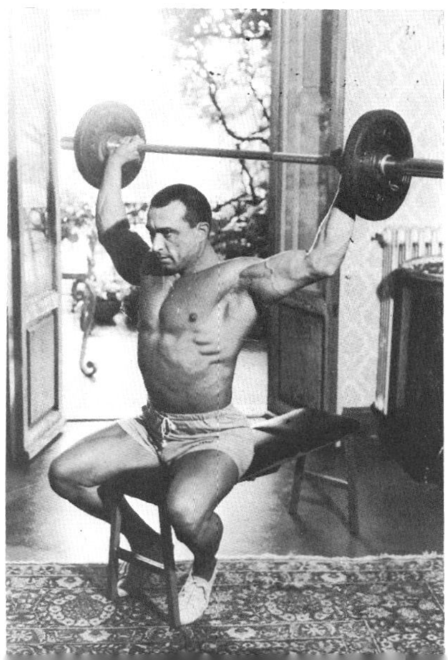

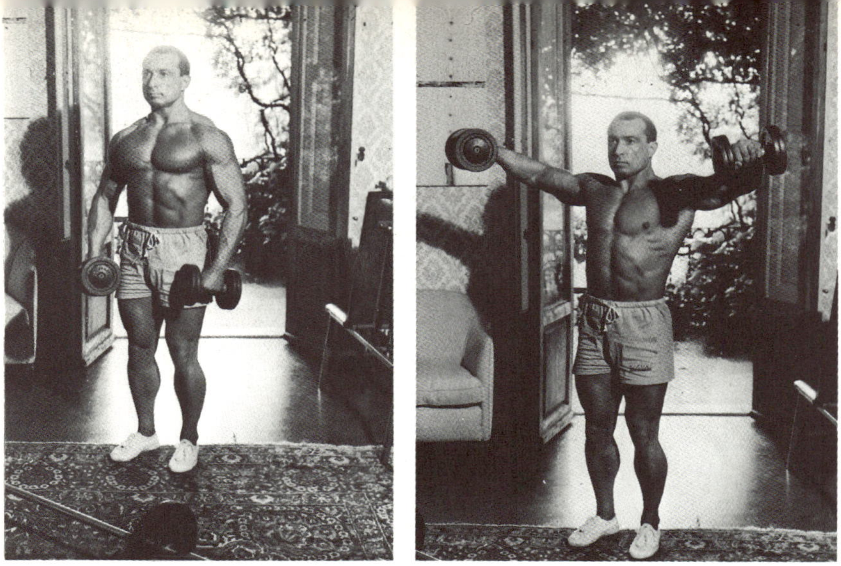

CRUCIFIX 3 × 12

POITRINE

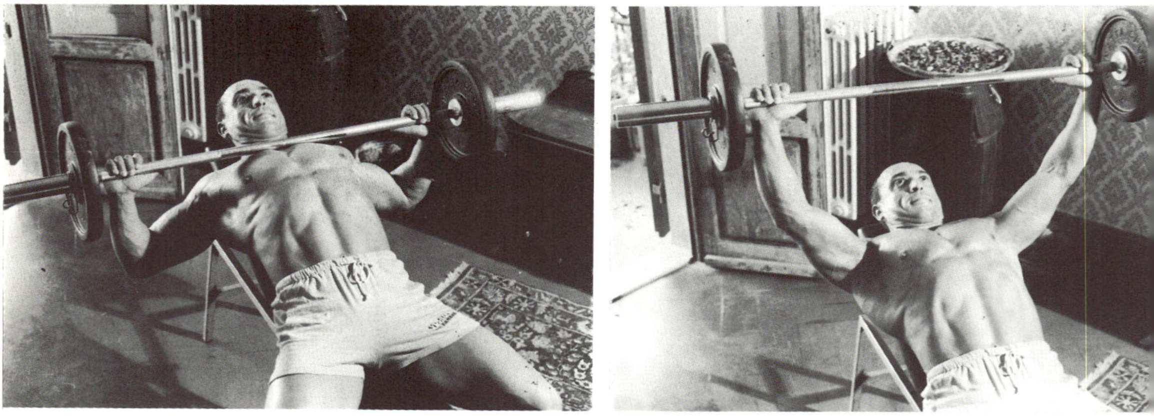

BANC HAUT AVEC BALANCIER 10-8-6-4

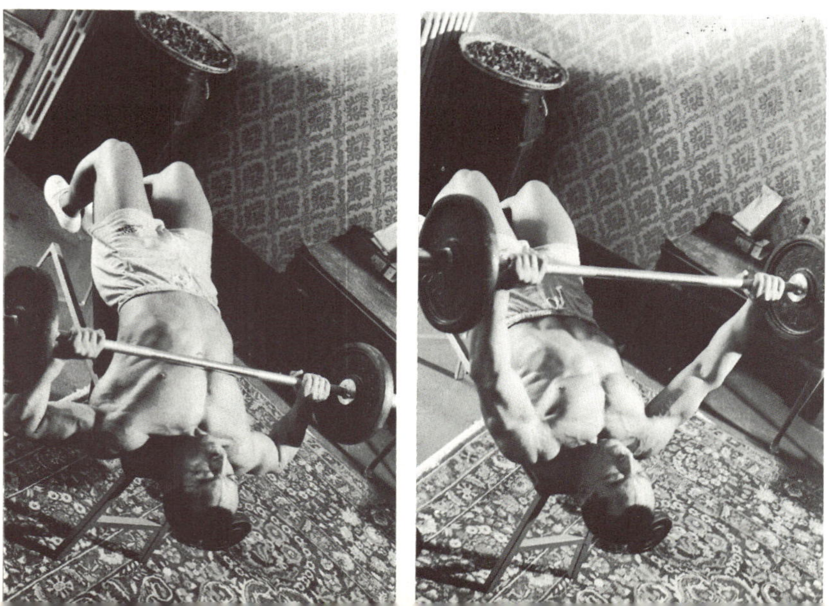

BANC BAS 3 × 8
Action sur la partie basse du pectoral. Exécution identique à celle du banc horizontal. Descendez vers le sternum, et non vers le cou.

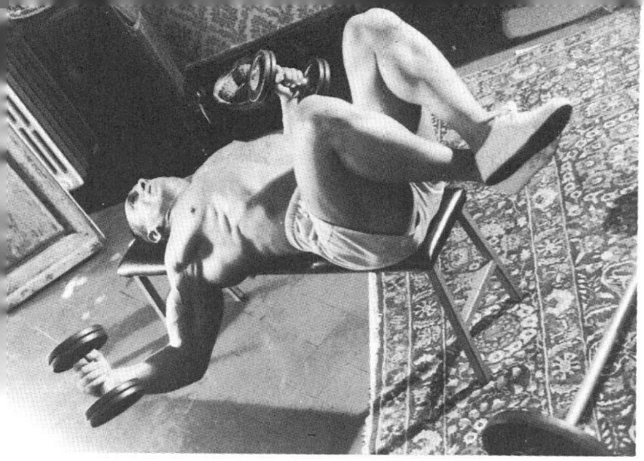 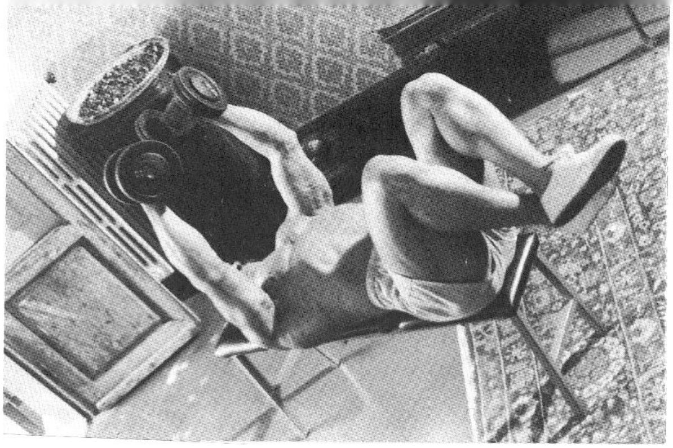

CROIX HORIZONTALES 3 × 10

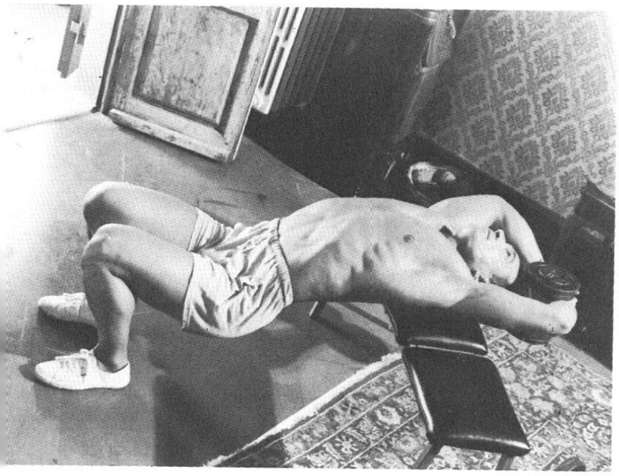 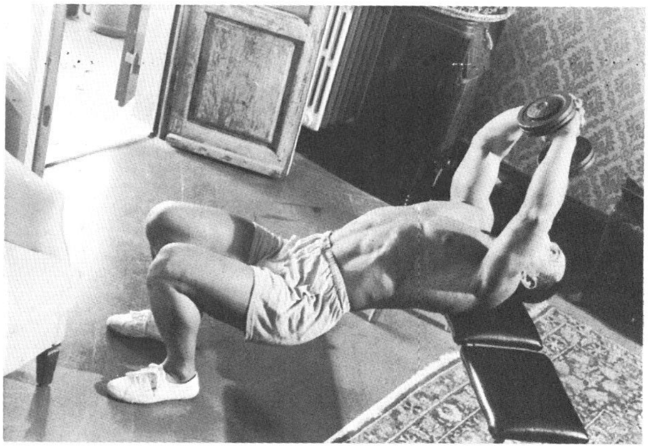

PULL-OVER AVEC HALTÈRE 4 × 10

DOS

RAMEUR AVEC
BALANCIER 10-8-6-4

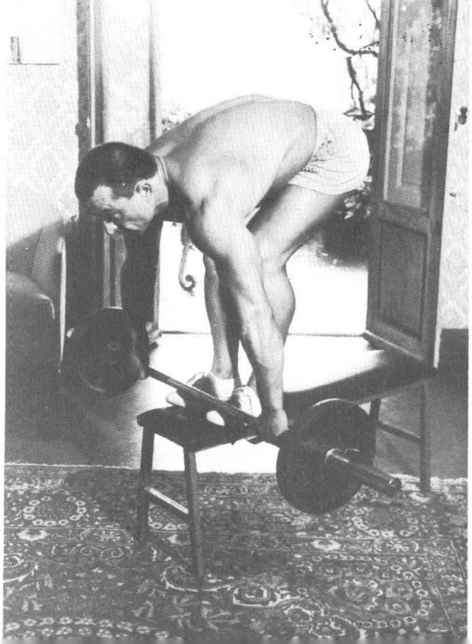 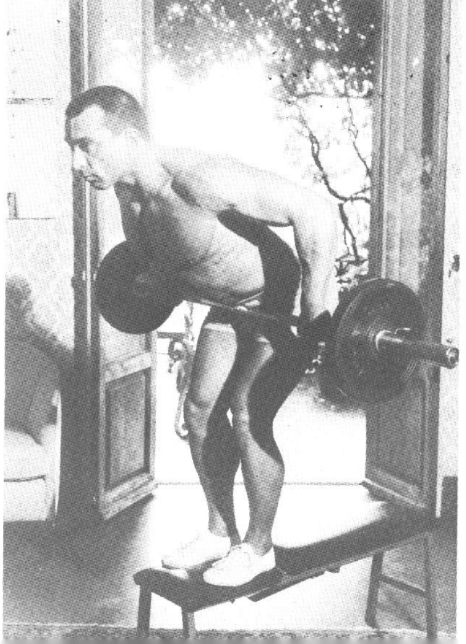

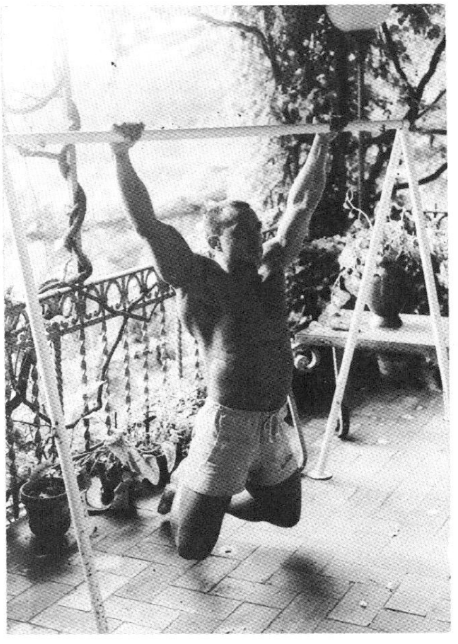

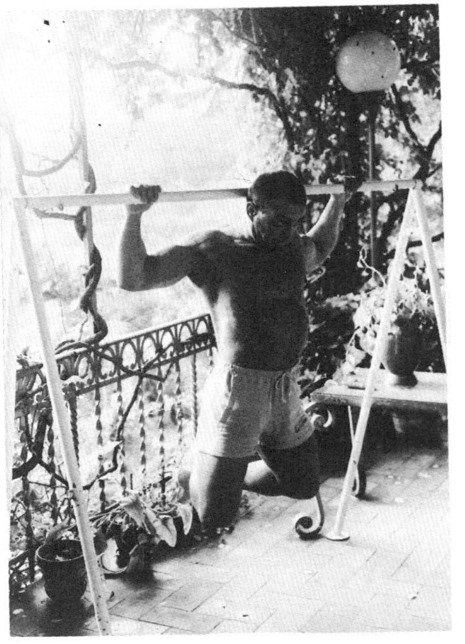

BARRE EN ARRIÈRE 4 × 8

GOOD MORNING 3 × 15
Posez le balancier sur les épaules. Gardez les genoux semi-fléchis et le dos contracté, pliez-vous en avant comme si vous faisiez une révérence. Ce sont les lombaires qui travaillent.

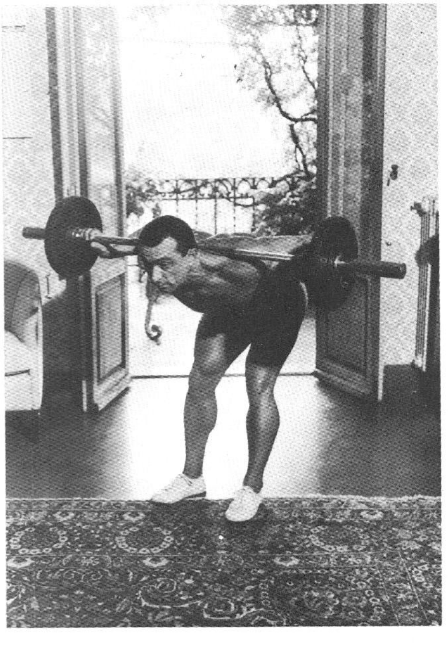

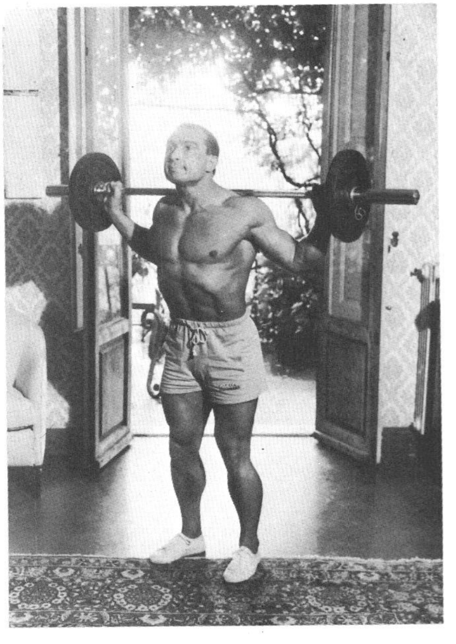

ABDOMEN

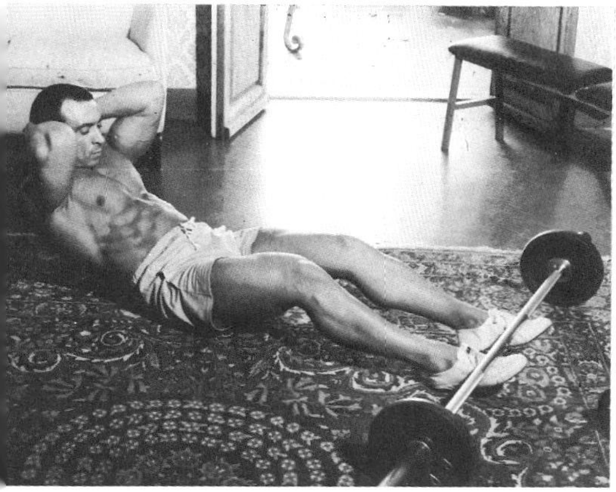

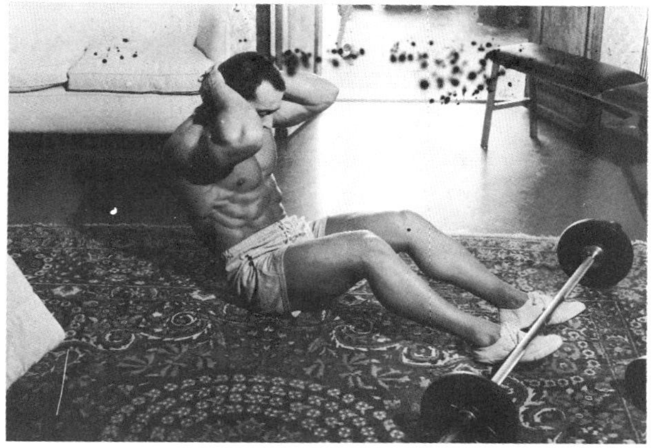

SIT UP 3 × 15

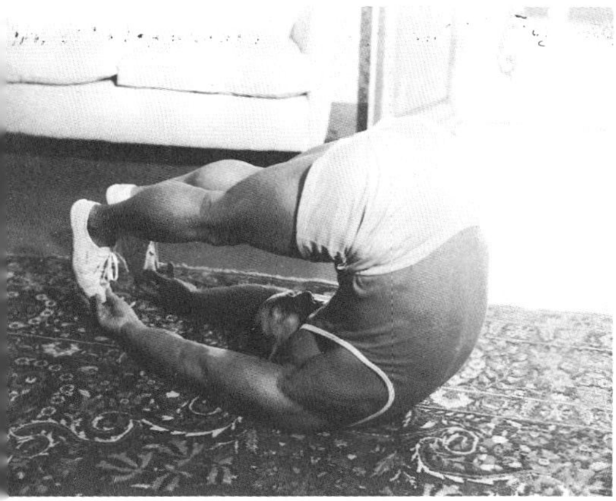

Refroidissement: stretching. Le refroidissement progressif est fondamental pour une récupération rapide.
Exécutez les mouvements très lentement, et maintenez la position présentée sur la photo pendant 20 à 30 secondes, en répétant jusqu'à une relaxation complète. Lorsque cela est nécessaire, exécutez l'exercice à droite et à gauche.

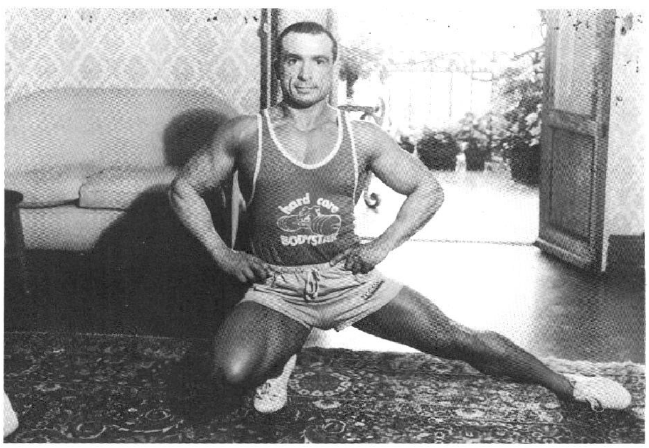

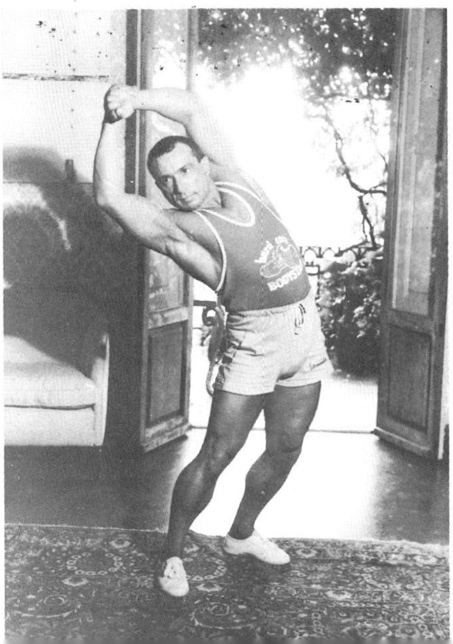

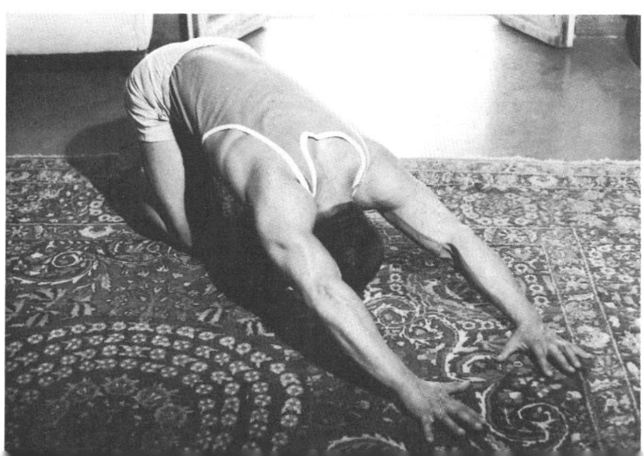

MARDI

Échauffement: stretching. Prenez lentement la position présentée sur la photo et gardez-la 20 à 30 secondes. Répétez 5 à 6 fois, sans rebondir ni fléchir, en veillant à exécuter chaque exercice, quand cela est nécessaire, à droite et à gauche.

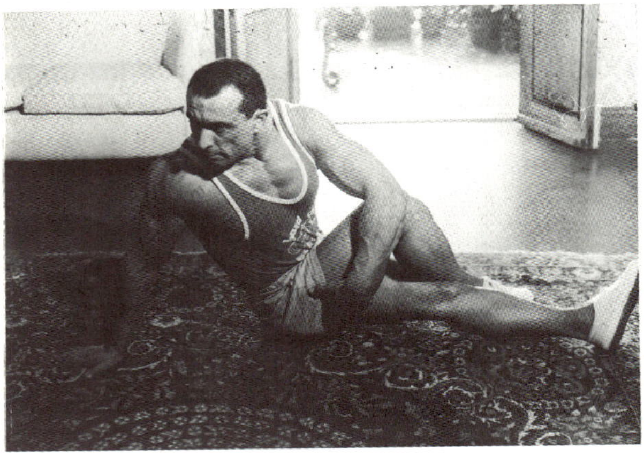

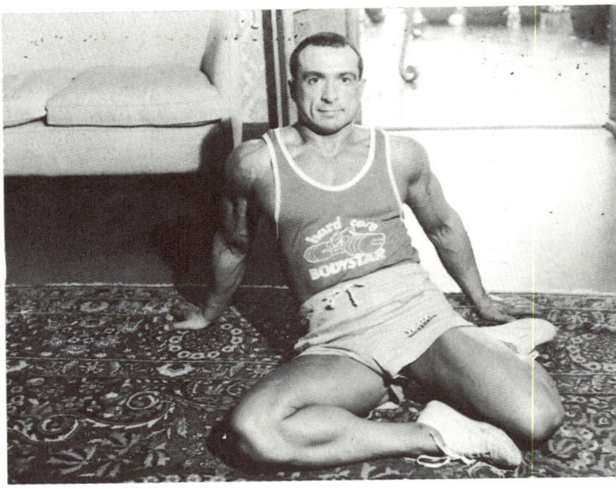

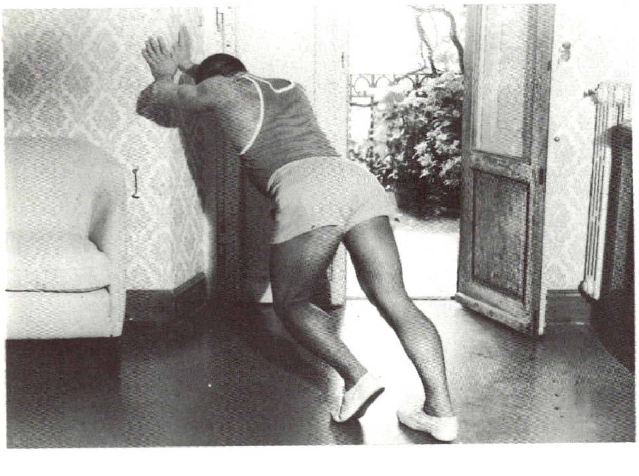

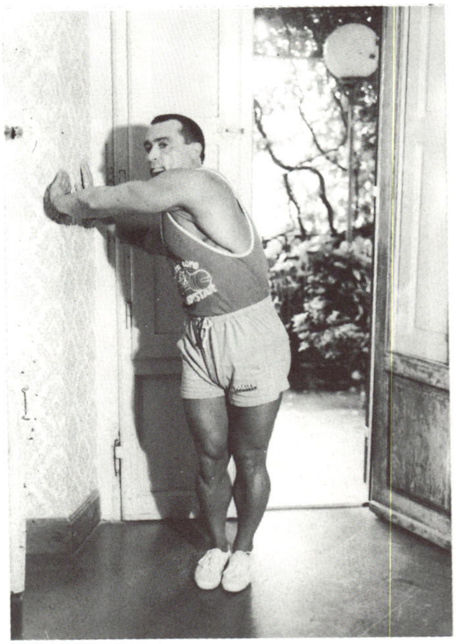

TRICEPS

TRICEPS AVEC HALTÈRE ASSIS 3 × 12

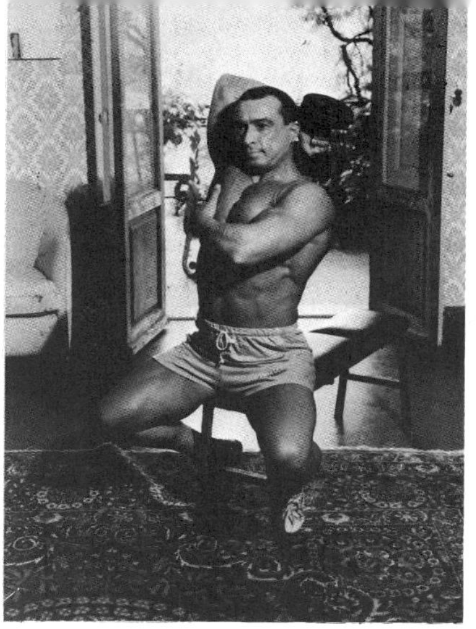

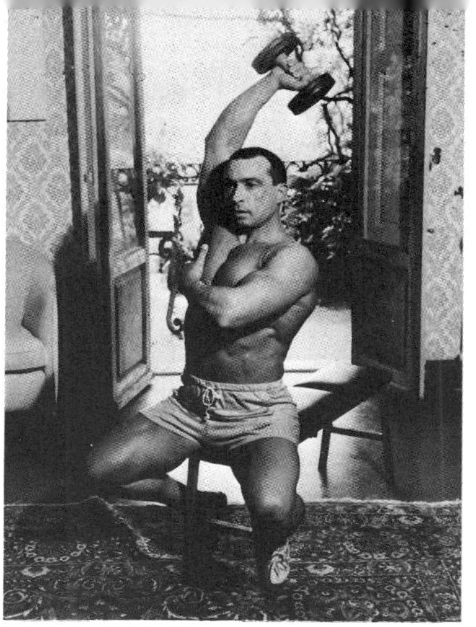

FRENCH PRESS HORIZONTAL 3 × 10

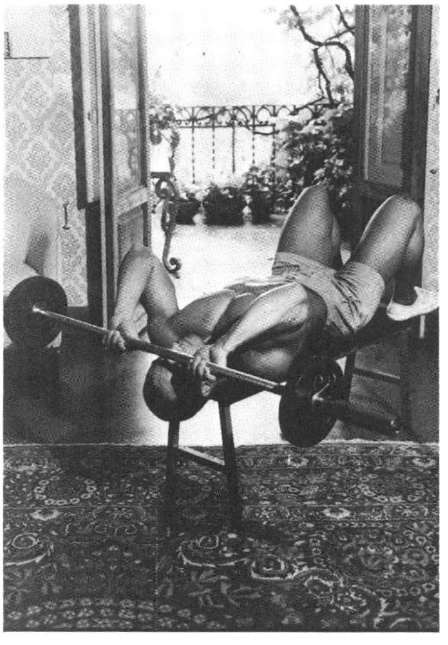

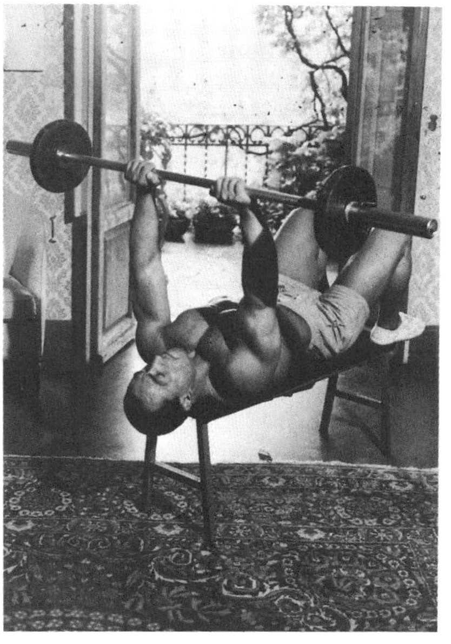

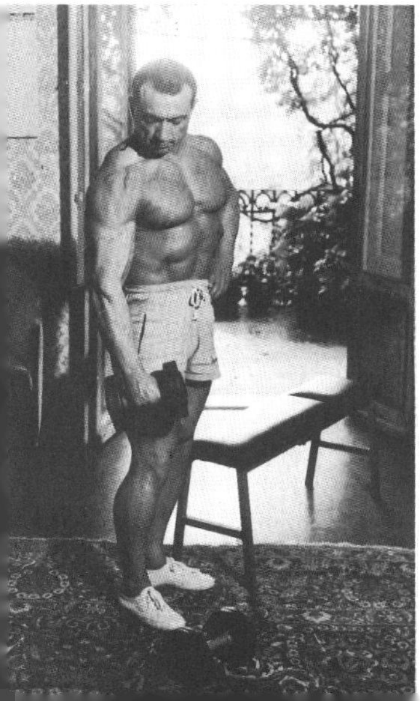

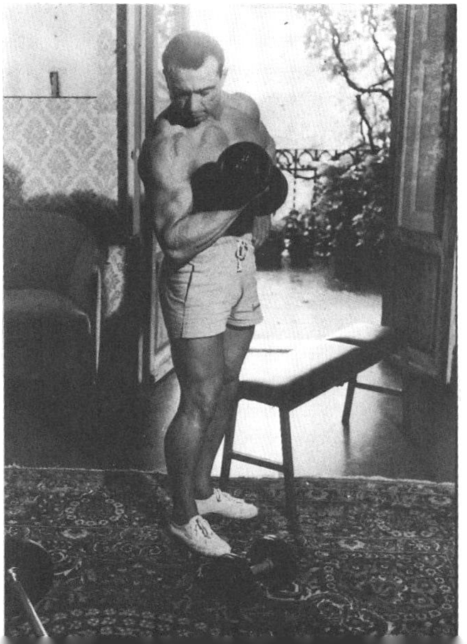

BICEPS AVANT-BRAS

CURLING À UN BRAS 3 × 10

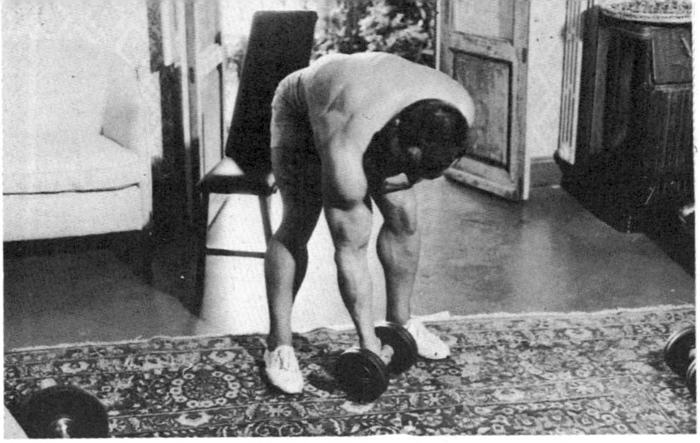
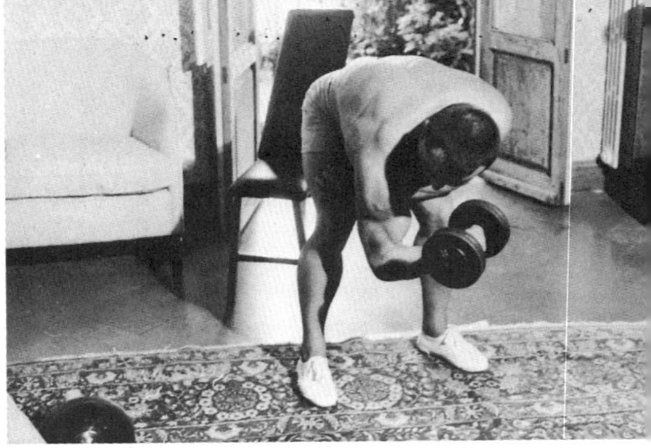

CONCENTRATION CURL 3 × 12

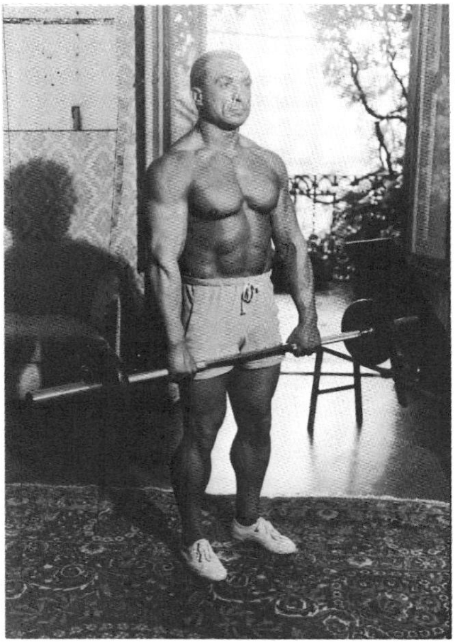
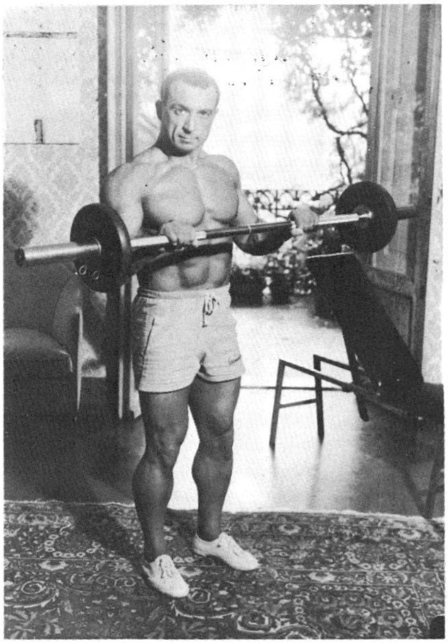

CURL INVERSÉ 3 × 15

JAMBES

SQUAT
RESPIRATOIRE 3 × 20

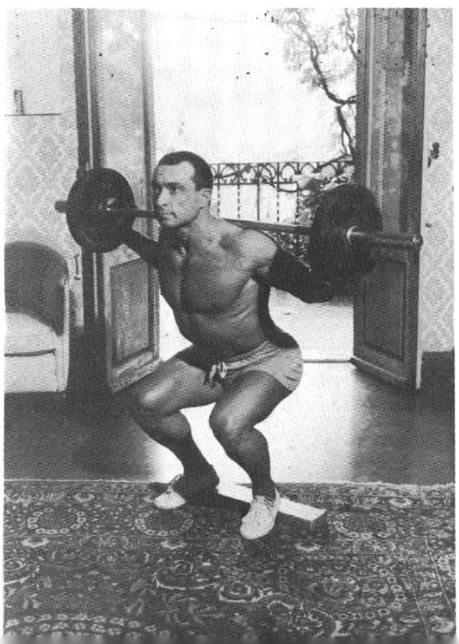
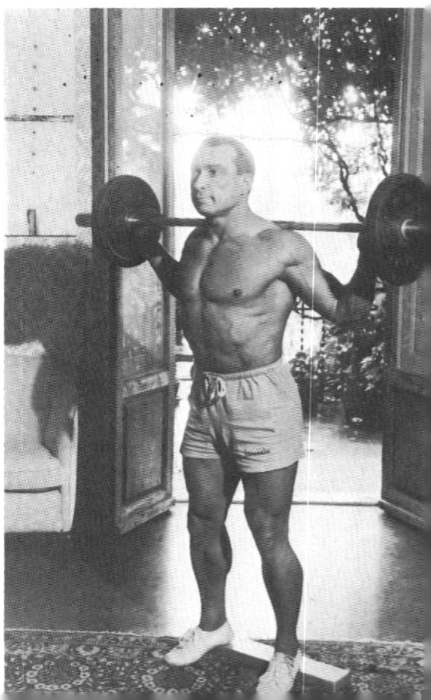

HACK SQUAT 3 × 15

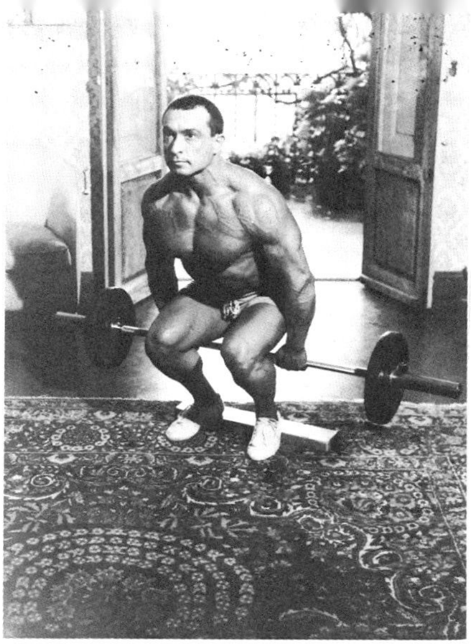

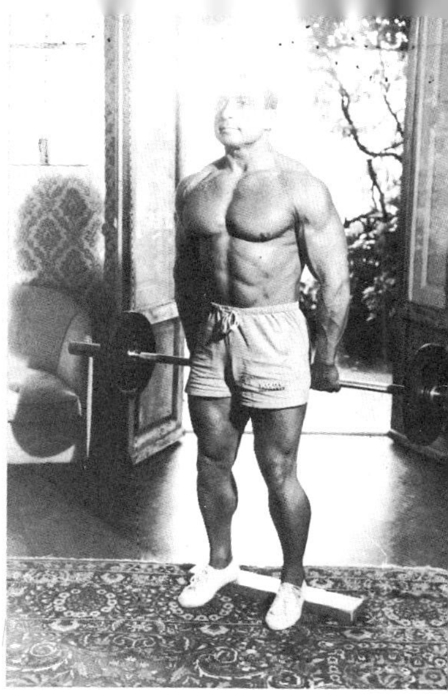

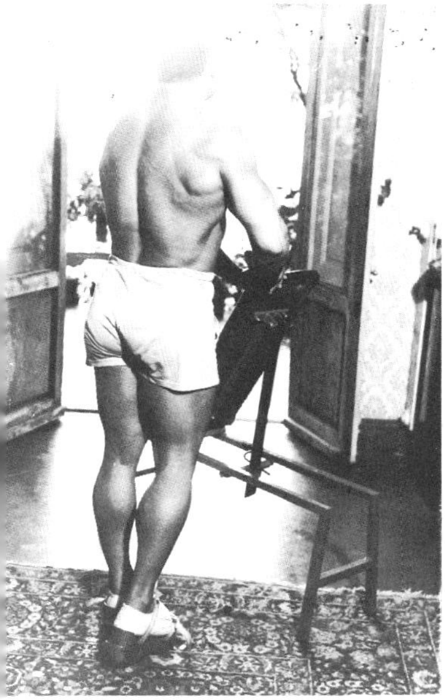

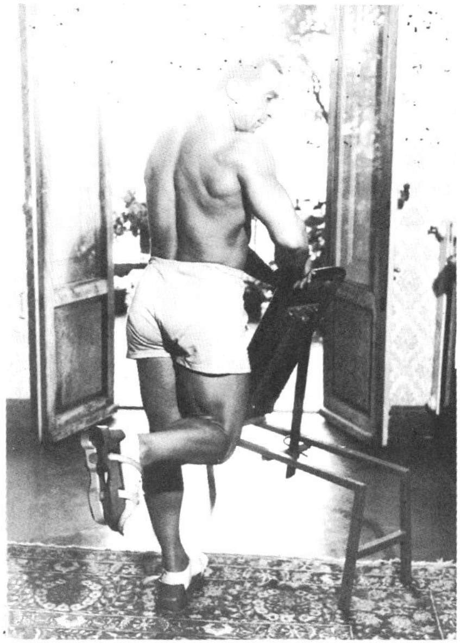

FÉMORAUX AVEC CHAUSSURES DE FER 4 × 12

MOLLETS

MOLLETS AVEC BALANCIER DEBOUT 3 × 15

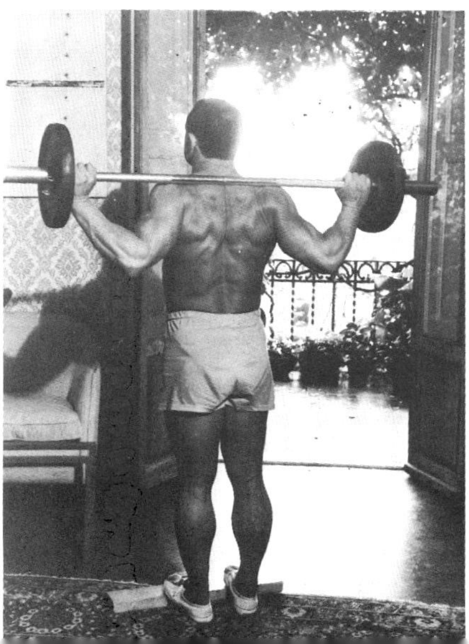

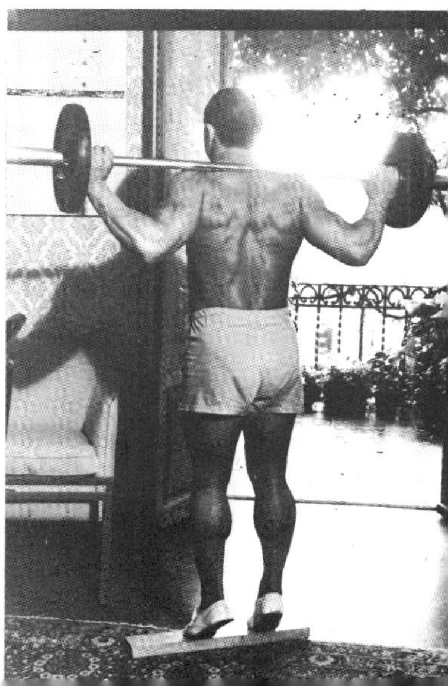

ABDOMEN

SIDE BEND 3 × 15

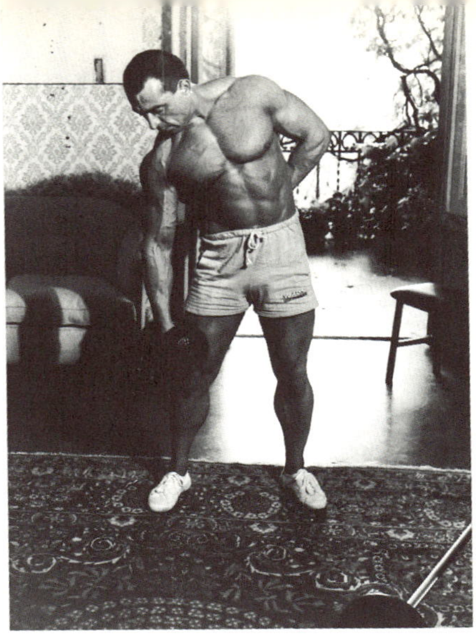

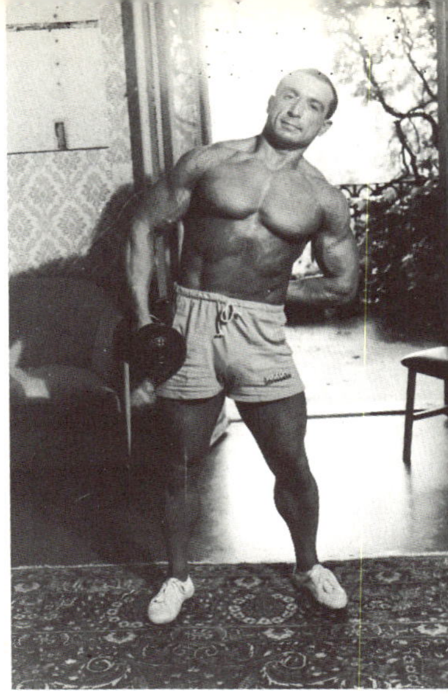

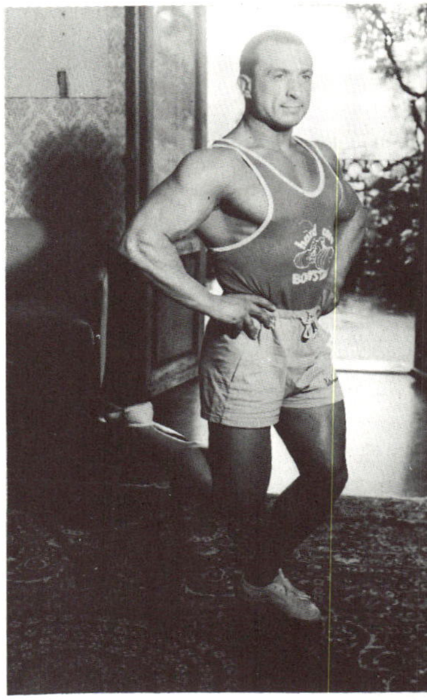

Refroidissement: stretching. Le refroidissement progressif est fondamental pour une récupération rapide.
Exécutez les mouvements très lentement, et maintenez la position présentée sur la photo pendant 20 à 30 secondes, en répétant jusqu'à une relaxation complète. Lorsque cela est nécessaire, exécutez l'exercice à droite et à gauche.

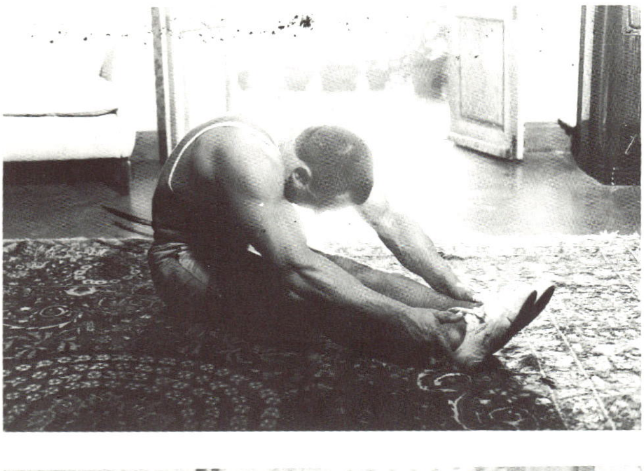

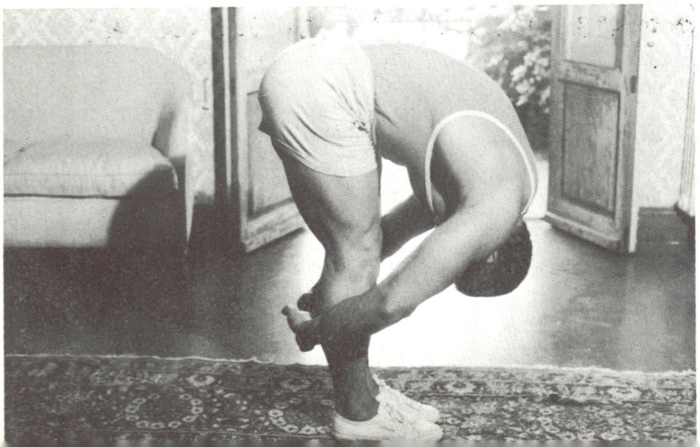

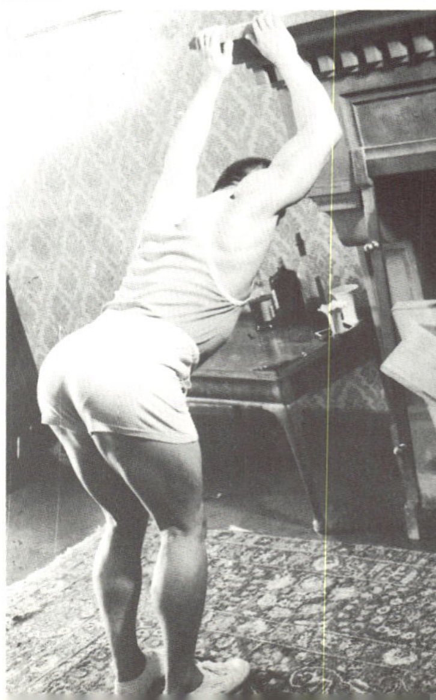

JEUDI

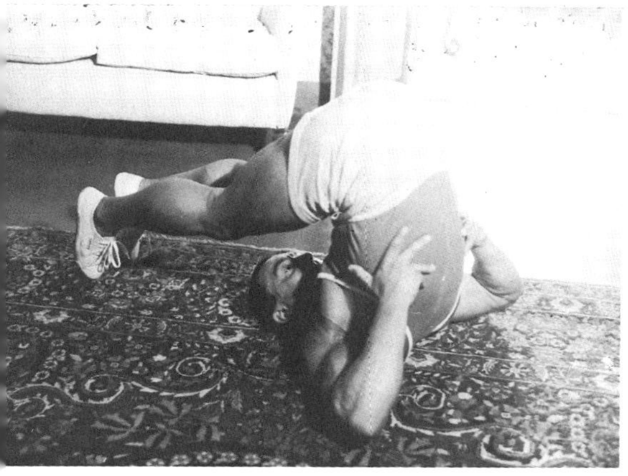

Échauffement: stretching. Prenez la position présentée sur la photo et gardez-la 20 à 30 secondes. Répétez 5 à 6 fois, sans rebondir ni fléchir, en veillant à exécuter chaque exercice, quand cela est nécessaire, à droite et à gauche.

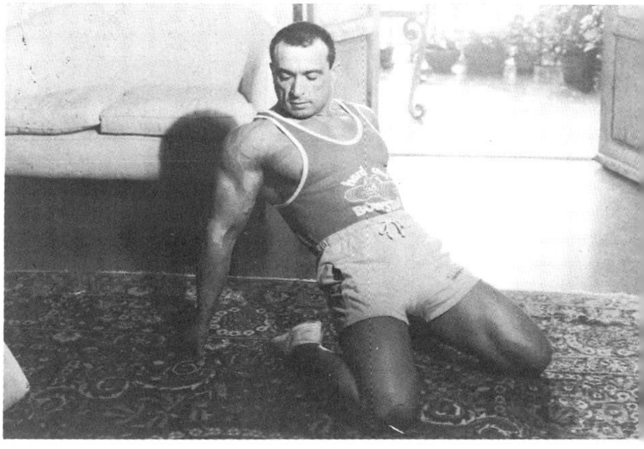

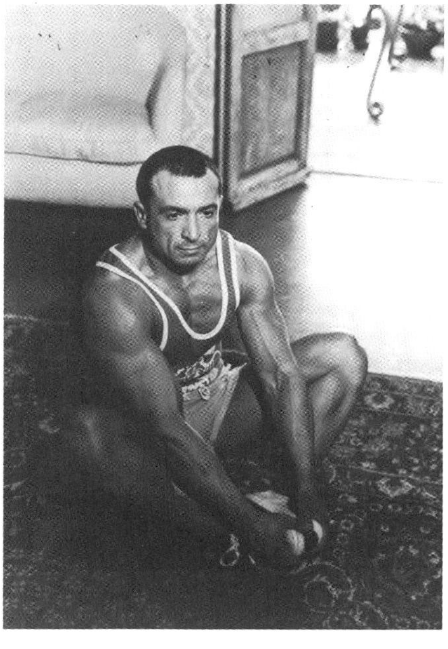

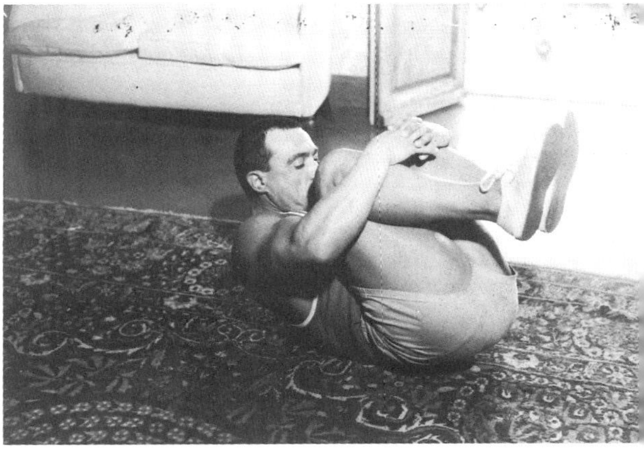

POITRINE

BANC HORIZONTAL 3 × 8

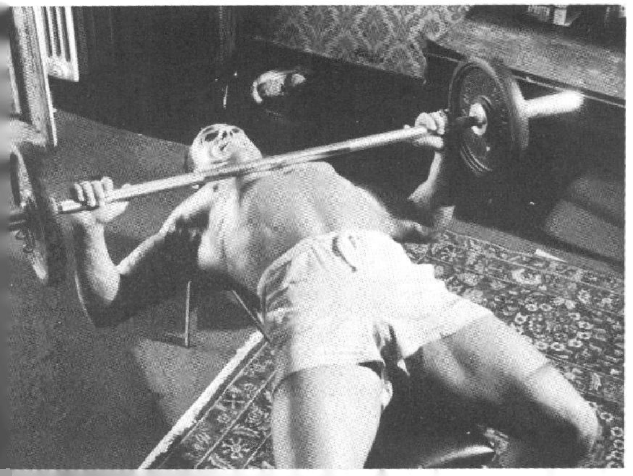

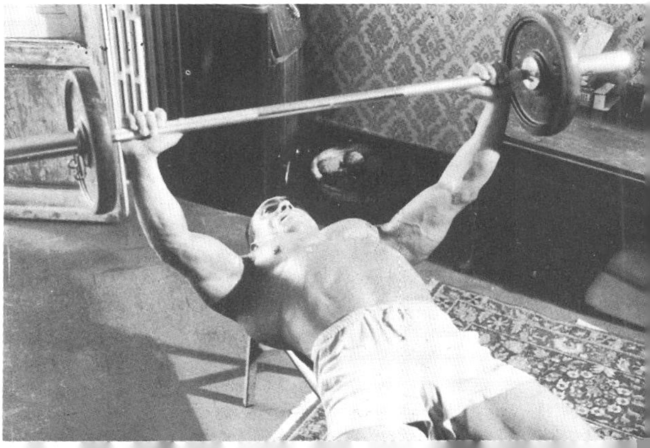

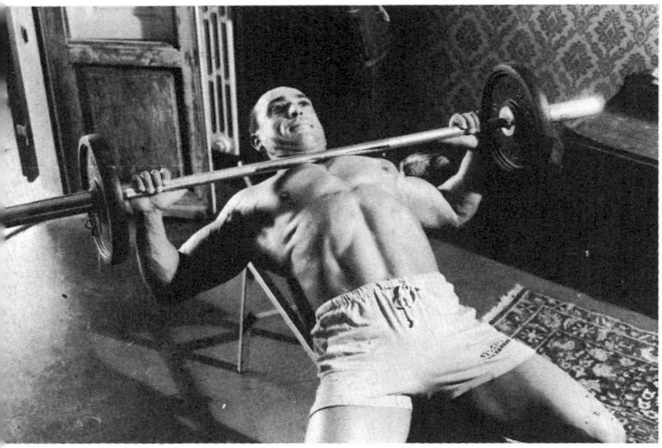
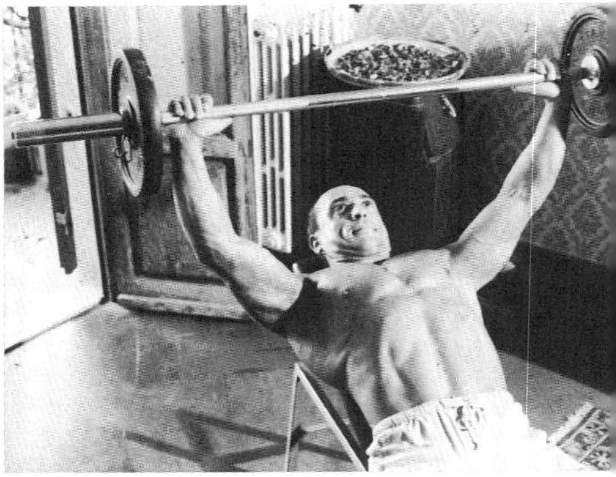

BANC HAUT 3 × 10

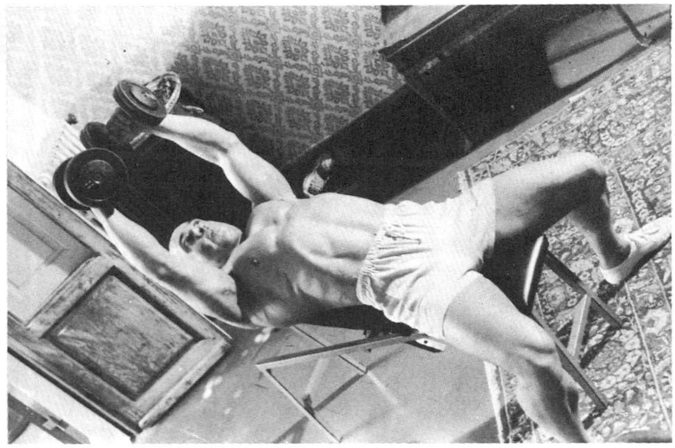
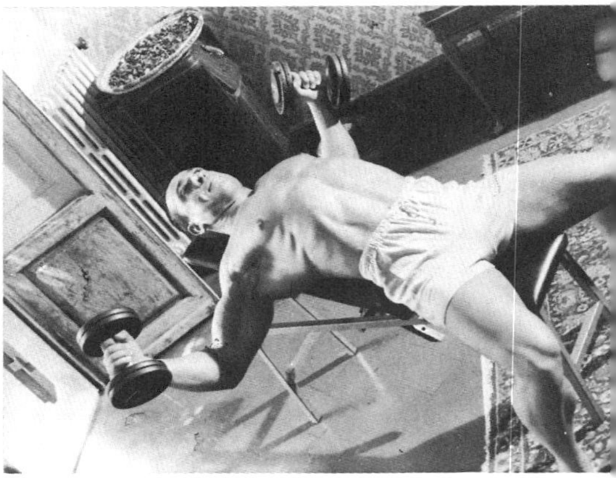

CROIX HAUTES 3 × 12

PULL-OVER AVEC BALANCIER 3 × 15

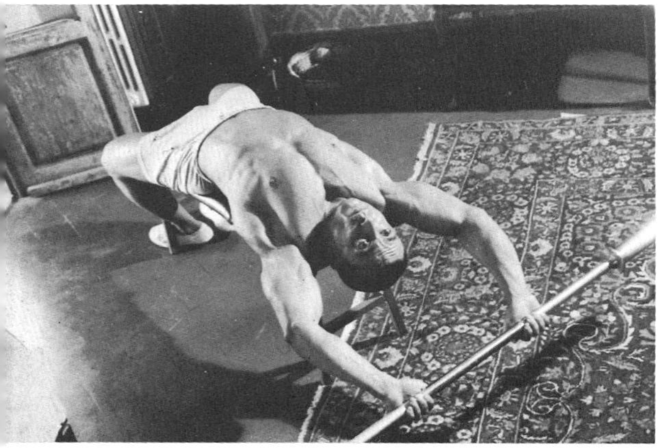
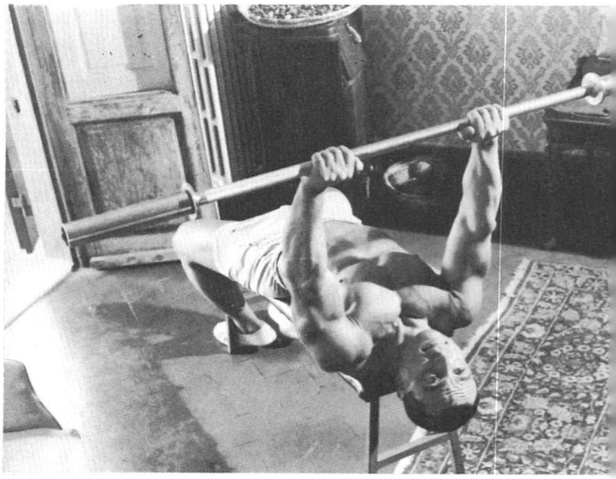

DOS

HAUSSEMENT DES ÉPAULES AVEC HALTÈRES 3 × 10

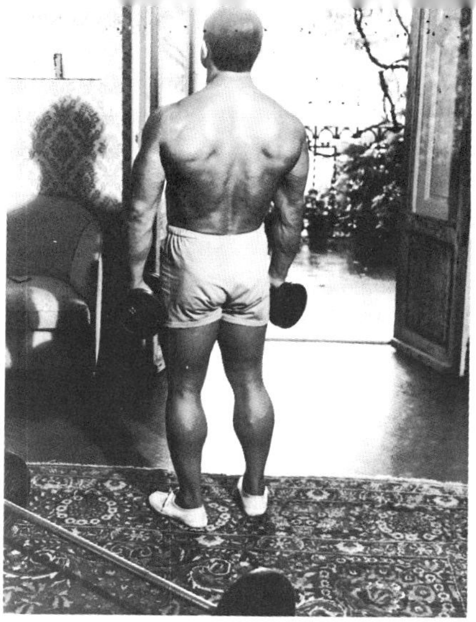

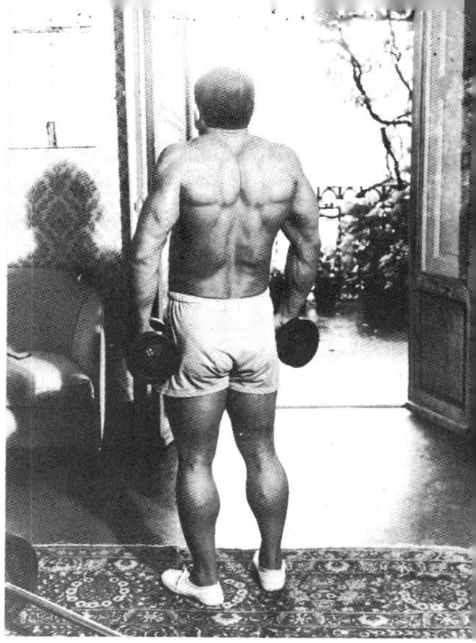

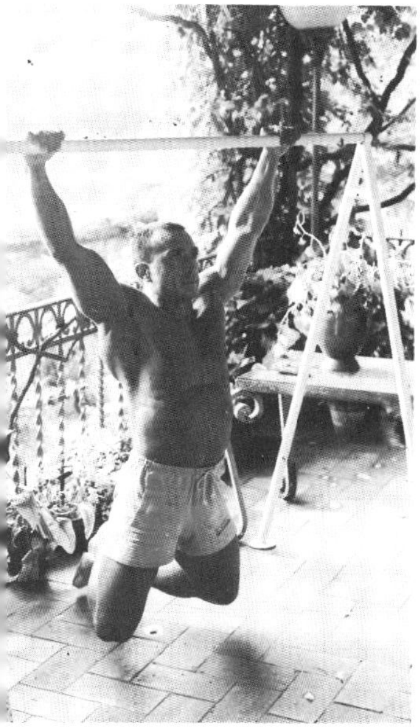

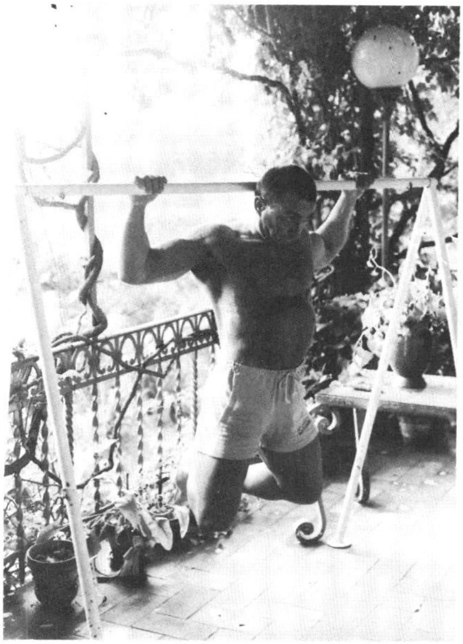

BARRE EN ARRIÈRE 3 × 8

RAMEUR AVEC HALTÈRE 3 × 10
Veillez à étirer complètement le muscle dorsal au début de l'exercice, commencez lentement la traction en maintenant le coude près du buste et essayez de soulever le poids autant que possible. Un instant d'arrêt. Redescendez lentement.

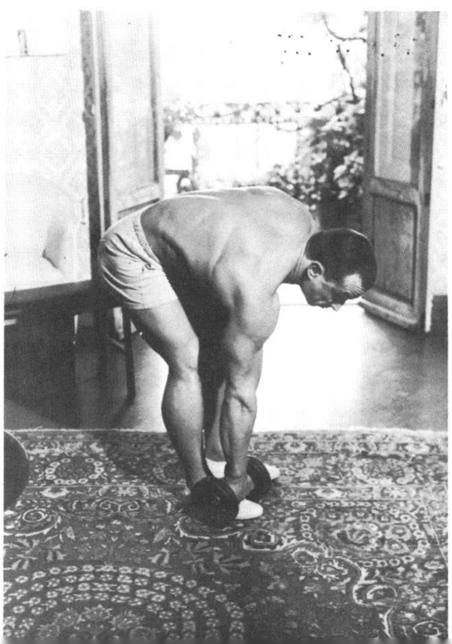

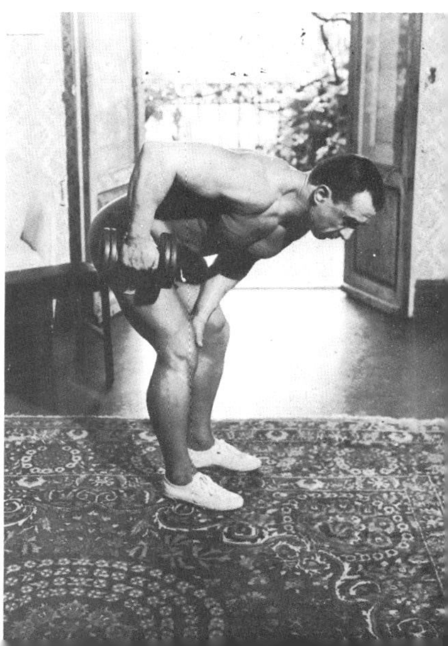

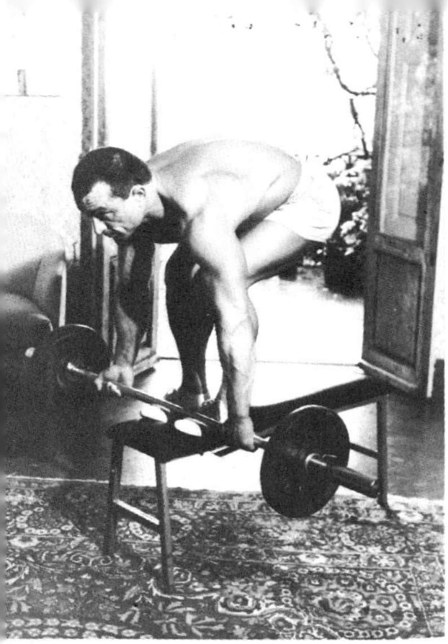

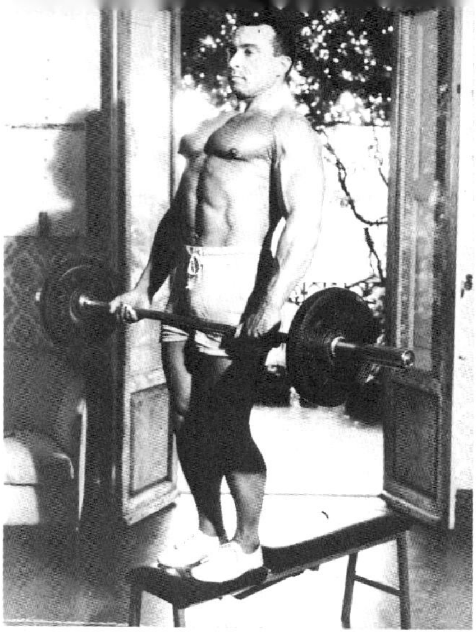

DÉCOLLEMENT DU SOL 3 × 12

ÉPAULES

SOULÈVEMENTS ÉTROITS AU MENTON 3 × 10

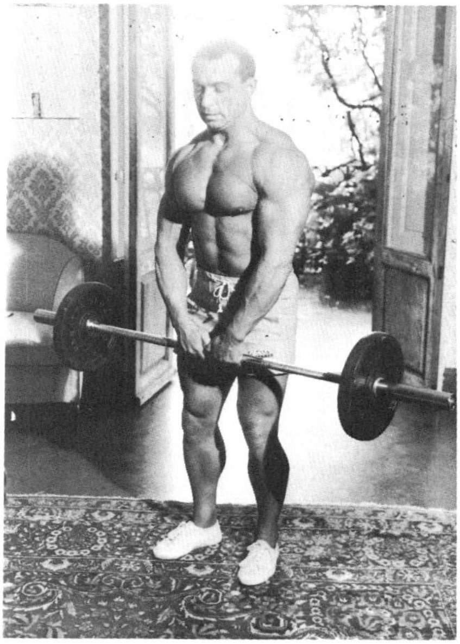

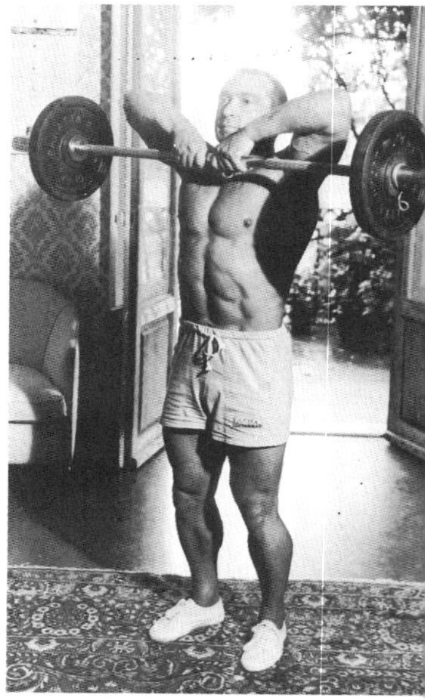

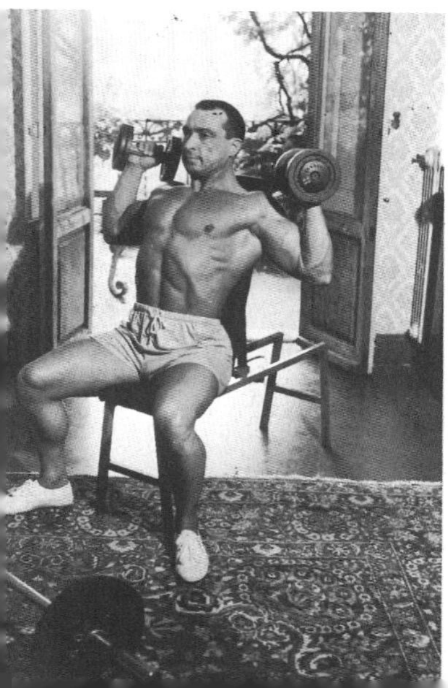

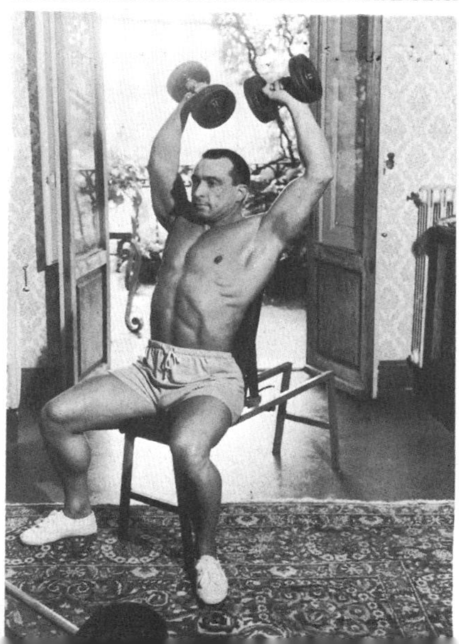

DÉTENTE LENTE AVEC HALTÈRES ASSIS 3 × 8

CRUCIFIX À 90°
3 × 12

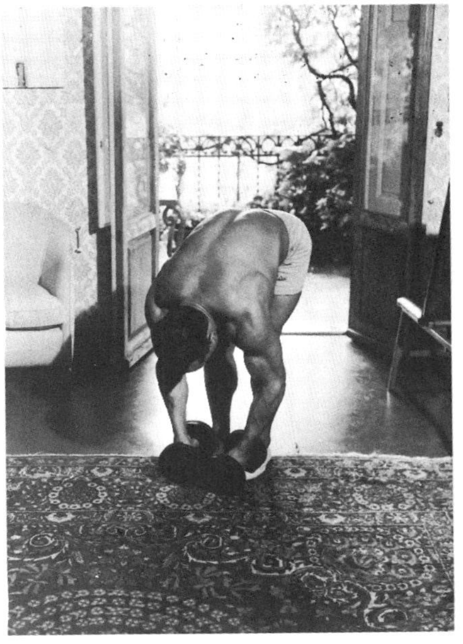

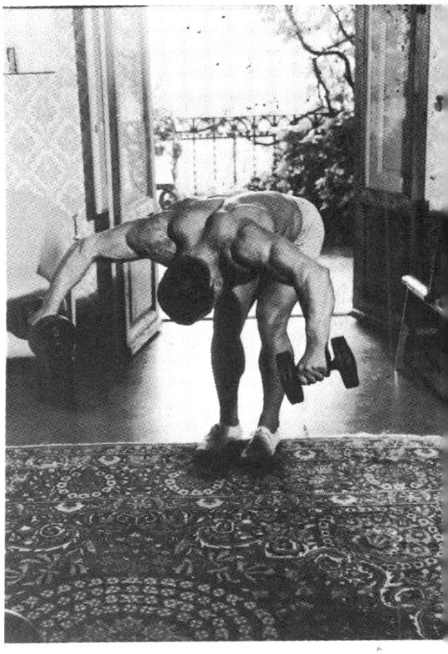

ABDOMEN

ÉLÉVATIONS DES JAMBES SUR UN BANC

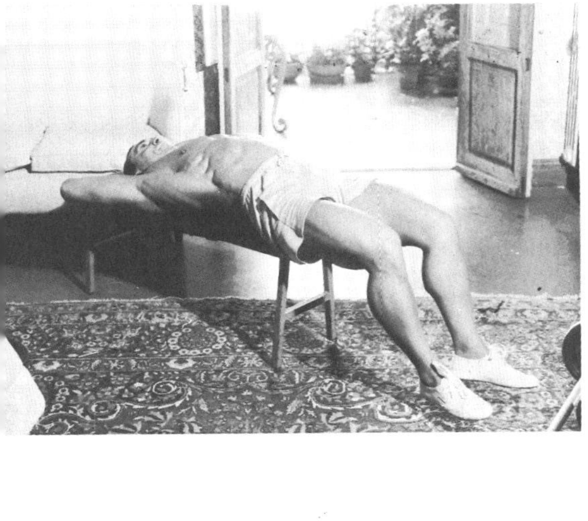

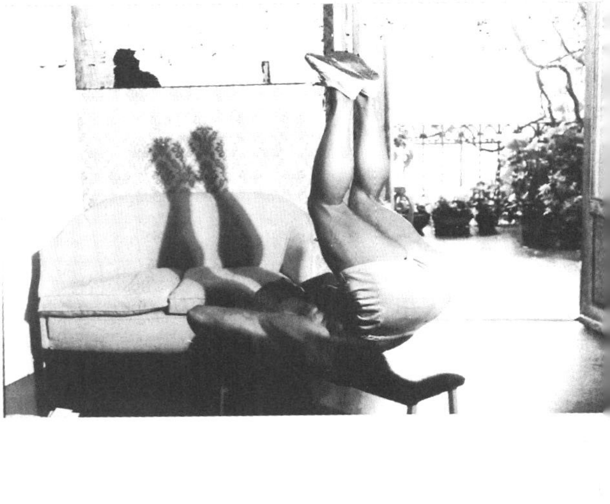

Refroidissement: stretching. Le refroidissement progressif est fondamental pour une récupération rapide.
Exécutez les mouvements très lentement, et maintenez la position présentée sur la photo pendant 20 à 30 secondes, en répétant jusqu'à une relaxation complète. Lorsque cela est nécessaire, exécutez l'exercice à droite et à gauche.

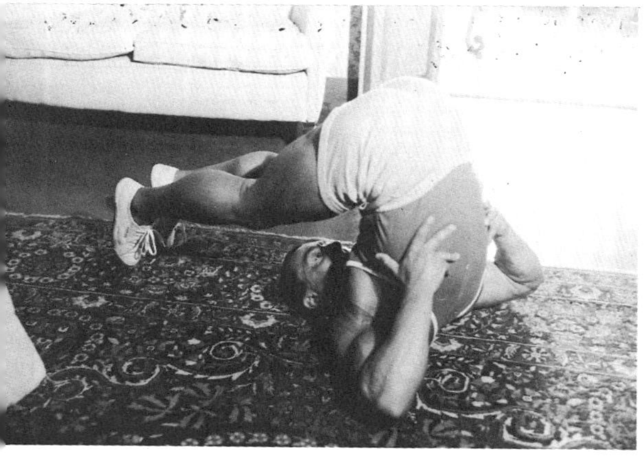

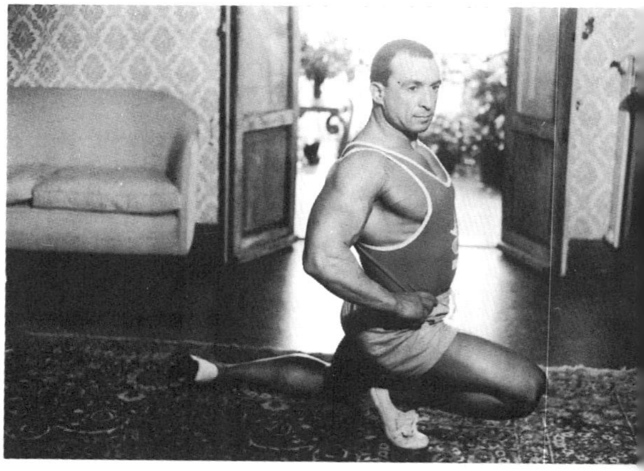

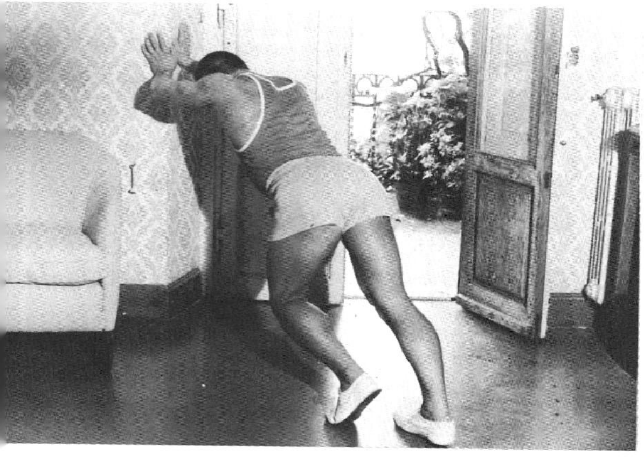

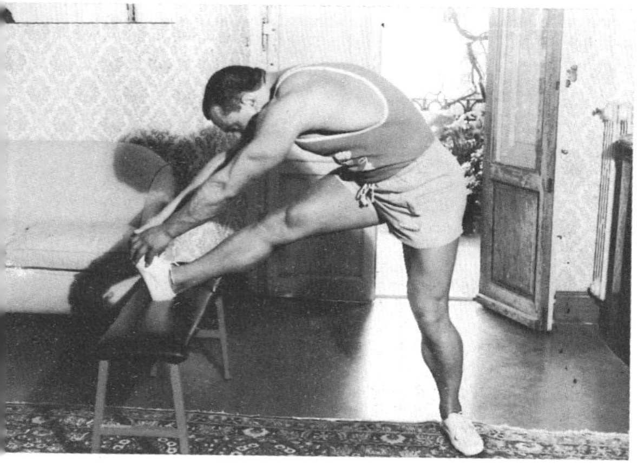

VENDREDI

Échauffement: stretching. Prenez lentement la position présentée sur la photo et gardez-la 20 à 30 secondes. Répétez 5 à 6 fois, sans rebondir ni fléchir, en veillant à exécuter chaque exercice, quand cela est nécessaire, à droite et à gauche.

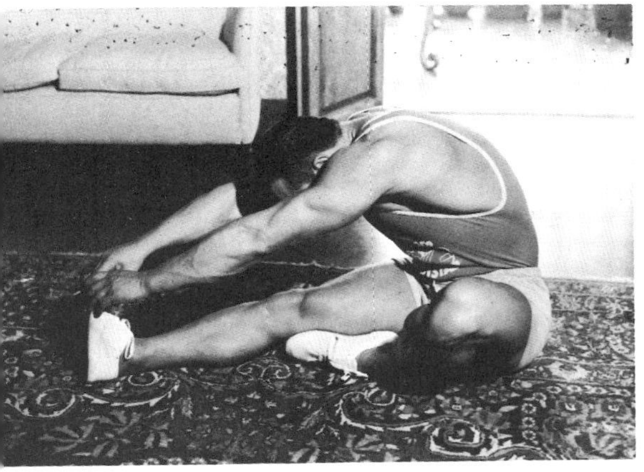

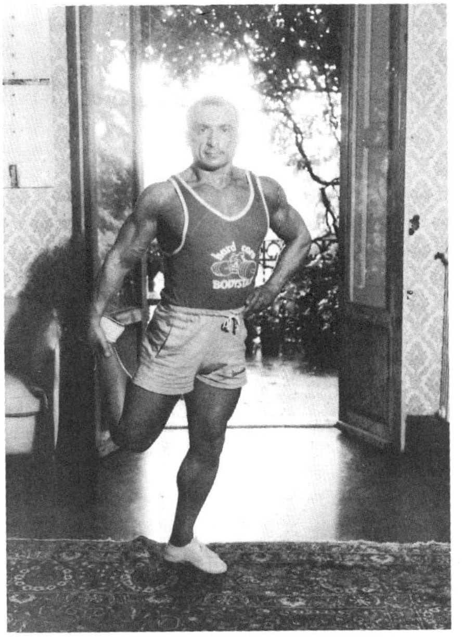

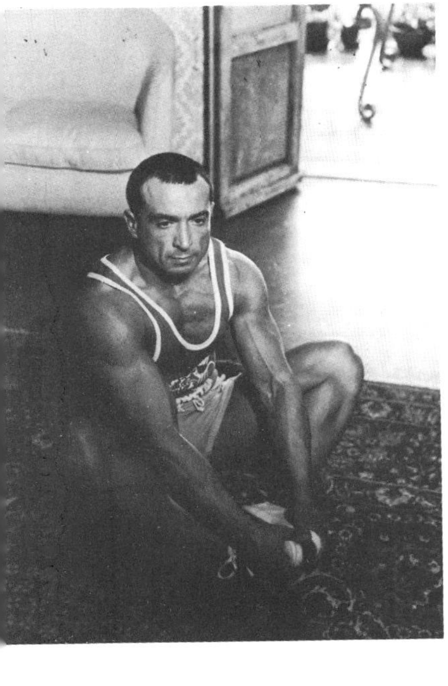

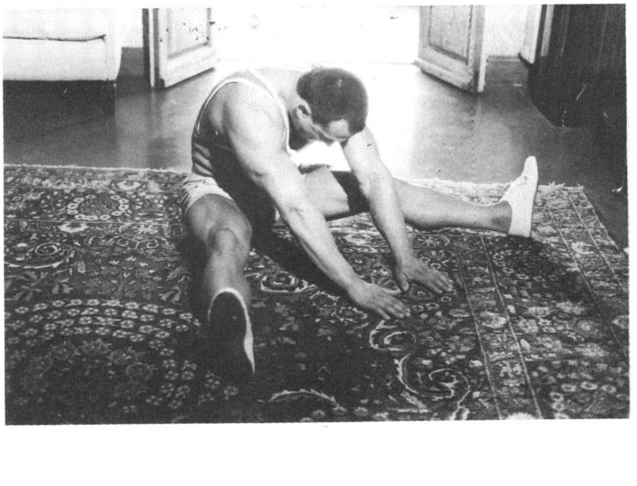

BICEPS

CURLING 10-8-6-4

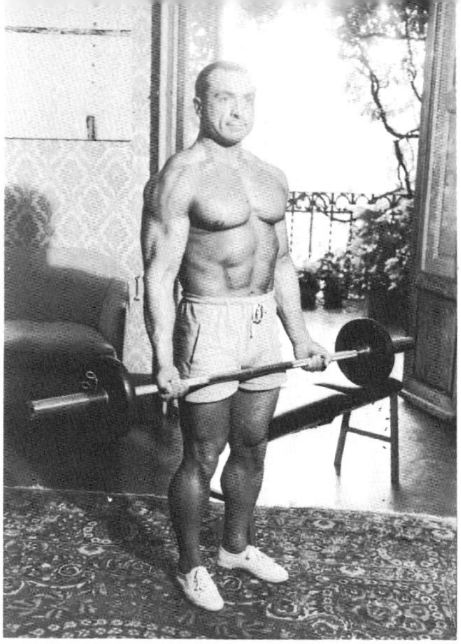

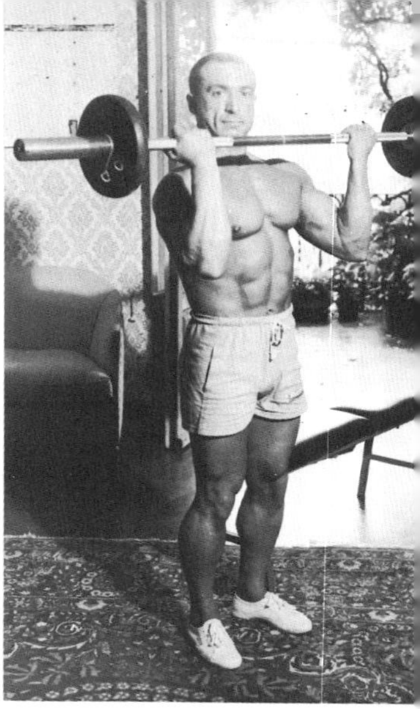

CURL SCOTT 4 × 10

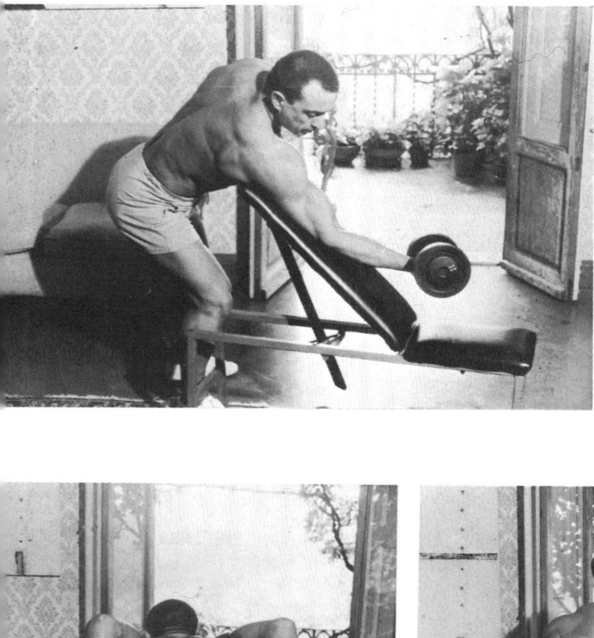

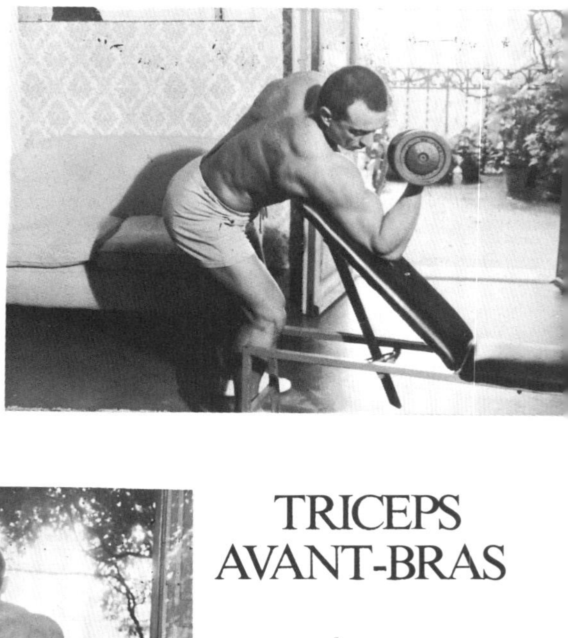

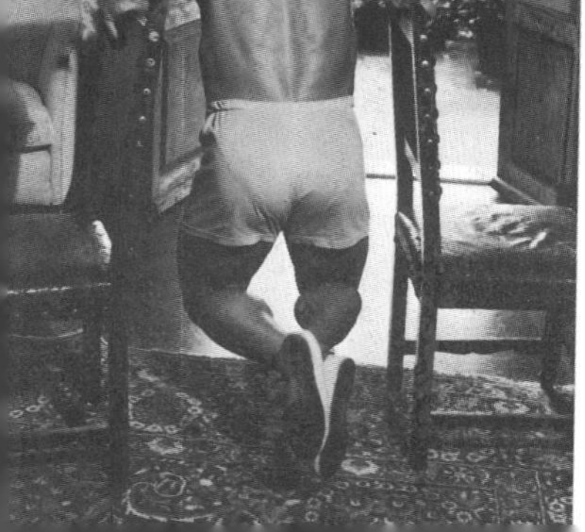

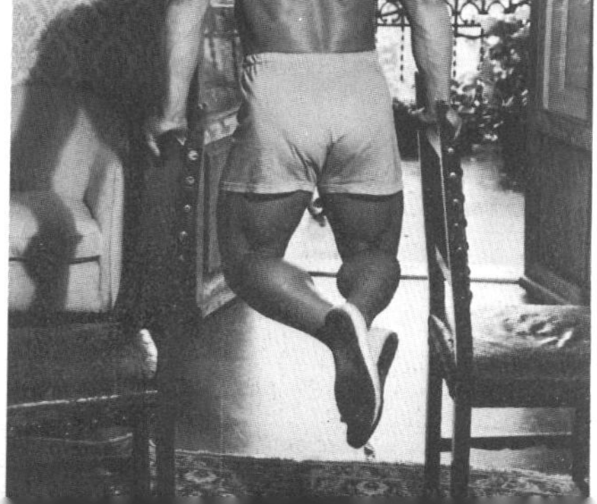

TRICEPS AVANT-BRAS

PARALLÈLES ÉTROITES 4 × 10

FRENCH PRESS ASSIS 10-8-6-4

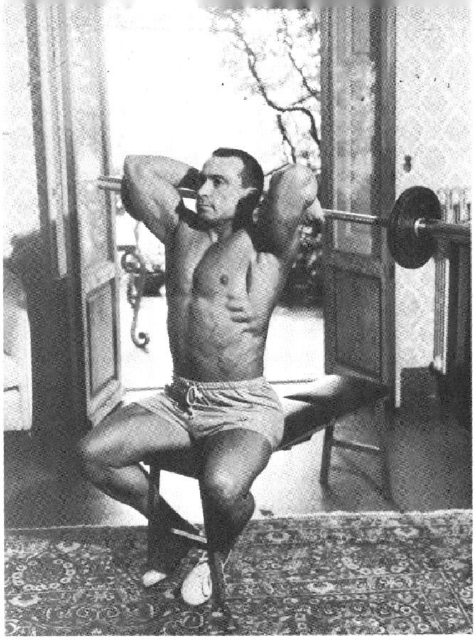

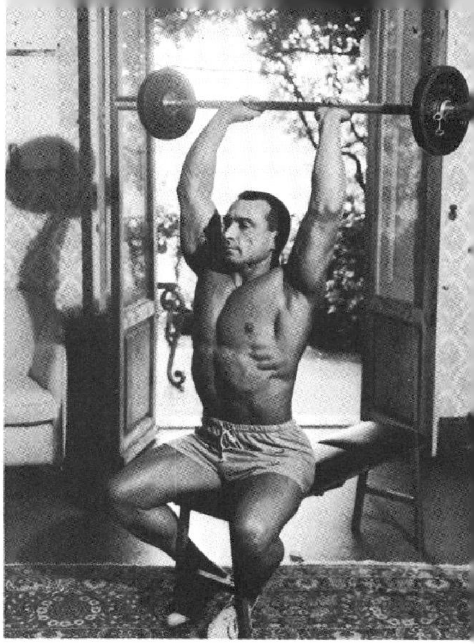

WRIST CURL 5 × 15

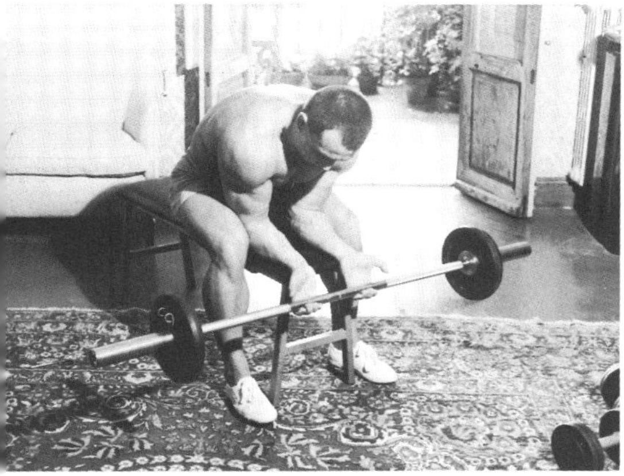

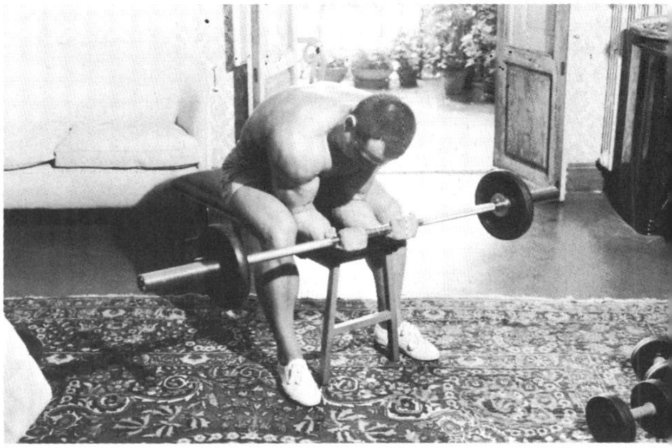

JAMBES

SQUAT PARALLÈLE 12-10-8-6

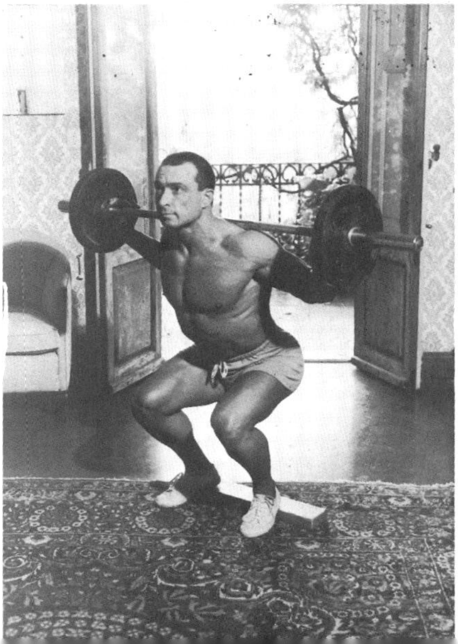

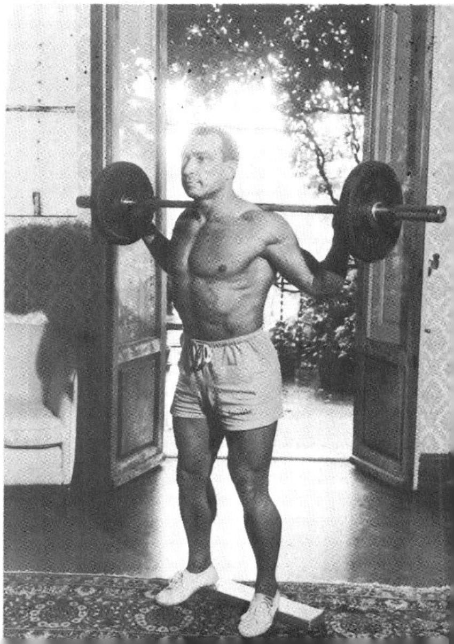

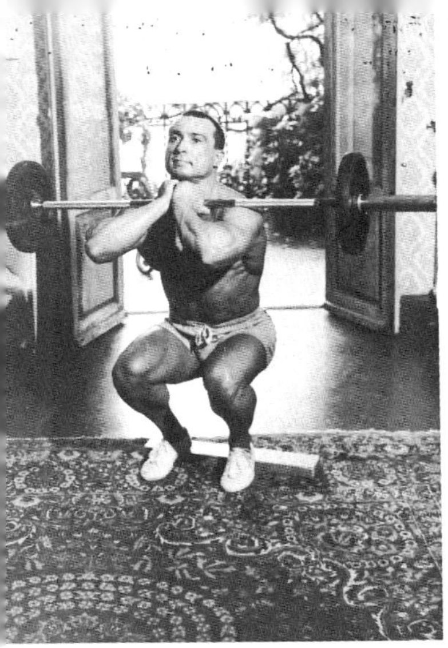
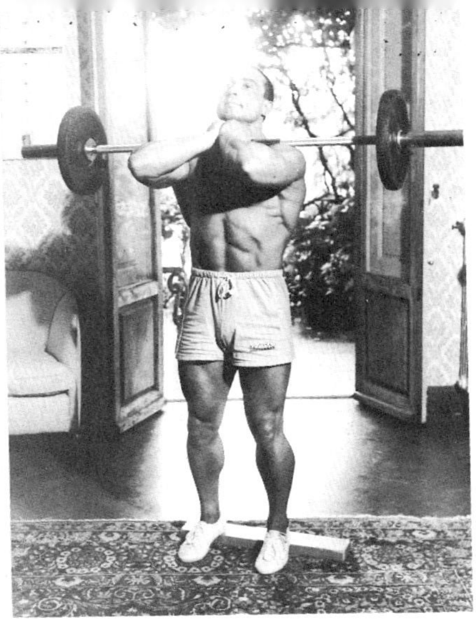

SQUAT FRONTAL
4 × 10

EXTENSIONS AVEC
CHAUSSURES DE FER
3 × 12

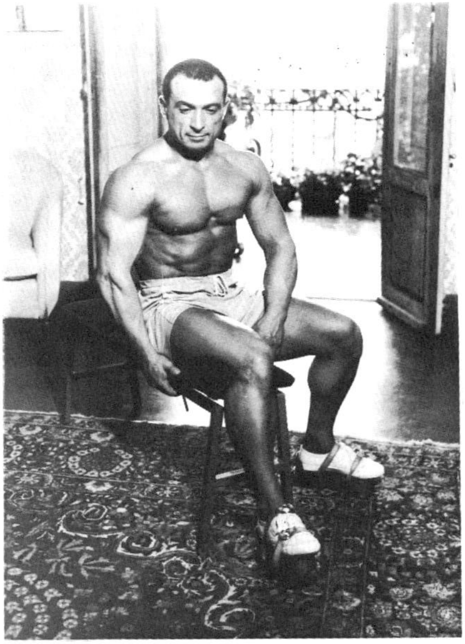
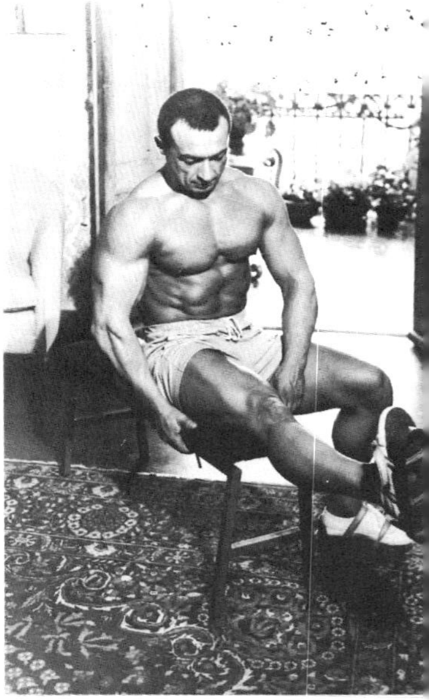

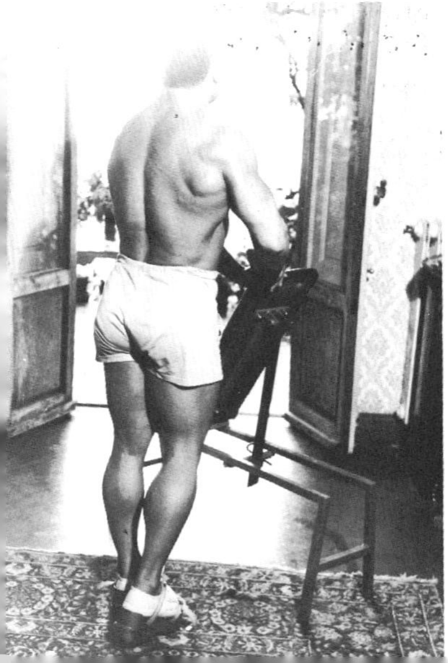
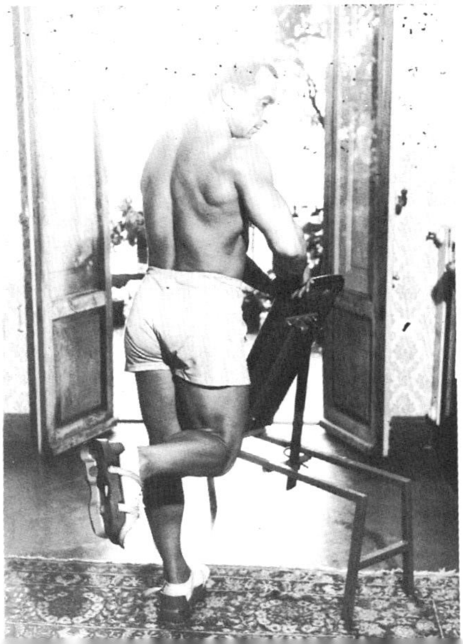

FÉMORAUX AVEC
CHAUSSURES DE FER
4 × 10

MOLLETS

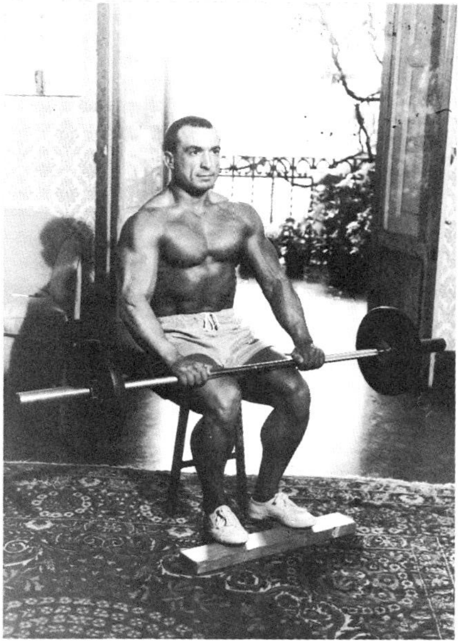

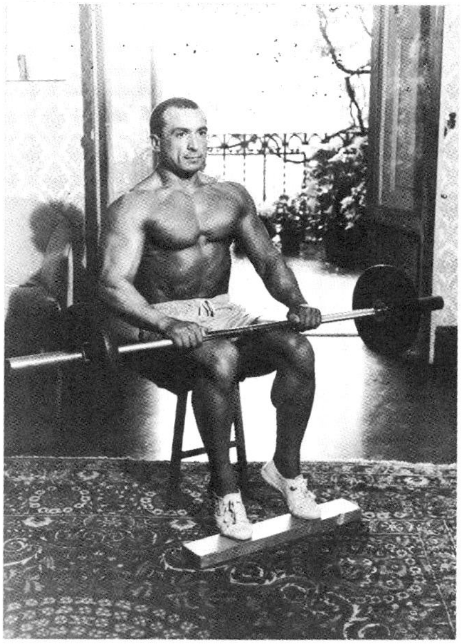

MOLLETS ASSIS 10-8-6-4

ABDOMEN

OBLIQUES À LA BARRE 3 × 15

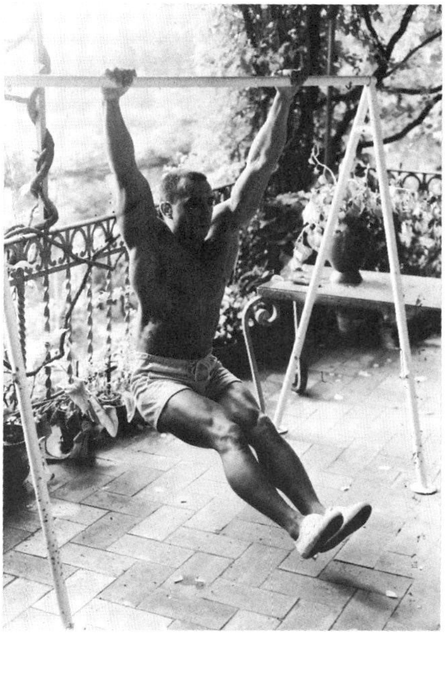

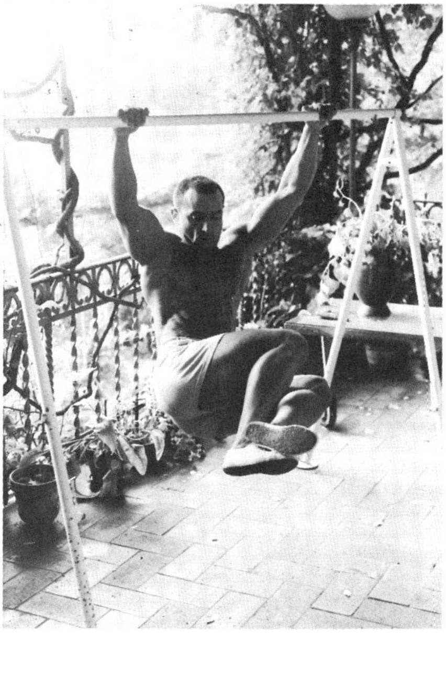

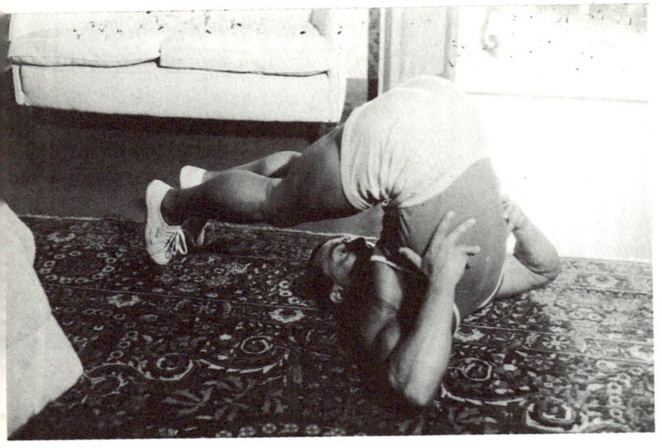

Refroidissement: stretching. Le refroidissement progressif est fondamental pour une récupération rapide.
Exécutez les mouvements très lentement, et maintenez la position présentée sur la photo pendant 20 à 30 secondes, en répétant jusqu'à une relaxation complète. Lorsque cela est nécessaire, exécutez l'exercice à droite et à gauche.

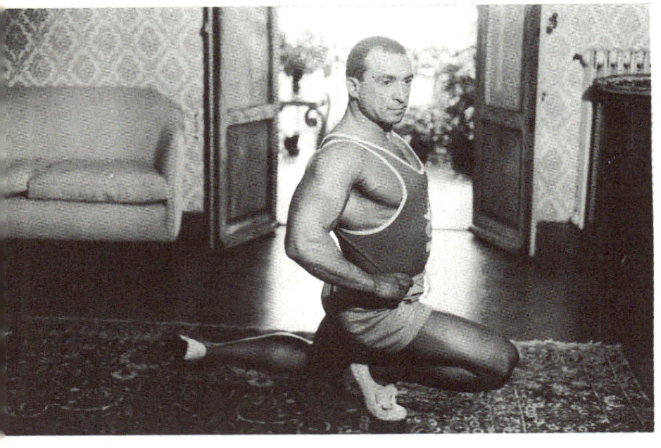

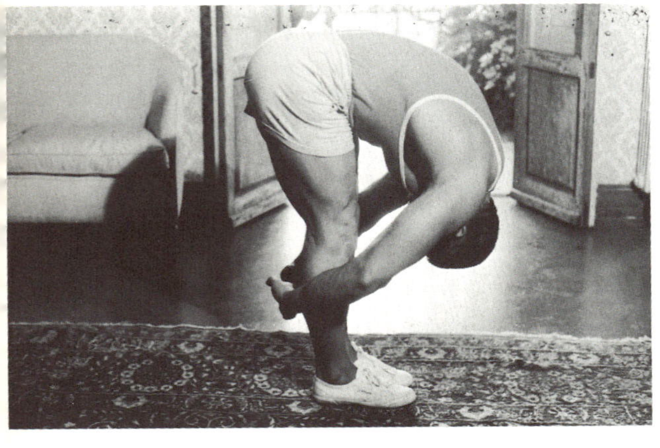

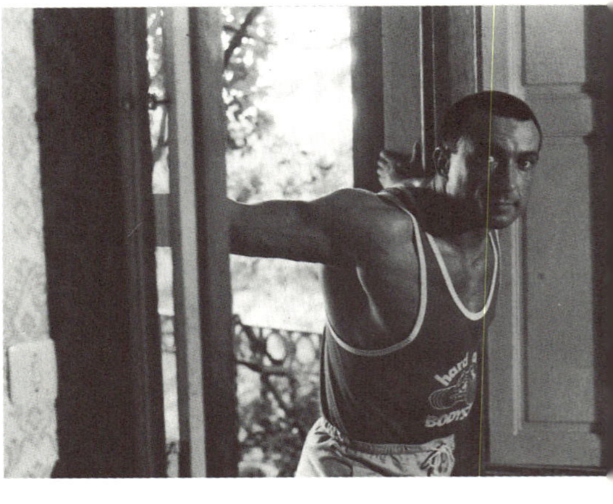

SAMEDI

Échauffement: stretching. Prenez lentement la position présentée sur la photo et gardez-la 20 à 30 secondes. Répétez 5 à 6 fois, sans rebondir ni fléchir, en veillant à exécuter chaque exercice, quand cela est nécessaire, à droite et à gauche.

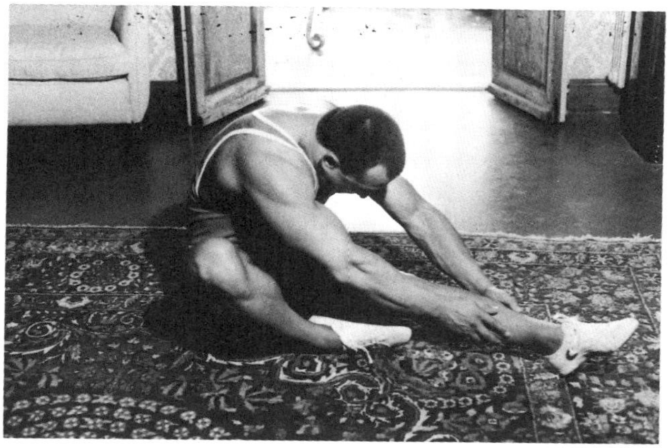

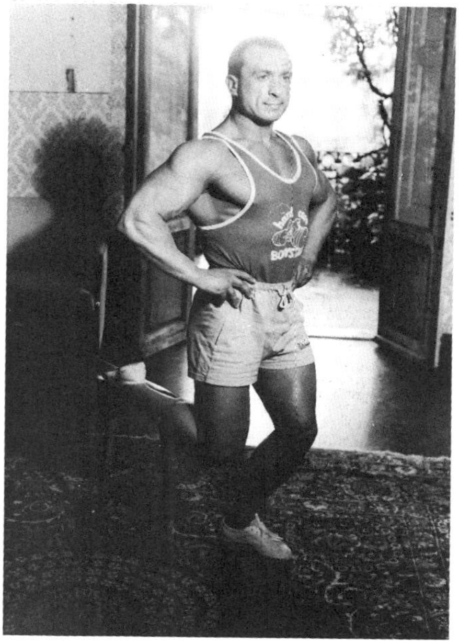

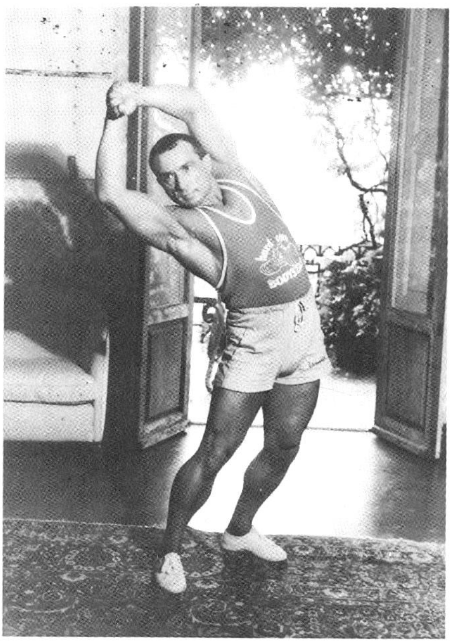

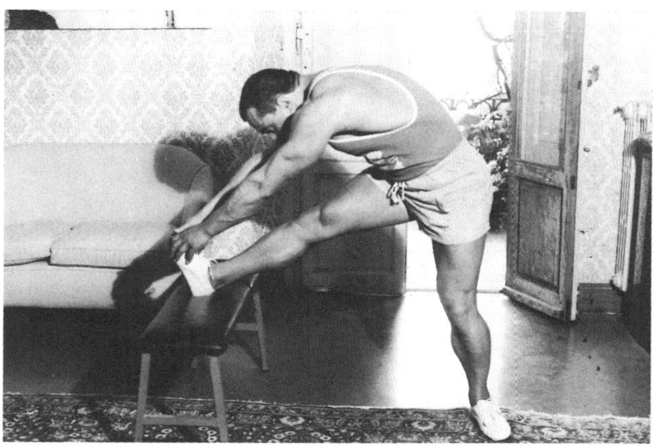

DOS

DÉCOLLEMENT DU SOL 8-6-4-2

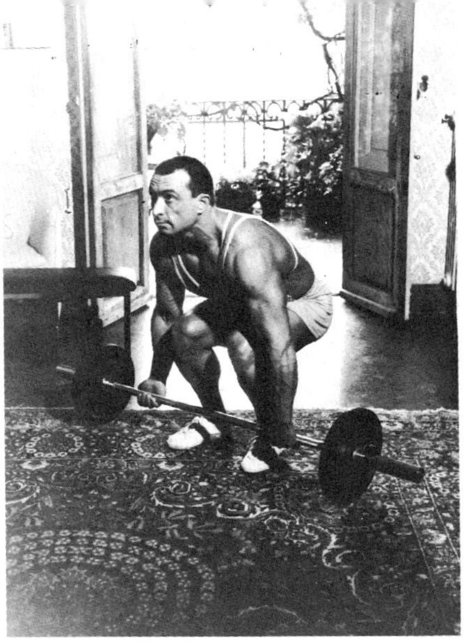

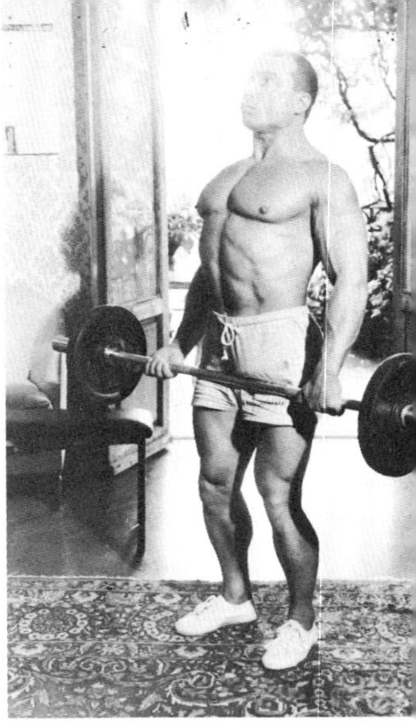

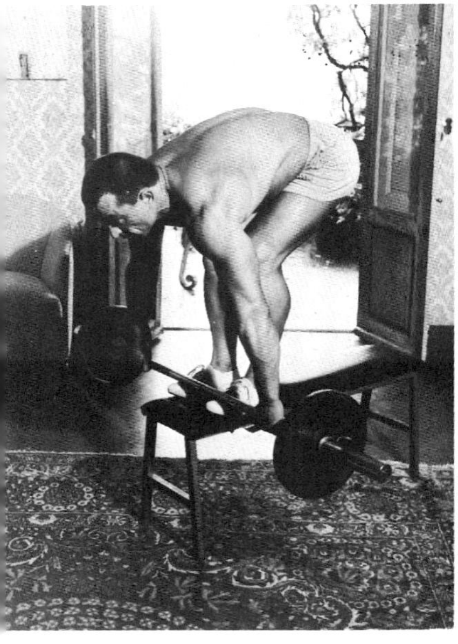

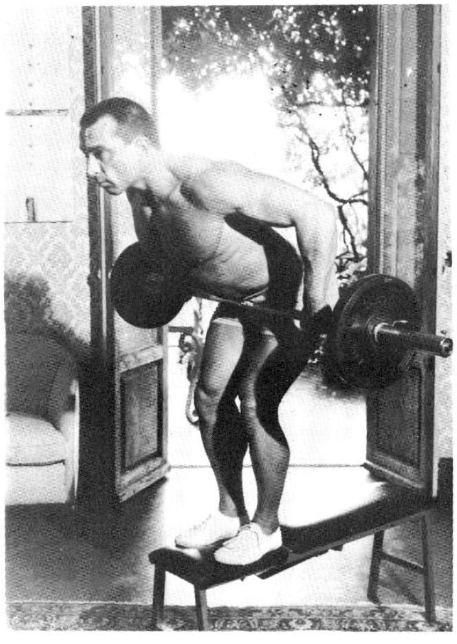

RAMEUR AVEC BALANCIER 10-8-6-4

BARRE EN AVANT 4 × 8

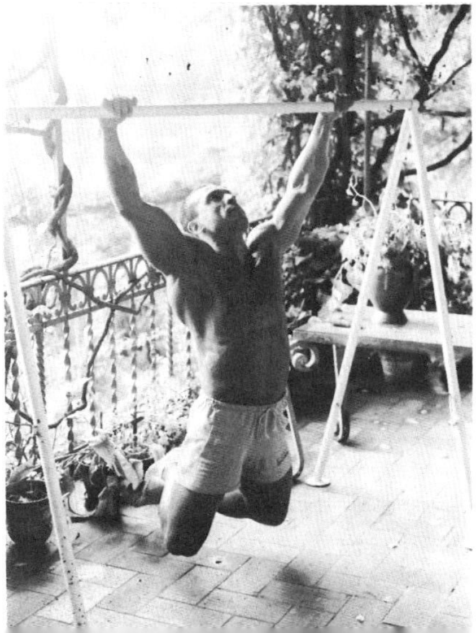

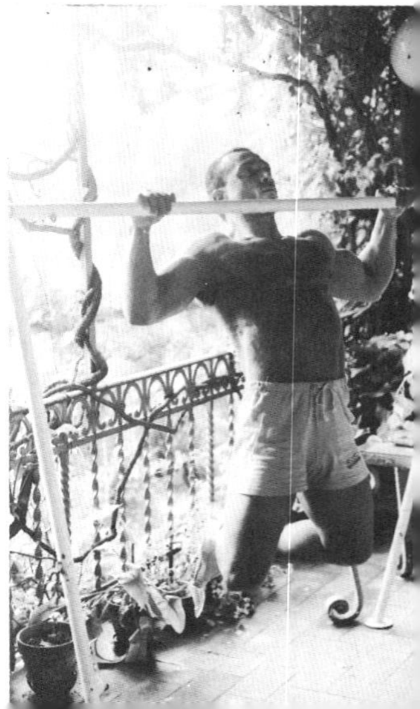

DORSY BAR 4 × 8

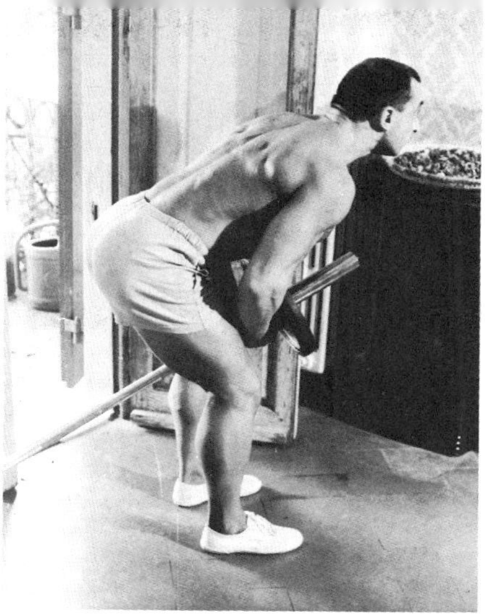

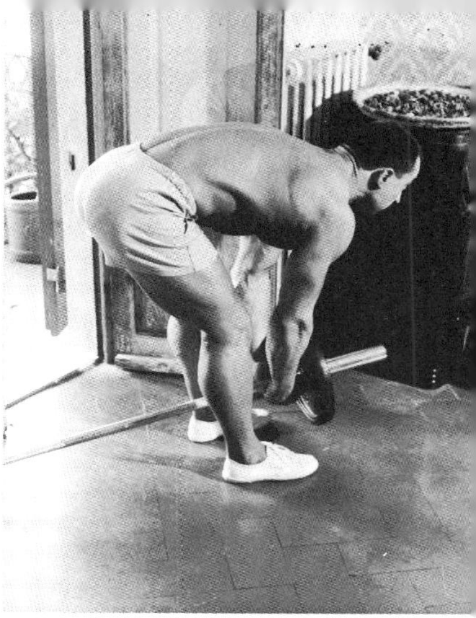

ÉPAULES

**SOULÈVEMENTS
AUX ÉPAULES 3 × 10**

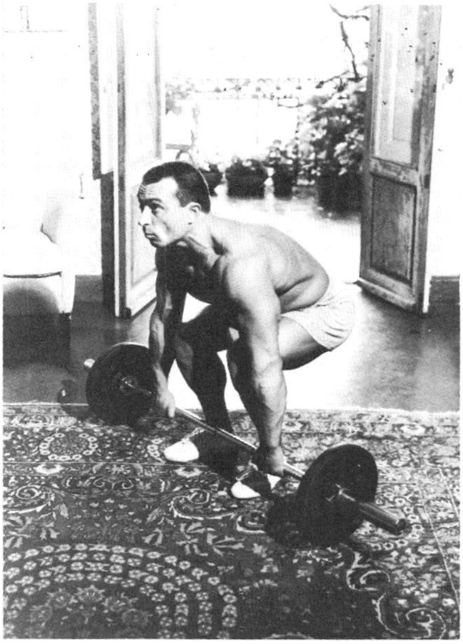

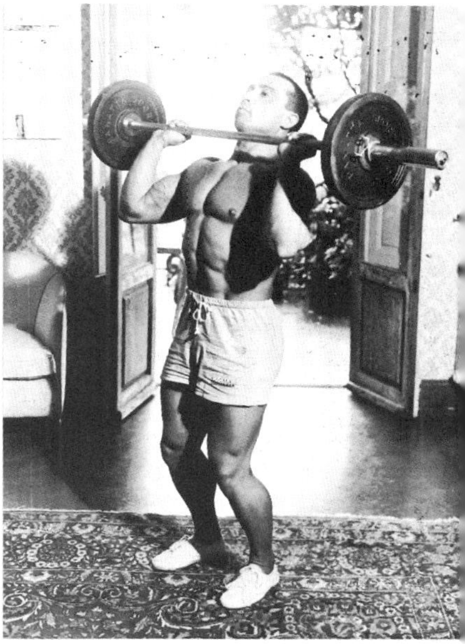

**DÉTENTE LENTE EN
ARRIÈRE 10-8-6-4**

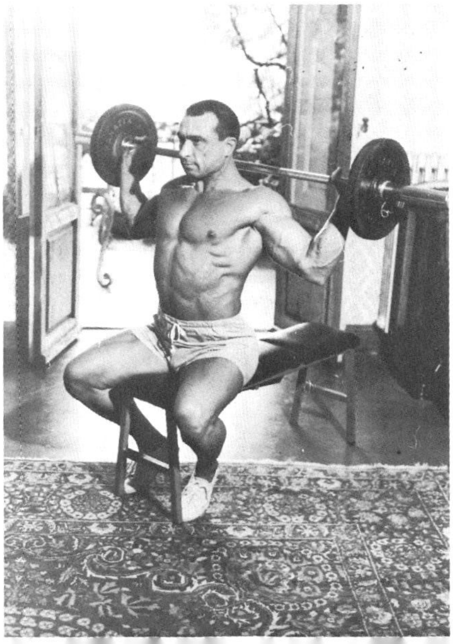

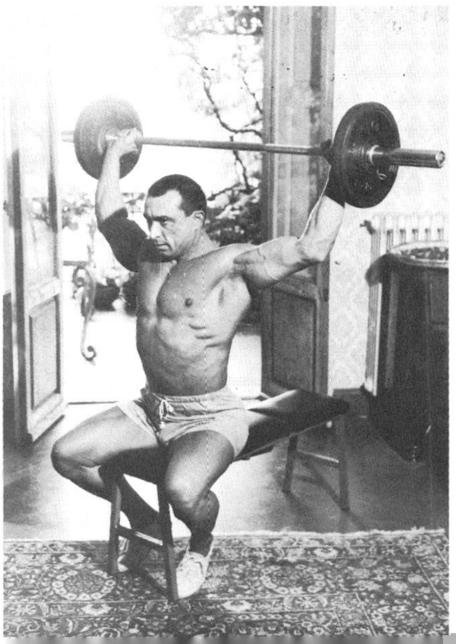

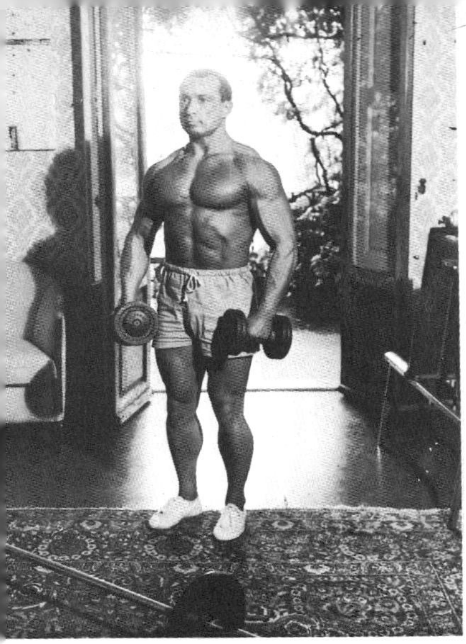

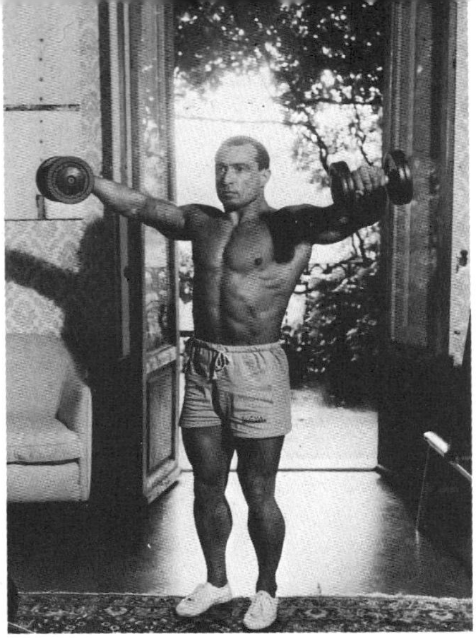

CRUCIFIX 4 × 10

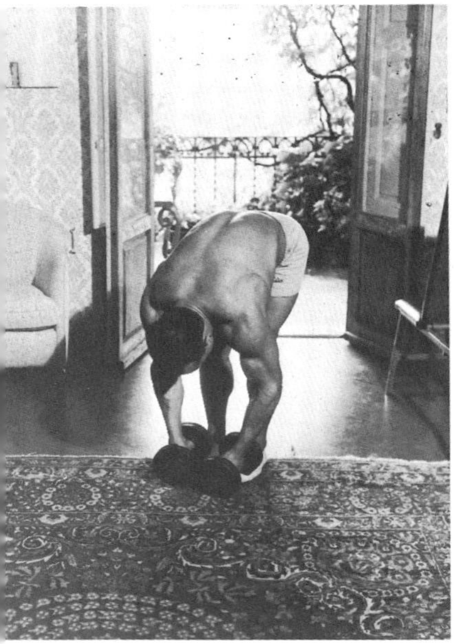

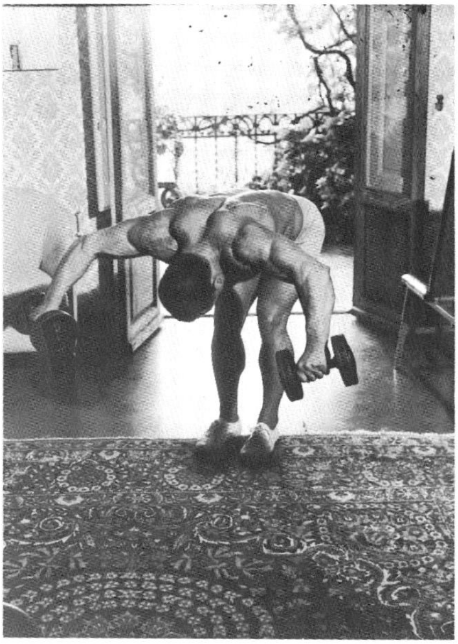

CRUCIFIX A 90°
4 × 12

POITRINE

CROIX HORIZONTALES 4 × 12

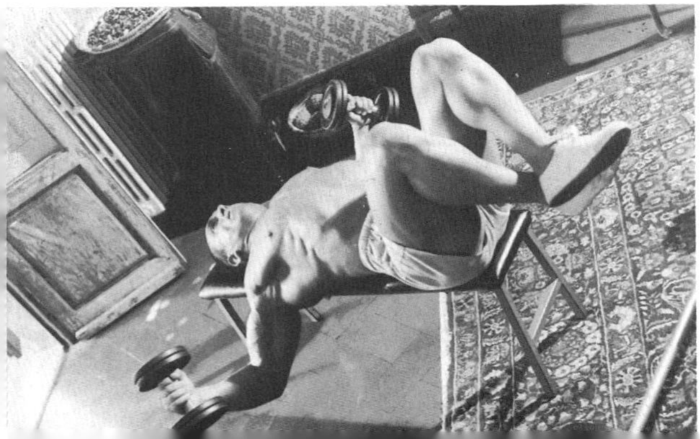

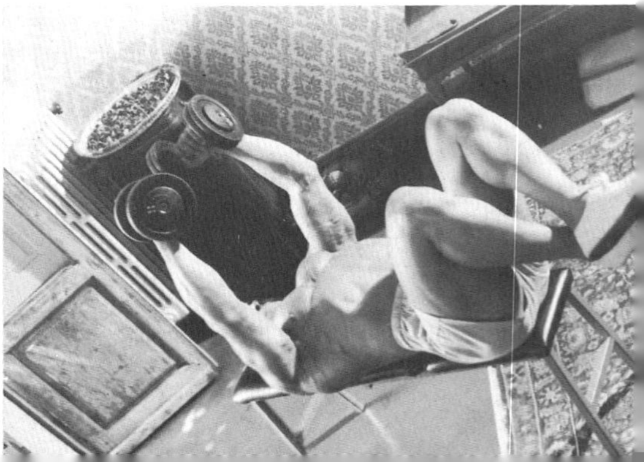

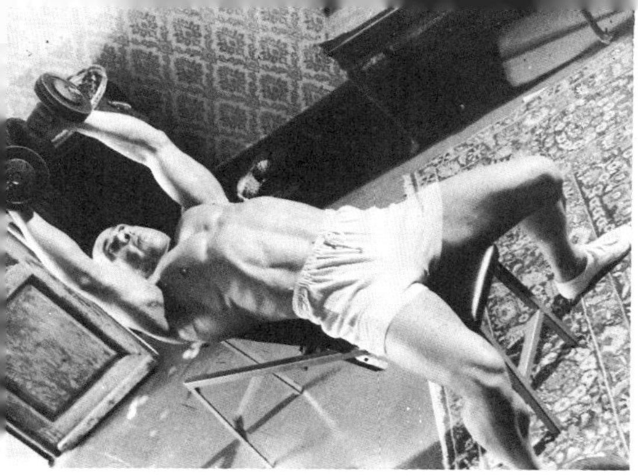 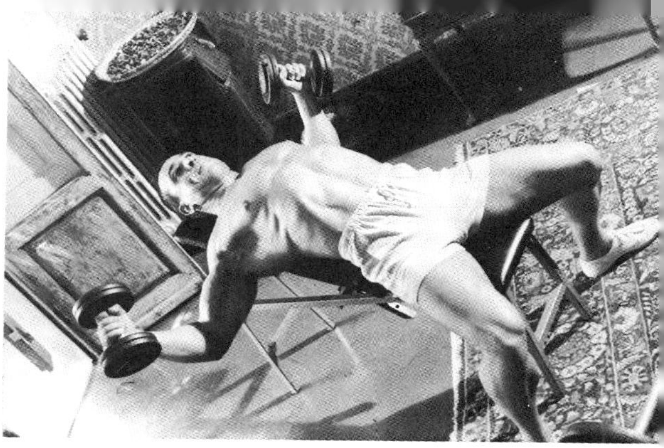

CROIX HAUTES 4 × 12

PARALLÈLES
LARGES 10-8-6-4

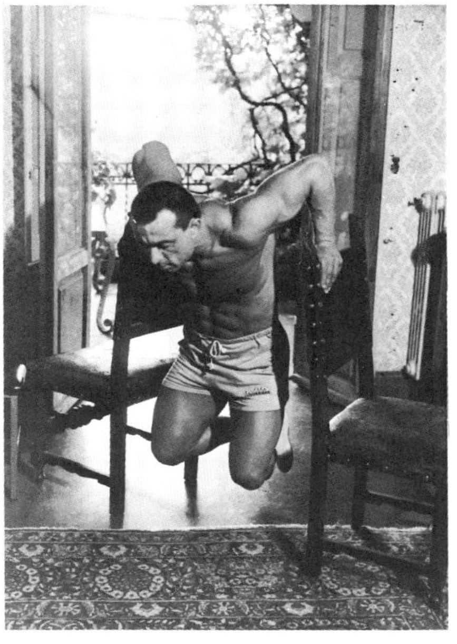 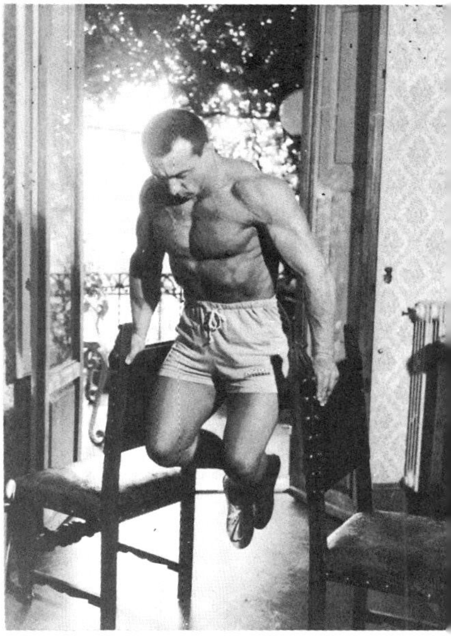

PULL-OVER AVEC HALTÈRE 3 × 12

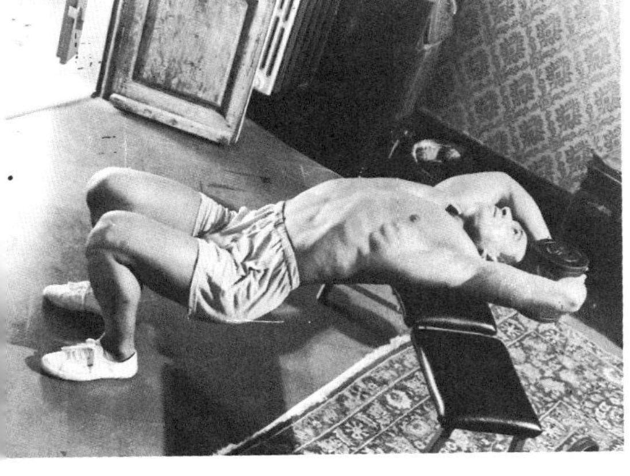 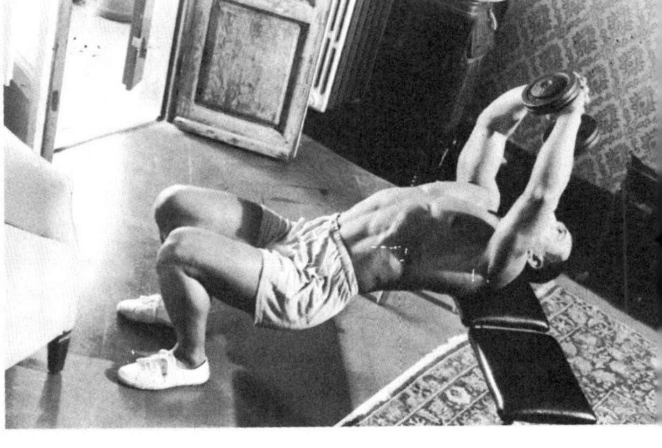

JACKNIFES 5 × 15

ABDOMEN

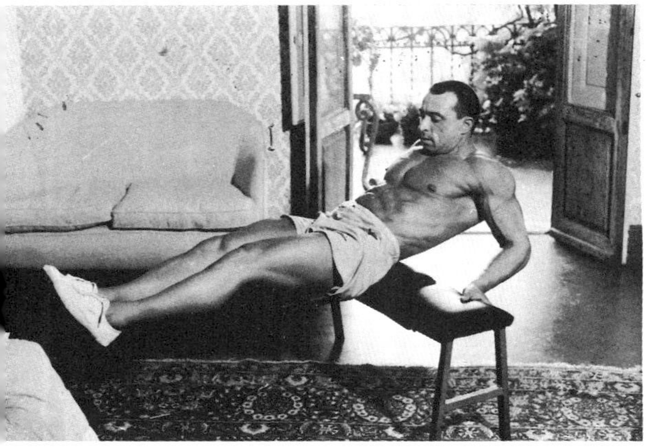

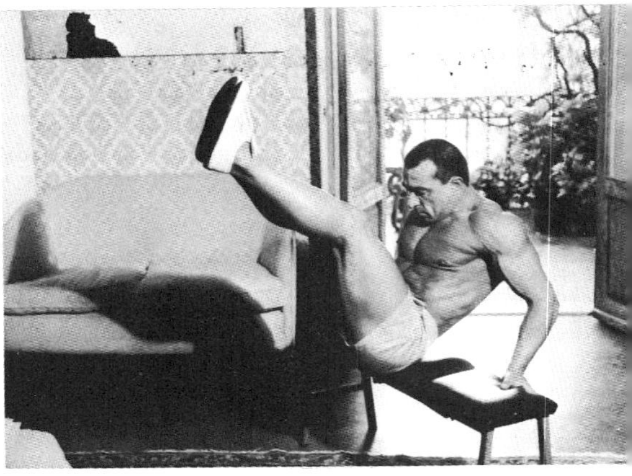

Refroidissement: stretching. Le refroidissement progressif est fondamental pour une récupération rapide.
Exécutez les mouvements très lentement, et maintenez la position présentée sur la photo pendant 20 à 30 secondes, en répétant jusqu'à une relaxation complète. Lorsque cela est nécessaire, exécutez l'exercice à droite et à gauche.

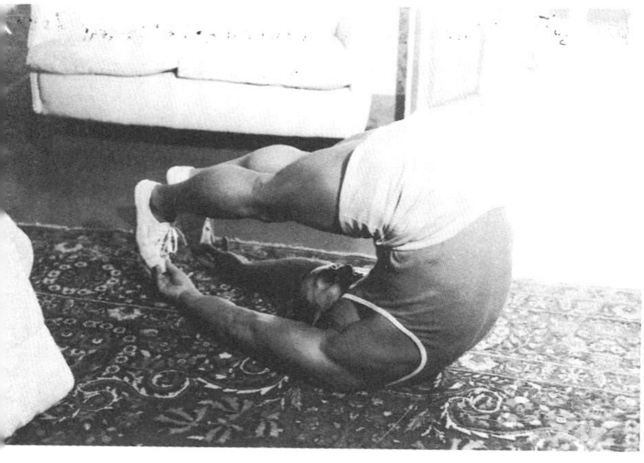

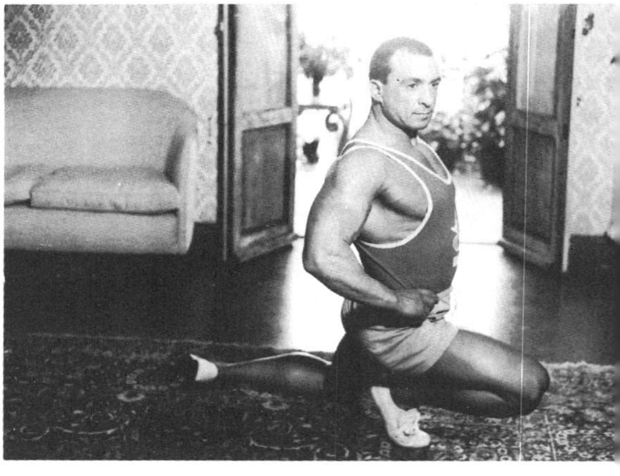

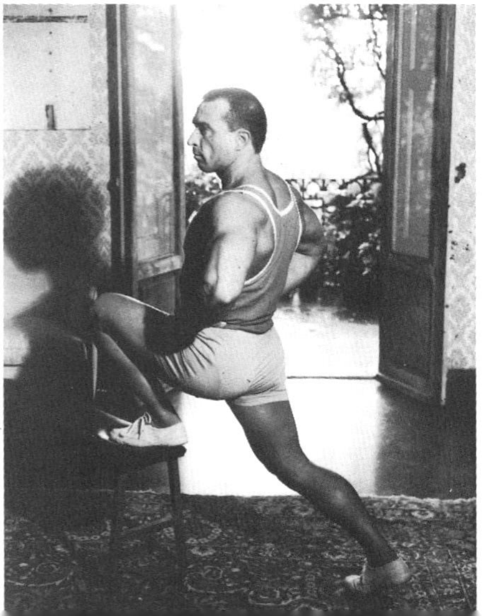

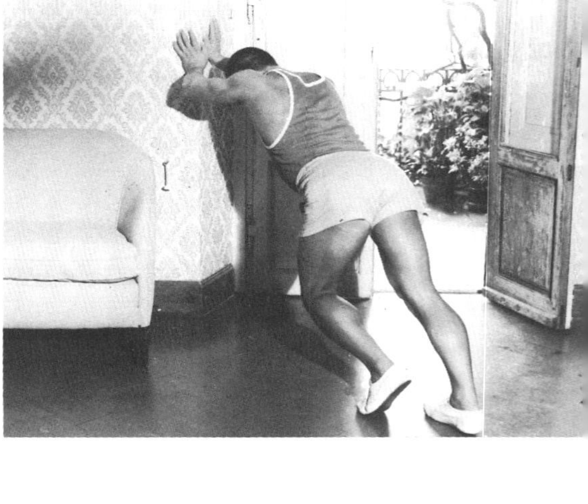

NEUVIÈME SEMAINE

Semaine de récupération d' intensité moyenne. Éliminez toutes les techniques des semaines précédentes (burns, cheating, etc.) et terminez seulement la série par un épuisement positif.
Le repos entre les séries est encore d'1,5 minute sur les exercices de base, et un peu moins sur les exercices complémentaires.

IXe SEMAINE

DEUXIÈME PHASE
DÉVELOPPEMENT MUSCULAIRE GÉNÉRAL

Échauffement: stretching

LUNDI

groupe musculaire	exercices	n. séries	n. rép.
TRICEPS	French press inversé	4	10
	French press sur banc horizontal	10-8-6-4	
BICEPS AVANT-BRAS	Curling	10-8-6-4	
	Concentration curl	4	10
	Curl inversé	4	15
JAMBES	Squat respiratoire	4	20
	Squat frontal	4	15
	Fémoraux avec chaussures de fer	5	10
MOLLETS	Mollets debout avec balancier	10-8-6-4	
ABDOMEN	Crunch latéral	5	15

MARDI

groupe musculaire	exercices	n. séries	n. rép.
ÉPAULES	Soulèvement aux épaules	3	10
	Détente lente en avant	3	10
	Détente lente en arrière	3	12
POITRINE	Croix horizontales	3	12
	Banc horizontal	4	10
	Pull-over avec haltère	3	15
DOS	Rameur avec balancier	4	10
	Barre en avant	3	12
	Décollement du sol	3	15
ABDOMEN	Crunch sur banc	3	15

JEUDI

groupe musculaire	exercices	n. séries	n. rép.
JAMBES	Squat parallèle	12-10-8-6	
	Hack squat	4	10
	Fémoraux avec chaussures de fer	5	12
MOLLETS	Mollets assis	5	15
TRICEPS	Parallèles étroites	3	10
	French press assis	3	12
BICEPS AVANT-BRAS	Curling à un bras	3	10
	Curl scott	3	12
	Wrist curl	3	15
ABDOMEN	Side bend	3	15

VENDREDI

groupe musculaire	exercices	n. séries	n. rép.
DOS	Décollement du sol	8-6-4-2	
	Dorsy bar	10-8-6-4	
	Barre inversée	4	8
	Haussements des épaules avec haltères	5	10
ÉPAULES	Crucifix à 90°	3	12
	Crucifix	3	10
	Soulèv. frontal avec balancier	3	12
	Détente lente avec haltères assis	10-8-6-4	
POITRINE	Banc bas	10-8-6-4	
	Croix hautes	4	10
	Pull-over avec balancier	5	10
ABDOMEN	Sit up	5	15

SAMEDI

groupe musculaire	exercices	n. séries	n. rép.
TRICEPS	French press inversé	4	12
	Poussées sur banc	4	10
BICEPS AVANT-BRAS	Curling	4	10
	Concentration curl	4	12
	Curl inversé	4	15
JAMBES	Squat accroupi	3	20
	Extensions avec chaussures de fer	3	15
	Fémoraux avec chaussures de fer	4	12
MOLLETS	Mollets avec haltère	3	12
ABDOMEN	Crunch latéral	3	15

Refroidissement: stretching

INTENSITÉ
Moyenne

RÉCUPÉRATION
entre séries
1,5 min. sur l'exercice de base
1 min. sur les exercices complém.
entre groupes musculaires 5 min.

NOUVEAUX STIMULUS ET TECHNIQUES POUR ACCÉLÉRER LA SURCOMPENSATION
Alterner continuellement l'ordre et le type des exercices, jusqu'à épuisement positif.

TECHNIQUES POUR ÉLEVER LE MÉTABOLISME BASAL
Squat respiratoire

ACTIVITÉ AÉROBIQUE
/

MENSURATIONS
cou cm ____
épaules cm ____
thorax cm ____
bras cm ____
taille cm ____
cuisse cm ____
mollets cm ____

POIDS
kg ____

LUNDI

Échauffement: stretching. Prenez lentement la position présentée sur la photo et gardez-la 20 à 30 secondes. Répétez 5 à 6 fois, sans rebondir ni fléchir, en veillant à exécuter chaque exercice, quand cela est nécessaire, à droite et à gauche.

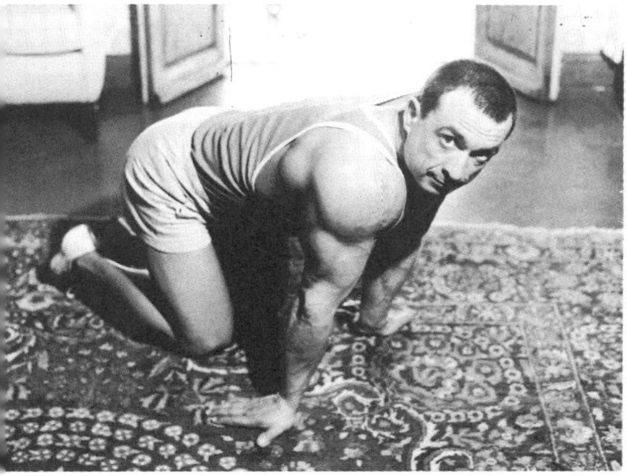

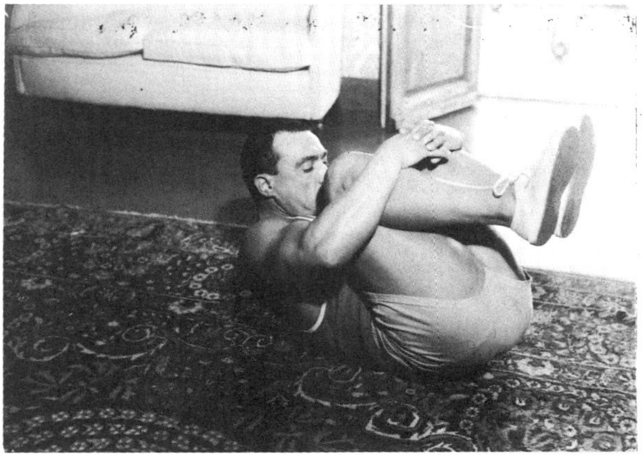

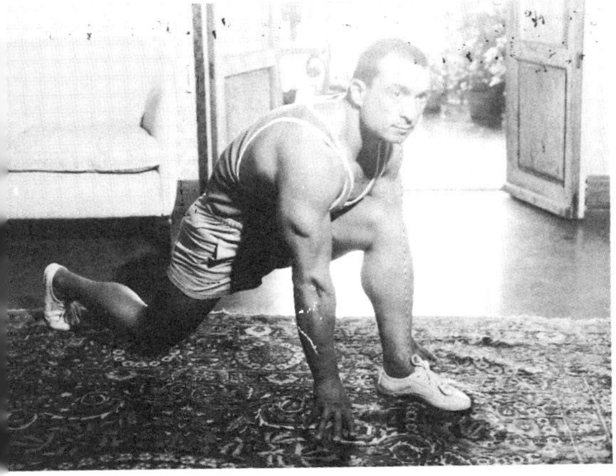

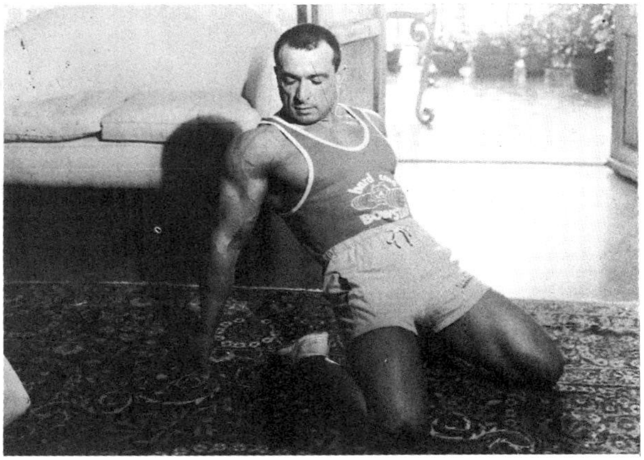

TRICEPS

FRENCH PRESS INVERSÉ 4 × 10

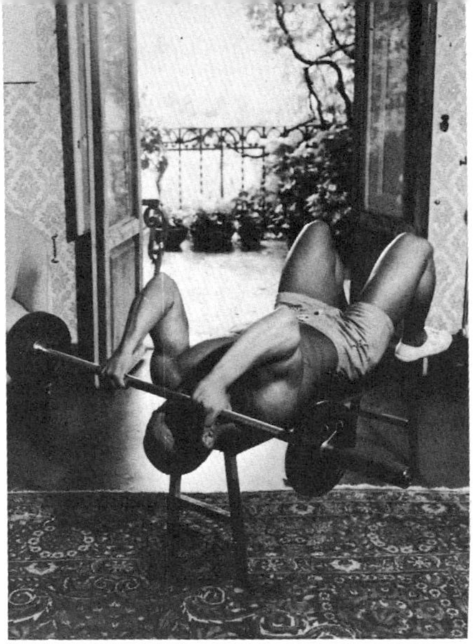

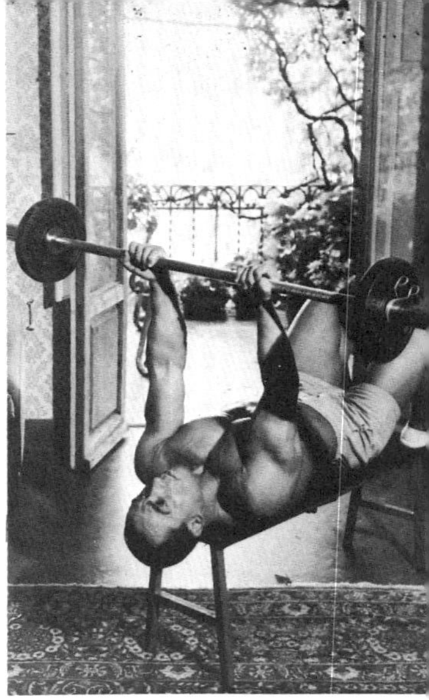

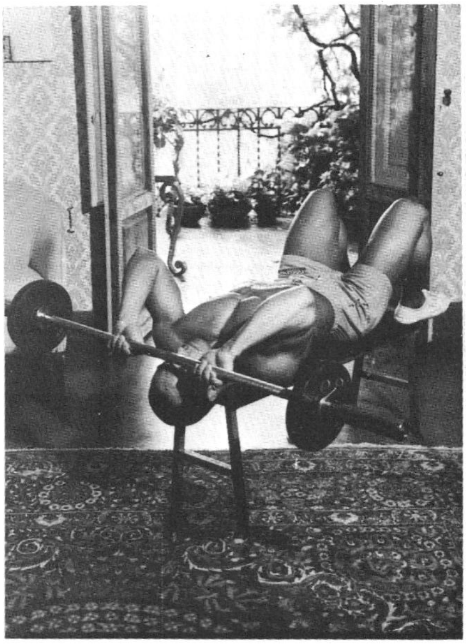

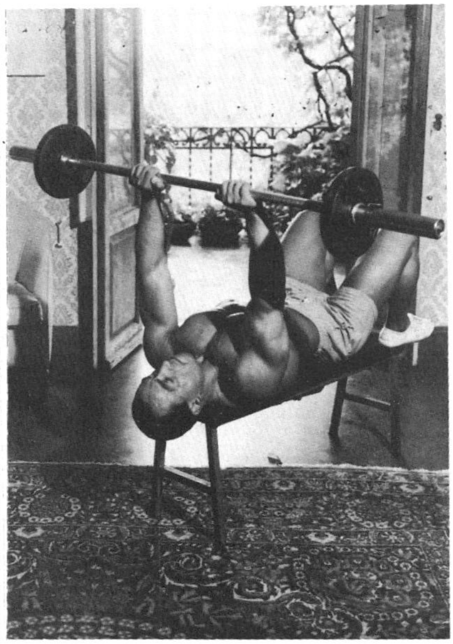

FRENCH PRESS SUR BANC HORIZONTAL 10-8-6-4

BICEPS AVANT-BRAS

CURLING 10-8-6-4

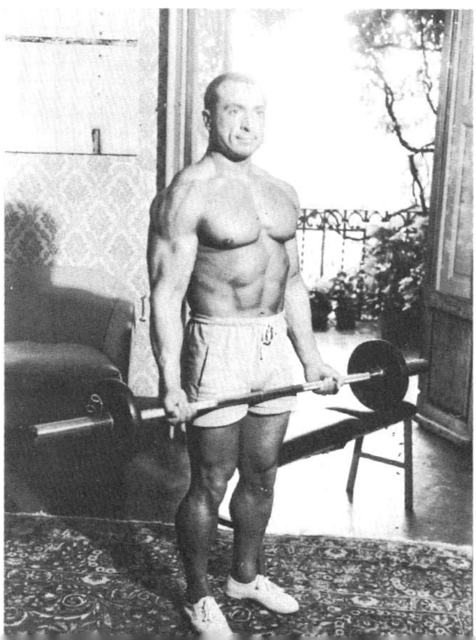

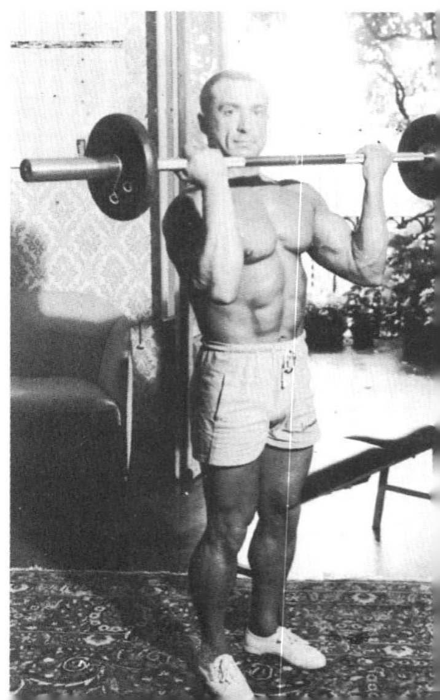

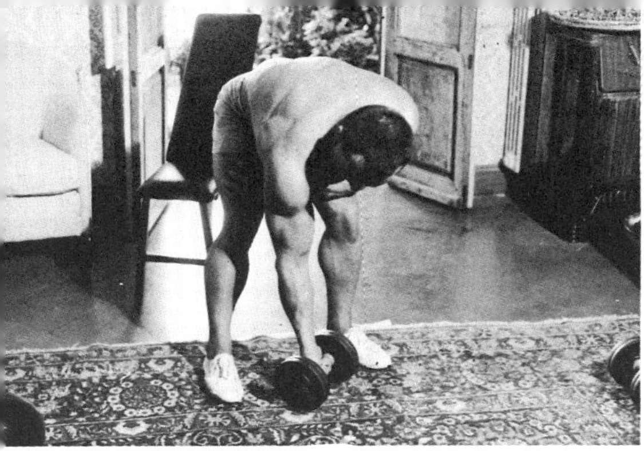

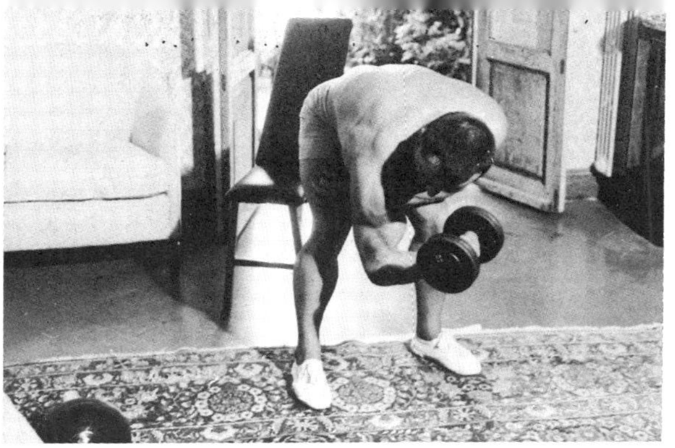

CONCENTRATION CURL 4 × 10

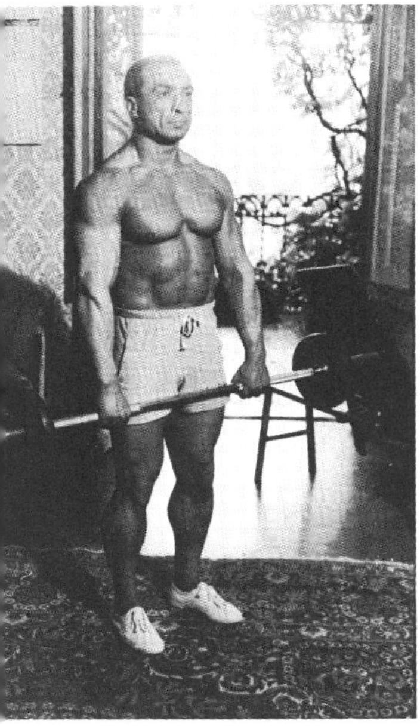

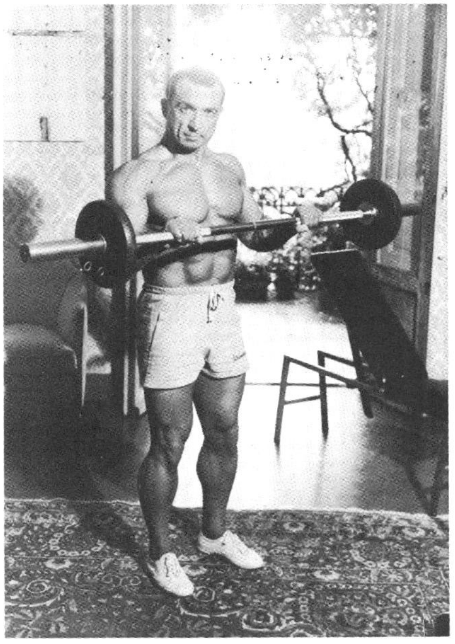

CURL INVERSÉ 4 × 15

JAMBES

SQUAT
RESPIRATOIRE 4 × 20

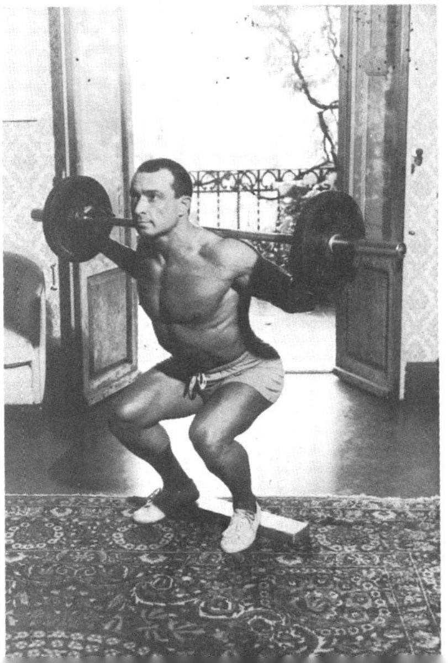

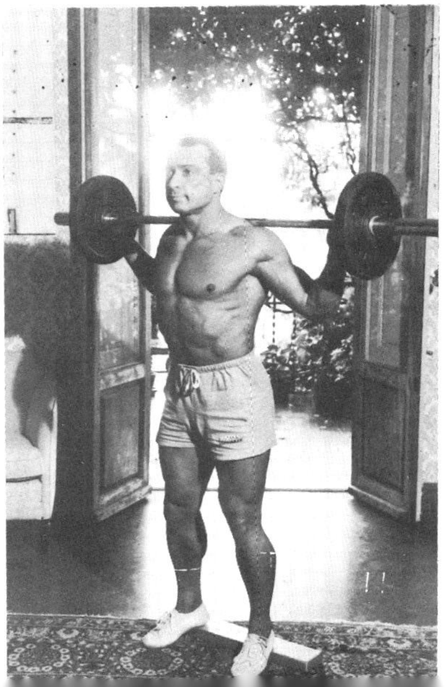

SQUAT FRONTAL
4 × 15

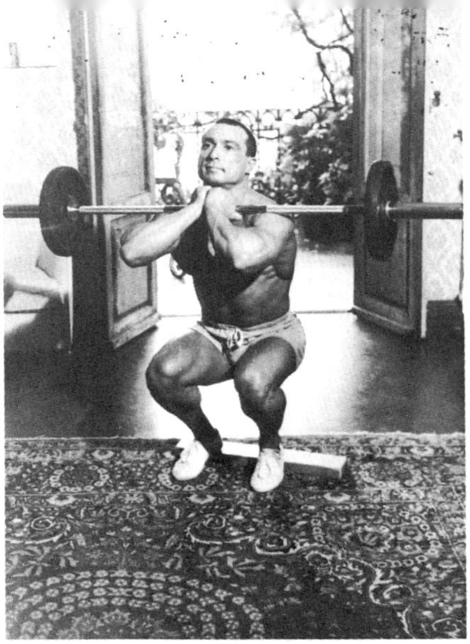

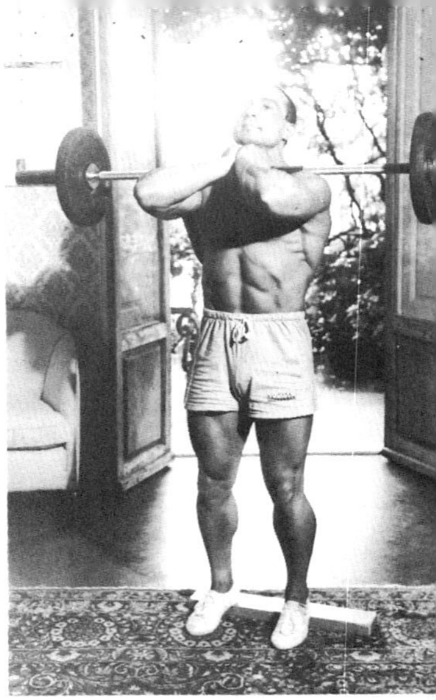

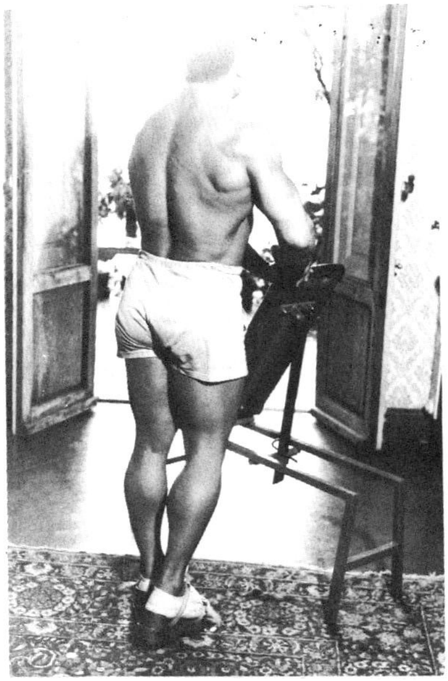

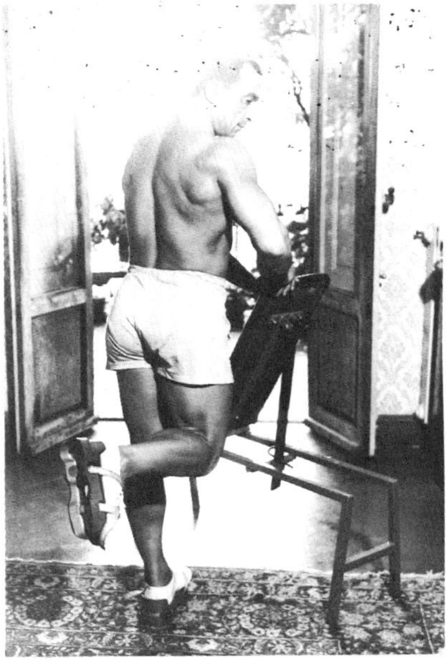

FÉMORAUX AVEC CHAUSSURES DE FER
5 × 10

MOLLETS

MOLLETS DEBOUT AVEC BALANCIER
10-8-6-4

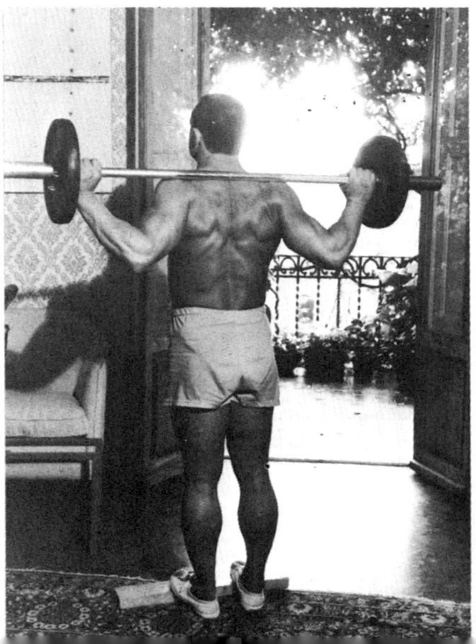

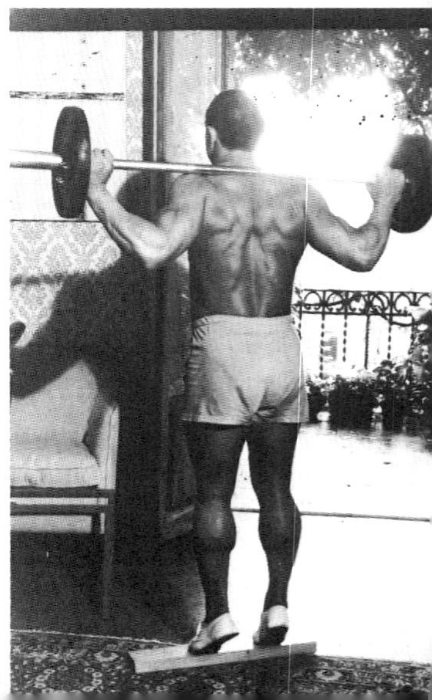

ABDOMEN

CRUNCH LATERAL 5 × 15
Allongé sur le côté, accrochez-vous bien au banc, puis levez la jambe latéralement en essayant de ne pas tourner le bassin. Restez 2 secondes en contraction et répétez. Stress sur l'oblique et la partie haute de la jambe.

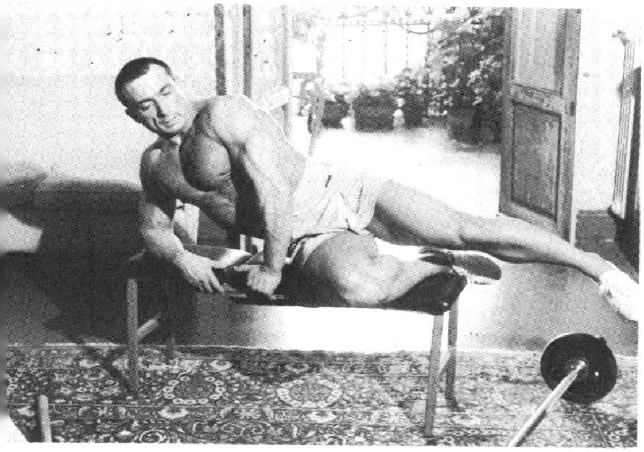

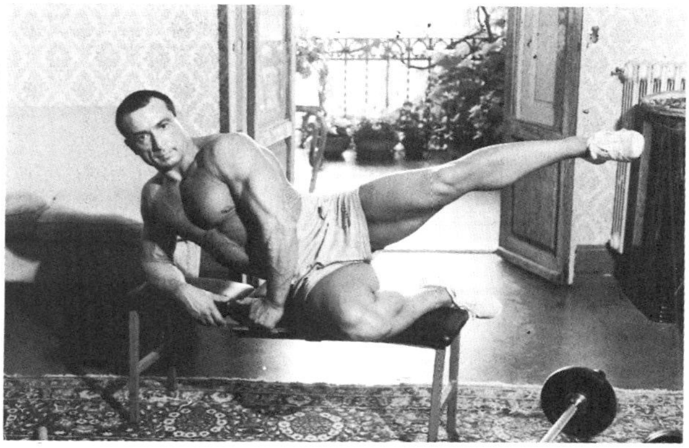

Refroidissement: stretching. Le refroidissement progressif est fondamental pour une récupération rapide.
Exécutez les mouvements très lentement, et maintenez la position présentée sur la photo pendant 20 à 30 secondes, en répétant jusqu'à une relaxation complète. Lorsque cela est nécessaire, exécutez l'exercice à droite et à gauche.

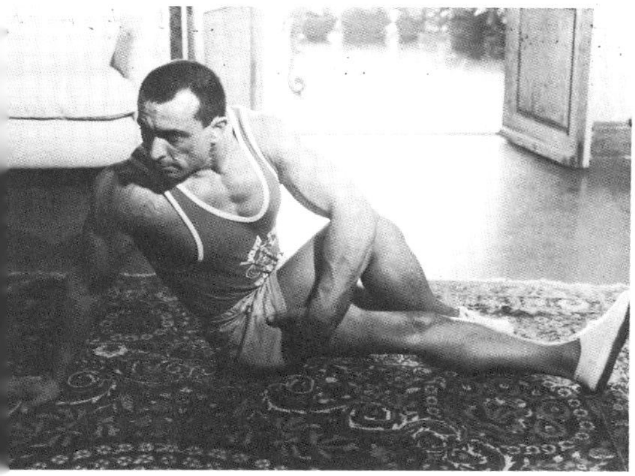

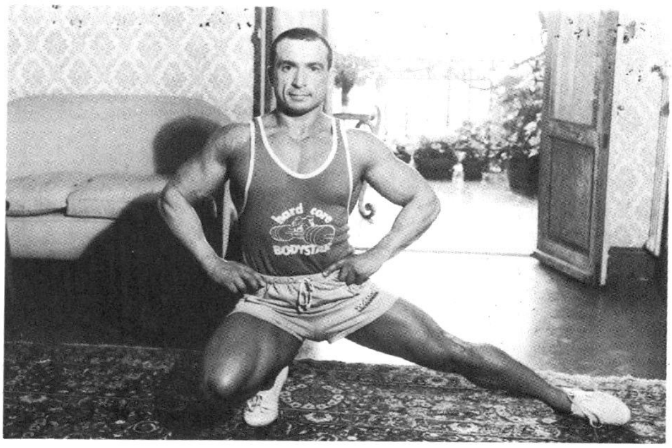

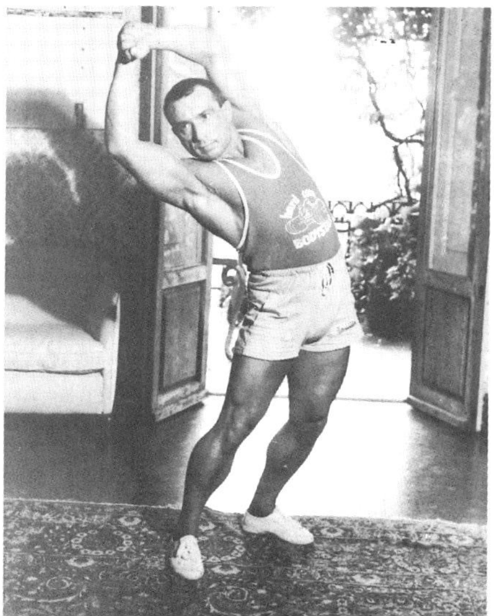

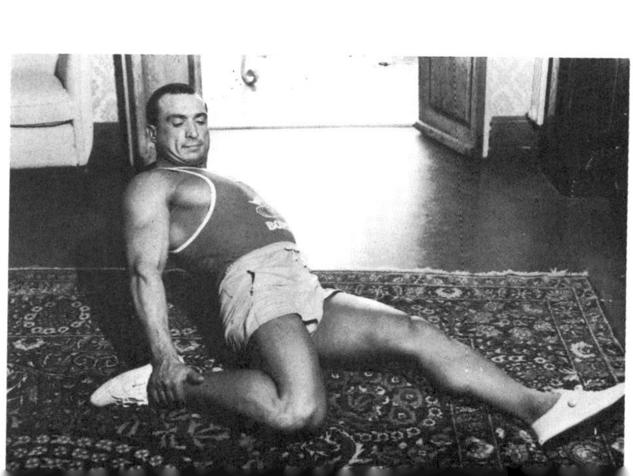

MARDI

Échauffement: stretching. Prenez lentement la position présentée sur la photo et gardez-la 20 à 30 secondes. Répétez 5 à 6 fois, sans rebondir ni fléchir, en veillant à exécuter chaque exercice, quand cela est nécessaire, à droite et à gauche.

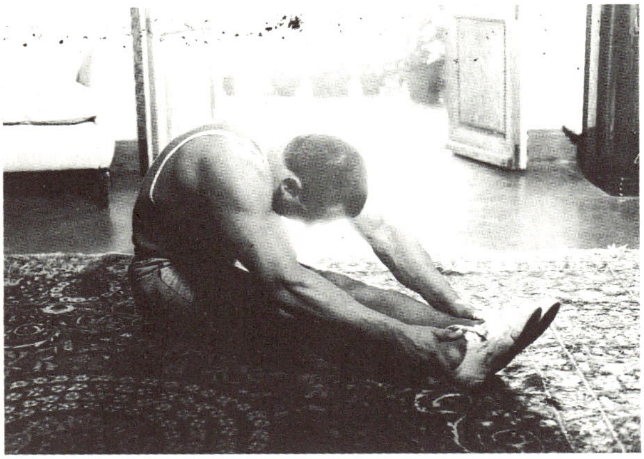

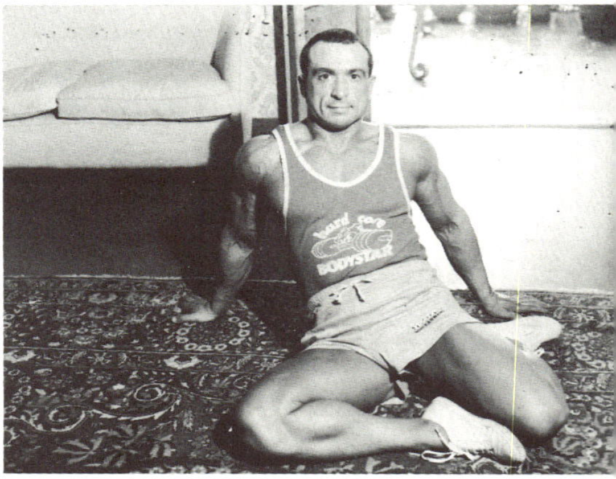

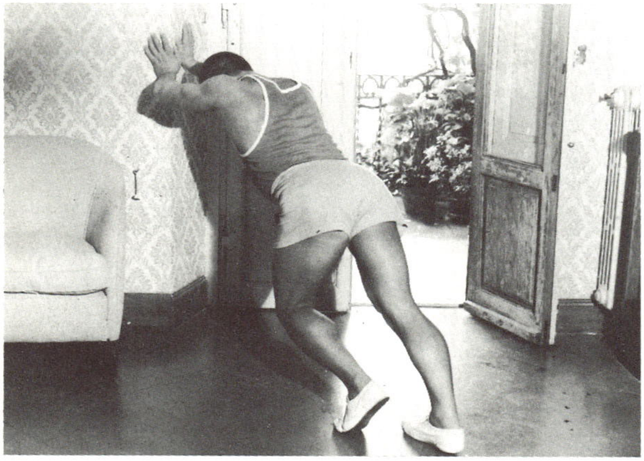

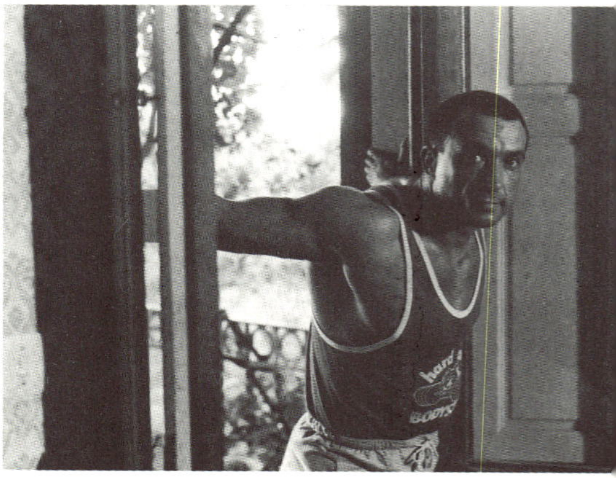

ÉPAULES

SOULÈVEMENTS
X ÉPAULES 3 × 10

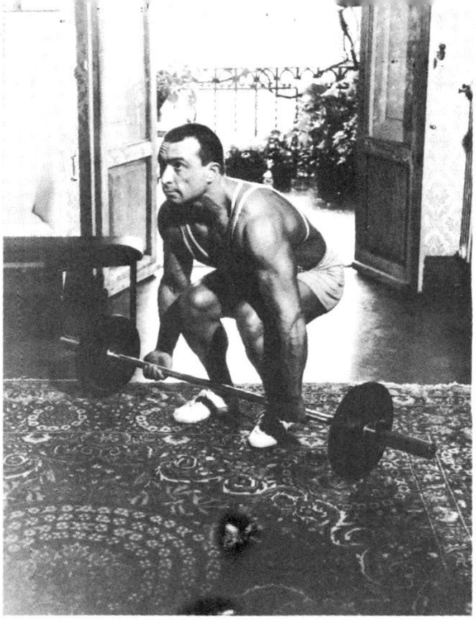
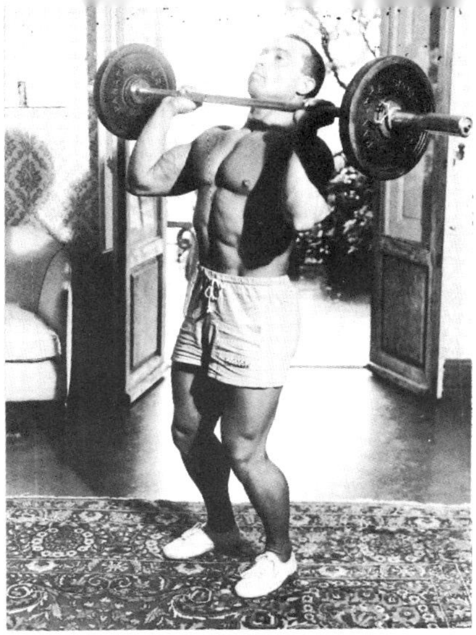

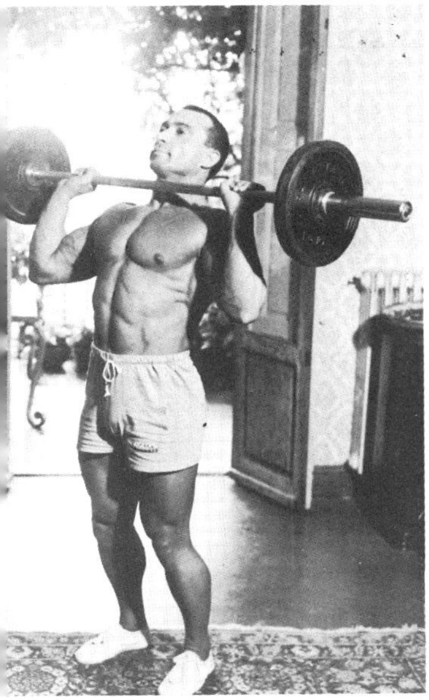
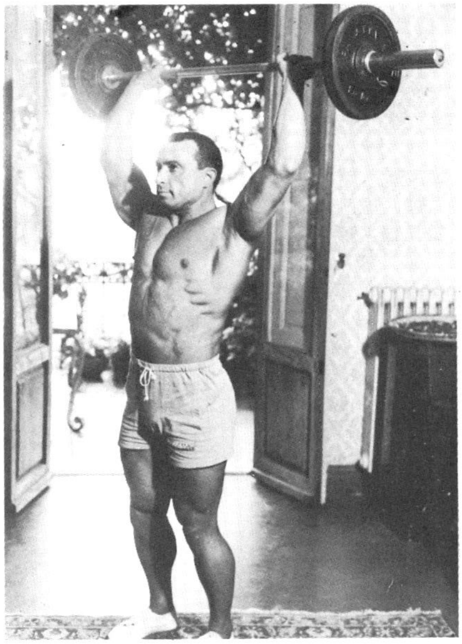

DÉTENTE LENTE EN
AVANT 3 × 10

DÉTENTE LENTE EN
ARRIÈRE 3 × 12

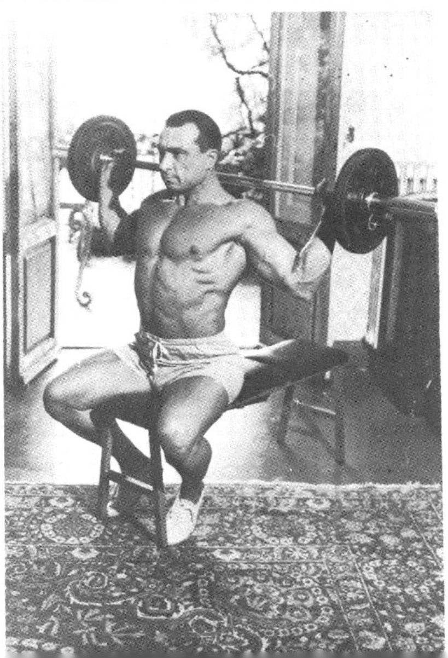
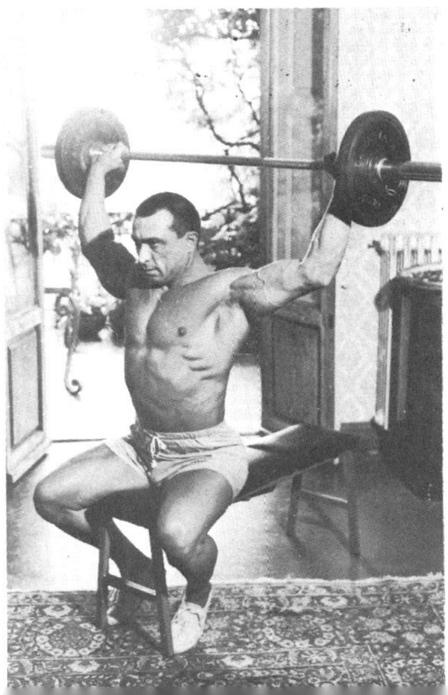

POITRINE

CROIX HORIZONTALES 3 × 12

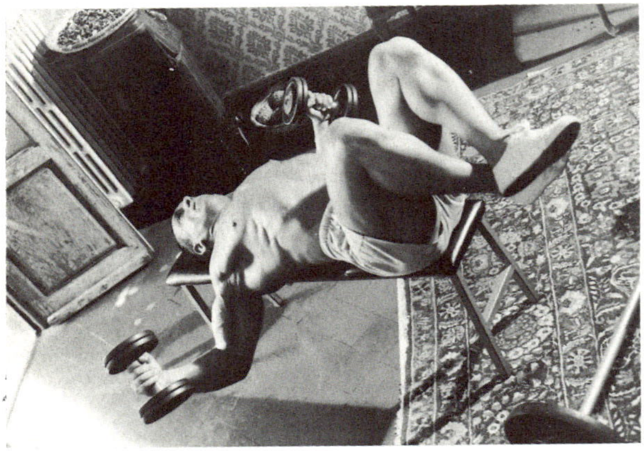
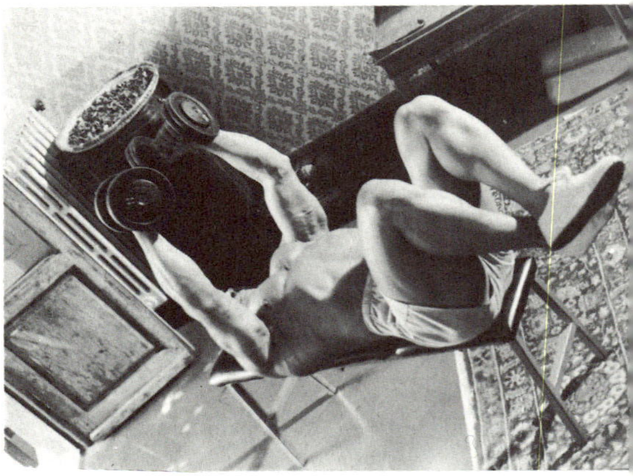

BANC HORIZONTAL 4 × 10

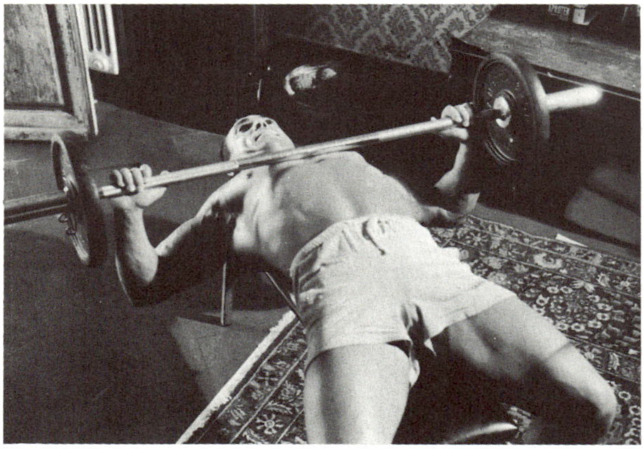
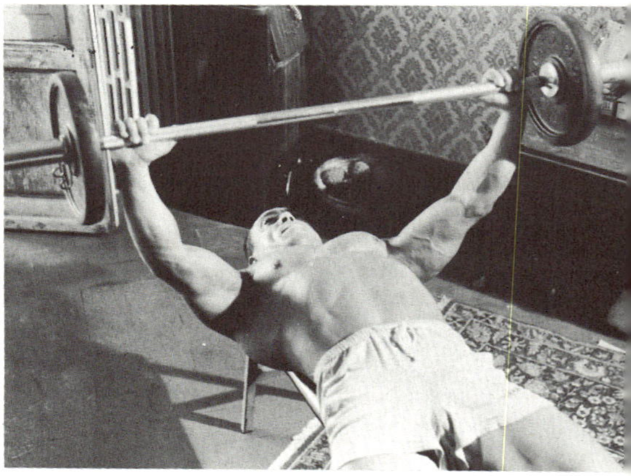

PULL-OVER AVEC HALTÈRE 3 × 15

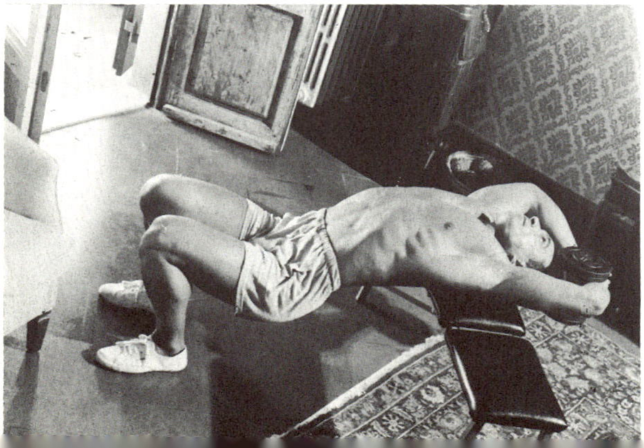
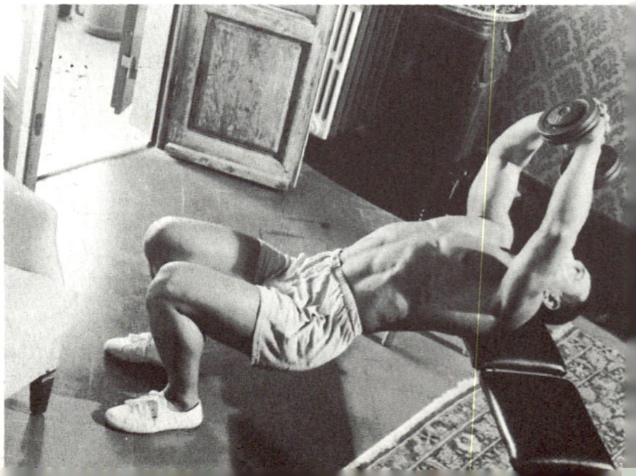

DOS

RAMEUR AVEC BALANCIER 4 × 10

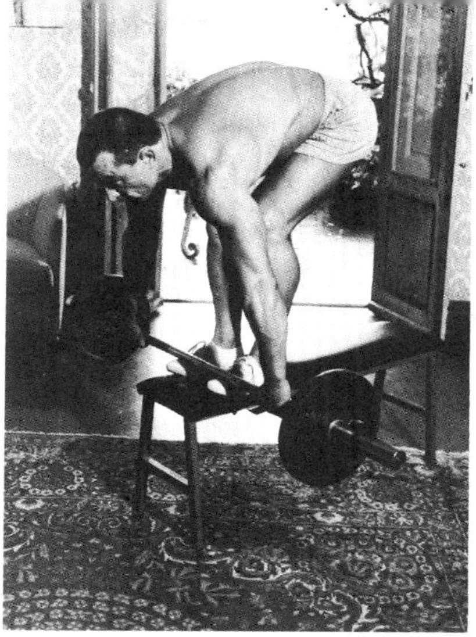

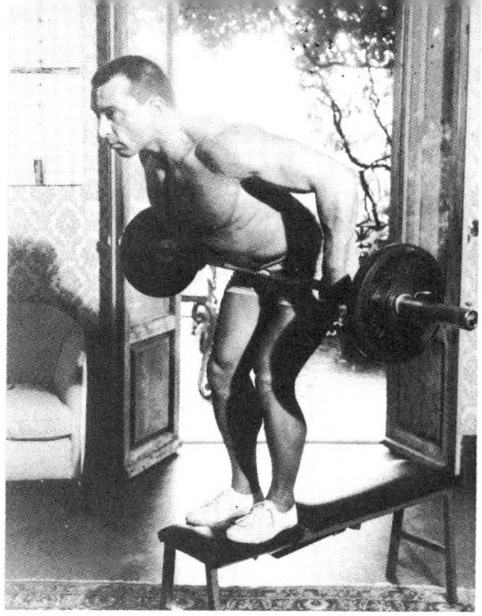

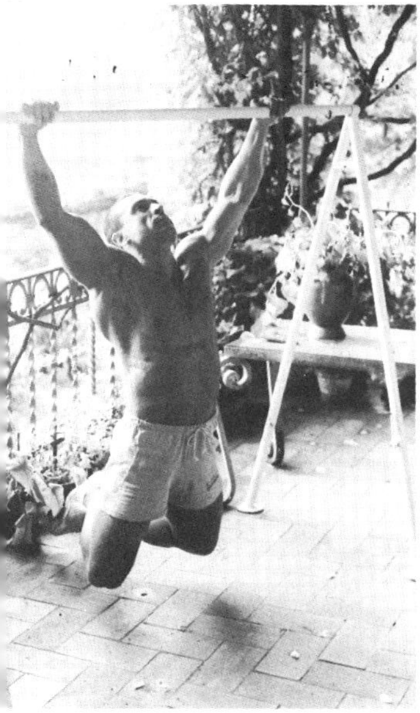

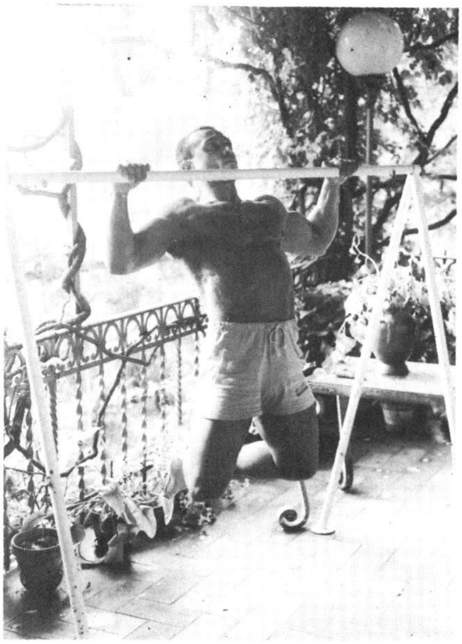

BARRE EN AVANT 3 × 12

DÉCOLLEMENT DU SOL 3 × 15

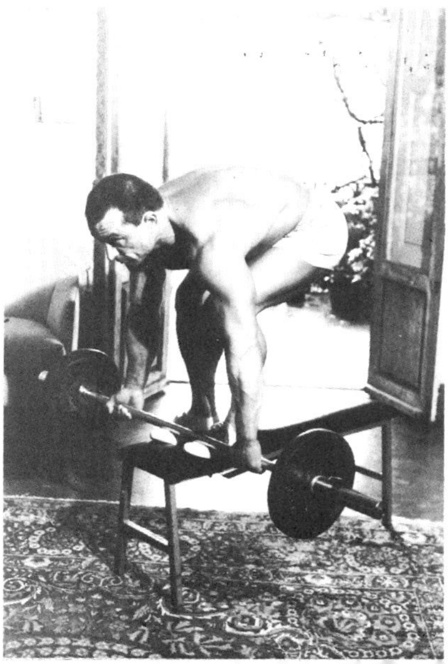

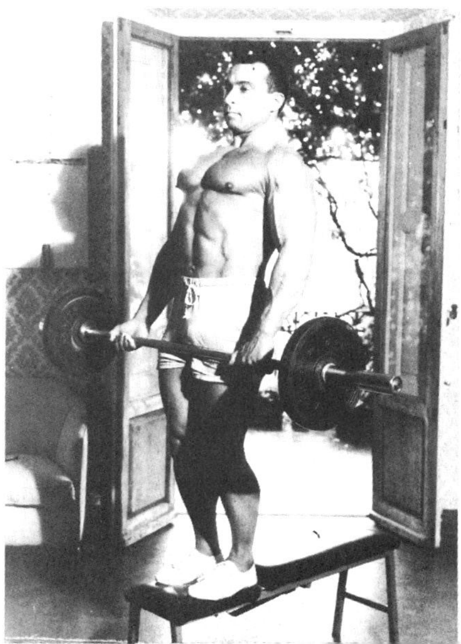

ABDOMEN

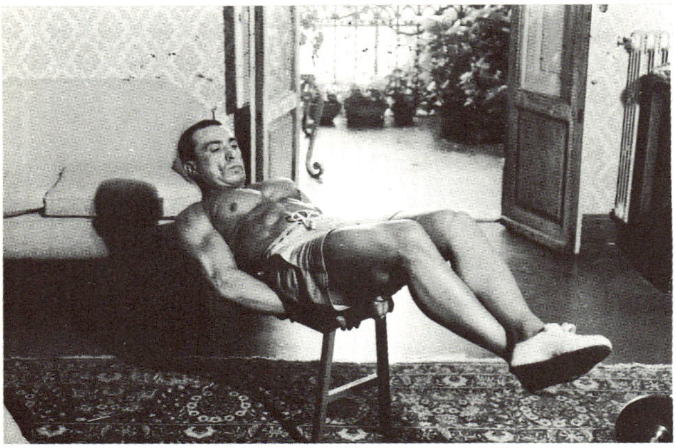

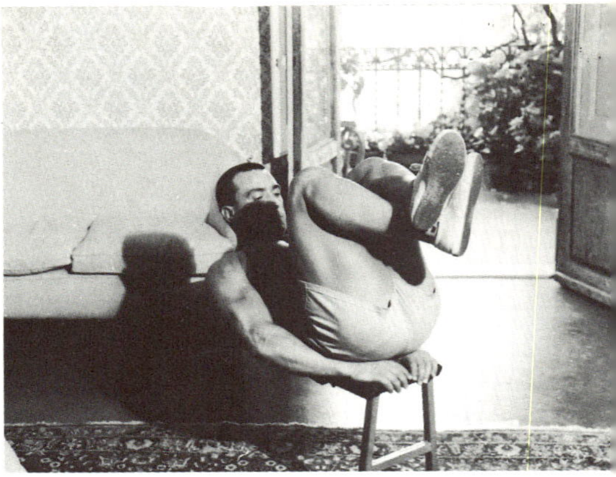

CRUNCH SUR BANC 3 × 15

Refroidissement: stretching. Le refroidissement progressif est fondamental pour une récupération rapide.
Exécutez les mouvements très lentement, et maintenez la position présentée sur la photo pendant 20 à 30 secondes, en répétant jusqu'à une relaxation complète. Lorsque cela est nécessaire, exécutez l'exercice à droite et à gauche.

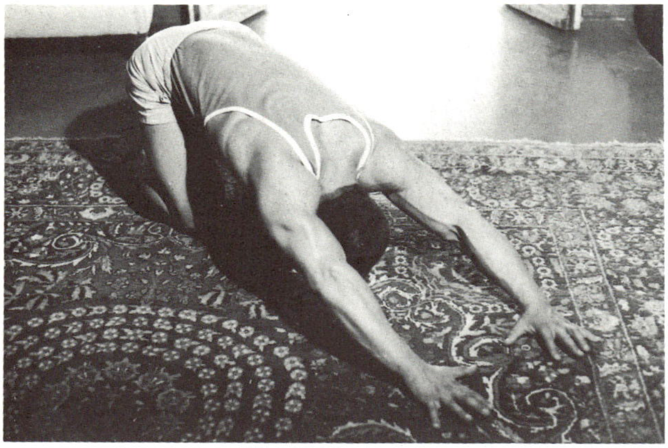

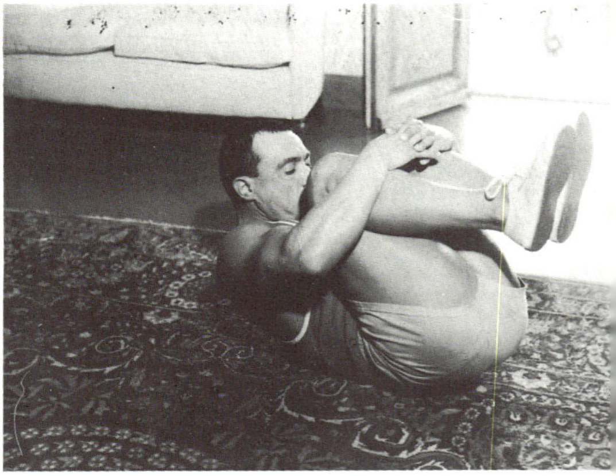

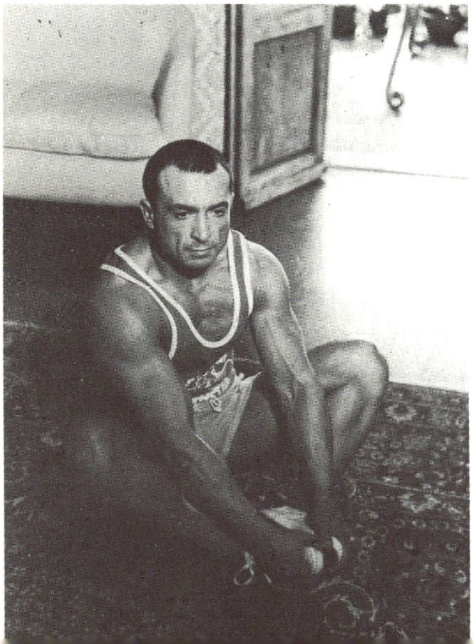

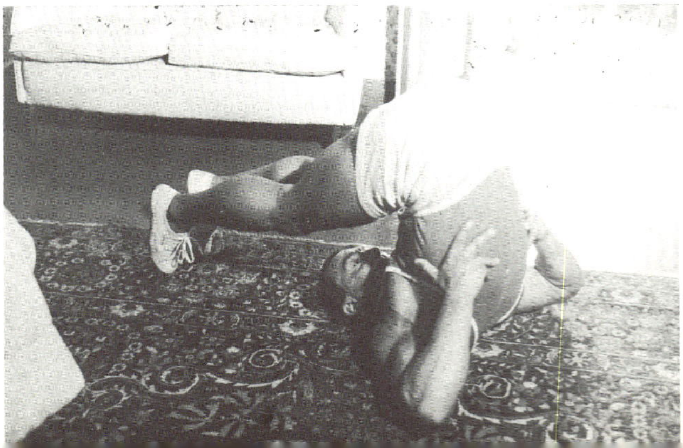

JEUDI

Échauffement: stretching. Prenez lentement la position présentée sur la photo et gardez-la 20 à 30 secondes. Répétez 5 à 6 fois, sans rebondir ni fléchir, en veillant à exécuter chaque exercice, quand cela est nécessaire, à droite et à gauche.

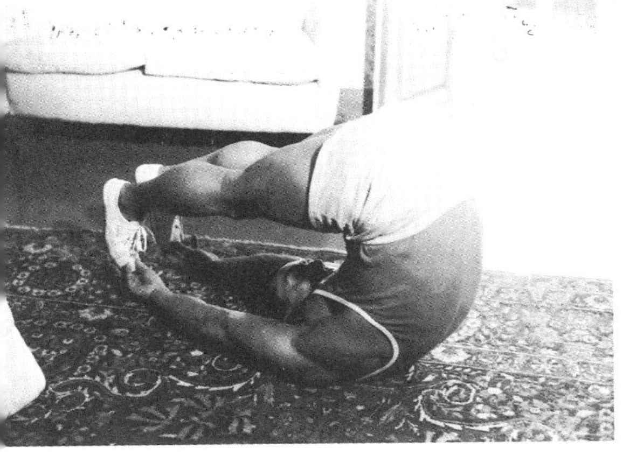

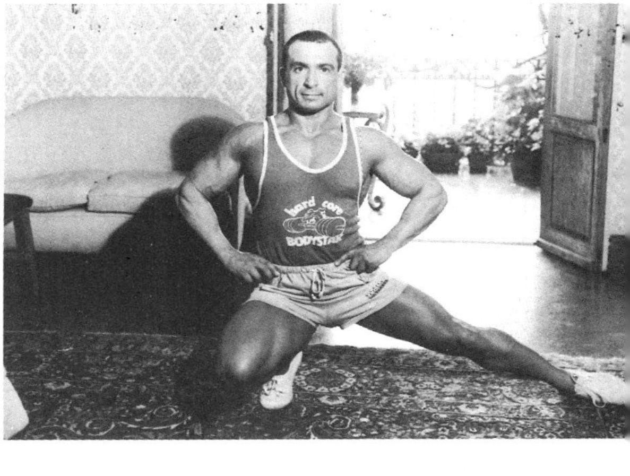

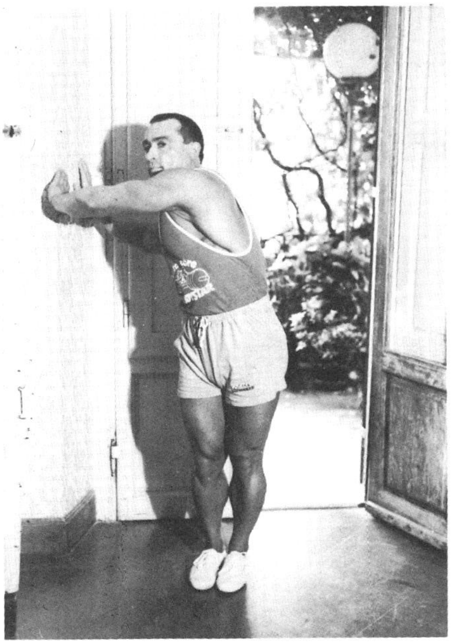

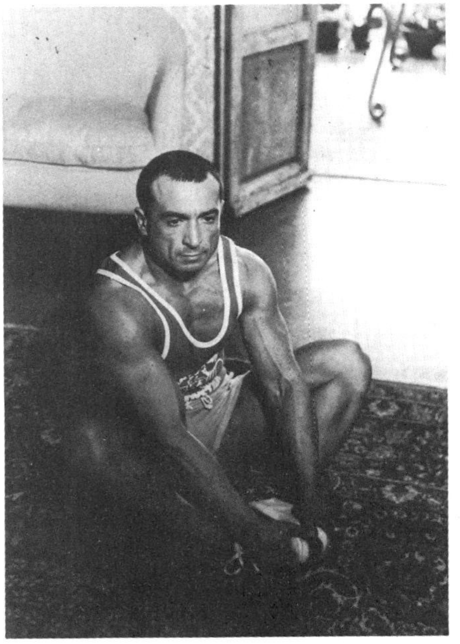

JAMBES

**SQUAT PARALLÈLE
12-10-8-6**

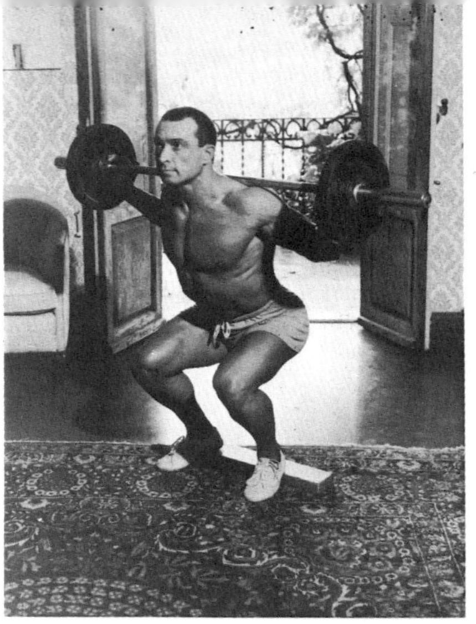

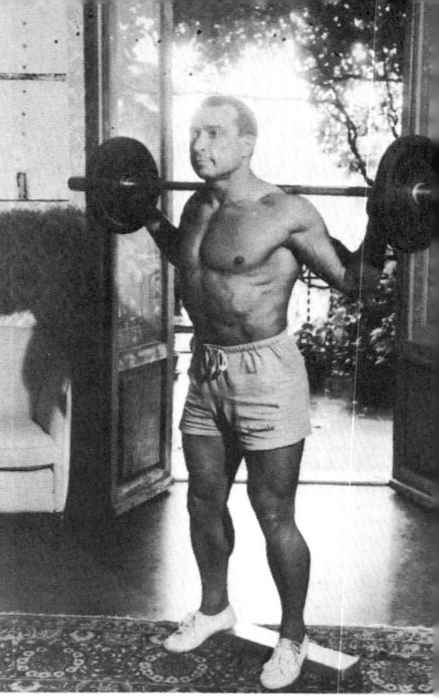

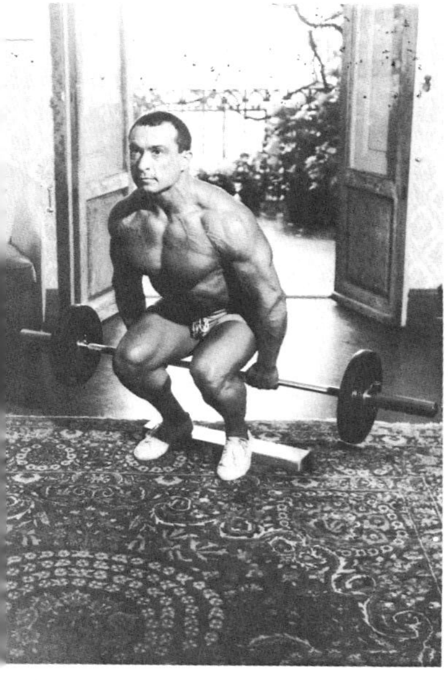

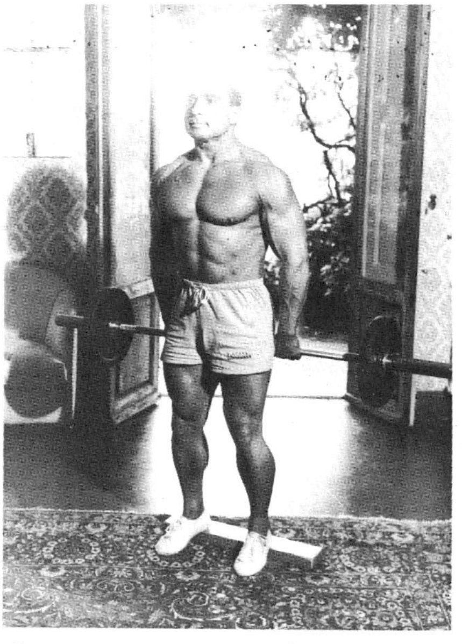

HACK SQUAT 4 x 10

**FÉMORAUX AVEC CHAUSSURES DE FER
5 × 12**

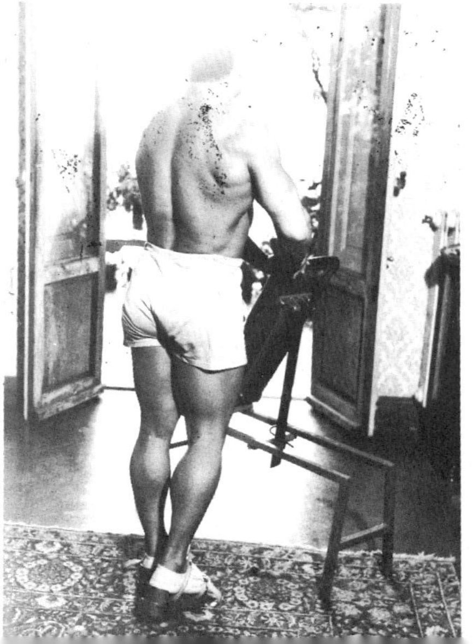

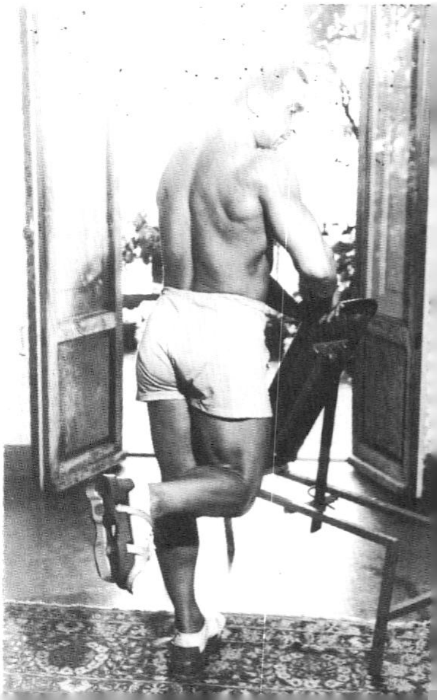

MOLLETS

MOLLETS ASSIS
5 × 15

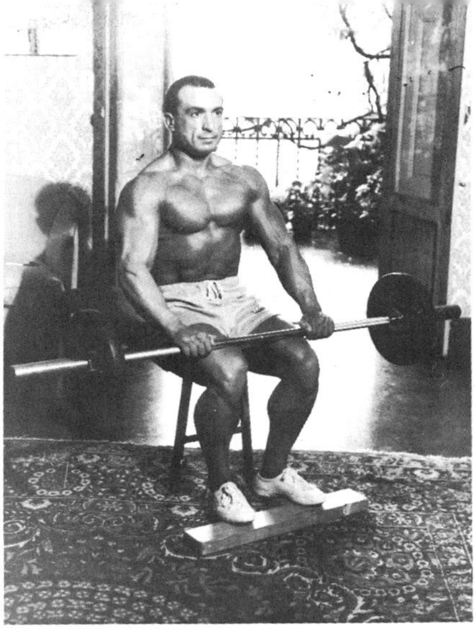

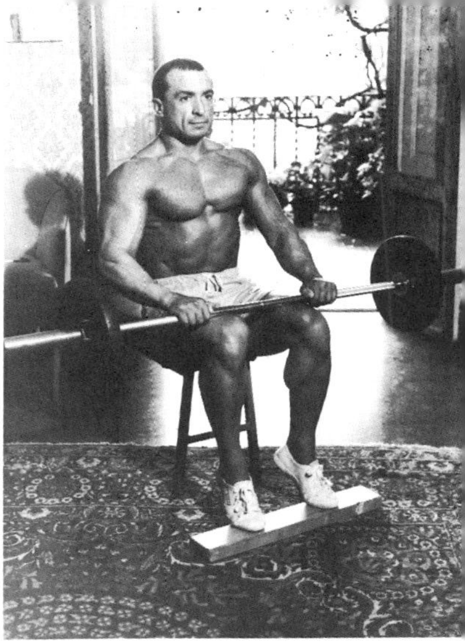

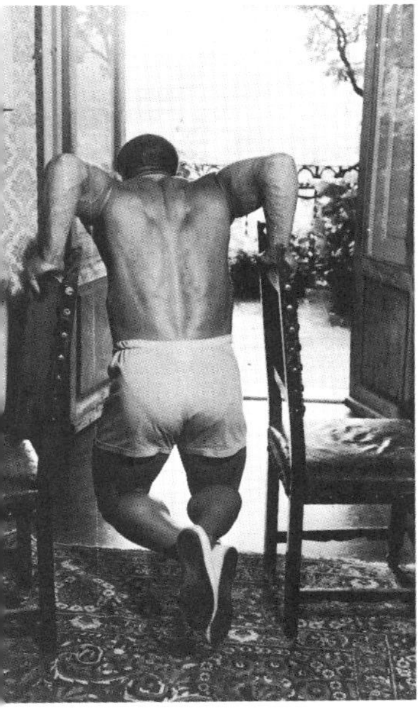

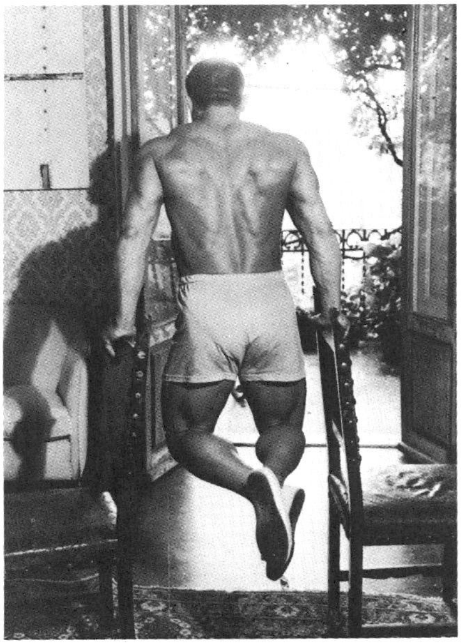

TRICEPS

PARALLÈLES
ÉTROITES 3 × 10

FRENCH PRESS
ASSIS 3 × 12

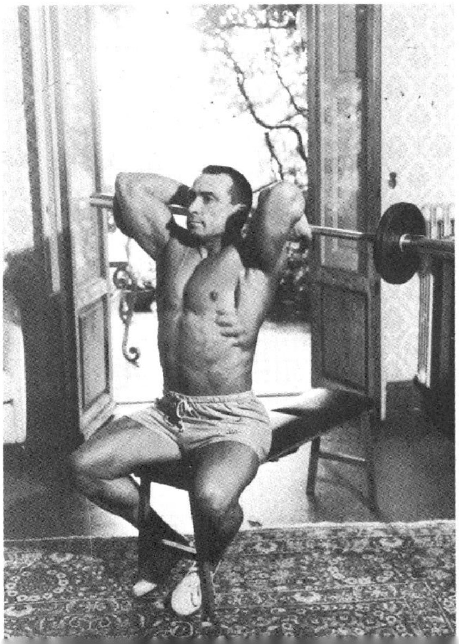

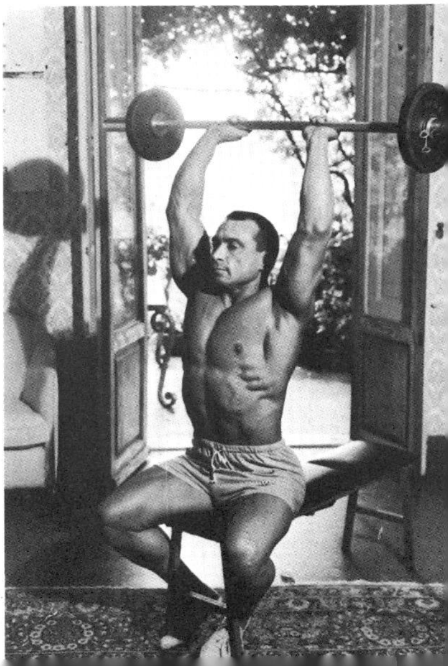

BICEPS AVANT-BRAS

CURLING À UN BRAS 3 × 10

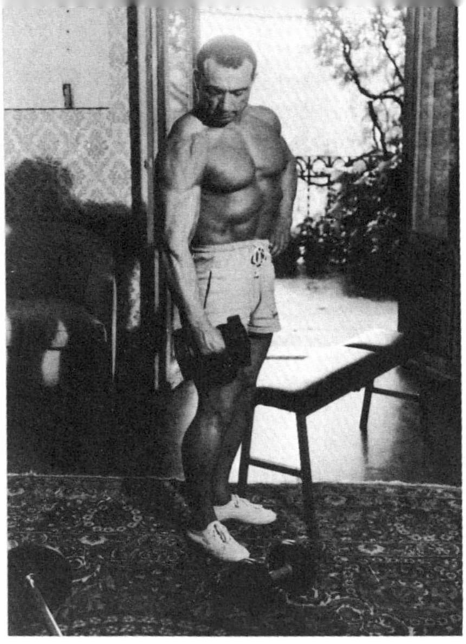

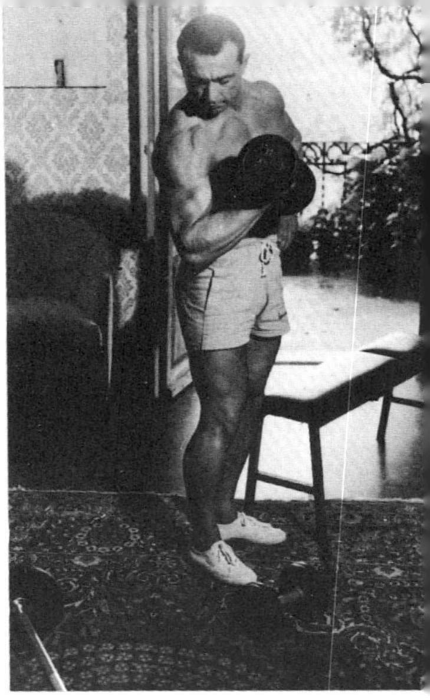

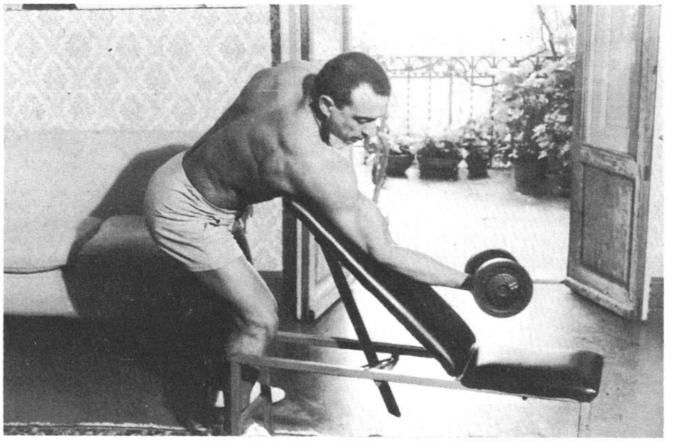

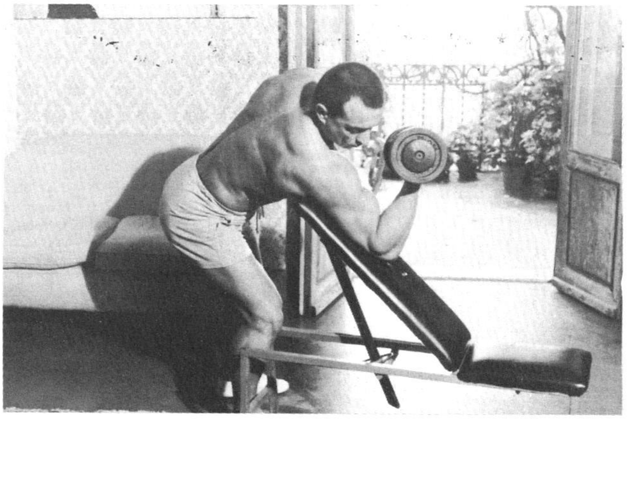

CURL SCOTT 3 × 12

WRIST CURL 3 × 15

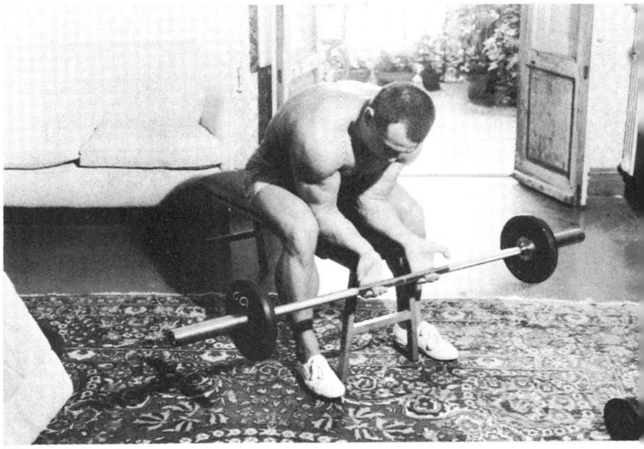

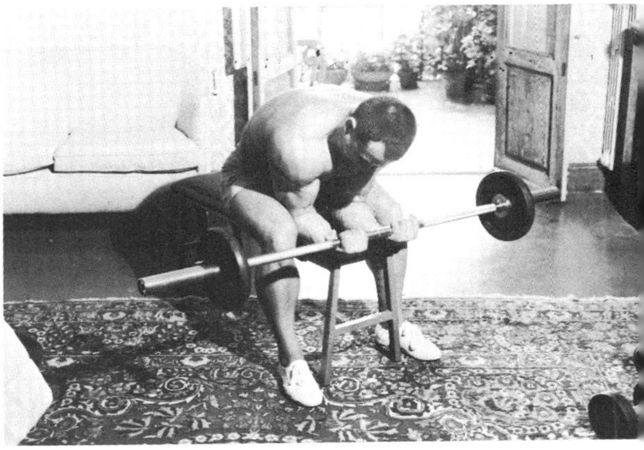

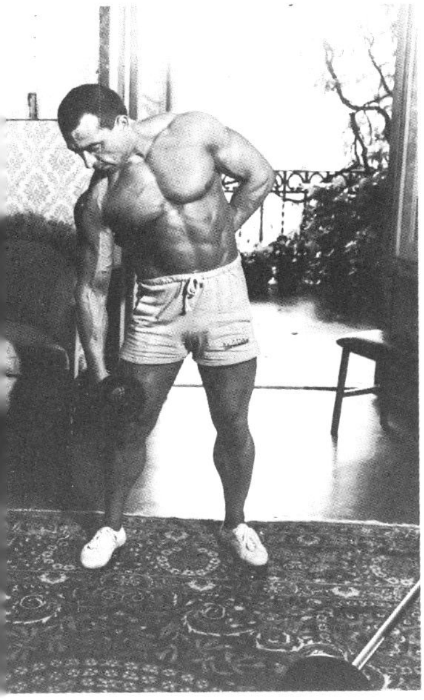

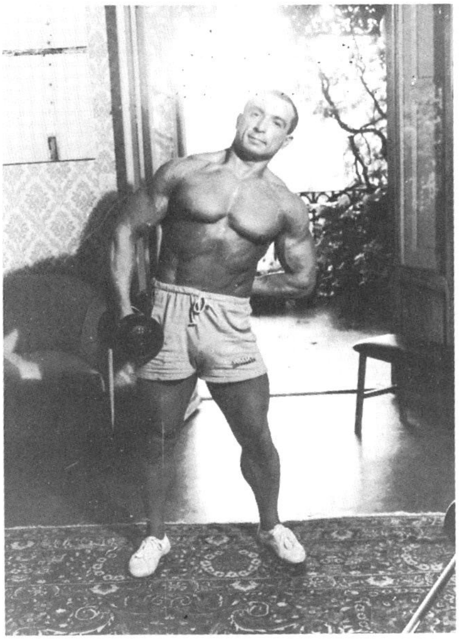

ABDOMEN

SIDE BEND 3 × 15

Refroidissement: stretching. Le refroidissement progressif est fondamental pour une récupération rapide.
Exécutez les mouvements très lentement, et maintenez la position présentée sur la photo pendant 20 à 30 secondes, en répétant jusqu'à une relaxation complète. Lorsque cela est nécessaire, exécutez l'exercice à droite et à gauche.

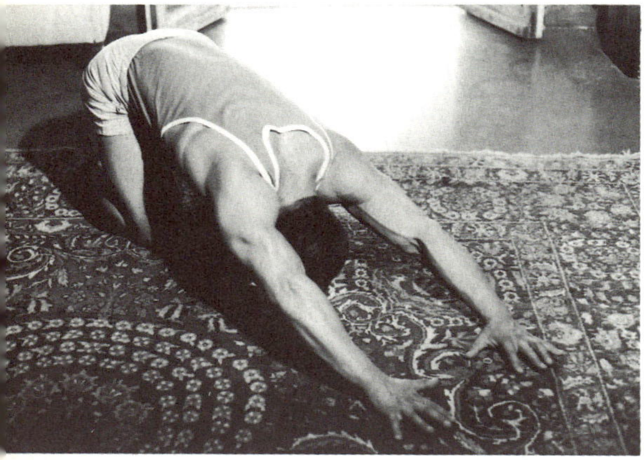

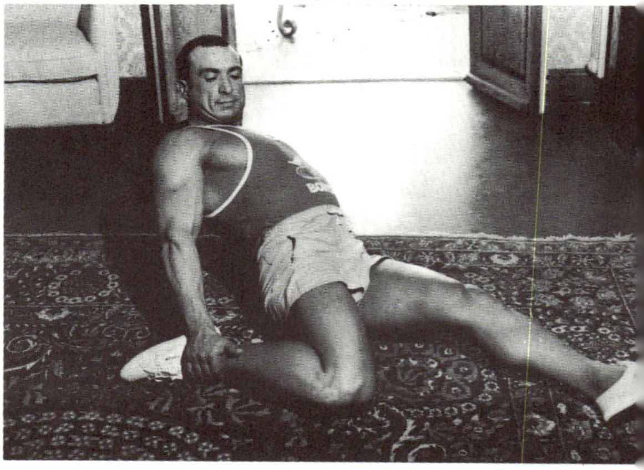

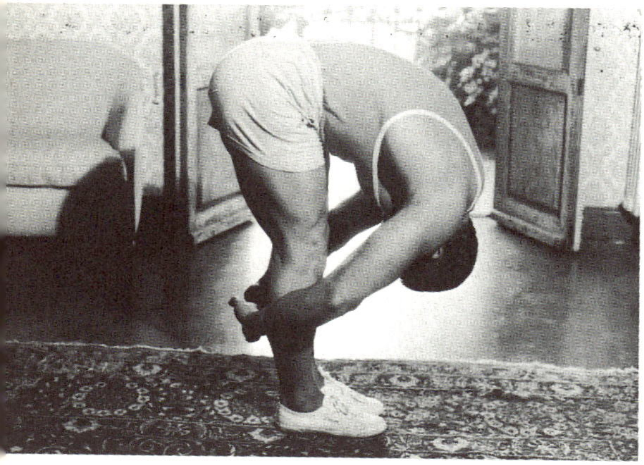

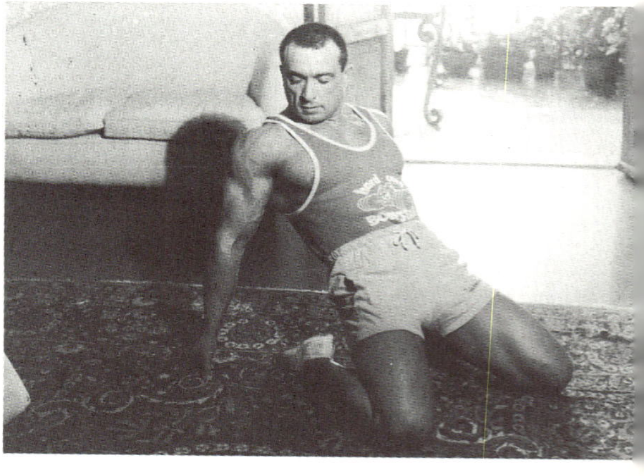

VENDREDI

Échauffement: stretching. Prenez lentement la position présentée sur la photo et gardez-la 20 à 30 secondes. Répétez 5 à 6 fois, sans rebondir ni fléchir, en veillant à exécuter chaque exercice, quand cela est nécessaire, à droite et à gauche.

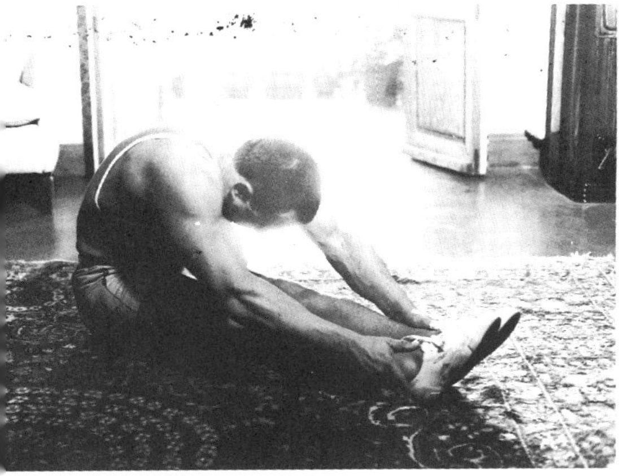

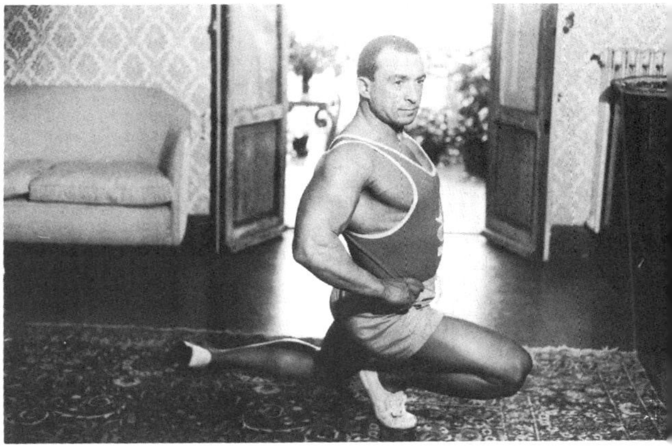

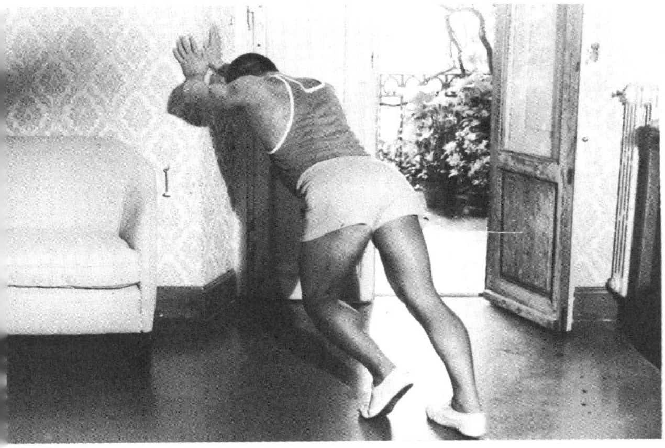

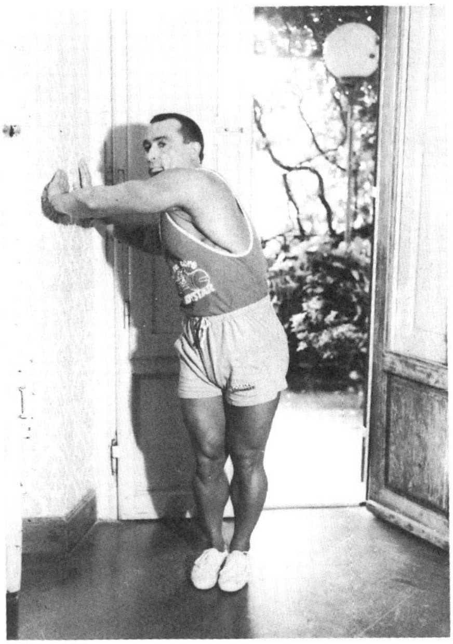

DOS

DÉCOLLEMENT DU SOL 8-6-4-2

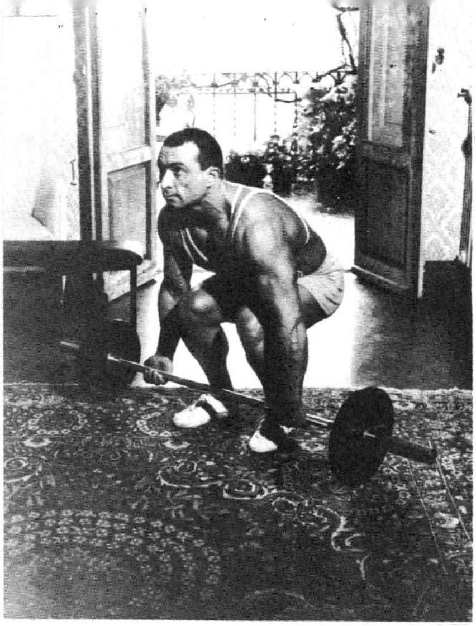

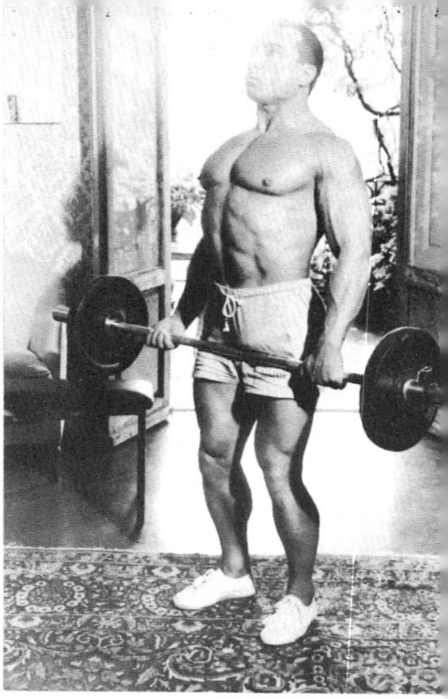

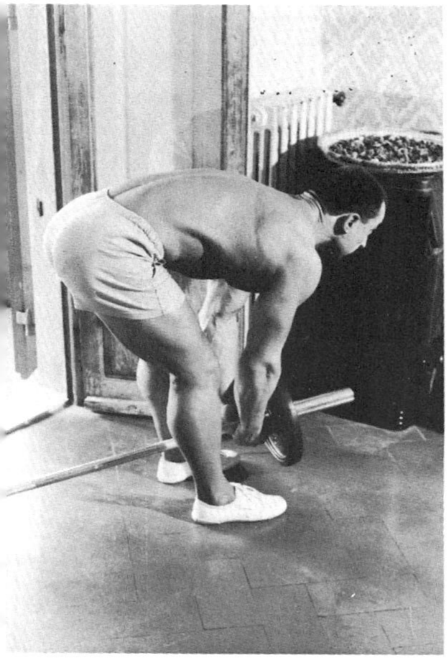

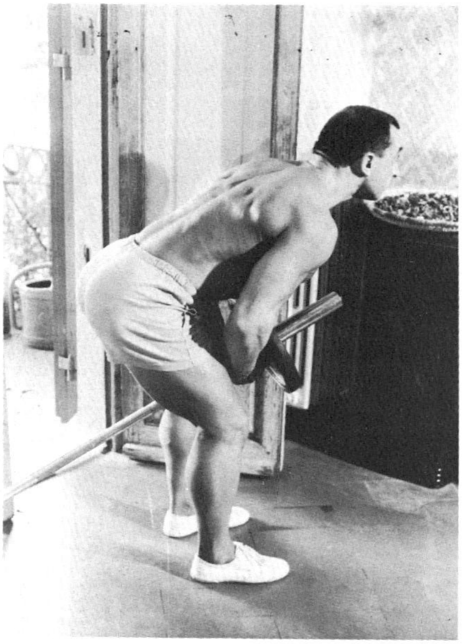

DORSY BAR 10-8-6-4

BARRE INVERSÉE 4 × 8

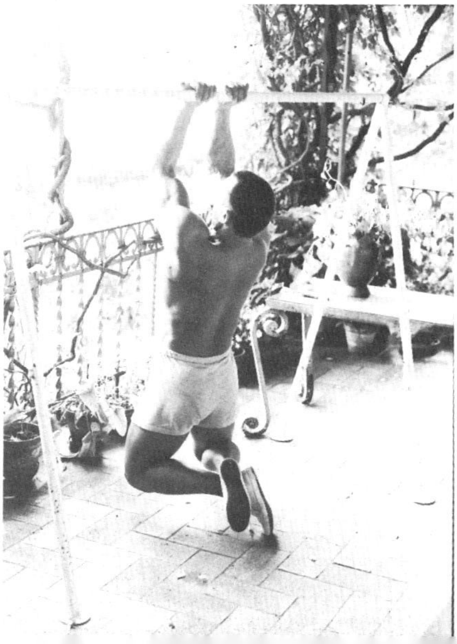

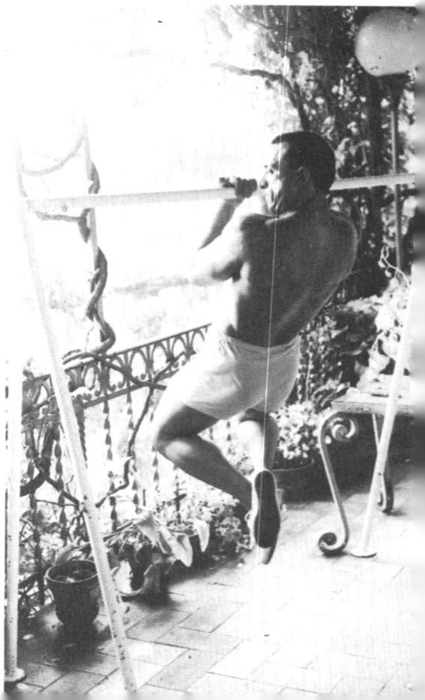

HAUSSEMENTS DES ÉPAULES AVEC HALTÈRES 5 × 10

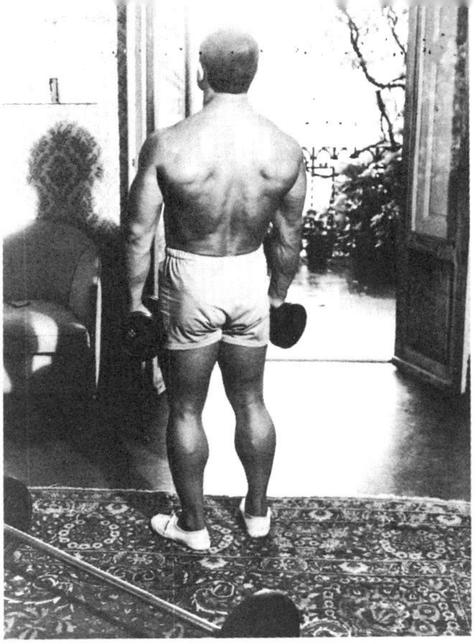

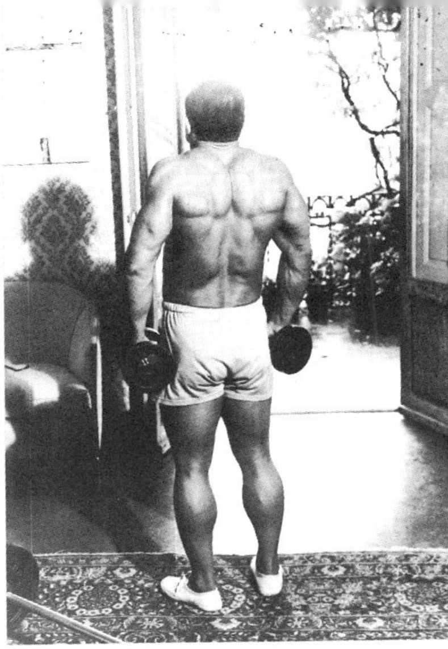

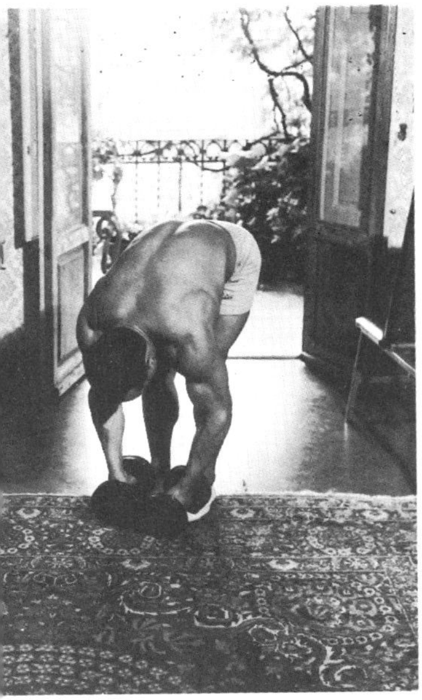

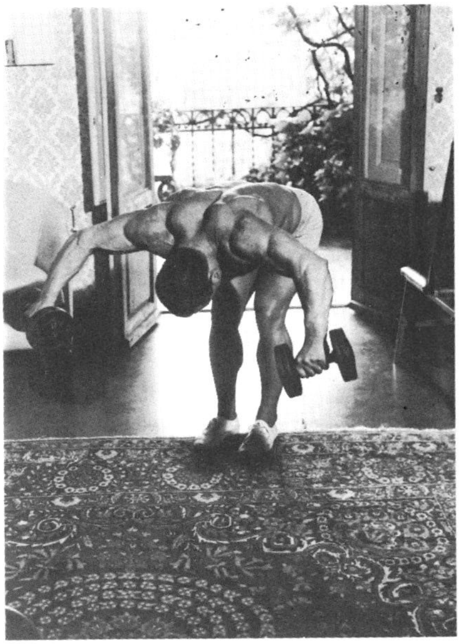

ÉPAULES

CRUCIFIX À 90° 3 × 12

CRUCIFIX 3 × 10

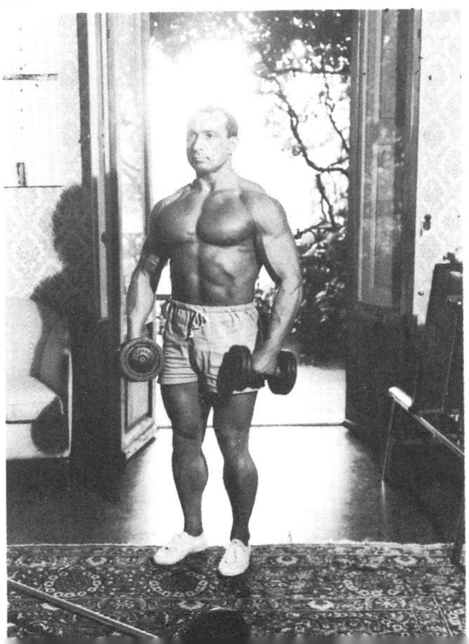

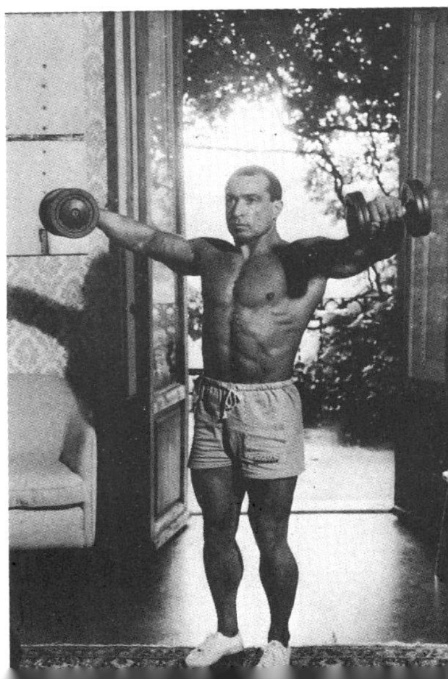

SOULÈVEMENTS FRONTAUX AVEC BALANCIER
3 × 12

Empoignez le balancier à la largeur des épaules, bras allongés, buste légèrement penché en avant. Sans vous aider d'un élan du dos, levez les bras tendus à hauteur des yeux, arrêtez-vous une seconde, abaissez-les lentement. Excellent exercice pour les deltoïdes.

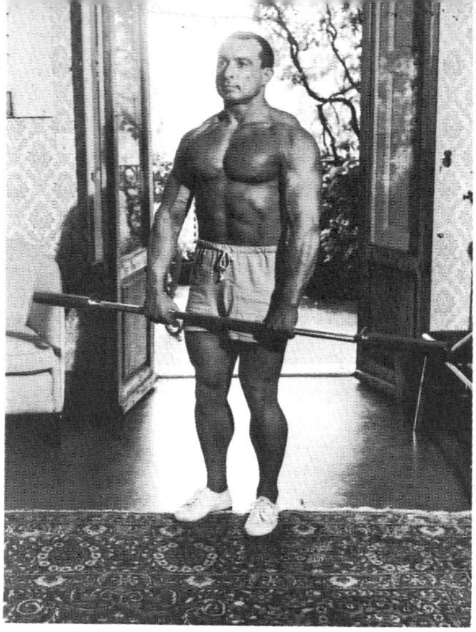

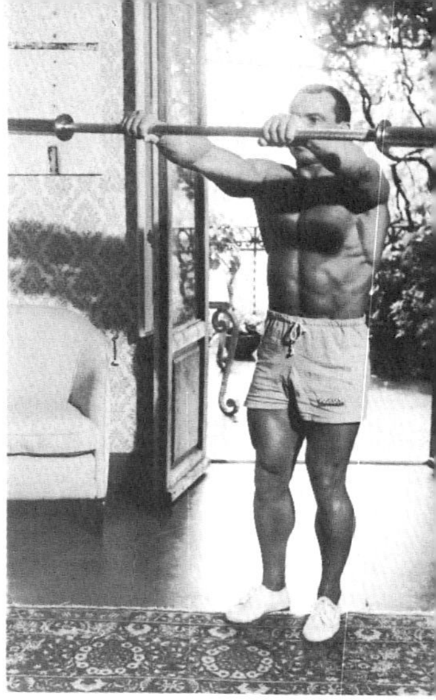

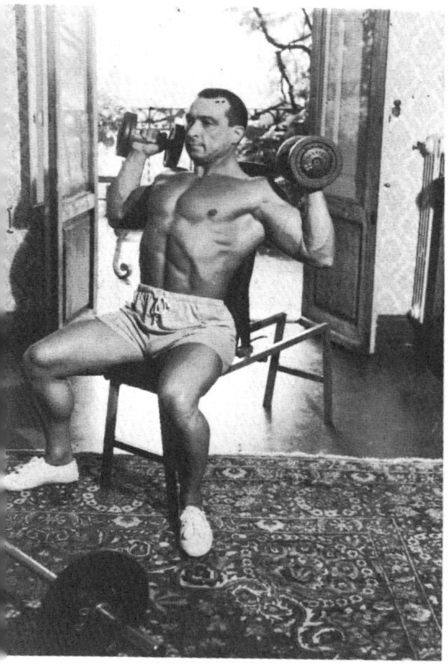

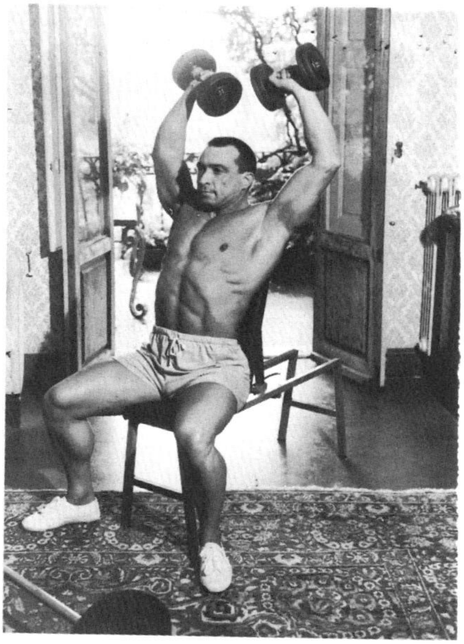

DÉTENTE LENTE AVEC HALTÈRE ASSIS 10-8-6-4

POITRINE

BANC BAS 10-8-6-4

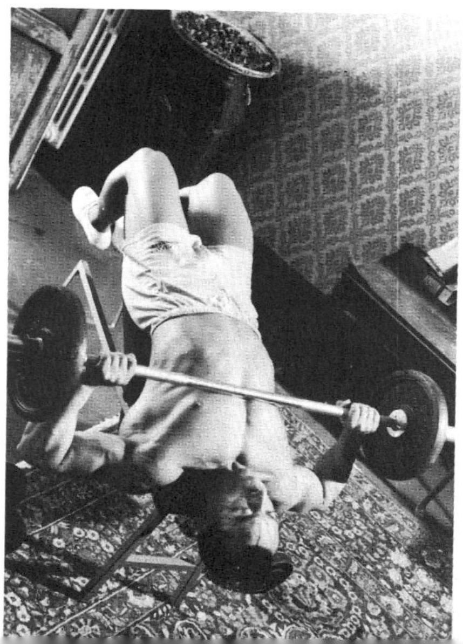

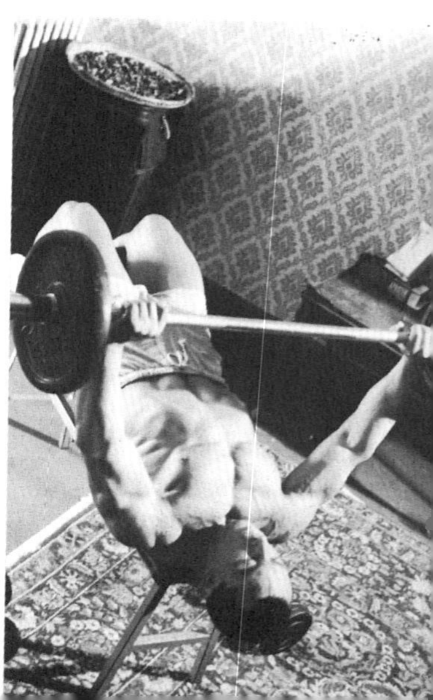

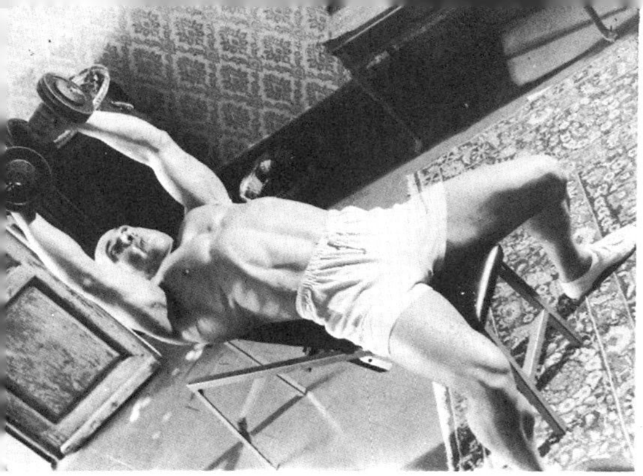
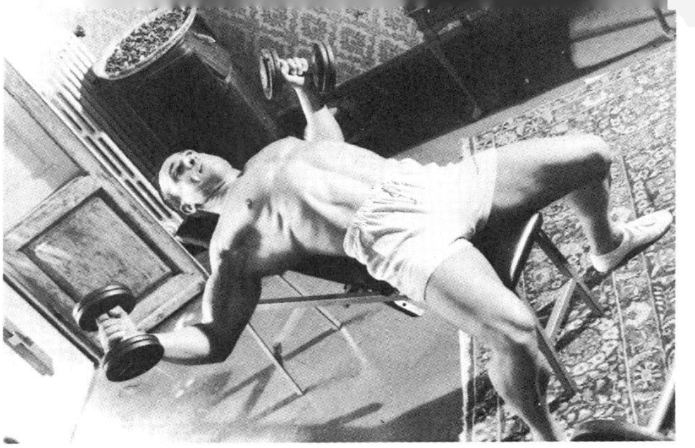

CROIX HAUTES 4 × 10

PULL-OVER AVEC BALANCIER 5 × 10

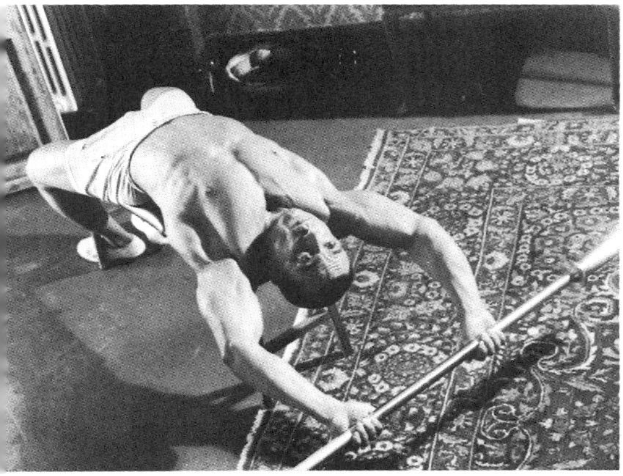
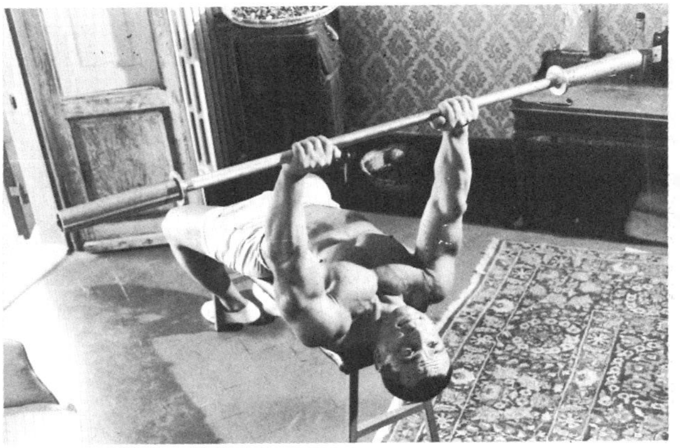

ABDOMEN

SIT UP 5 × 15

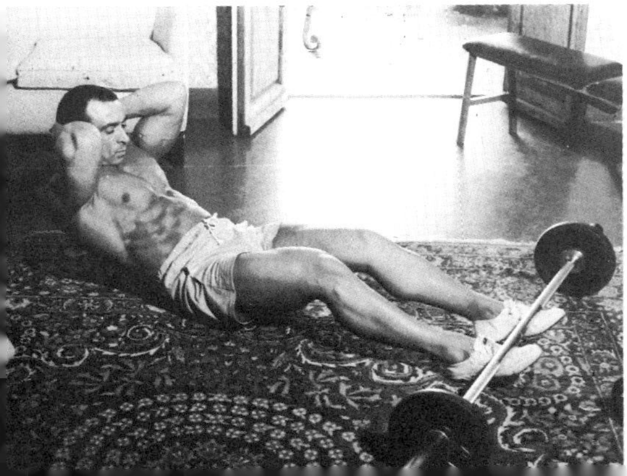
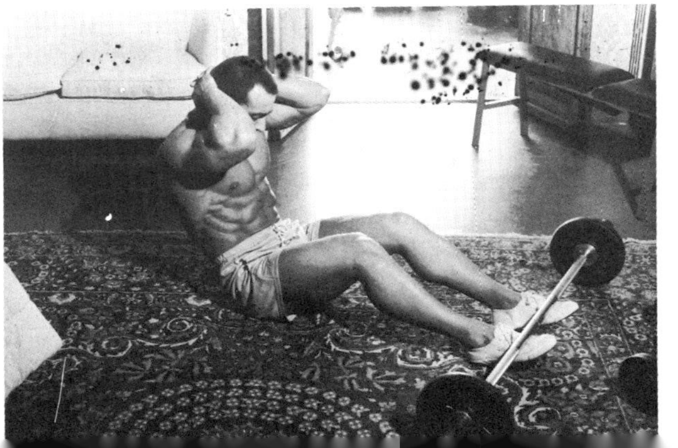

Refroidissement: stretching. Le refroidissement progressif est fondamental pour une récupération rapide.
Exécutez les mouvements très lentement, et maintenez la position présentée sur la photo pendant 20 à 30 secondes, en répétant jusqu'à une relaxation complète. Lorsque cela est nécessaire, exécutez l'exercice à droite et à gauche.

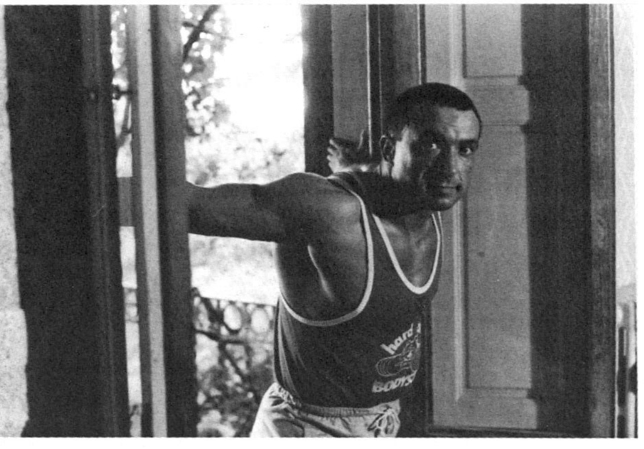

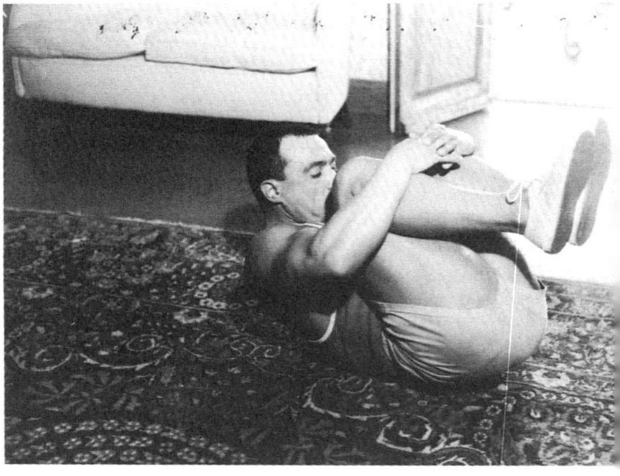

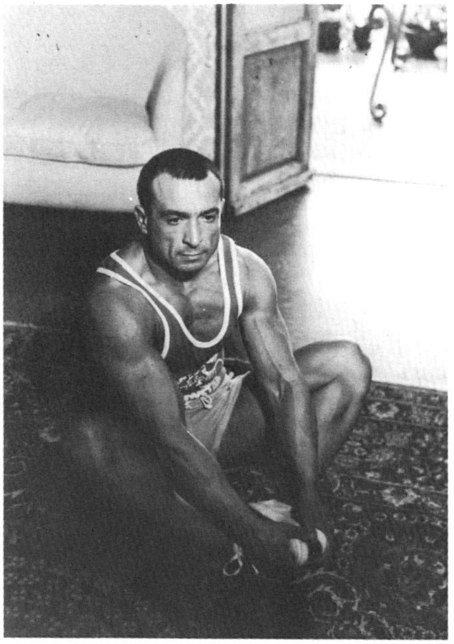

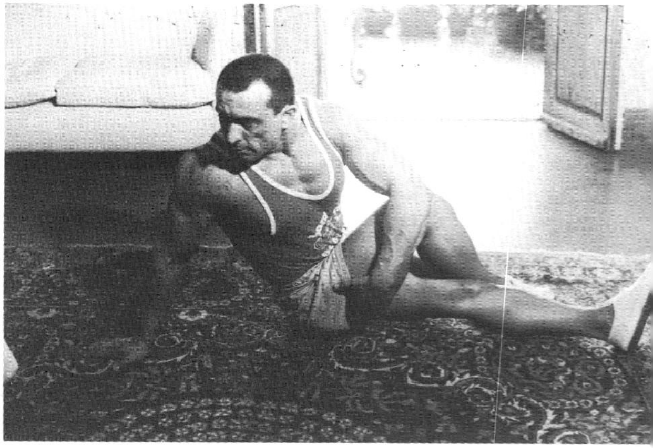

SAMEDI

Échauffement: stretching. Prenez lentement la position présentée sur la photo et gardez-la 20 à 30 secondes. Répétez 5 à 6 fois, sans rebondir ni fléchir, en veillant à exécuter chaque exercice, quand cela est nécessaire, à droite et à gauche.

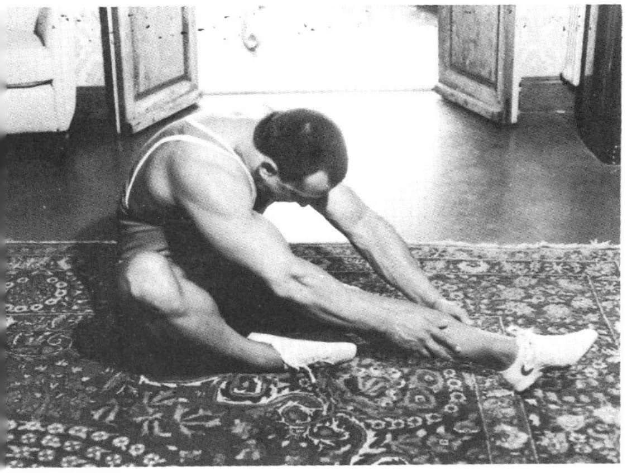

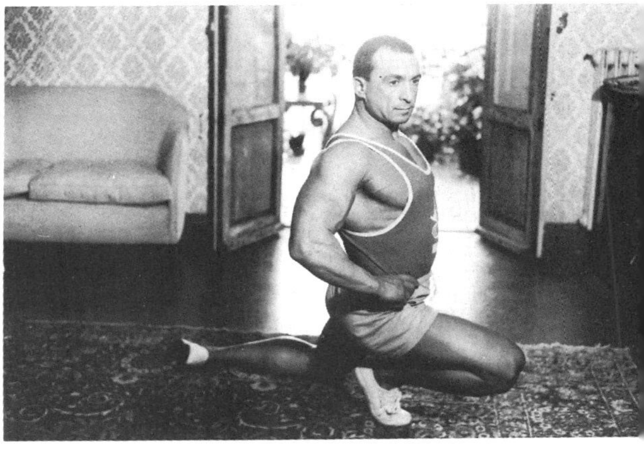

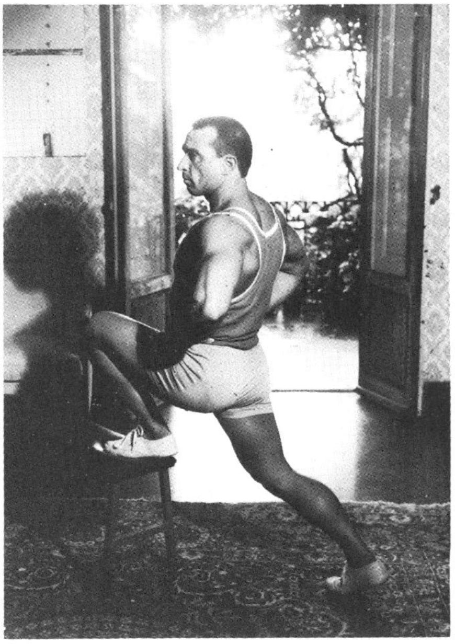

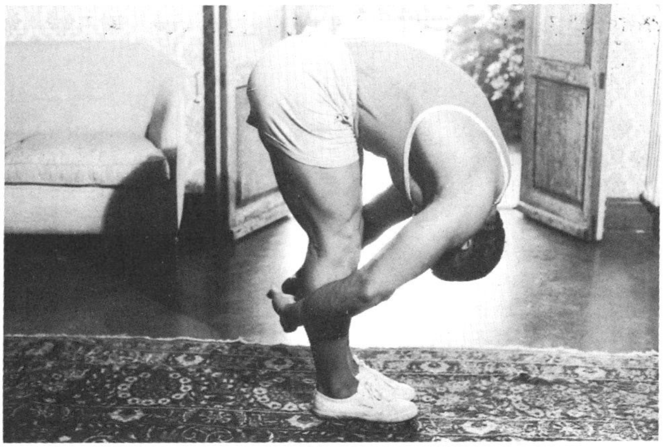

TRICEPS

FRENCH PRESS INVERSÉ 4 × 12

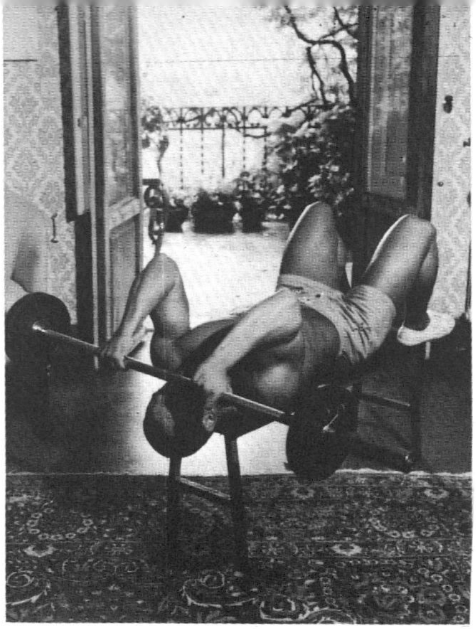

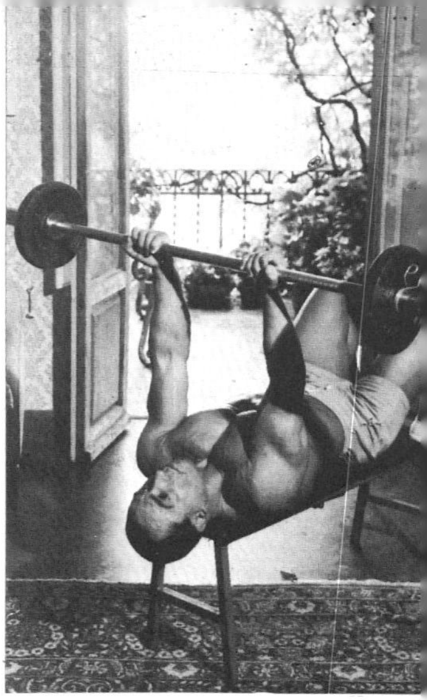

POUSSÉES SUR BANC 4 × 10

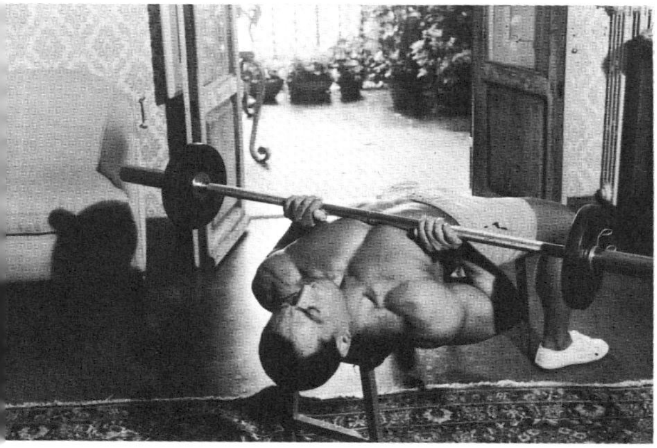

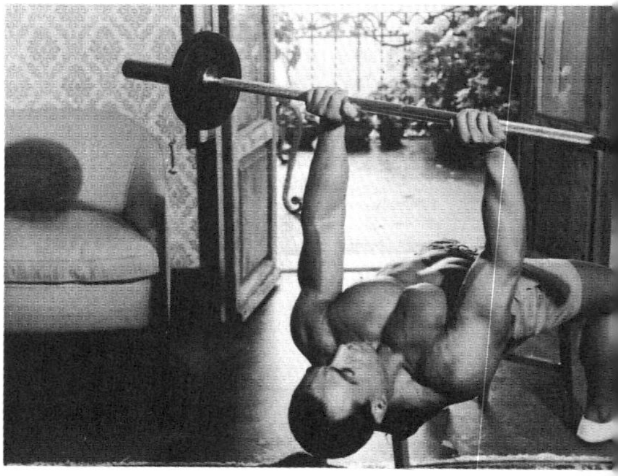

BICEPS AVANT-BRAS

CURLING 4 × 10

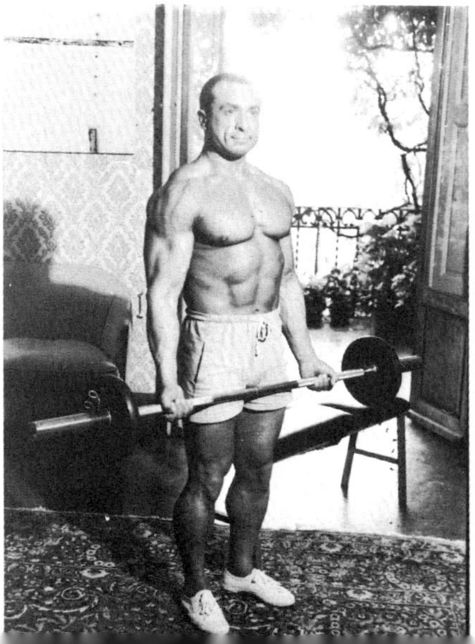

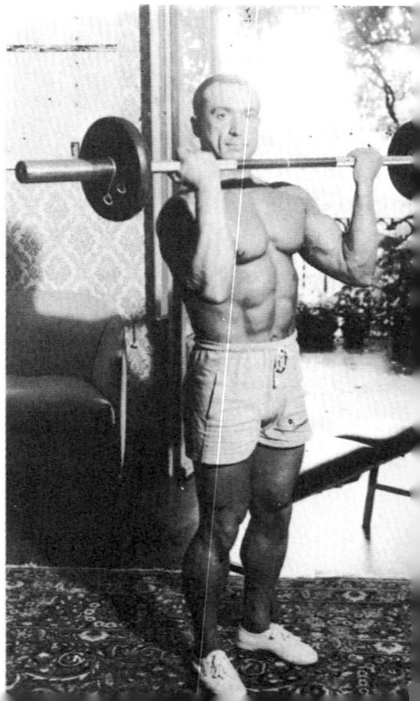

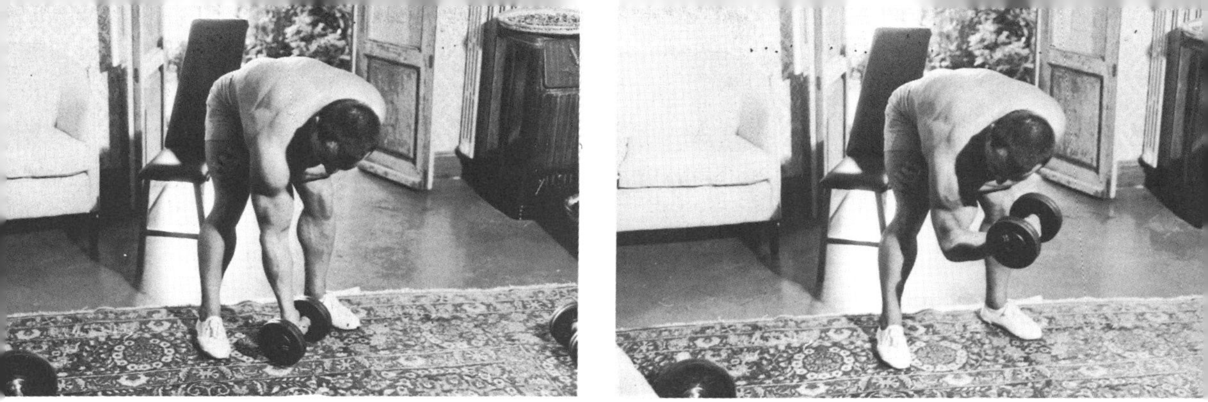

CONCENTRATION CURL 4 × 12

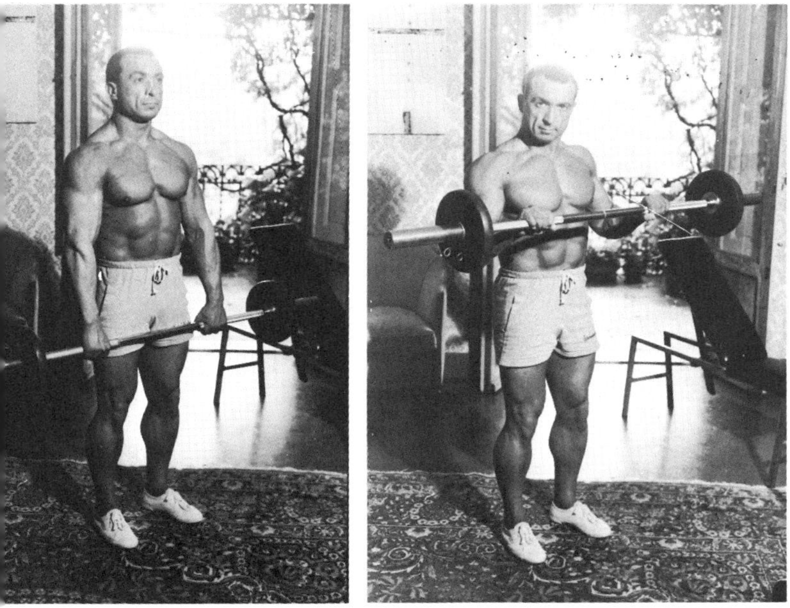

CURL INVERSÉ 4 × 15

JAMBES

SQUAT ACCROUPI 3 × 20

Cette fois-ci, descendez en flexion jusqu'à vous asseoir pratiquement sur les talons. Employez un poids modéré, ne bondissez pas lorsque vous remontez, mais arrêtez-vous un instant avant de remonter. En plus des quadriceps, les fesses, les biceps fémoraux et les mollets travaillent.

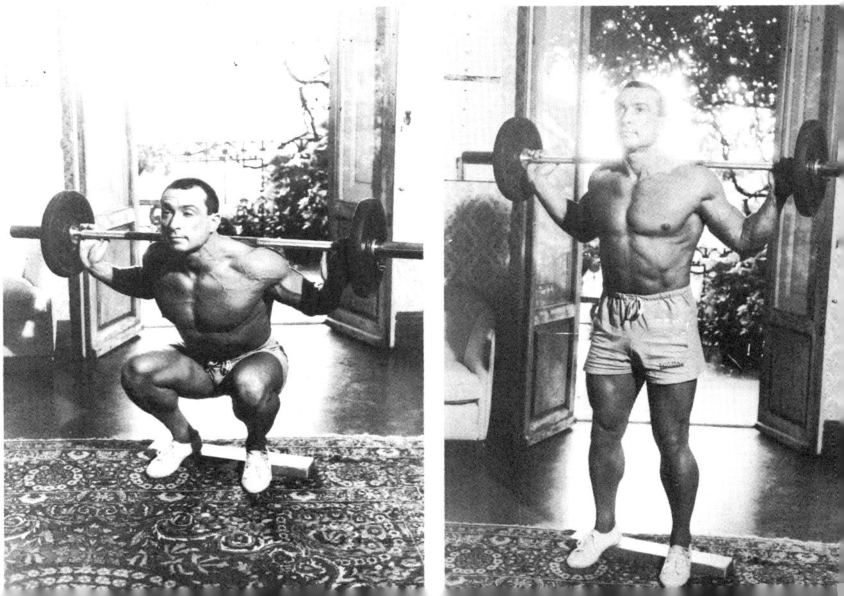

EXTENSIONS AVEC CHAUSSURES DE FER 3 × 15

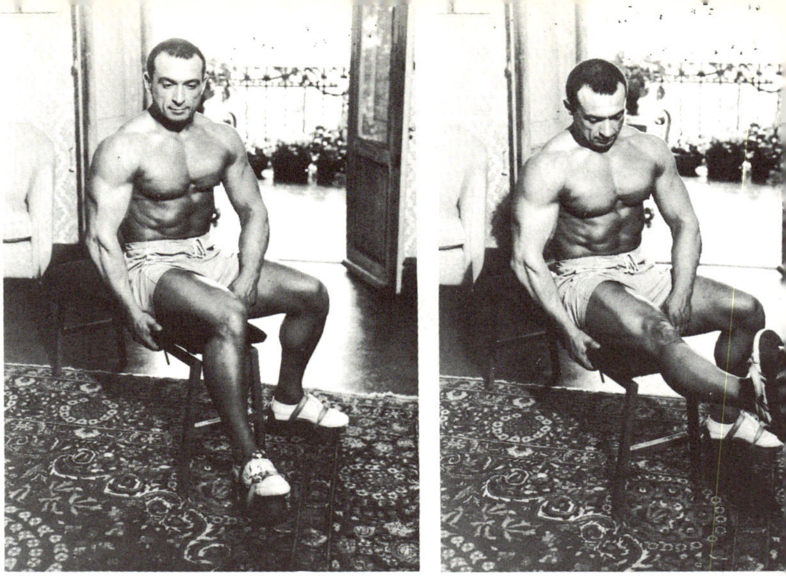

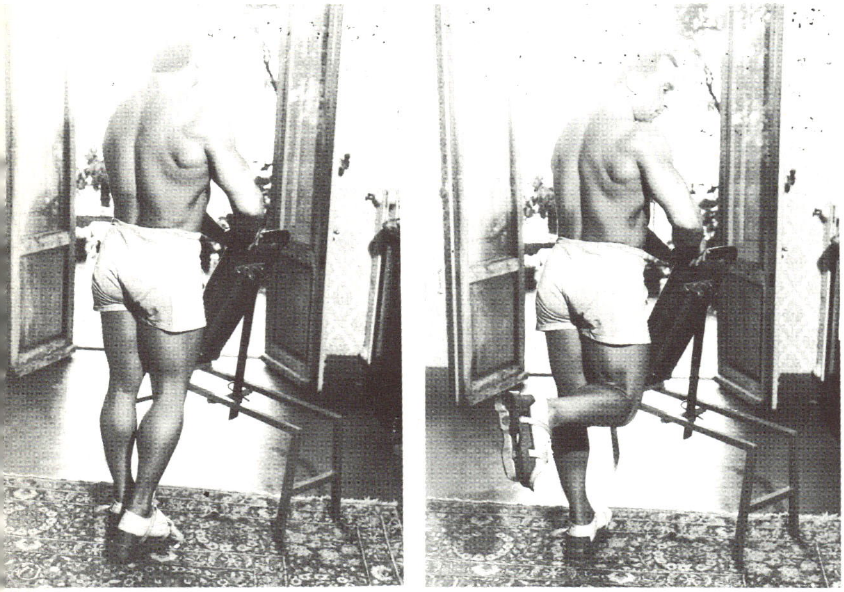

FÉMORAUX AVEC CHAUSSURES DE FER 4 × 12

MOLLETS

MOLLETS AVEC HALTÈRE 9 × 12

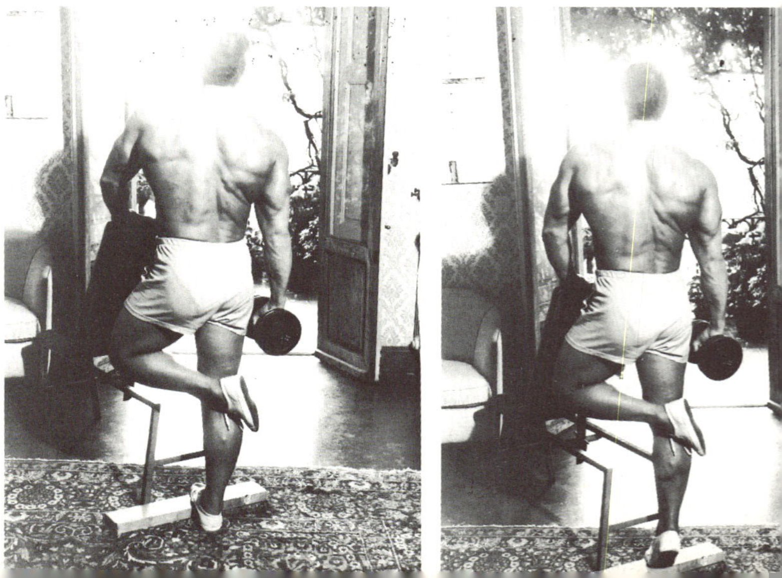

ABDOMEN

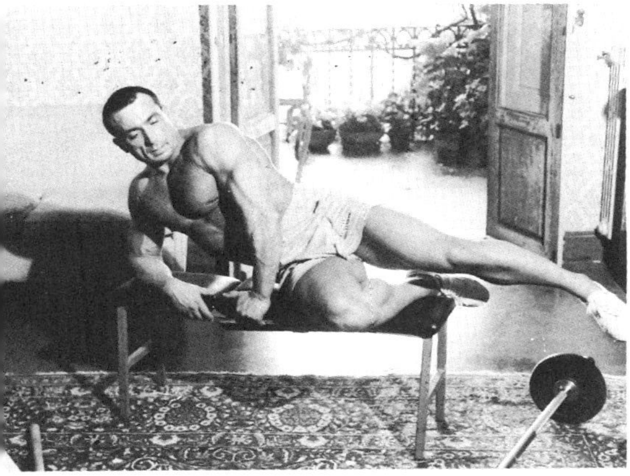

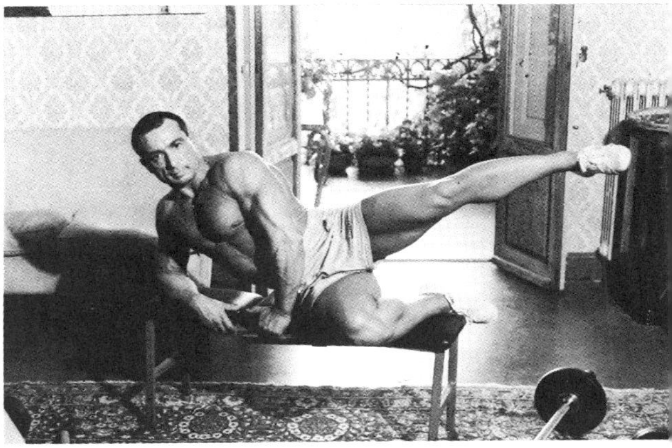

CRUNCH LATÉRAL 3 × 15

Refroidissement: stretching. Le refroidissement progressif est fondamental pour une ré-cupération rapide.
Exécutez les mouvements très lentement, et maintenez la position présentée sur la photo pendant 20 à 30 secondes, en répétant jusqu'à une relaxation complète. Lorsque cela est nécessaire, exécutez l'exercice à droite et à gauche.

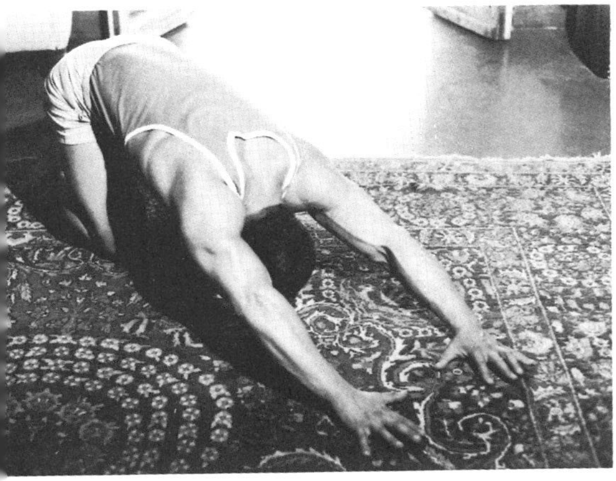

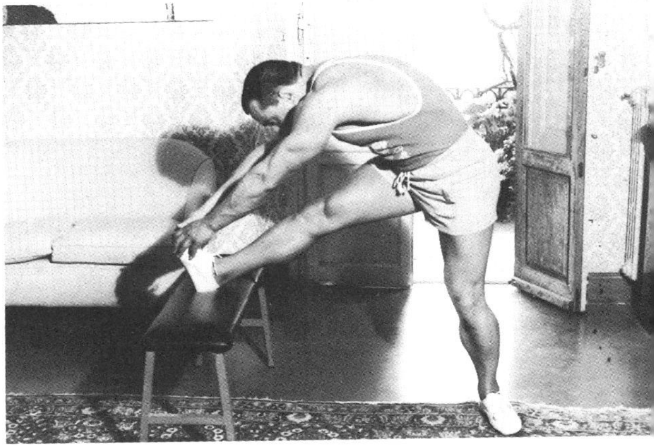

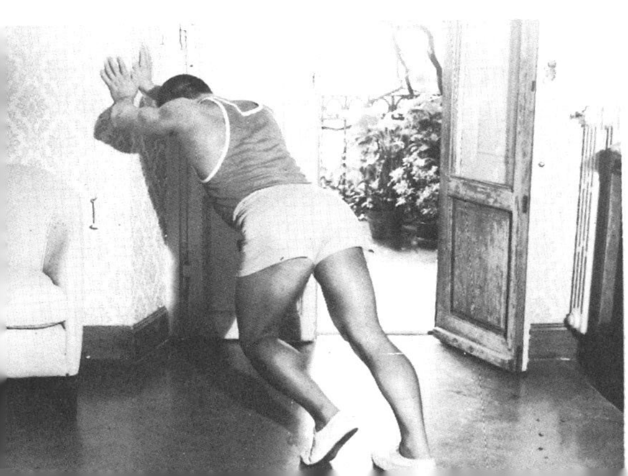

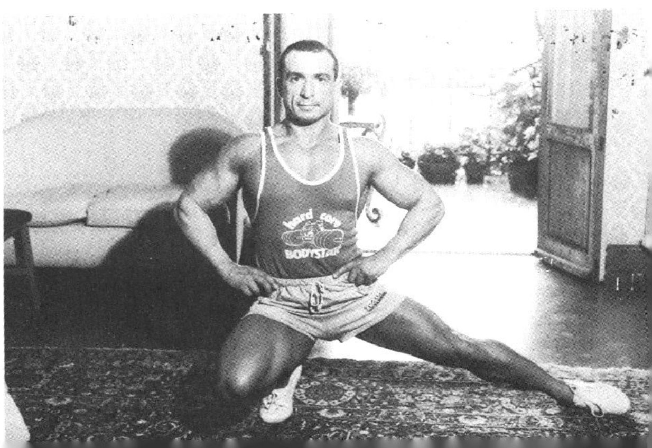

TROISIÈME PHASE: LE CISÈLEMENT FINAL
DÉFINITION ET SÉPARATION MUSCULAIRE

Que serait le corps de la panthère sans les profonds reliefs de sa musculature que sa peau lustrée exalte, lorsque la bête est en mouvement?
Pourquoi personne n'admire-t-il l'hippopotame, cet animal énorme, mais lourd?
Une statue à peine ébauchée ne laisse-t-elle pas le sentiment amer du travail inachevé?
Vous êtes maintenant musclé et puissant, mais il vous manque la finition. Chaque jeu musculaire doit être mis en valeur et séparément. Le travail est donc différent, c'est un travail de chirurgien, de ciseleur.
Vous allez bien sûr continuer d'exécuter les exercices durs qui vous ont permis d'obtenir ces résultats, mais ils seront suivis d'exercices plus sélectifs, qui isolent et font travailler un muscle à la fois, le détachent des muscles voisins, le font jaillir, comme quelque chose de vivant sous la peau. Vous travaillerez avec davantage de concentration, sans jamais relâcher la tension du muscle, peut-être avec des charges moindres, mais toujours jusqu'à la limite de vos possibilités. Davantage de répétitions donc, 15, voire 20, les 5 dernières devant être une véritable torture.
L'objectif est la définition et la séparation musculaire, et, en même temps, la consolidation des résultats obtenus.
Vous y arriverez grâce à:
- un nombre élevé d'exercices qui font travailler le muscle sous chaque angle/contraction entre série/peak contraction;
- la réduction du temps de repos entre les séries (entraînement de qualité);
- l'augmentation de la fréquence de l'entraînement de 6 fois par semaine à 12 fois (deux entraînements par jour);
- un régime éventuel à teneur calorique réduite;
- une activité aérobique modérée (20 à 30 minutes, 2 fois par semaine);
- le maintien du squat respiratoire.

Votre niveau athlétique et des entraînements aussi rapprochés rendent le stretching superflu. De plus, vous chercherez à travailler de façon spécifique, en leur donnant la priorité, certains muscles-clef tels que les mollets, les abdominaux, les épaules et les bras, qui donnent à la silhouette une impression d'élégance et d'amplitude.
En ce qui concerne l'alimentation, si la couche de graisse sur l'abdomen est minime et que le muscle est bien saillant, il vous suffira de poursuivre le régime actuel, mais en mangeant avec un peu plus de modération.
Si la présence de graisse est importante, vous pourrez suivre le régime le plus adapté à votre constitution, en choisissant entre le régime hypolipidique et le régime hypoglucidique.

PÉRIODE		TROISIÈME PHASE DÉVELOPPEMENT ET SÉPARATION MUSCULAIRE		
OBJECTIFS		Travail du muscle en isolement sous chaque angle pour acquérir la définition et séparation avec un volume élevé de travail, une haute fréquence et une récupération courte.		
SEMAINES		X	XI	XII
FRÉQUENCE DE L'ENTRAÎNEMENT	absolue	6 fois par semaine	9	12
	par groupe musculaire	2 fois par semaine	3 fois	3 fois
VOLUME DE L'ENTRAÎNEMENT	n. séries	15 séries par groupe	20	25
	n. exercices	3 exercices par groupe	4	5
INTENSITÉ		haute	moyenne	modérée
RÉCUPÉRATION		1_{mn} sur exercice de base 50_{s} sur complémentaire	1_{mn} 40_{s}	1_{mn} 30_{s}
NOUVEAUX STIMULUS ET TECHNIQUES POUR ACCÉLÉRER LA SURCOMPENSATION		Contractions par séries. Peak contraction. Séries longues. Supersets. Entraînement de qualité.		
TECHNIQUES POUR ÉLEVER LE MÉTABOLISME BASAL		Double entraînement journalier. Squat respiratoire. Activité aérobique		
ACTIVITÉ AÉROBIQUE		2-3 fois par semaine ($20-30_{mn}$ par fois)	2-3 fois ($20-30_{mn}$)	2-3 fois ($20-30_{mn}$)

DIXIÈME SEMAINE

Nous en sommes à 6 entraînements hebdomadaires, 2 par groupe musculaire. Introduisez de nouveaux stimulus tels que les contractions entre les séries et la peak contraction, les supersets et les séries longues.
Vous ferez encore plus de séries par muscle, avec un repos réduit à 1 minute sur l'exercice de base et à 50 secondes sur l'exercice complémentaire.
Modifiez continuellement les exercices, et ne faites jamais un entraînement identique au précédent. Reprenez l'activité aérobique sans excès. Si le régime vous prive d'énergie, augmentez les sels minéraux et diminuez les poids. Ce qui compte maintenant, c'est la concentration, le rythme rapide, la fréquence de l'entraînement et la qualité de travail.

Xe SEMAINE

TROISIÈME PHASE
DÉVELOPPEMENT MUSCULAIRE GÉNÉRAL

LUNDI/JEUDI

groupe musculaire	exercices		n. séries	n. rép.
ABDOMEN	Twist		20 min.	
	Side bend		3	15
	Tractions à la poitrine Crunch	Superset	5	15
TRICEPS	Triceps avec haltère assis		3	12
	French press sur banc horizontal		12-10-8-6	
	Kick back		3	12
POITRINE	Croix hautes Banc haut	Superset	5	10
	Parallèles larges		12-10-8-6	
	Pull-over avec haltère		5	12
MOLLETS	Mollets debout		12-10-8-6	
	Mollets avec une haltère		5	12

MARDI/VENDREDI

groupe musculaire	exercice		n. séries	n. rép.
ABDOMEN	Obliques à la barre Crunch latéral Jacknifes Élévation des jambes	Série longue	5	20
BICEPS AVANT-BRAS	Curling		12-10-8-6	
	Curling sur banc incliné		3	10
	Curl latéral		3	12
	Curl inversé		5	15
ÉPAULES	Soulèvements aux épaules		12-10-8-6	
	Détente lente arrière		12-10-8-6	
	Crucifix Crucifix à 90°	Superset	5	12
DOS	Haussements des épaules avec haltères		5	10
	Barre en arrière		12-10-8-6	
	Rameur avec balancier		5	10
	Rameur inversé		3	12

MERCREDI/SAMEDI

groupe musculaire	exercice		n. séries	n. rép.
ABDOMEN	Side bend Sit up avec torsion	Superset	3	15
	Sit up		5	15
	Crunch		5	15
JAMBES	Extensions avec chaussures de fer		5	12
	Hack squat		5	10
	Squat accroupi		15-12-10-8	
	Allongements		3	15
	Fémoraux avec chaussures de fer Décollement jambes tendues	Superset	4	12
MOLLETS	Donkey calf raise		5	12
	Mollets assis		5	15

INTENSITÉ

Haute

RÉCUPÉRATION

entre séries
1 mn. sur l'exercice de base
50 s. sur les exerc. complém.
entre groupes musculaires 5 mn.

NOUVEAUX STIMULUS ET TECHNIQUES POUR ACCÉLÉRER LA SURCOMPENSATION

Contraction entre les séries. Peak contraction. Superset. Séries longues

TECHNIQUES POUR ÉLEVER LE MÉTABOLISME BASAL

Squat respiratoire. Activité aérobique

ACTIVITÉ AÉROBIQUE

2-3 fois par semaine. Pendant 20 à 30 min.

MENSURATIONS

cou cm ______
épaules cm ______
thorax cm ______
bras cm ______
taille cm ______
cuisse cm ______
mollets cm ______

POIDS

kg ______

LUNDI/JEUDI

ABDOMEN

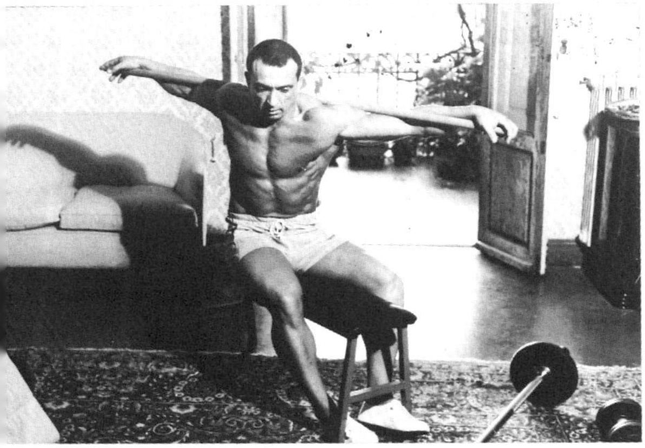

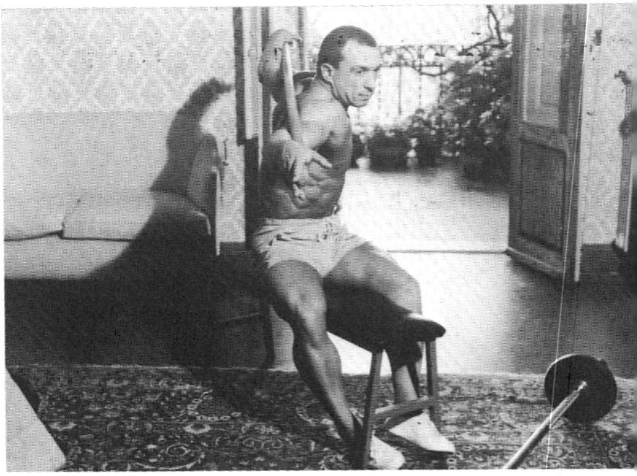

TWIST 20 MINUTES

SIDE BEND 3 × 15

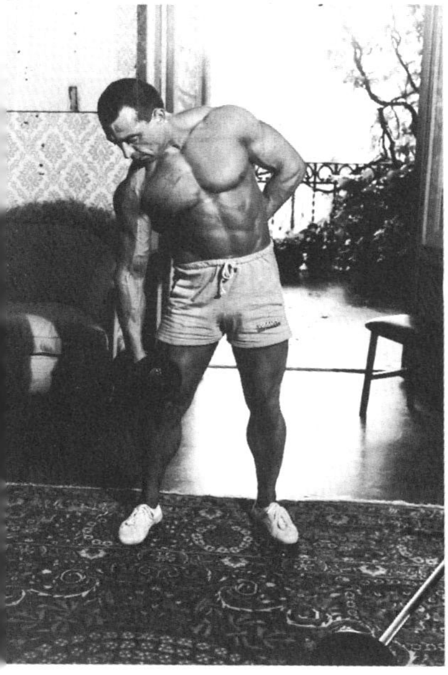

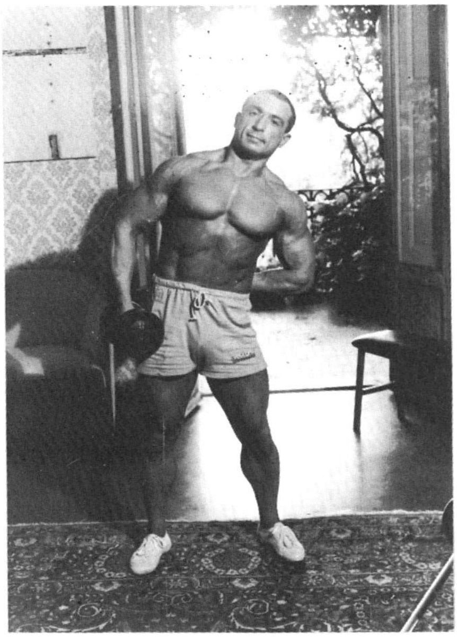

TRACTIONS À LA POITRINE
Superset 5 × 15

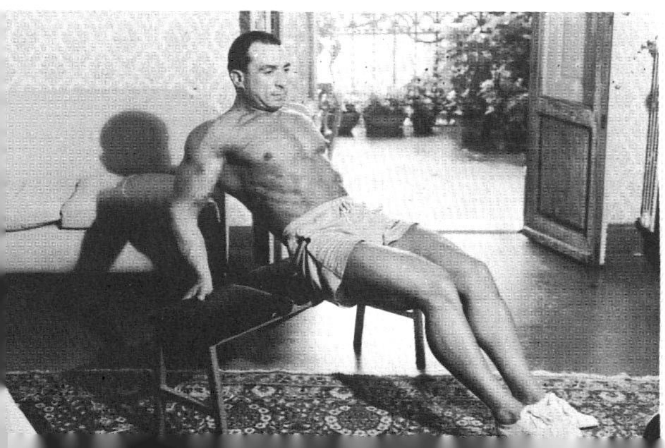

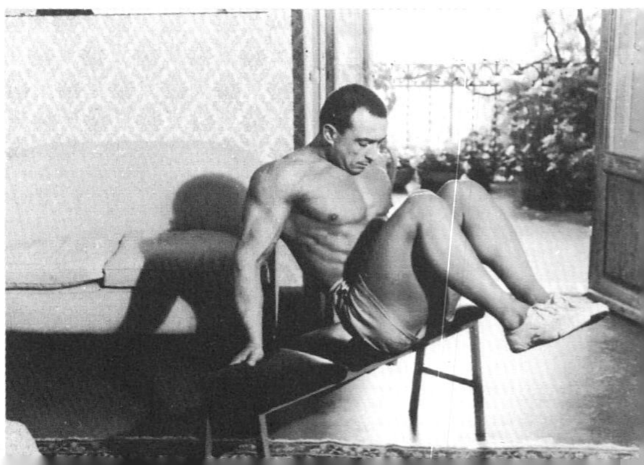

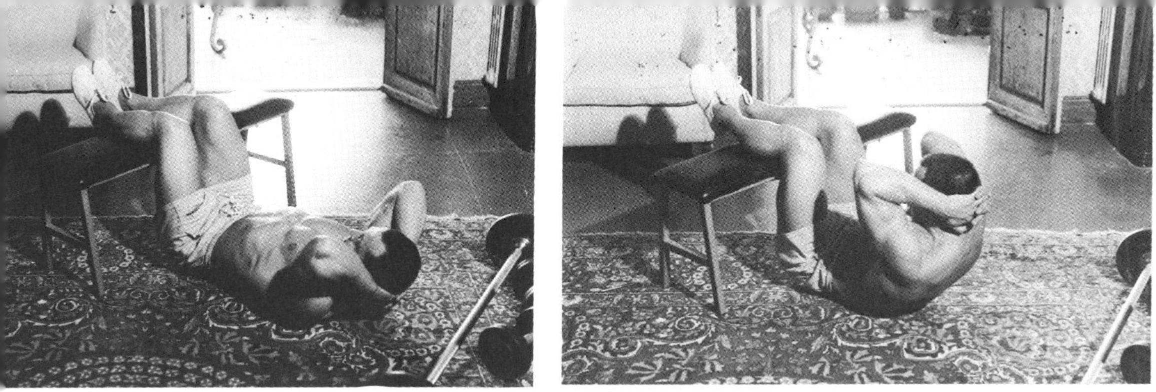

CRUNCH Superset 5 × 15

TRICEPS

TRICEPS AVEC HALTÈRE ASSIS 3 × 15

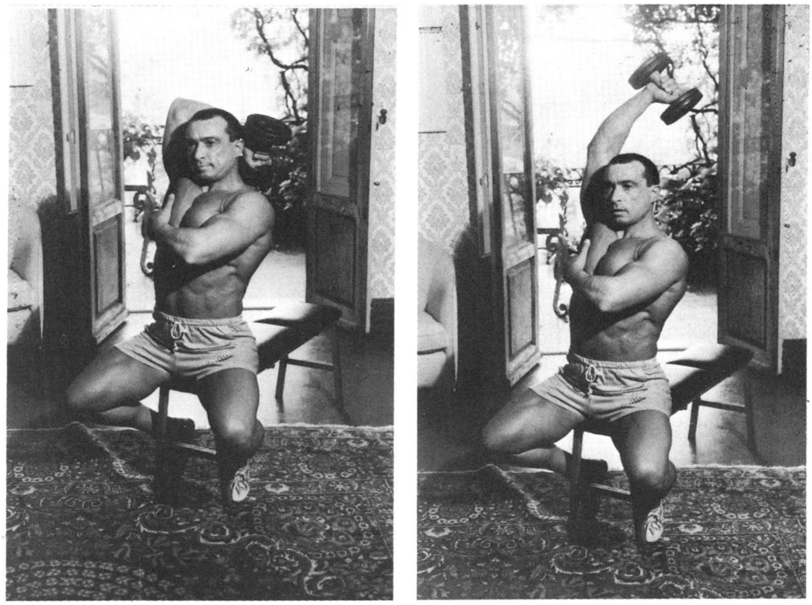

FRENCH PRESS SUR BANC HORIZONTAL 12-10-8-6

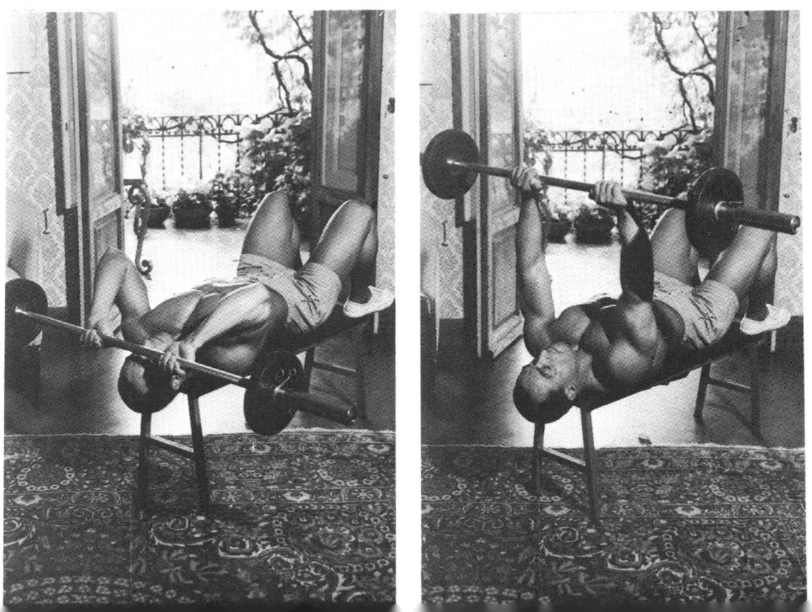

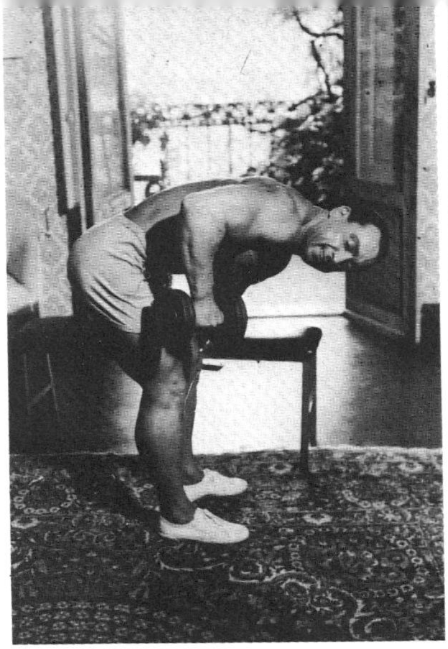
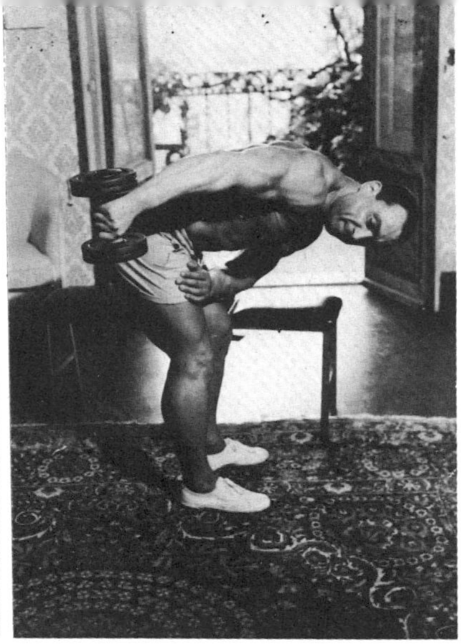

KICK BACK 3 × 12

POITRINE

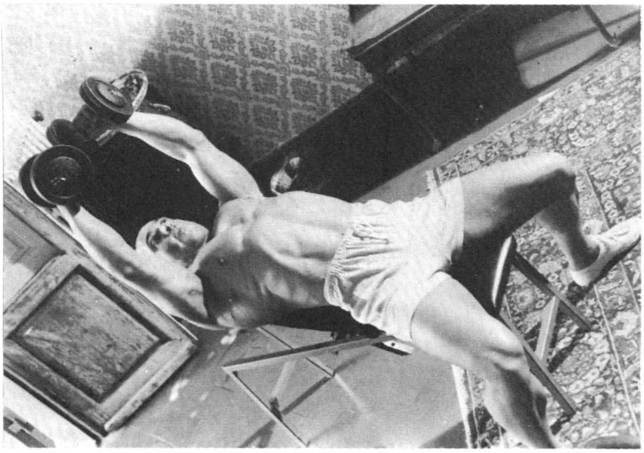
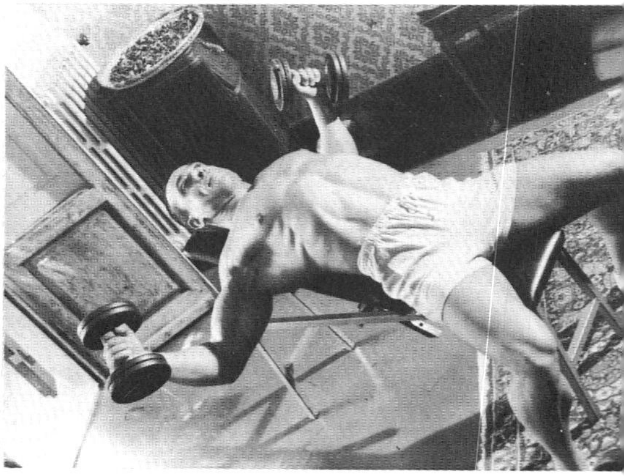

CROIX HAUTES Superset 5 × 10

BANC HAUT Superset 5 × 10

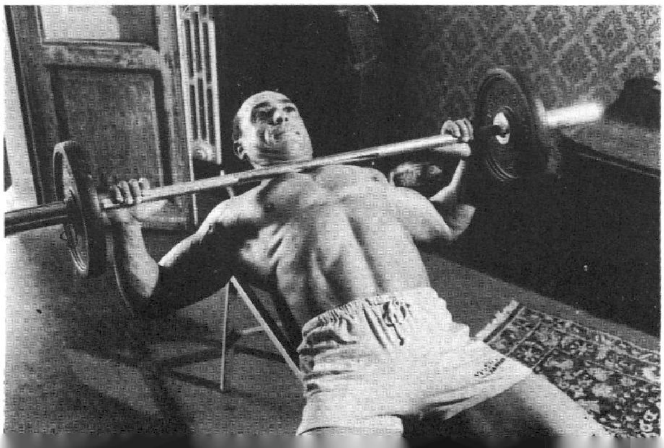
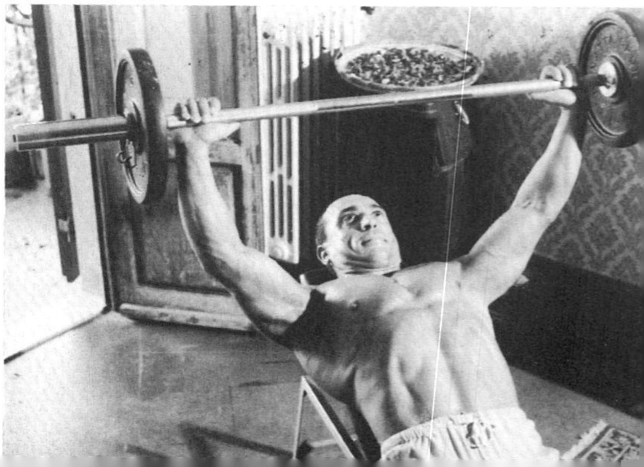

PARALLÈLES
LARGES 12-10-8-6

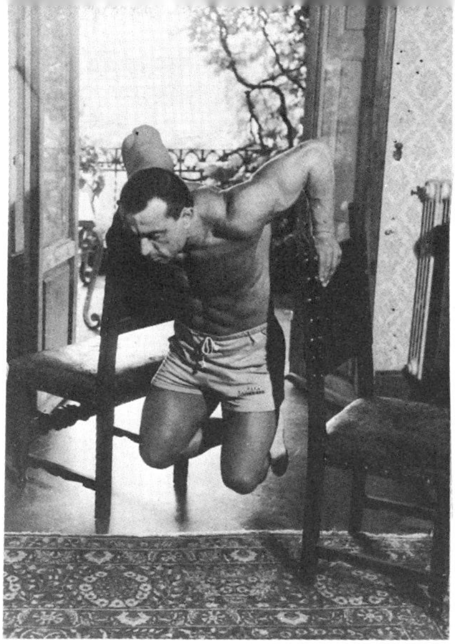

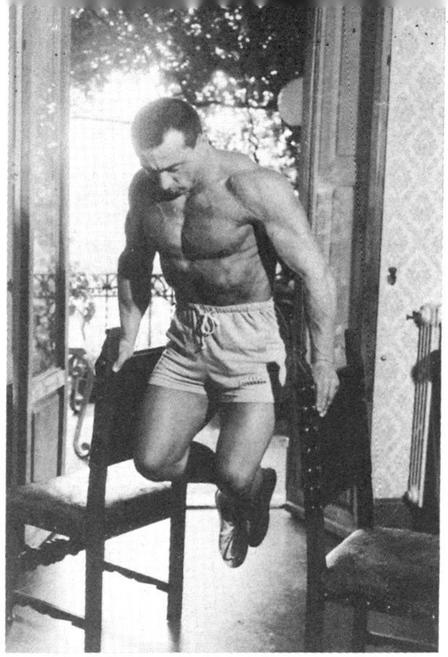

PULL-OVER AVEC
HALTÈRE 5 × 12

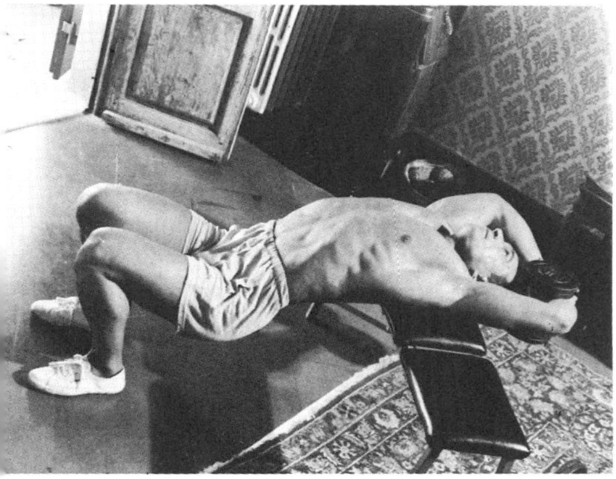

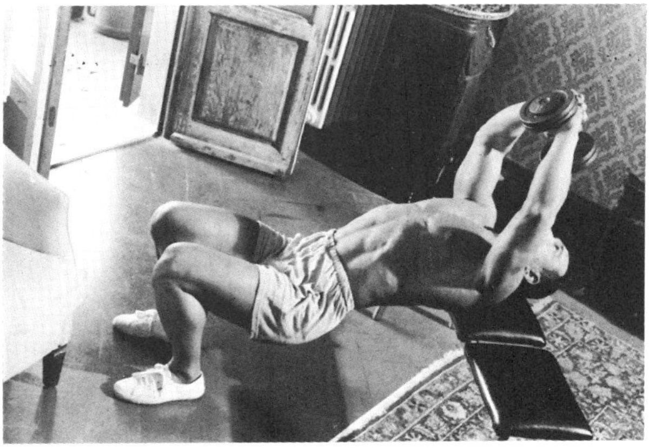

MOLLETS

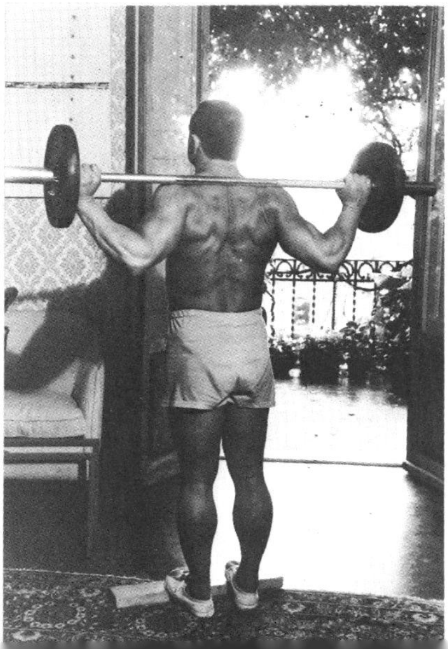

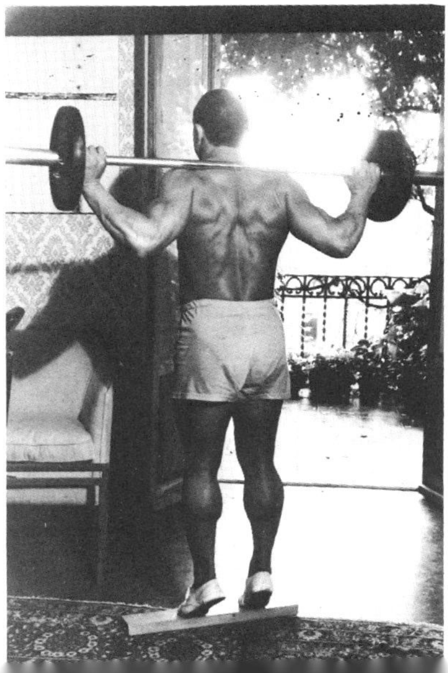

MOLLETS DEBOUT
12-10-8-6

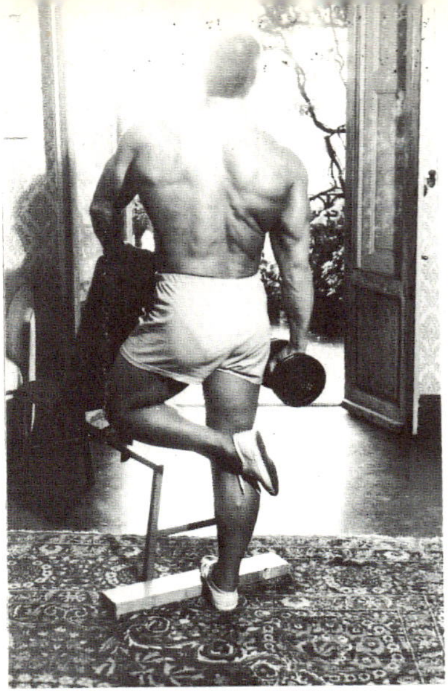
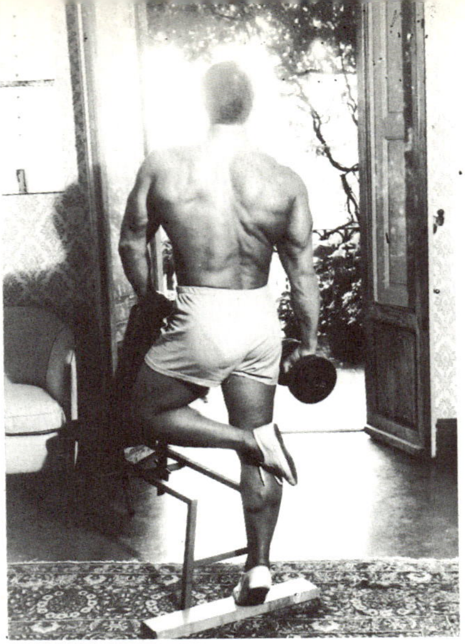

MOLLETS AVEC HALTÈRE 5 × 12

MARDI/VENDREDI

ABDOMEN

OBLIQUES À LA BARRE
Série longue 5 × 20

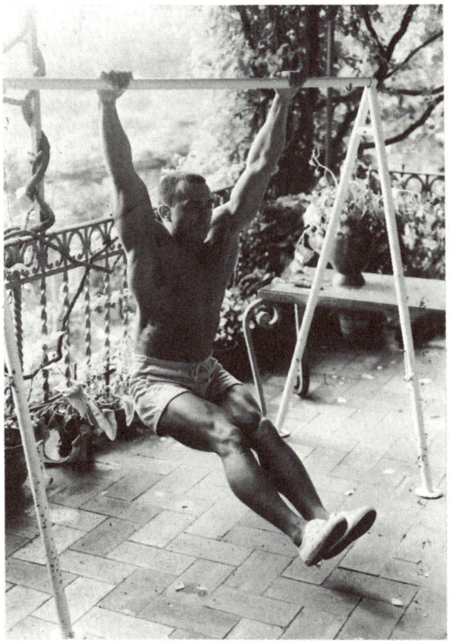
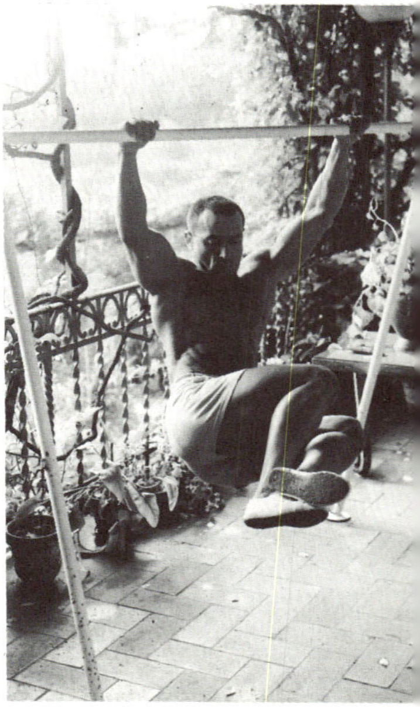

CRUNCH LATÉRAL
Série longue 5 × 20

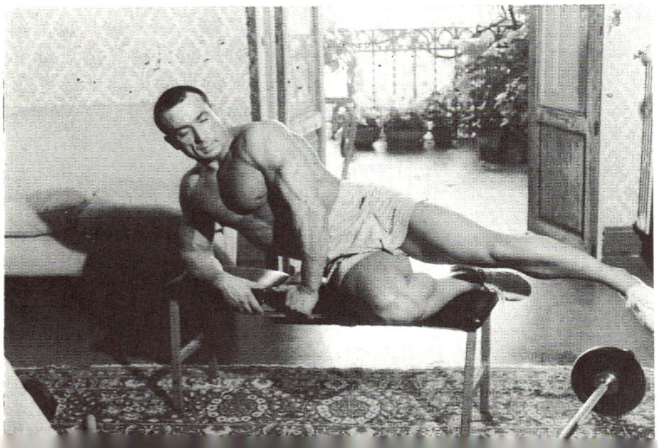
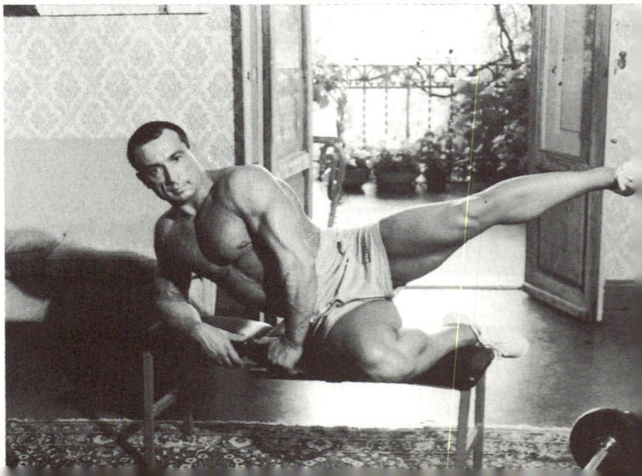

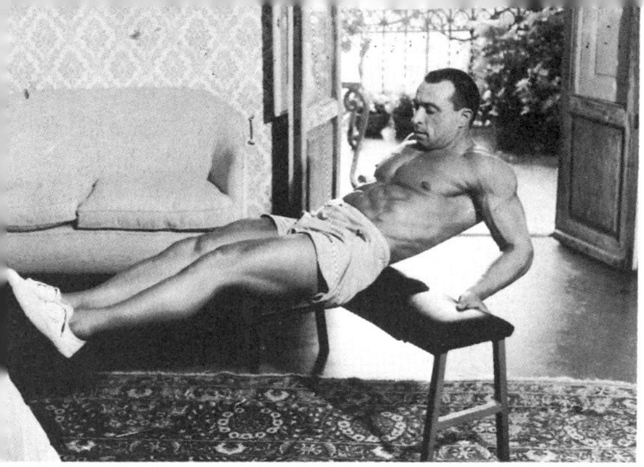
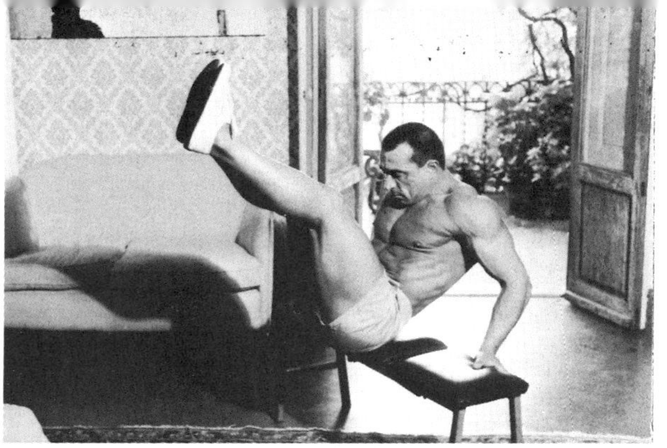

JACKNIFES Série longue 5 × 20

ÉLÉVATIONS DES JAMBES SUR UN BANC Série longue 5 × 20

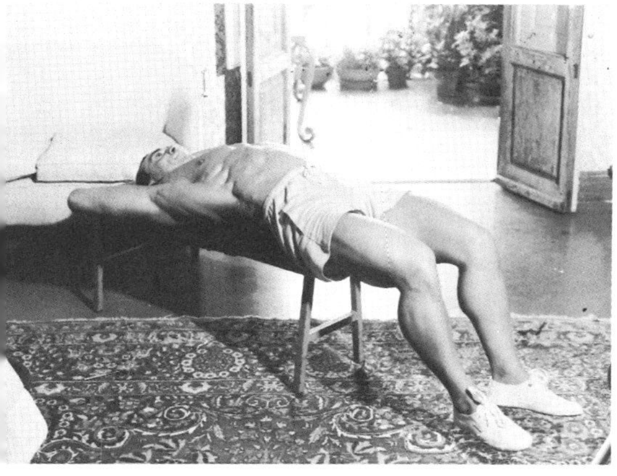
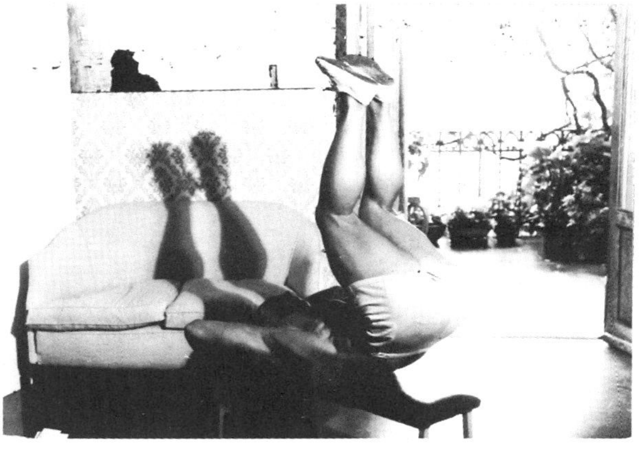

BICEPS AVANT-BRAS

CURLING 12-10-8-6

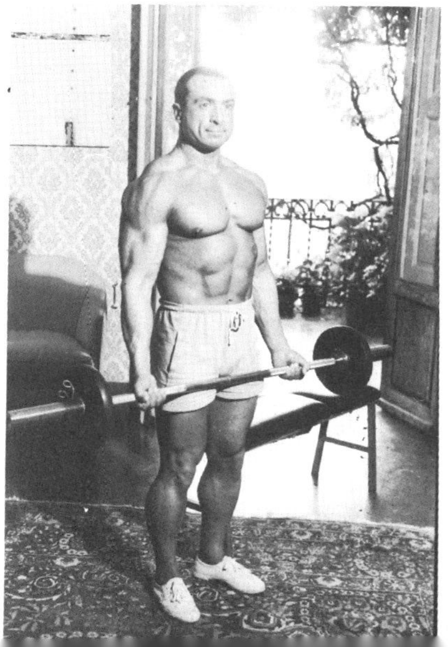
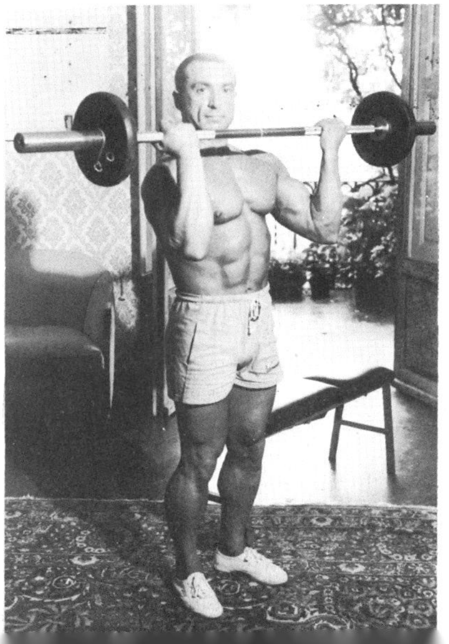

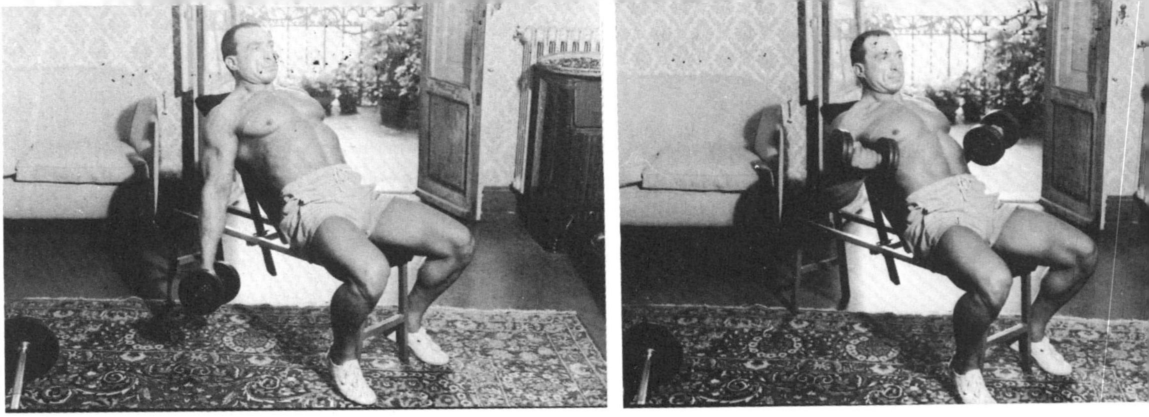

CURLING SUR BANC INCLINÉ 3 × 10

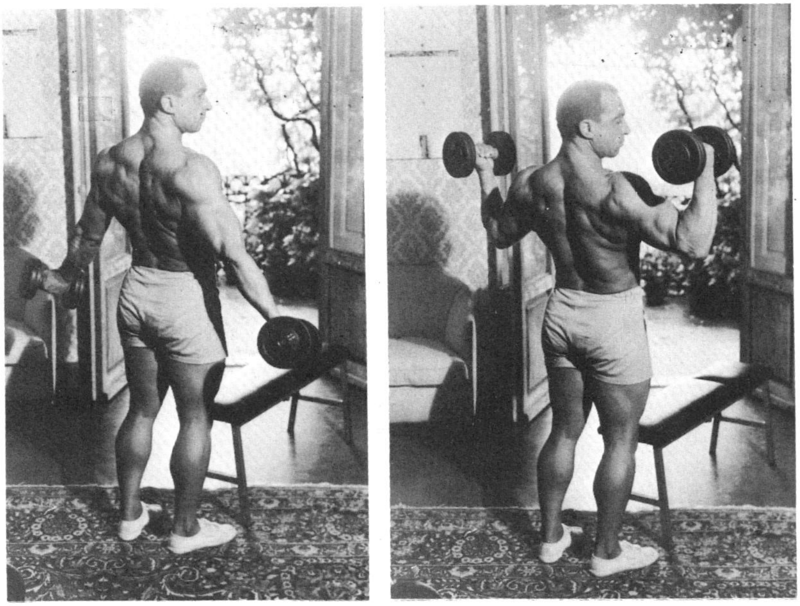

CURL LATÉRAL
3 × 12
L'exercice met en évidence l'extrémité longue du biceps et du muscle brachial (toute la partie extérieure du bras). Exécutez-le en maintenant les coudes le long du corps et les bras dans l'axe du corps.

CURL INVERSÉ 5 × 15

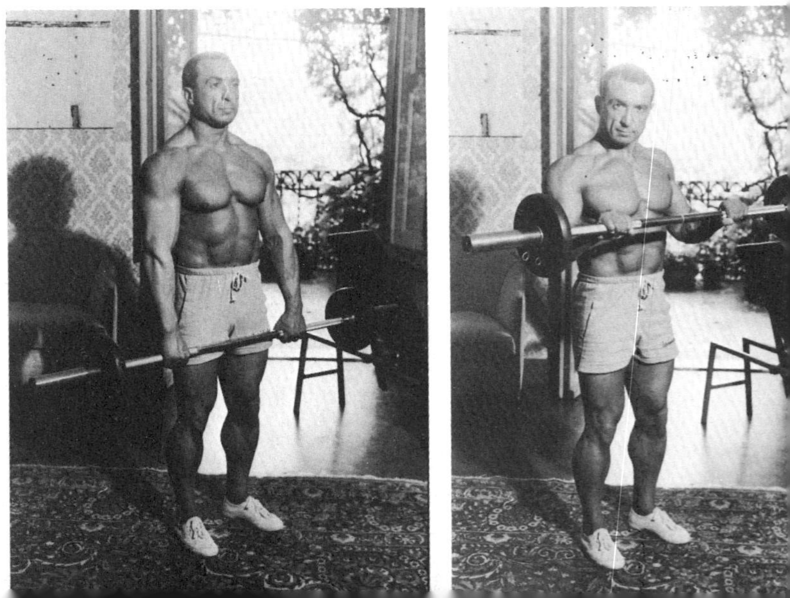

ÉPAULES

SOULÈVEMENTS AUX ÉPAULES 12-10-8-6

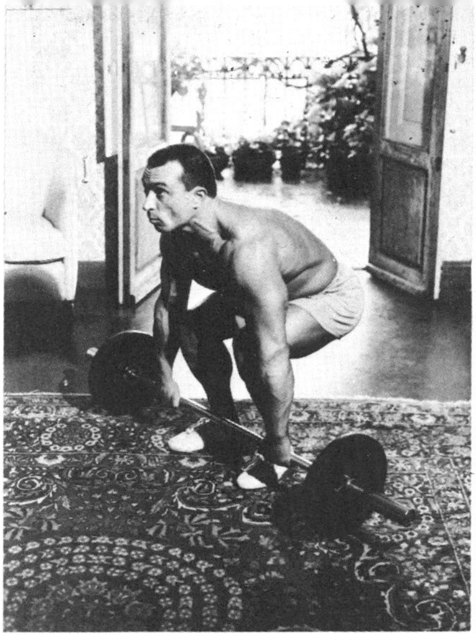

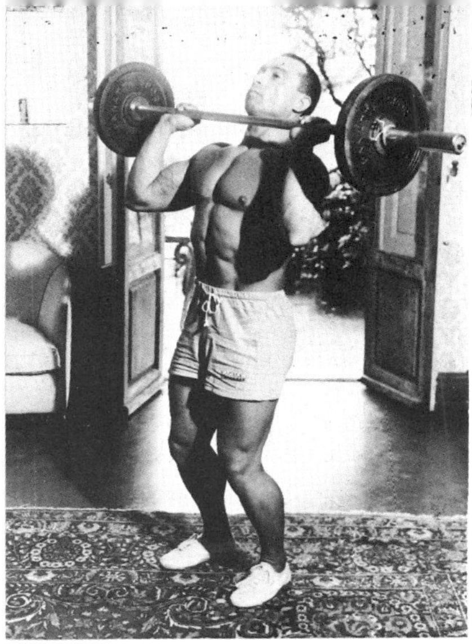

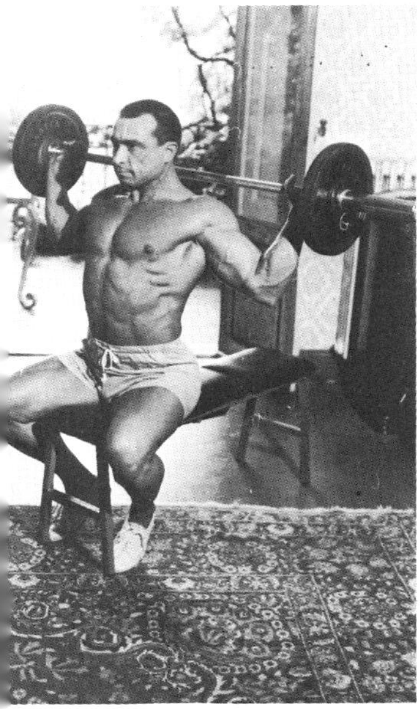

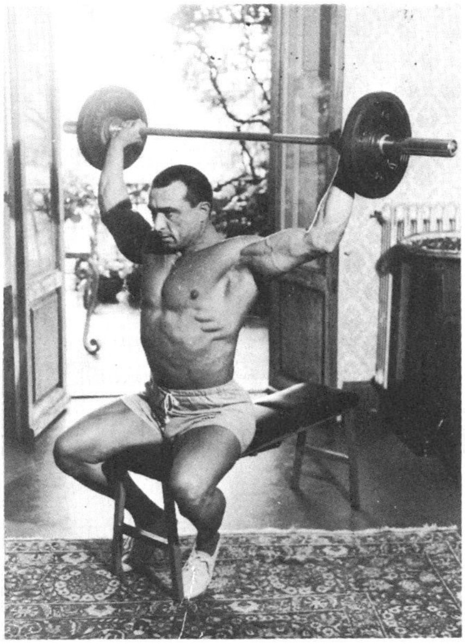

DÉTENTE LENTE ARRIÈRE 12-10-8-6

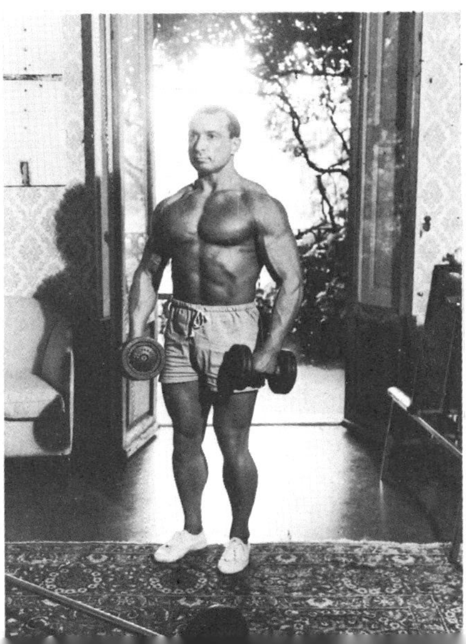

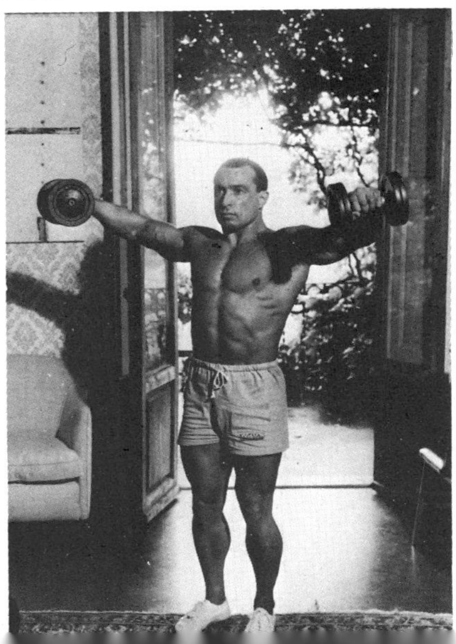

CRUCIFIX
Superset 5 × 12

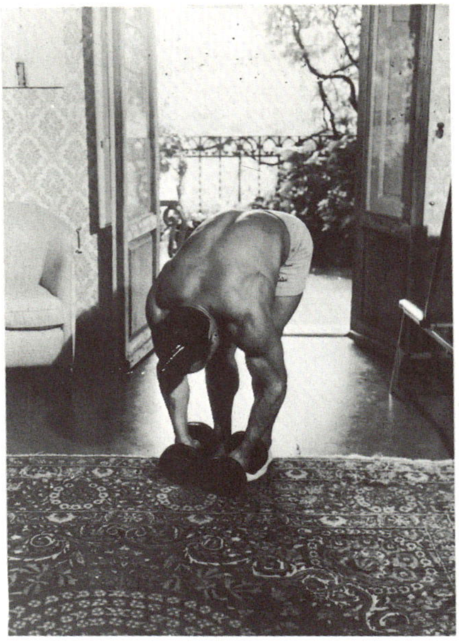

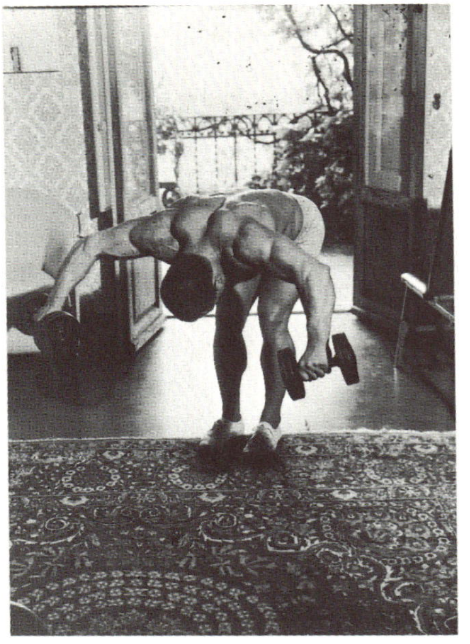

CRUCIFIX À 90° Superset 5 × 12

DOS

HAUSSEMENTS DES ÉPAULES AVEC HALTÈRES 5 × 10

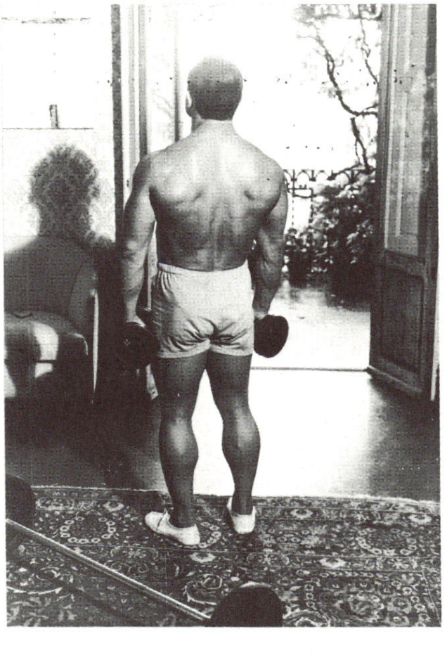

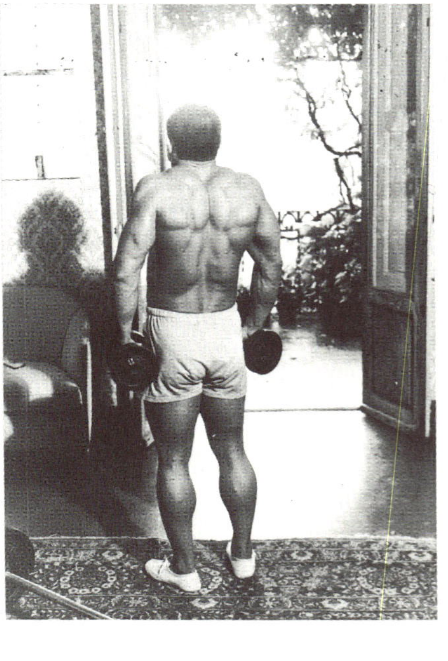

BARRE EN ARRIÈRE
12-10-8-6

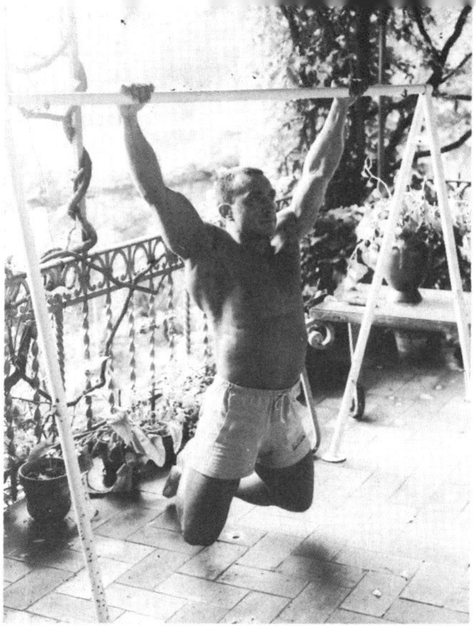

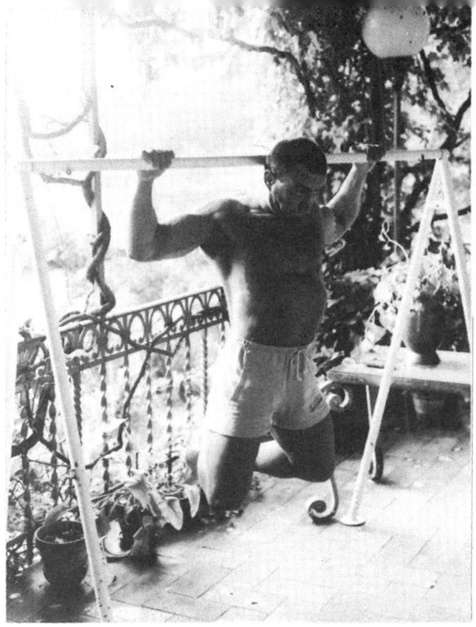

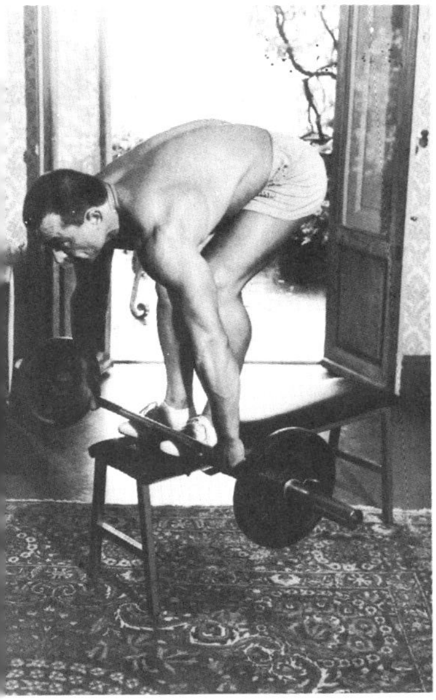

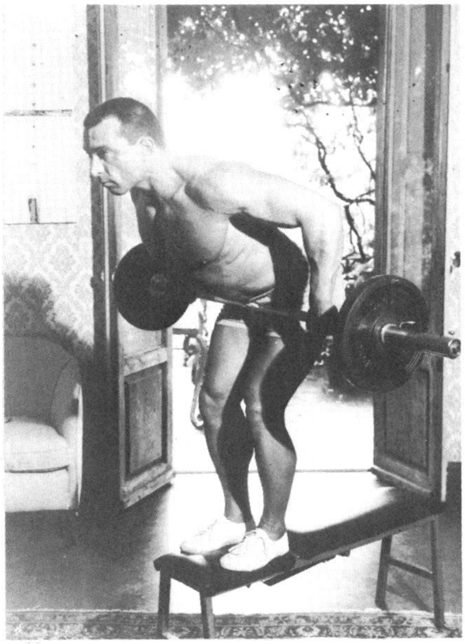

RAMEUR AVEC
BALANCIER 5 × 10

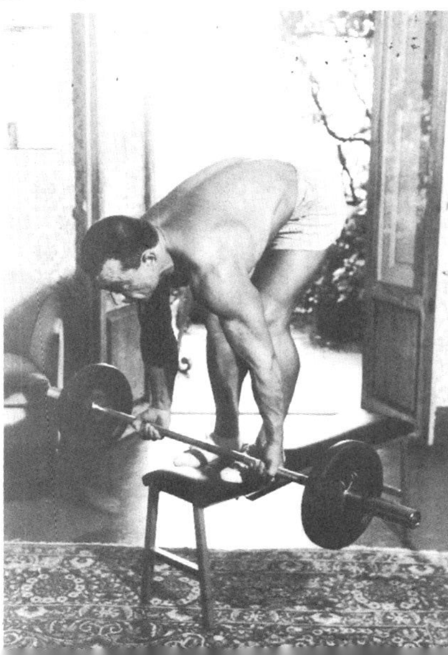

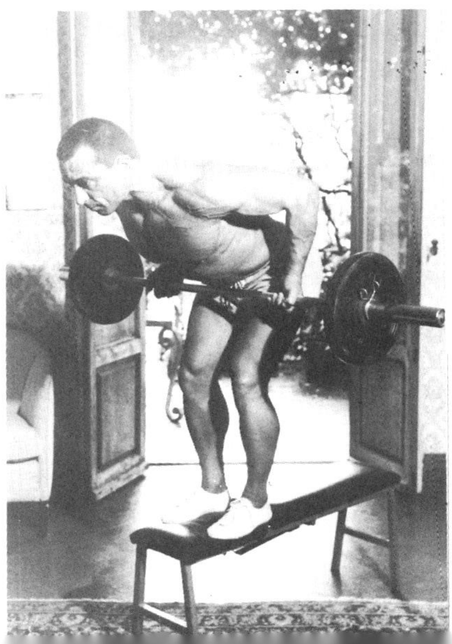

RAMEUR INVERSÉ
3 × 12

MERCREDI/SAMEDI

ABDOMEN

SIDE BEND
Superset 3 × 15

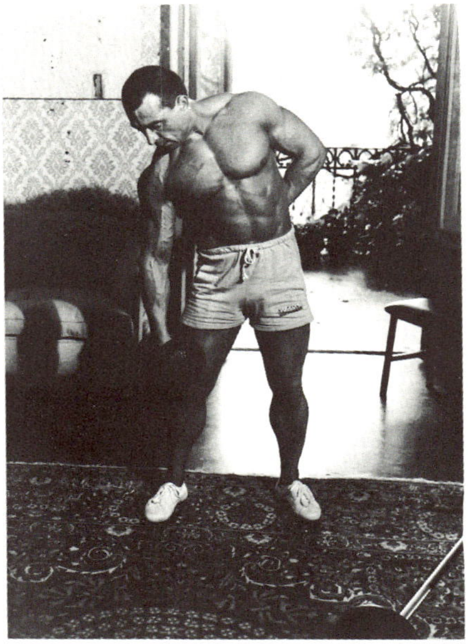

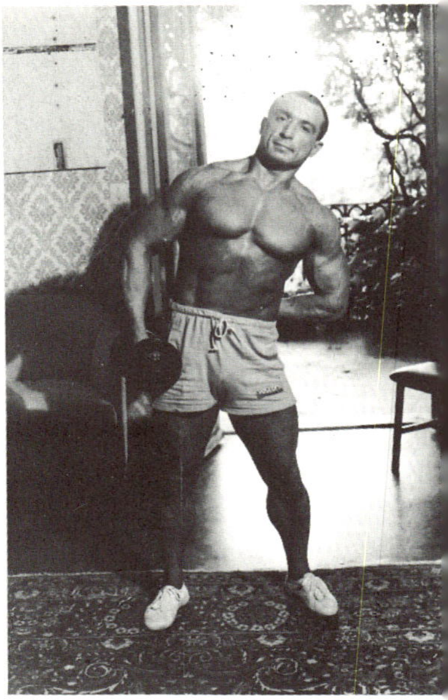

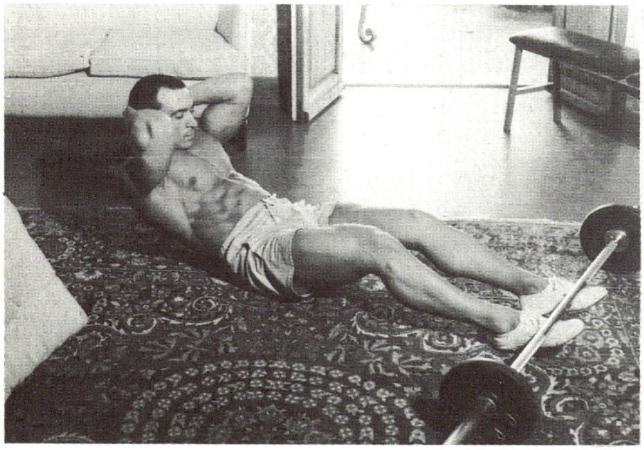

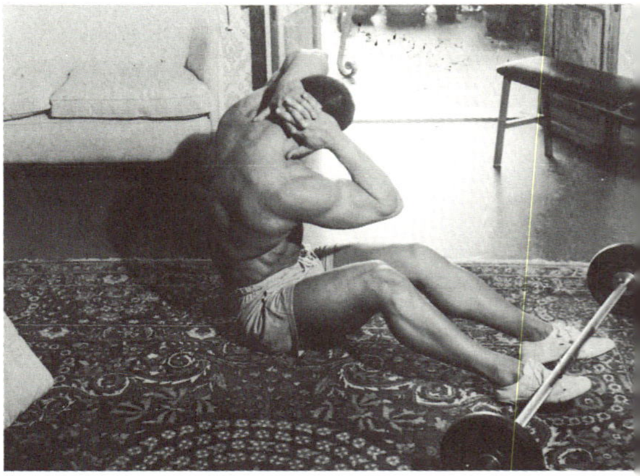

SIT UP AVEC TORSION Superset 3 × 15

SIT UP 5 × 15

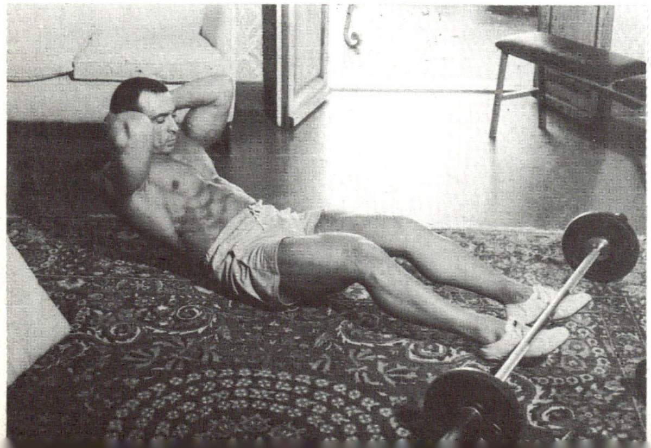

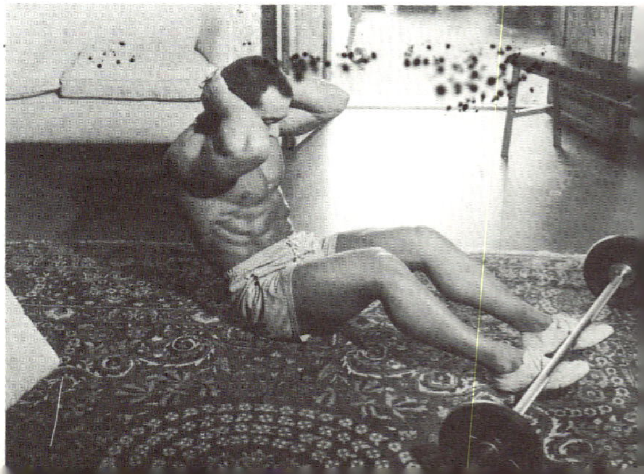

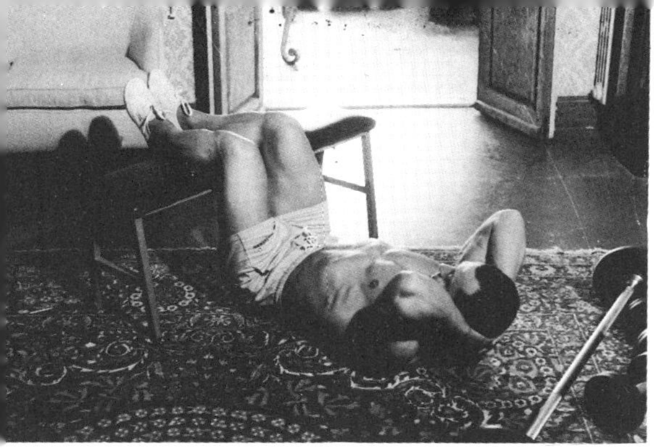

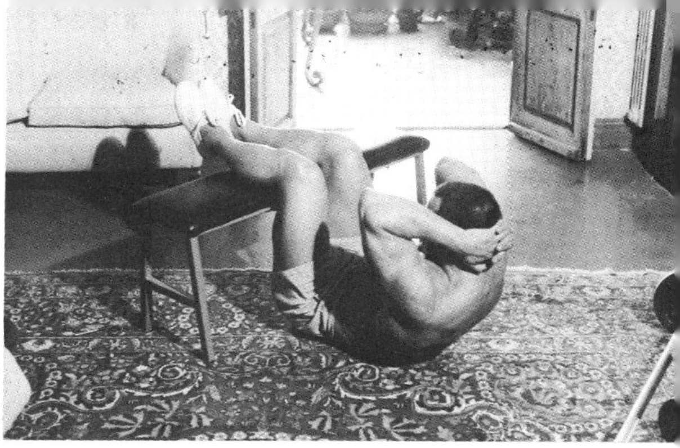

CRUNCH 5 × 15

JAMBES

EXTENSIONS AVEC CHAUSSURES DE FER 5 × 12

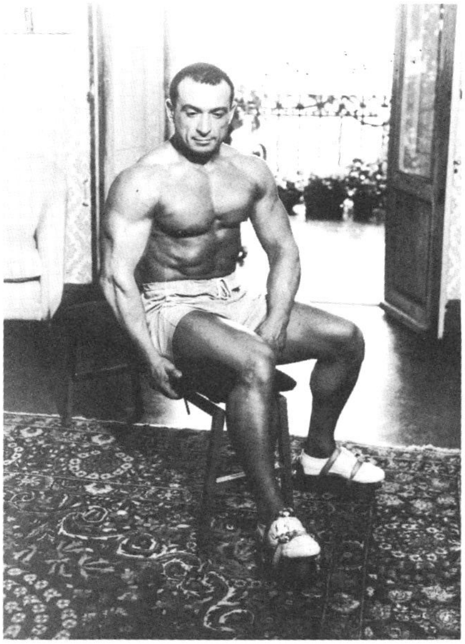

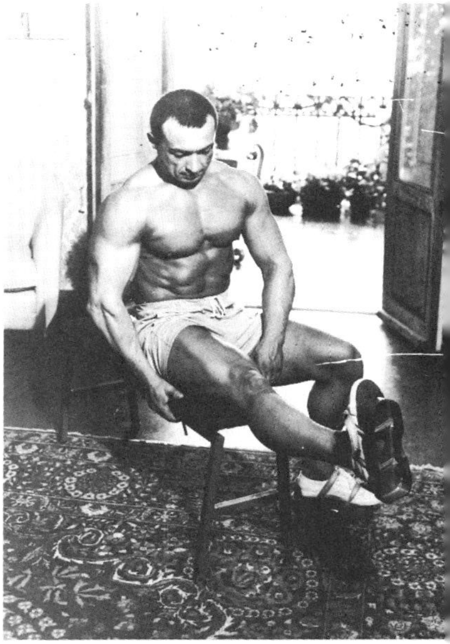

HACK SQUAT 5 × 10

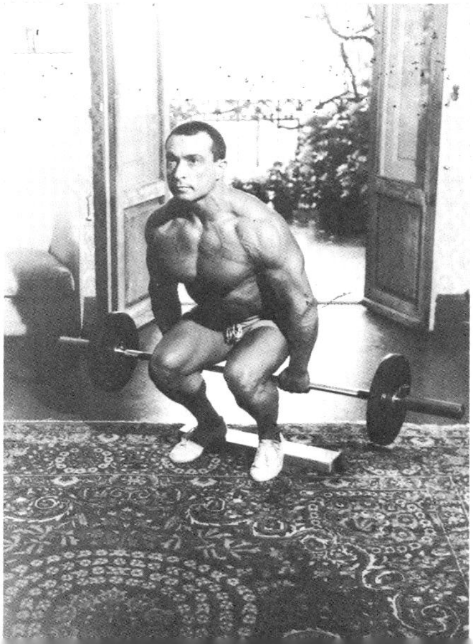

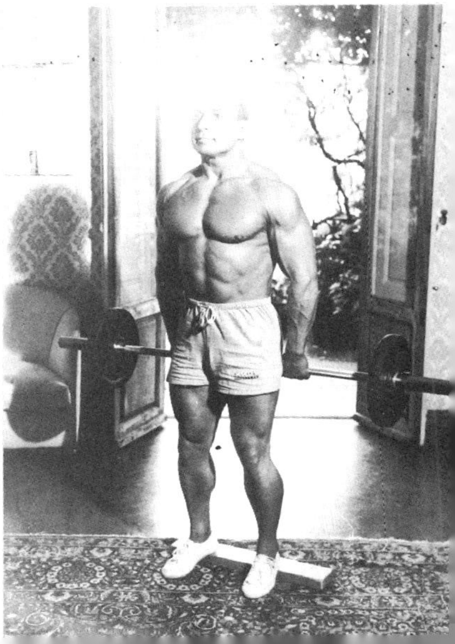

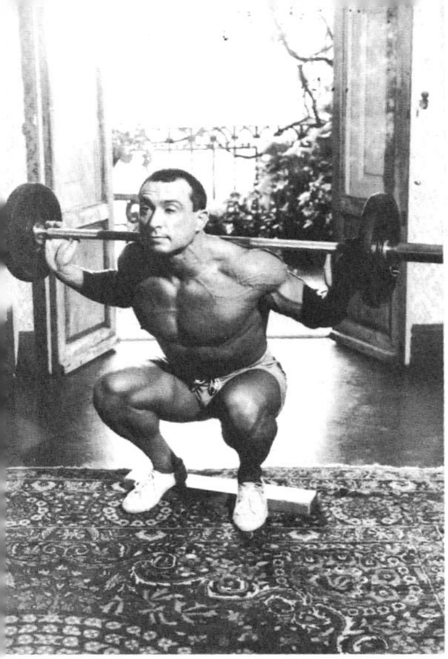

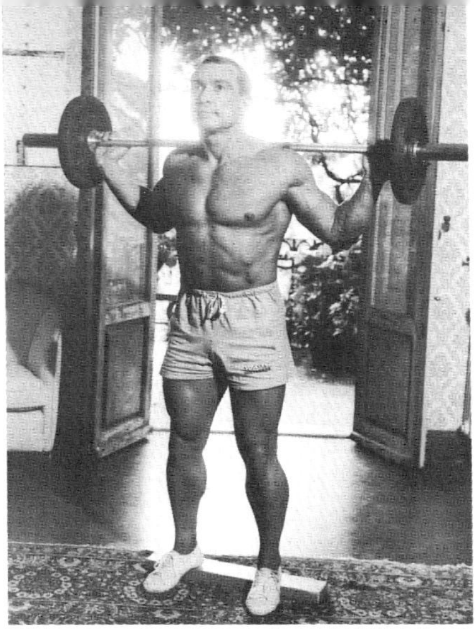

SQUAT ACCROUPI
15-12-10-8

ALLONGEMENTS
3 × 15

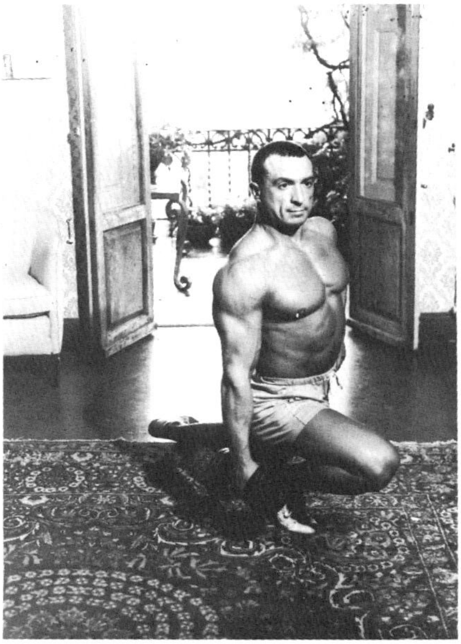

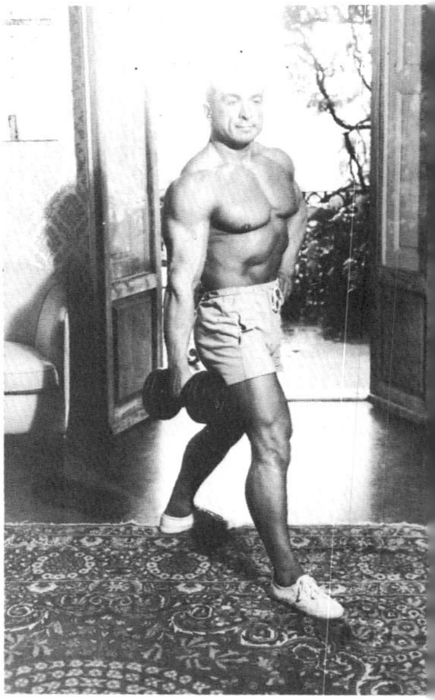

FÉMORAUX AVEC CHAUSSURES DE FER Superset 4 × 12

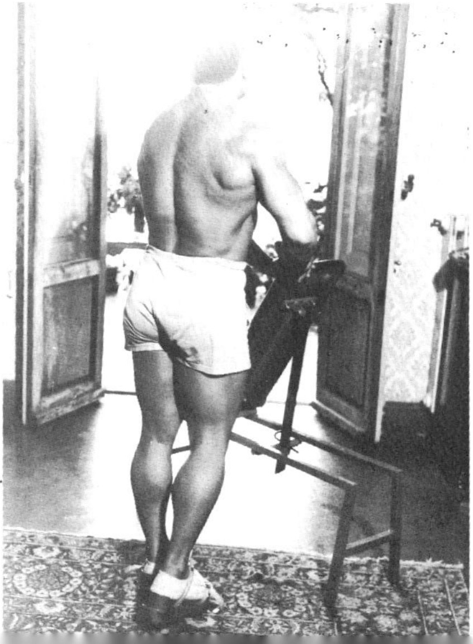

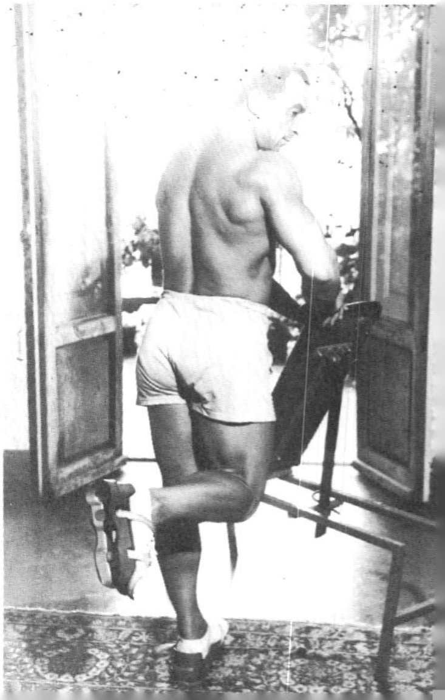

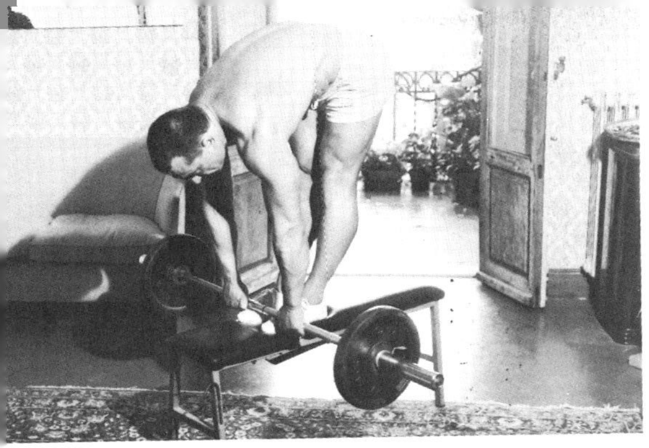

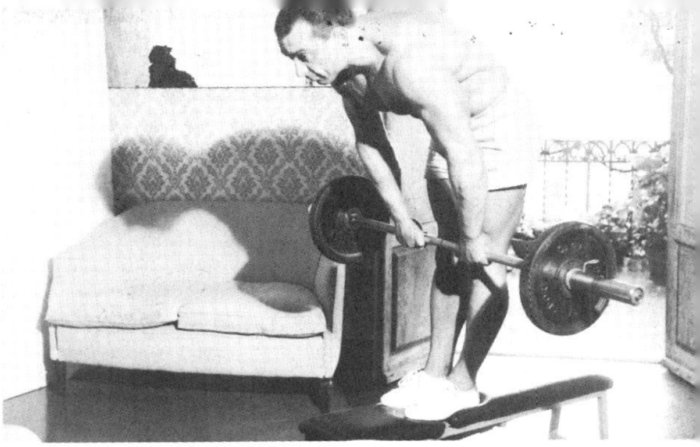

DÉCOLLEMENTS JAMBES TENDUES Superset 4 × 12
En partant de la pointe des pieds, genoux bien droits, remontez le balancier jusqu'au genou en essayant de redresser le bassin sur le fémoral sans faire travailler la partie basse du dos.

MOLLETS

DONKEY CALF RAISE
5 × 12
Vous avez besoin de l'aide d'un tiers, qui montera sur votre dos. Appuyé sur un banc, descendez les talons le plus bas possible, puis remontez sur la pointe des pieds.

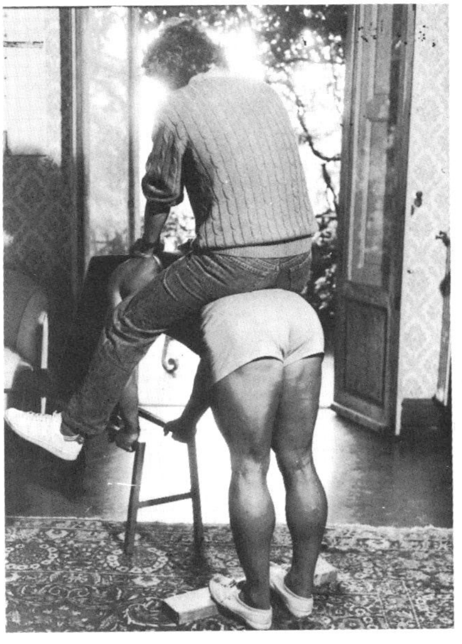

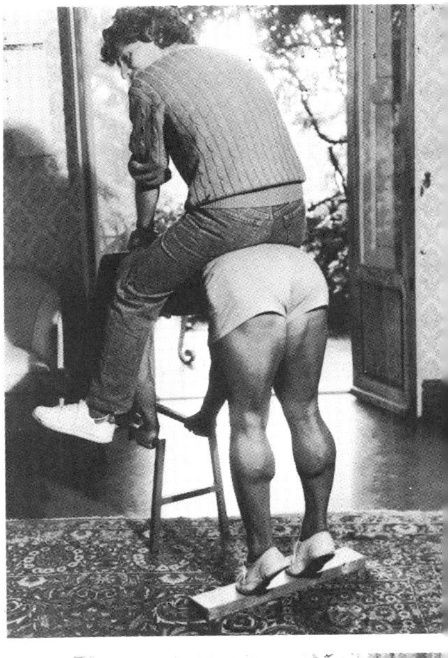

MOLLETS ASSIS
5 × 15

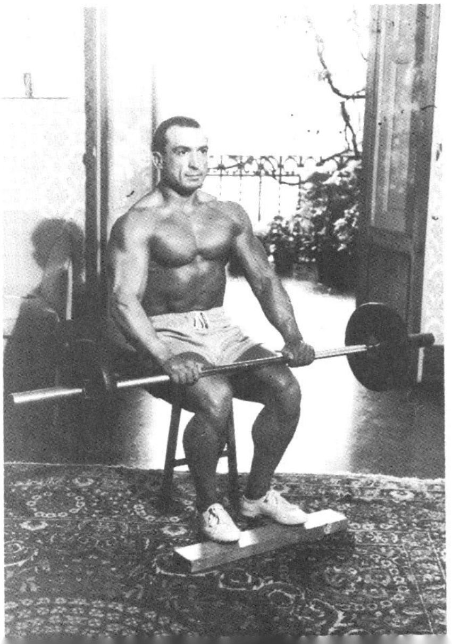

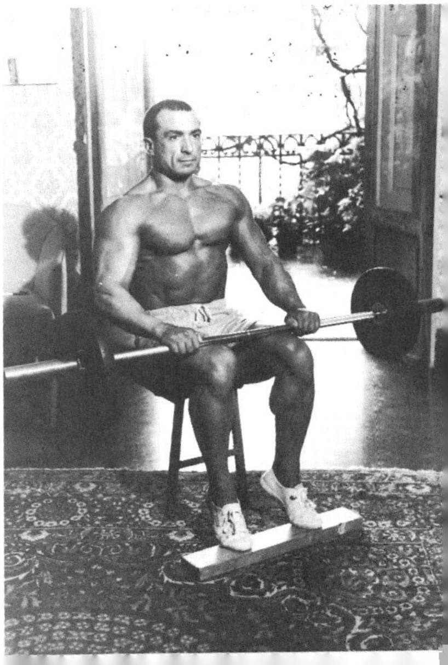

ONZIÈME SEMAINE

Entraînez-vous tous les jours, 2 fois par jour: matin et soir. Chaque groupe est entraîné directement 3 fois par semaine. Réduisez encore le repos dans les exercices complémentaires à 40 secondes. Sur la série en pyramide, 1 minute de repos.
Continuez avec les techniques d'intensité et poursuivez l'activité aérobique.
Si vous êtes au régime, réduisez davantage les calories.

XIe SEMAINE

TROISIÈME PHASE
DÉVELOPPEMENT MUSCULAIRE GÉNÉRAL

LUNDI/MERCREDI/VENDREDI

groupe musculaire	exercices		n. séries	n. rép.
MATIN				
APRÈS-MIDI				
ABDOMEN	Twist	Séries longues	20 min.	
	Side bend			
	Élévation des jambes		5	15
	Crunch			
TRICEPS	French press sur horizontal		12-10-8-6	
	French press inversé		3	12
	Parallèles étroites		3	12
	Kick back		3	12
POITRINE	Croix horizontales	Séries longues		
	Croix hautes		5	12
	Croix basses			
	Banc horizontal		12-10-8-6	
	Pull-over avec haltère		5	12
JAMBES	Extensions avec chaussures de fer		5	12
	Hack squat	Superset	5	10
	Squat large		5	10
	Fémoraux avec chaussures de fer		5	12
	Décollement jambes tendues			
MOLLETS	Mollets debout		5	12

MARDI/JEUDI/SAMEDI

groupe musculaire	exercices		n. séries	n. rép.
MATIN				
ABDOMEN	Side bend	Superset	3	15
	Obliques à la barre			
	Tractions à la poitrine		5	15
	Jacknifes		5	15
BICEPS AVANT-BRAS	Wrist curl		5	15
	Concentration curl		3	12
	Curl scott		3	12
	Curling		12-10-8-6	
ÉPAULES	Soulèvements aux épaules		5	12
	Détente lente en avant		12-10-8-6	
	Détente en arrière	Superset	5	10
	Crucifix		5	12
	Crucifix à 90°			
	Soulèvements étroits au menton		5	10
APRÈS-MIDI				
DOS	Good morning		5	12
	Rameur avec haltère		5	12
	Barre en arrière		5	10
	Barre en avant		5	10
	Rameur avec balancier		5	10
	Décollement du sol		10-8-6-4	
MOLLETS	Mollets assis	Superset	5	12
	Mollets avec haltère			

INTENSITÉ

Moyenne

RÉCUPÉRATION

entre séries

1 mn. sur l'exercice de base

40 s sur l'exerc. complém.

entre groupes musculaires 5 min.

NOUVEAUX STIMULUS ET TECHNIQUES POUR ACCÉLÉRER LA SURCOMPENSATION

Contraction entre séries. Peak contraction. Superset. Séries longues. Entraînement de qualité

TECHNIQUES POUR ÉLEVER LE MÉTABOLISME BASAL

Double entraînement journalier. Squat respiratoire. Aérobic

ACTIVITÉ AÉROBIQUE

2-3 fois par semaine 20 à 30 mn

MENSURATIONS

cou cm ______
épaules cm ______
thorax cm ______
bras cm ______
taille cm ______
cuisse cm ______
mollets cm ______

POIDS

kg ______

LUNDI/MERCREDI/VENDREDI APRÈS-MIDI

ABDOMEN

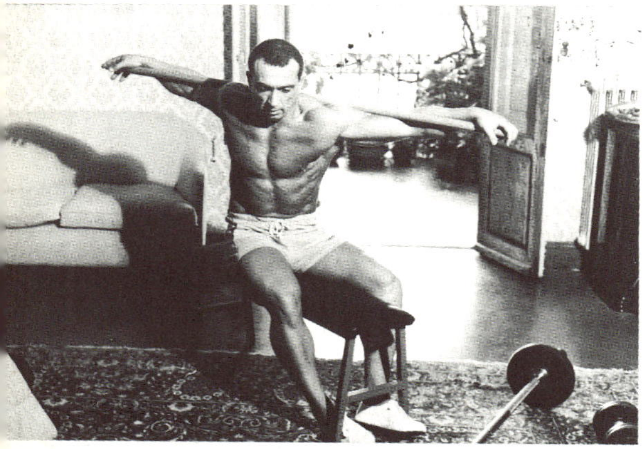

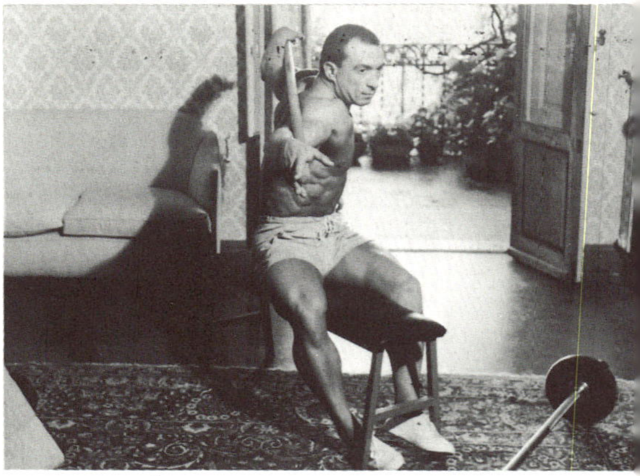

TWIST 20 MINUTES
Série longue 5 × 15

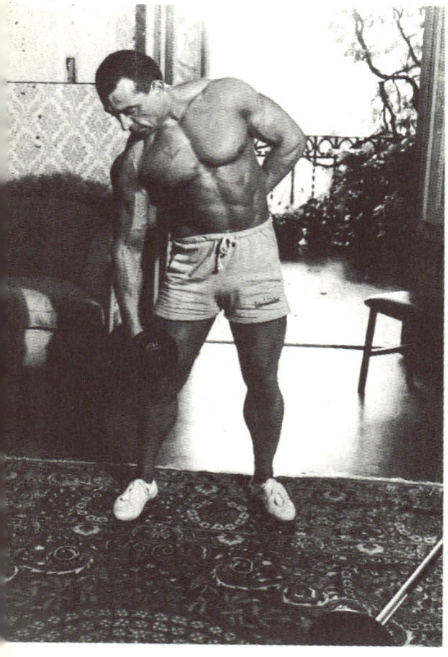

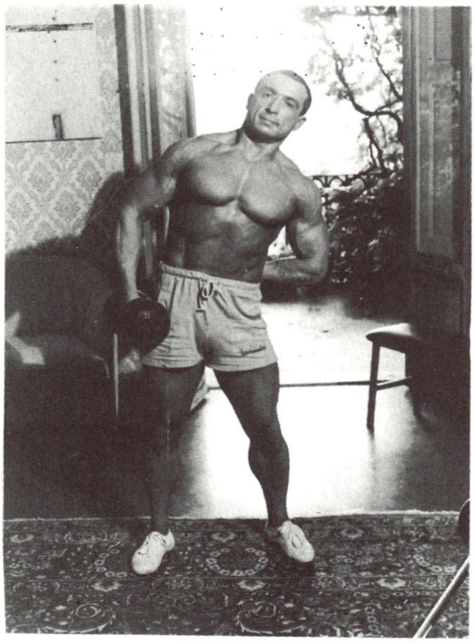

SIDE BEND
Série longue 5 × 15

ÉLEVATION DES JAMBES
Série longue 5 × 15

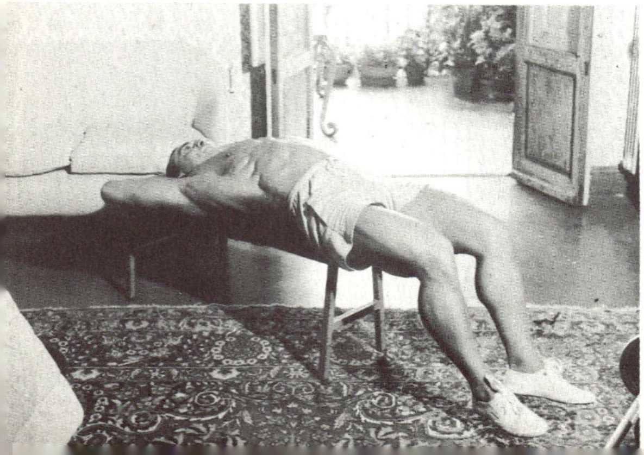

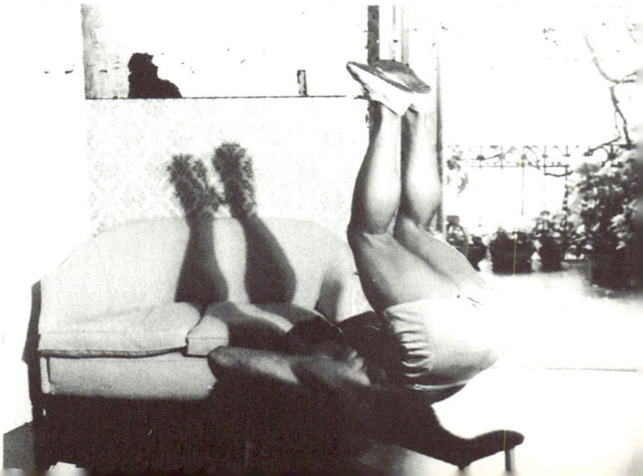

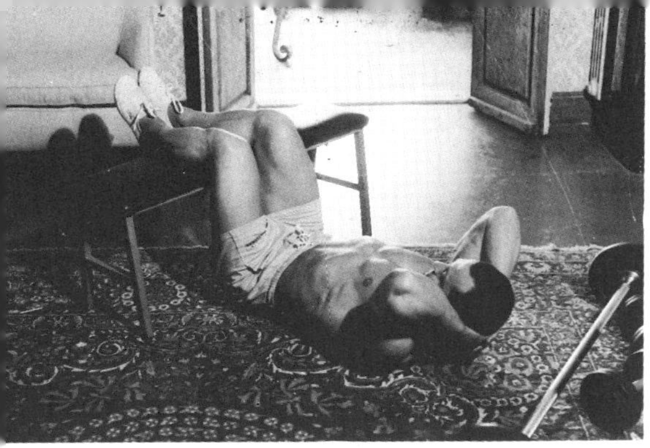
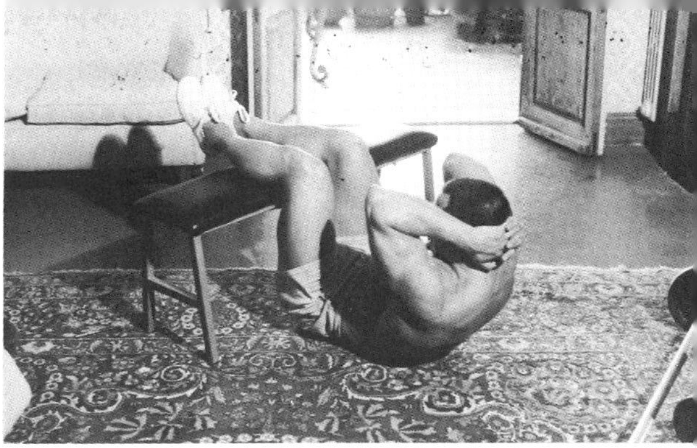

CRUNCH
Série longue 5 × 15

TRICEPS

FRENCH PRESS SUR BANC HORIZONTAL 12-10-8-6

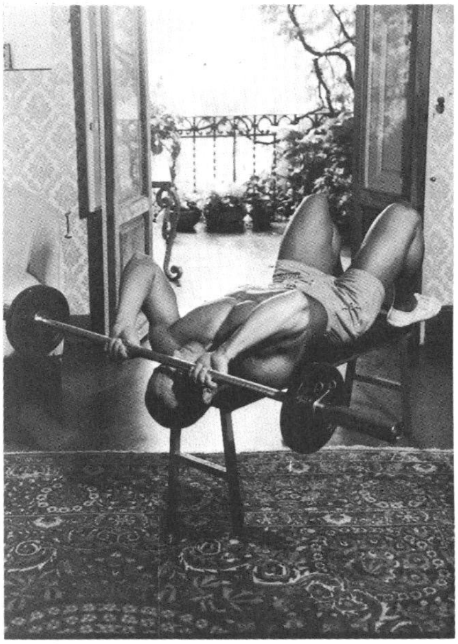
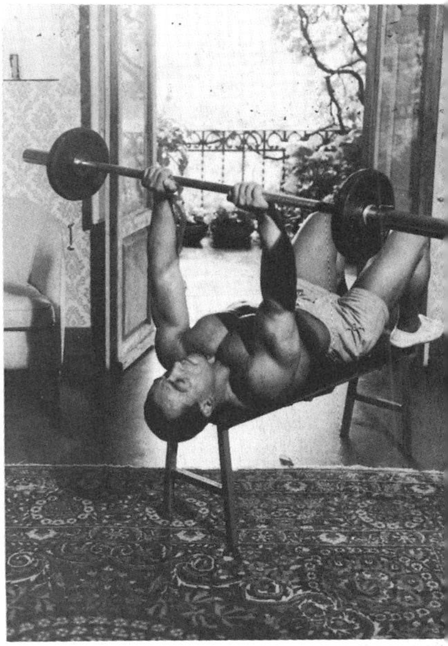

FRENCH PRESS INVERSÉ 3 × 12

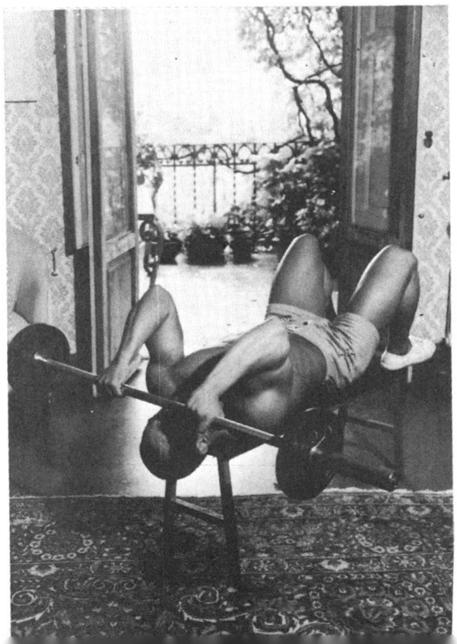
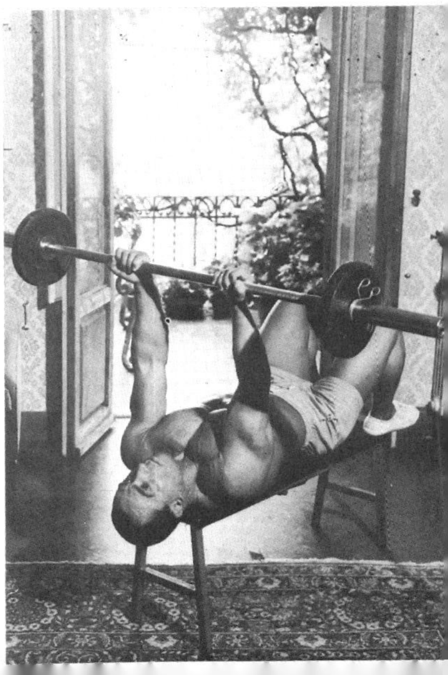

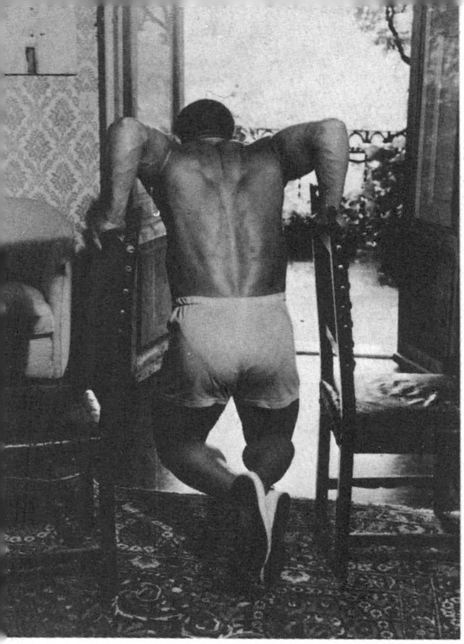

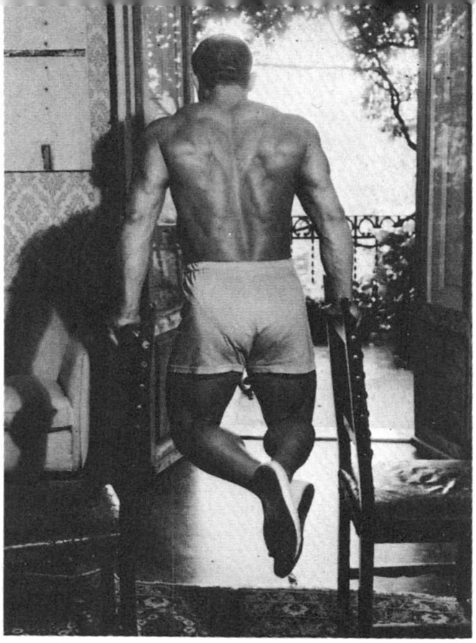

PARALLÈLES
ÉTROITES 3 × 10

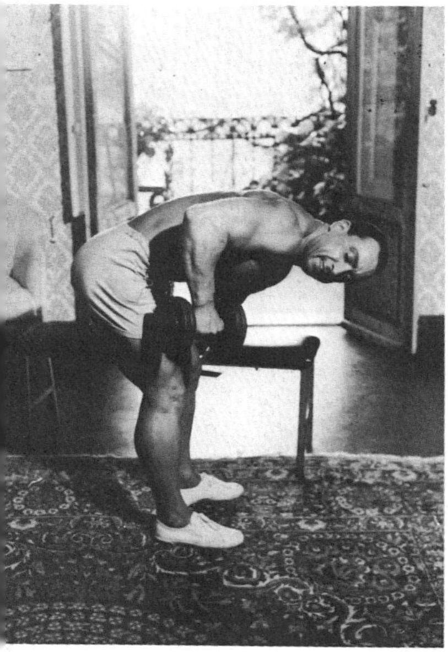

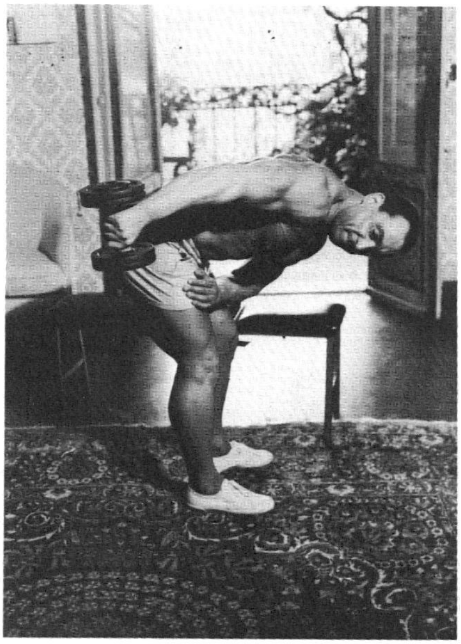

KICK BACK 3 × 12

POITRINE

CROIX HORIZONTALES Série longue 5 × 12

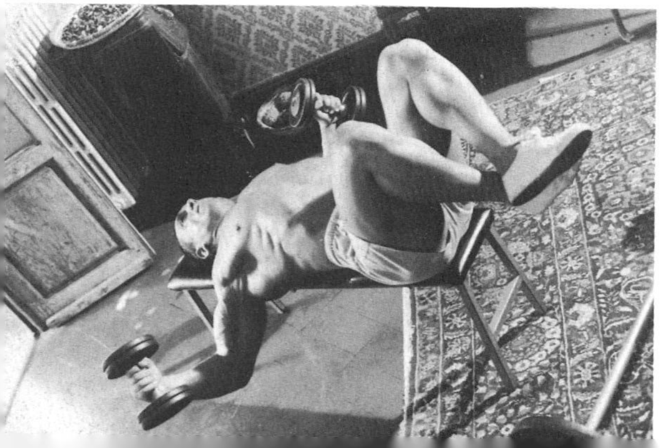

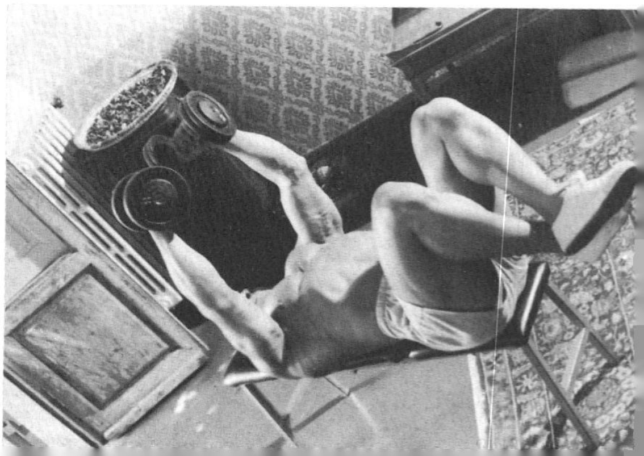

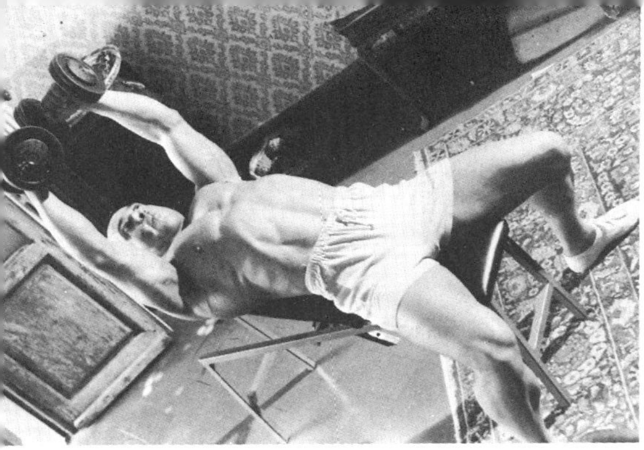

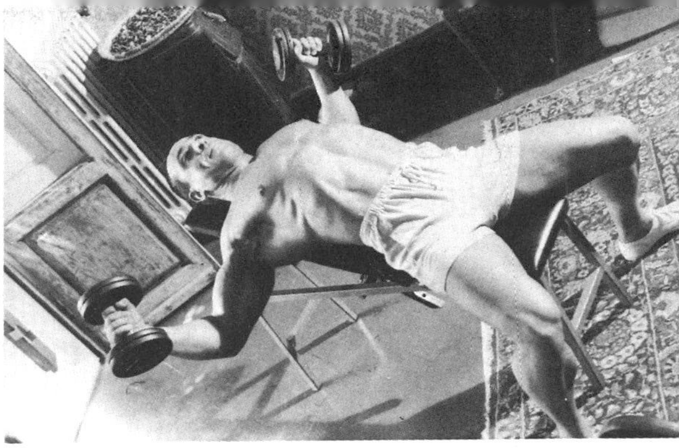

CROIX HAUTES Série longue 5 × 12

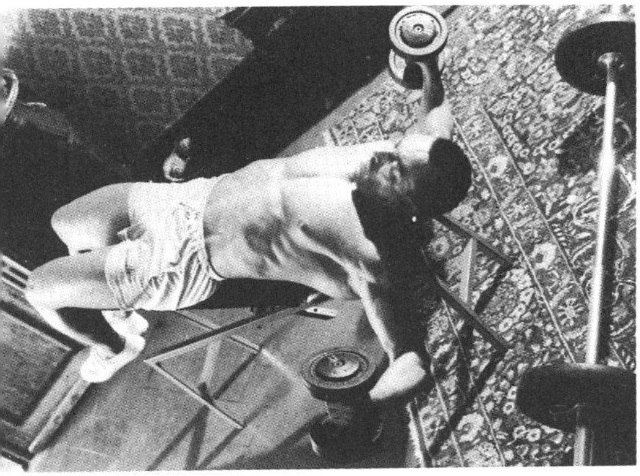

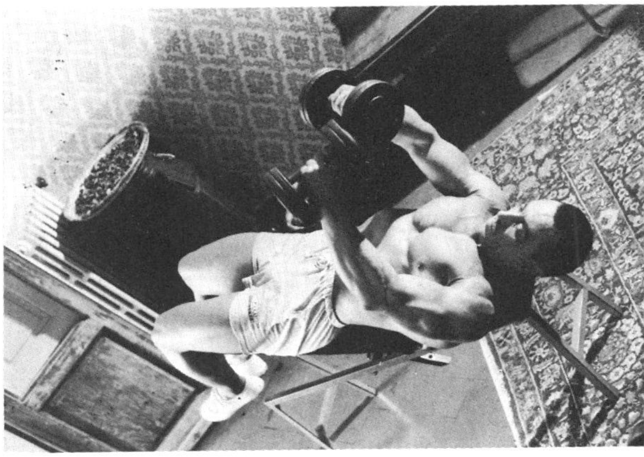

CROIX BASSES Série longue 5 × 12

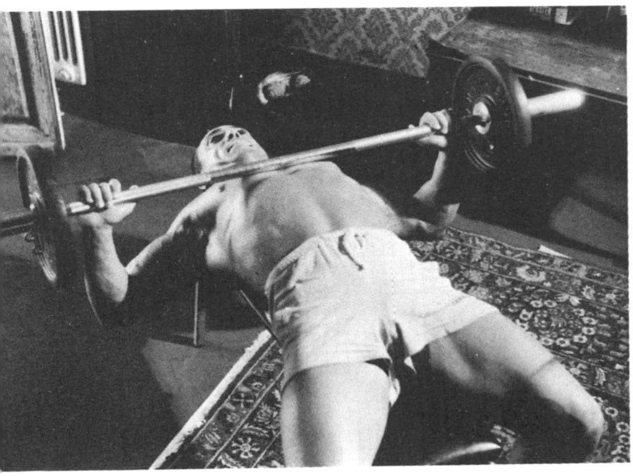

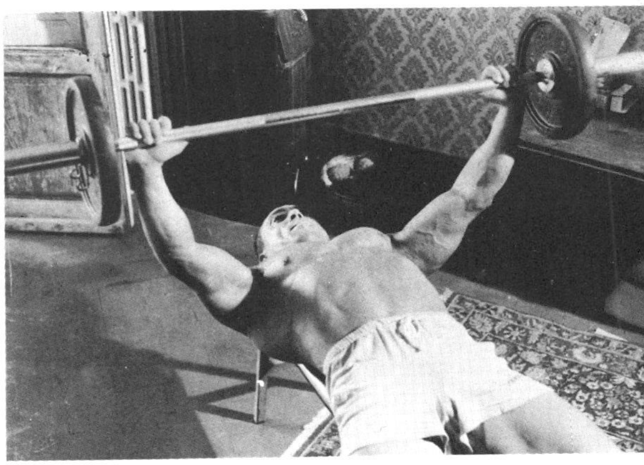

BANC HORIZONTAL 12-10-8-6

PULL-OVER AVEC HALTÈRE 5 × 12

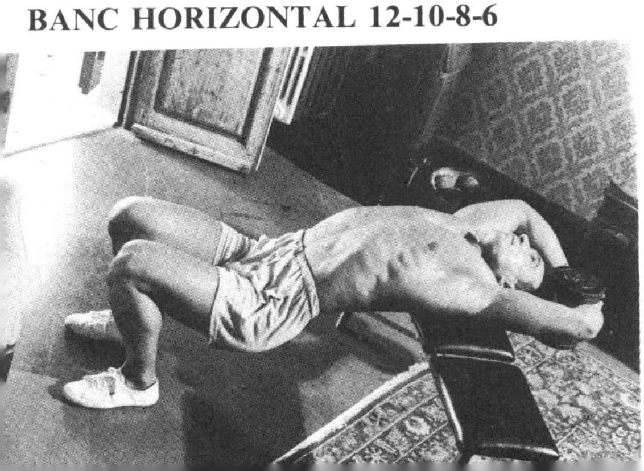

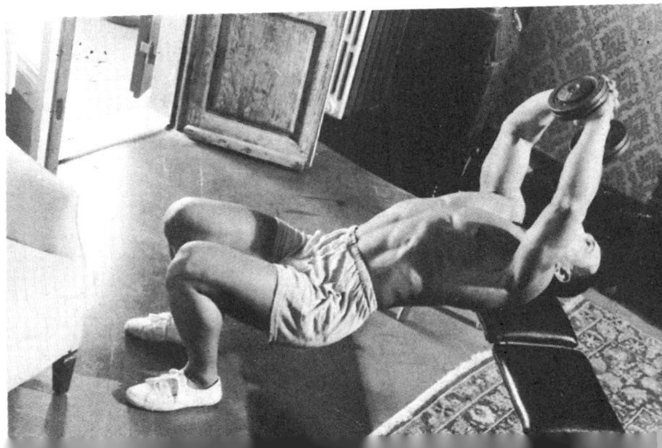

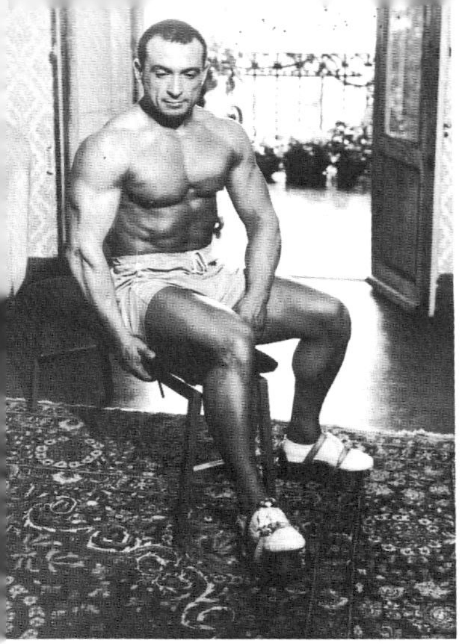
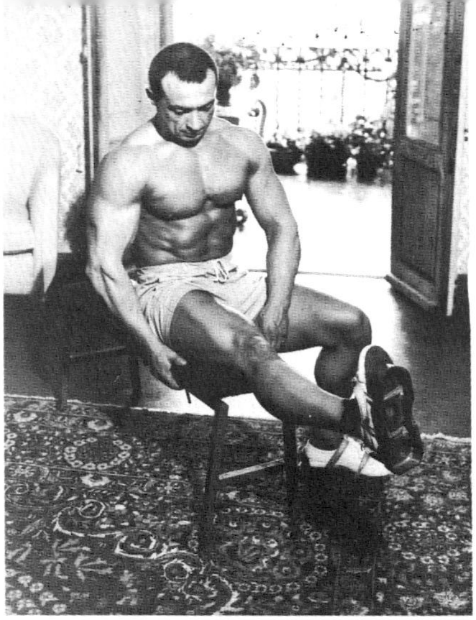

JAMBES

EXTENSIONS AVEC CHAUSSURES DE FER
5 × 12

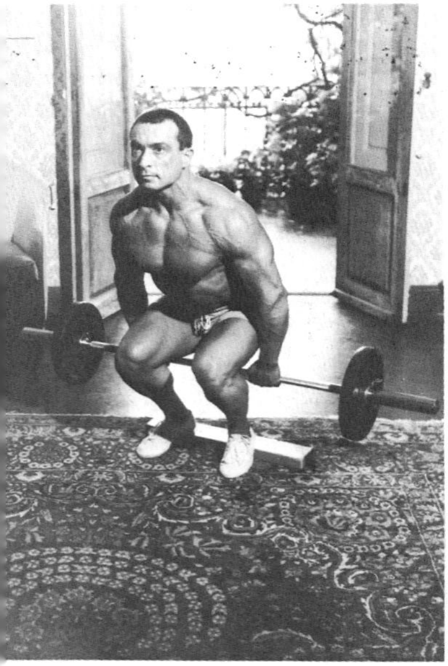
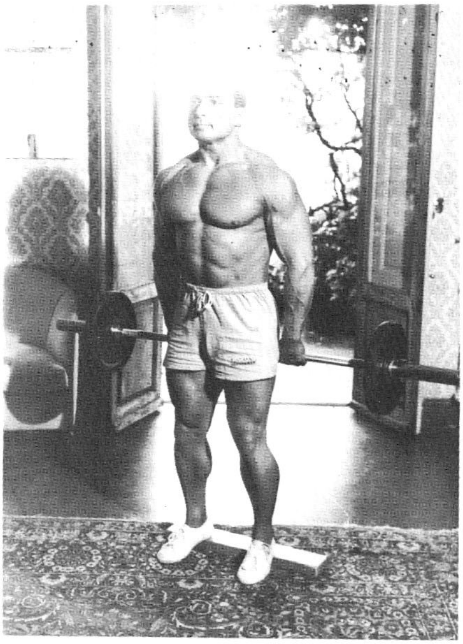

HACK SQUAT 5 × 10

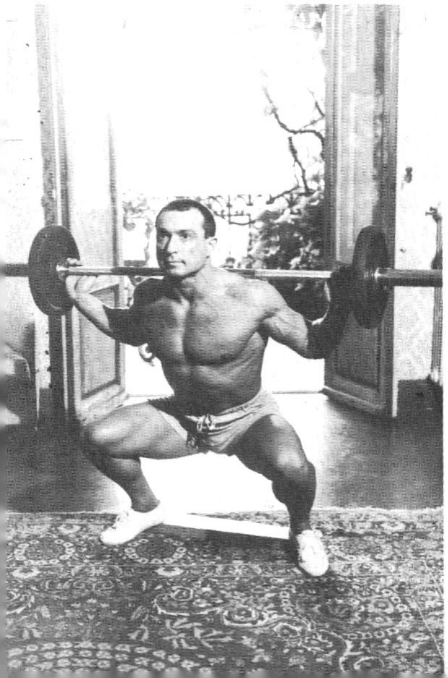
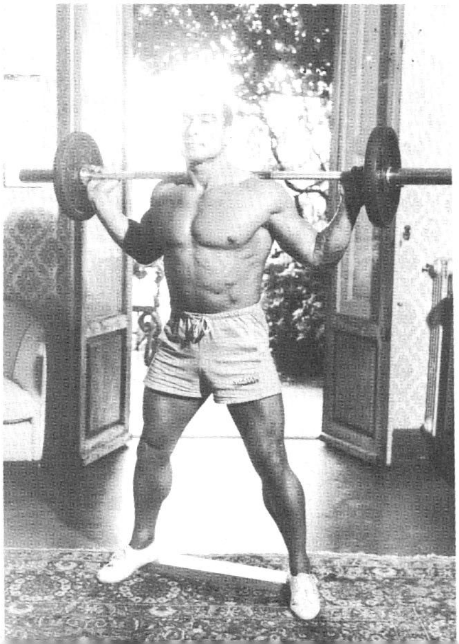

SQUAT LARGE 5 × 10

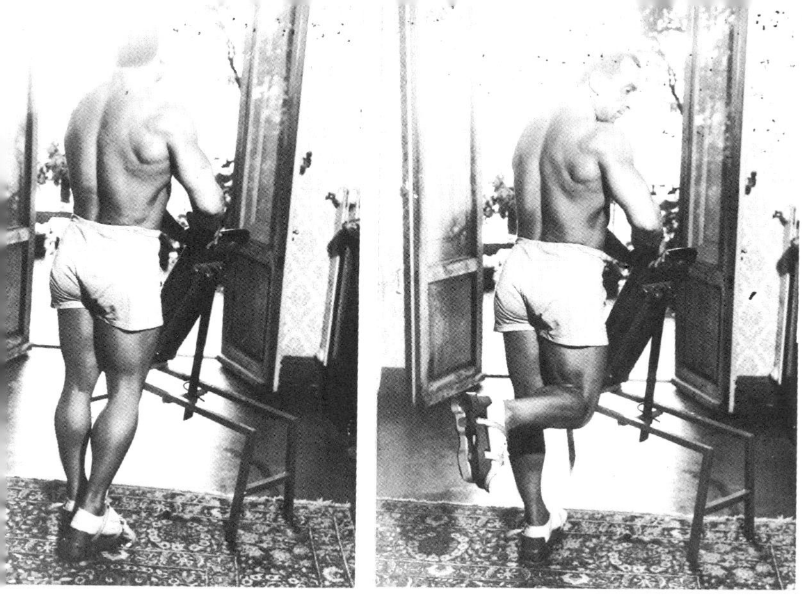

FÉMORAUX AVEC CHAUSSURES DE FER Superset 5 × 12

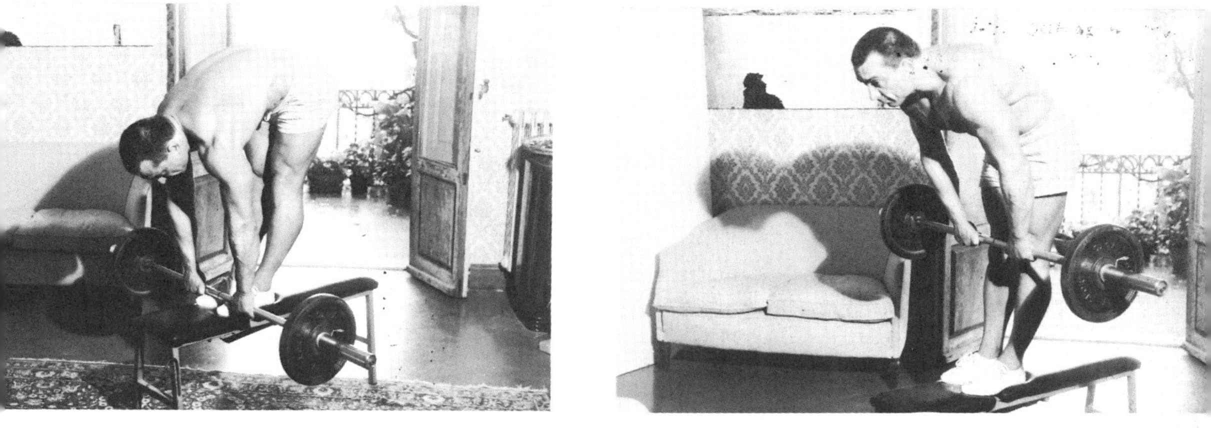

DÉCOLLEMENT JAMBES TENDUES Superset 5 × 12

MOLLETS

MOLLETS DEBOUT
5 × 10

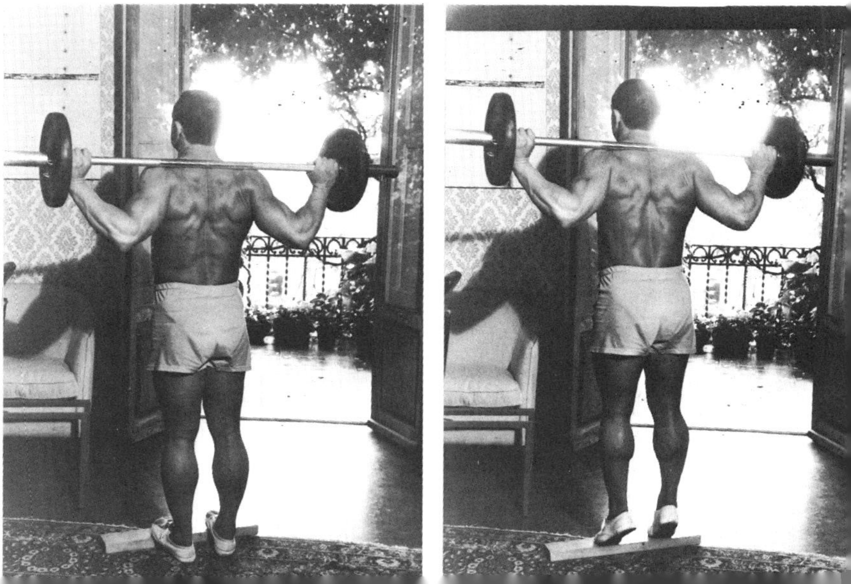

MARDI/JEUDI/SAMEDI
MATIN

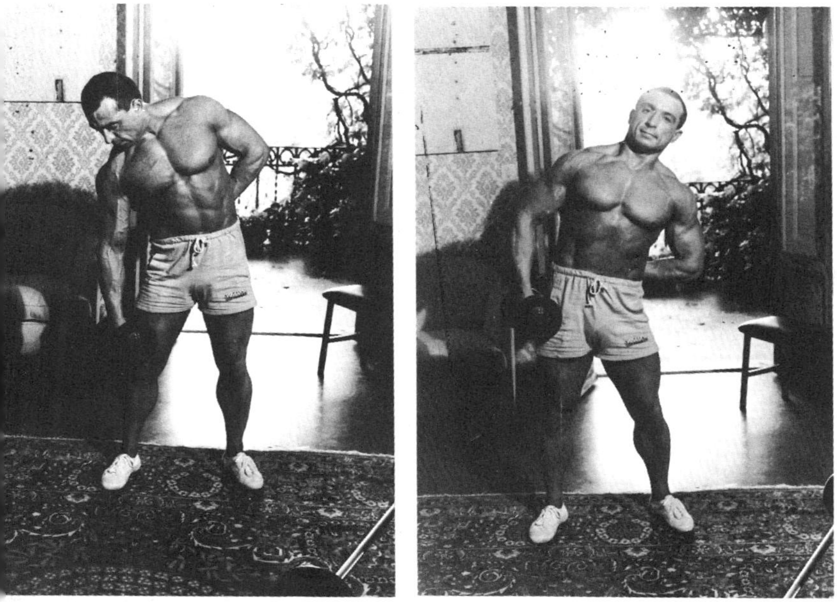

ABDOMEN

SIDE BEND
Superset 3 × 15

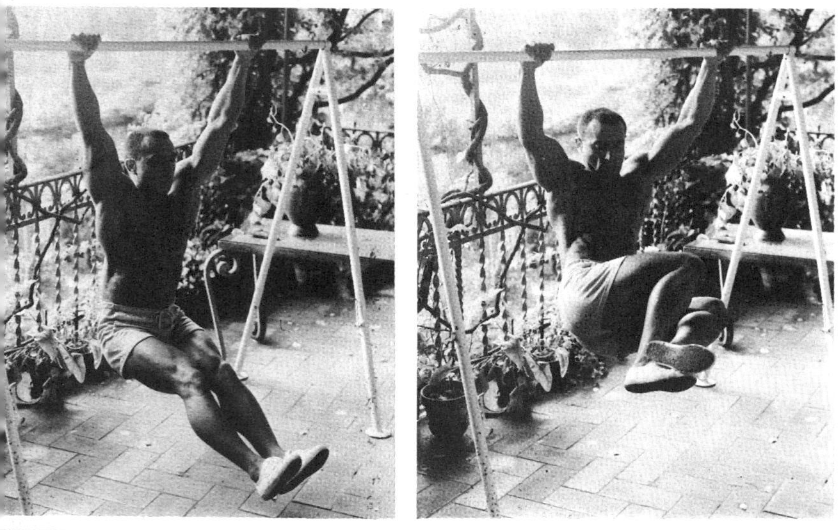

OBLIQUES À LA BARRE Superset 3 × 15

TRACTIONS À LA POITRINE 5 × 15

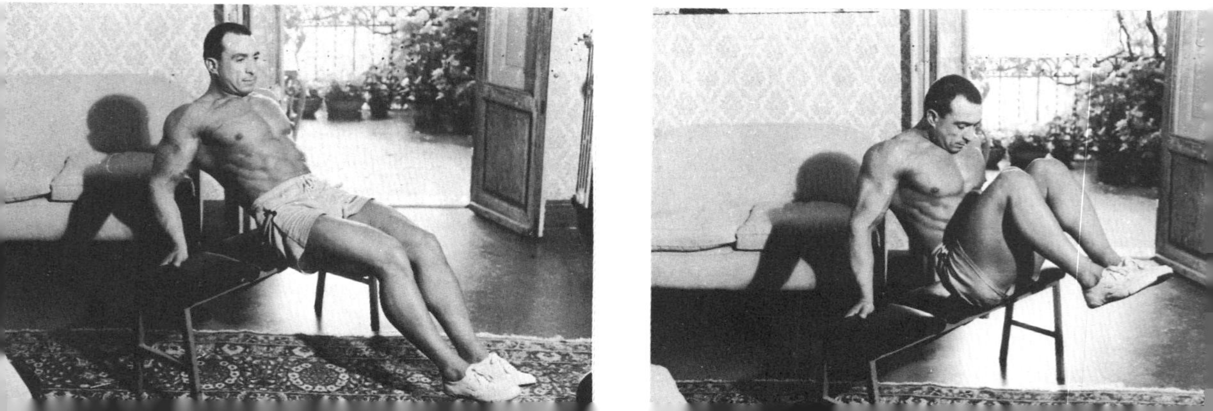

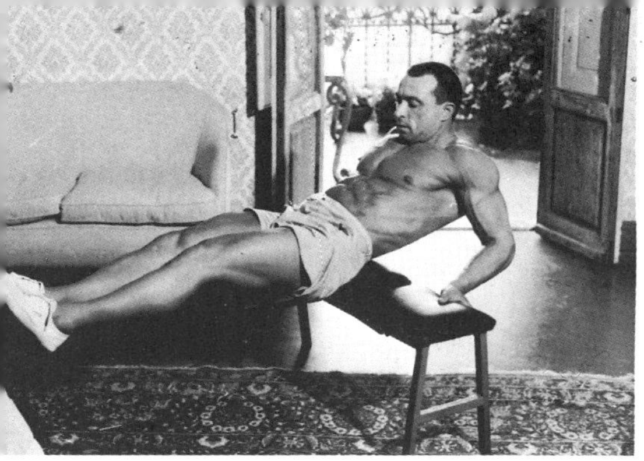

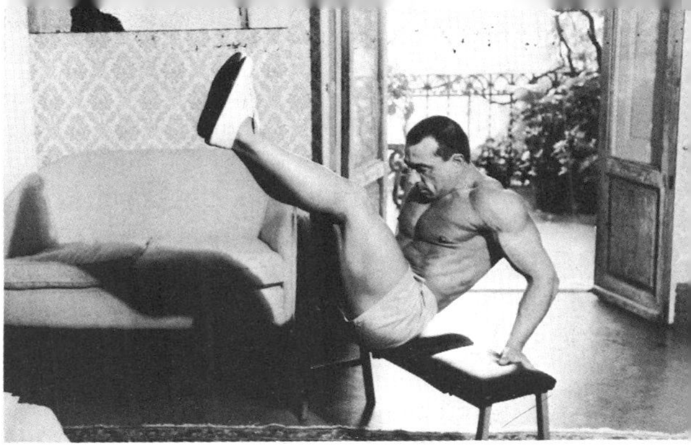

JACKNIFES 5 × 15

BICEPS - AVANT-BRAS

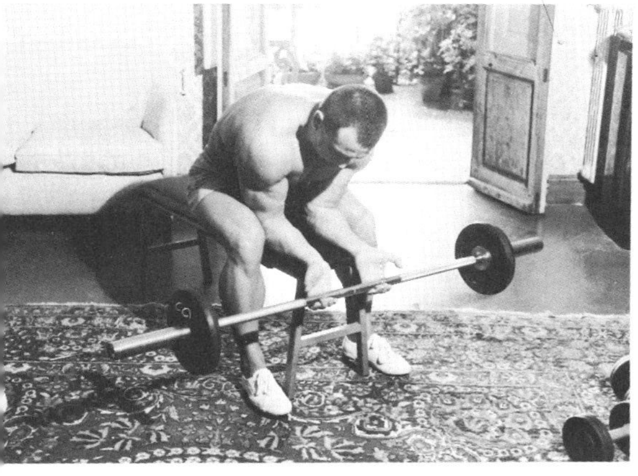

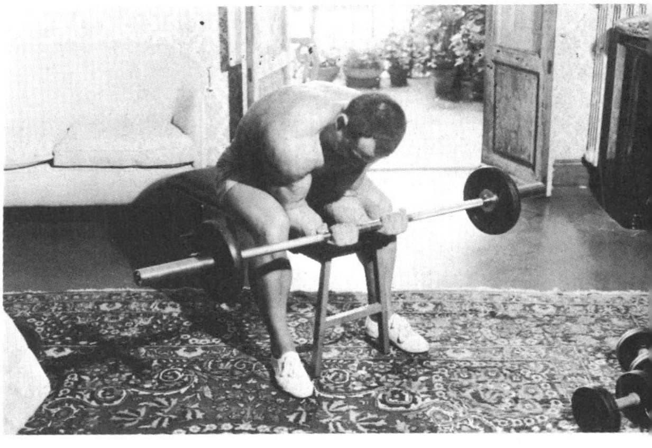

WRIST CURL 5 × 15

CONCENTRATION CURL 3 × 12

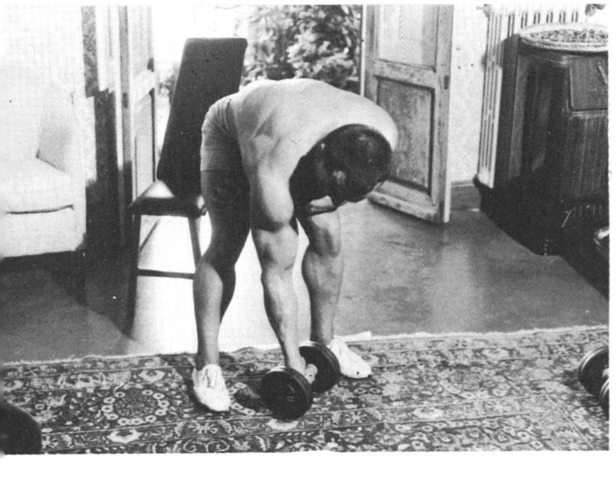

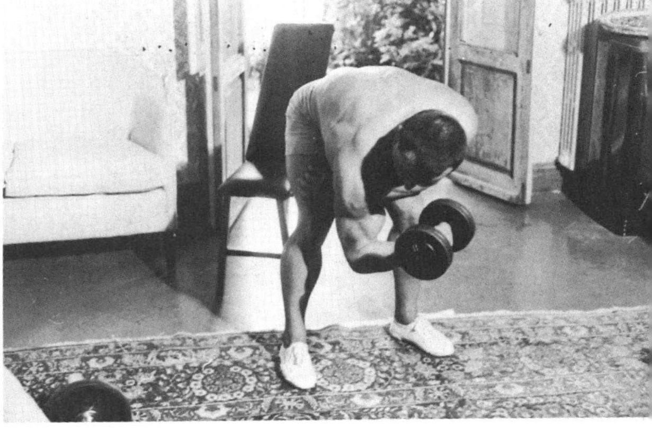

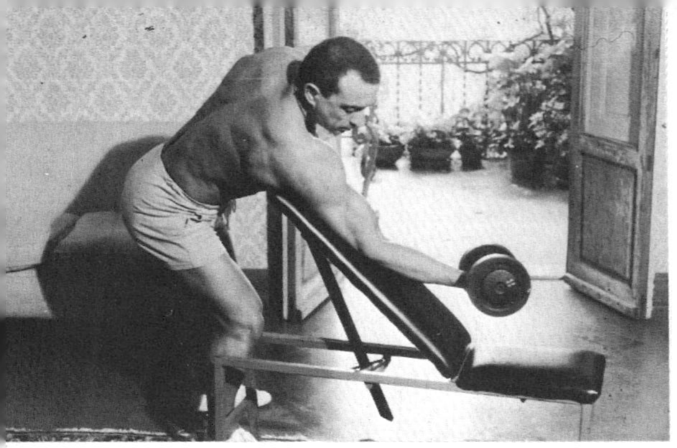

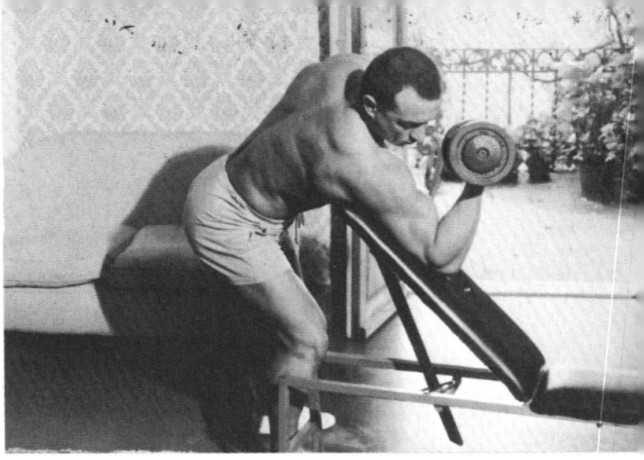

CURL SCOTT 3 × 12

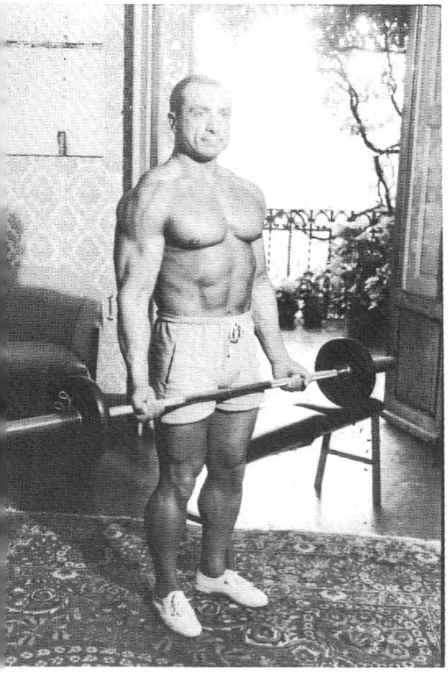

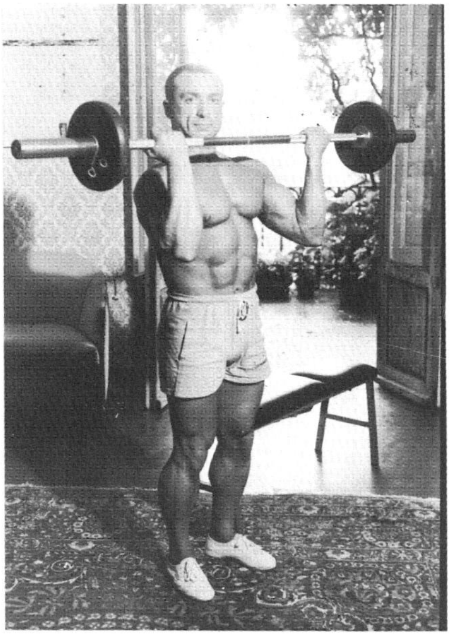

CURLING 12-10-8-6

ÉPAULES

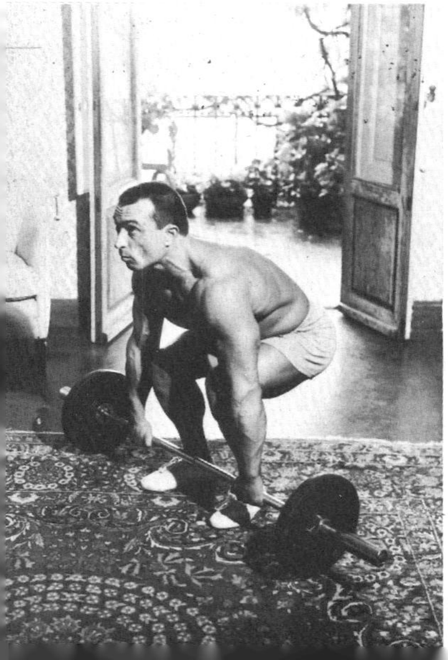

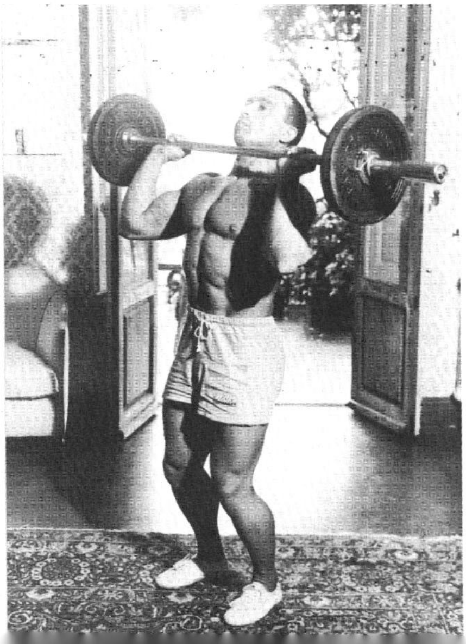

SOULÈVEMENTS
AUX ÉPAULES 5 × 12

DÉTENTE LENTE EN AVANT 12-10-8-6

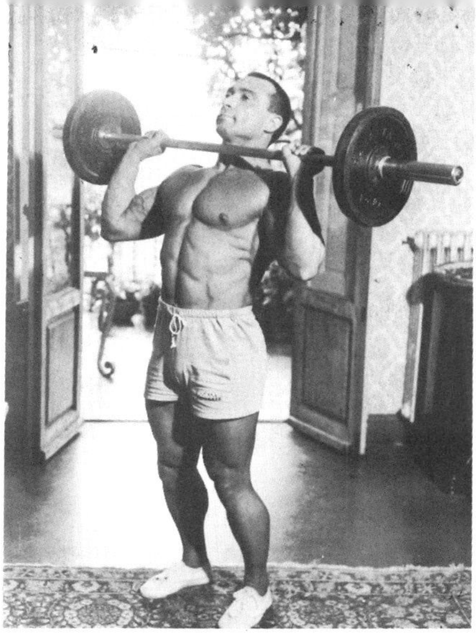

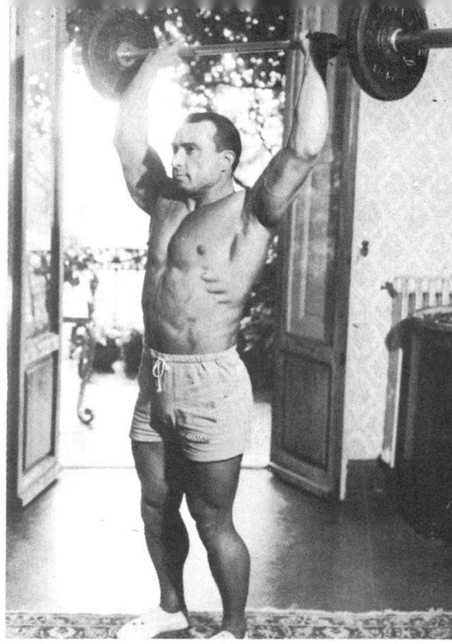

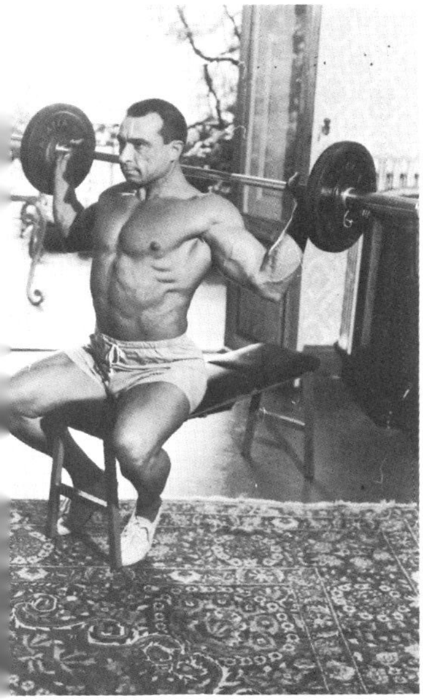

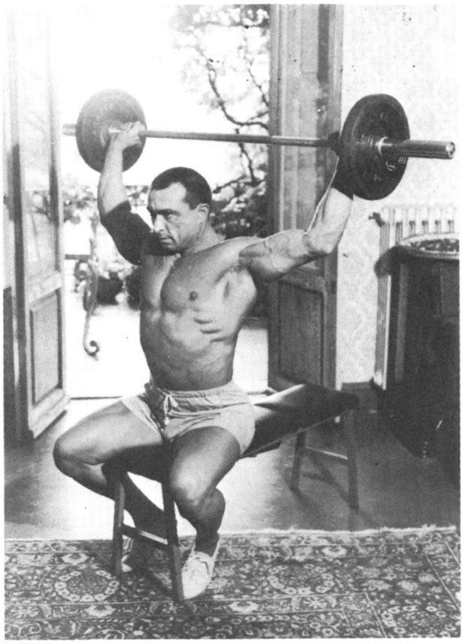

DÉTENTE LENTE ARRIÈRE 5 × 10

CRUCIFIX
Superset 5 × 12

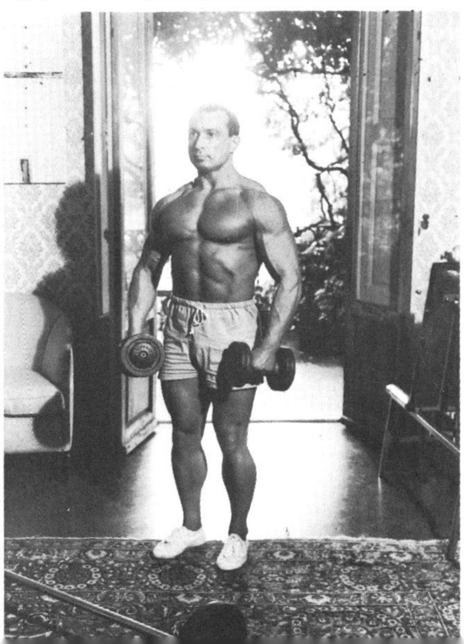

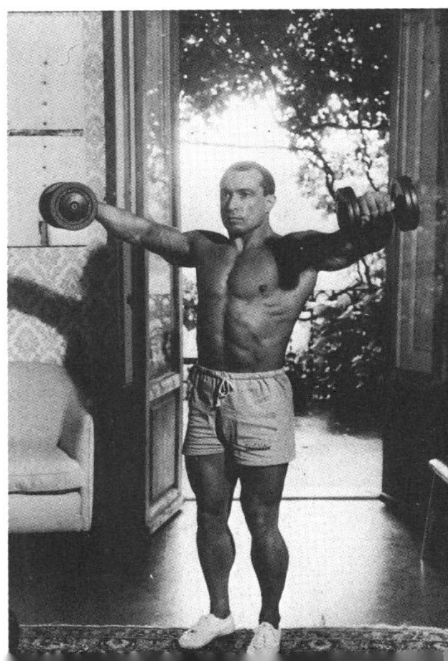

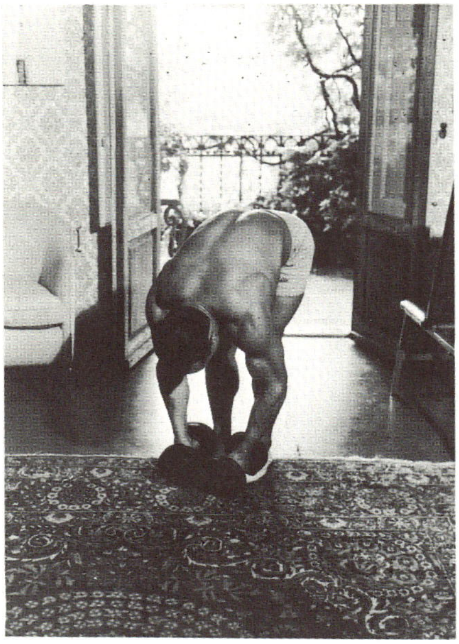

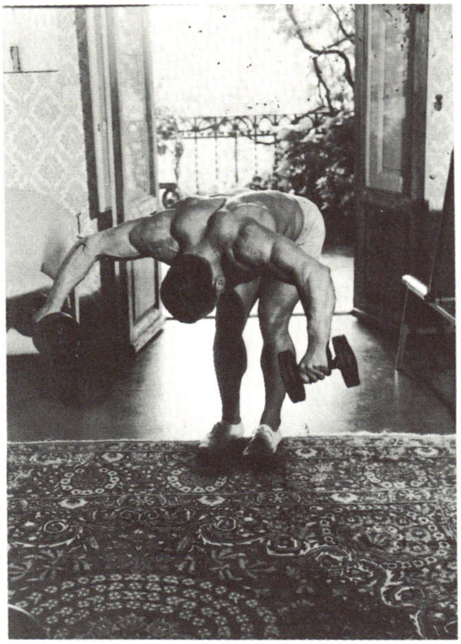

CRUCIFIX À 90° Superset 5 × 12

SOULÈVEMENTS ÉTROITS AU MENTON 5 × 10

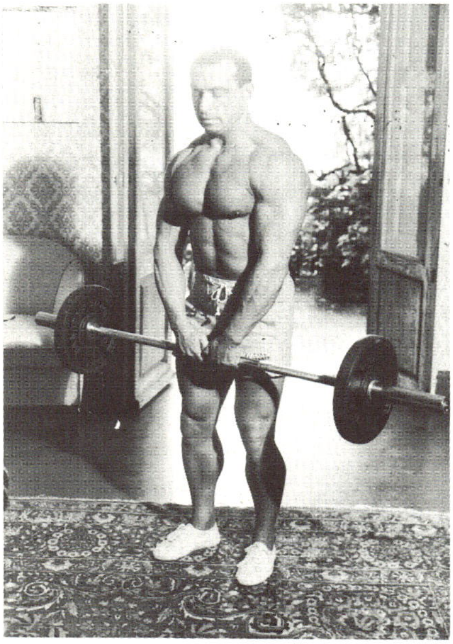

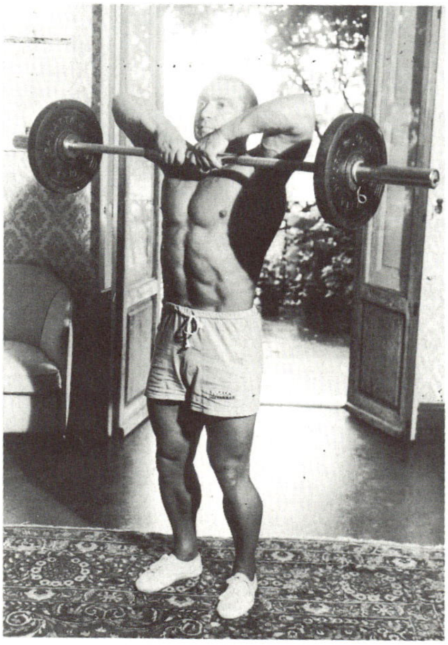

MARDI/JEUDI/SAMEDI APRÈS-MIDI

DOS

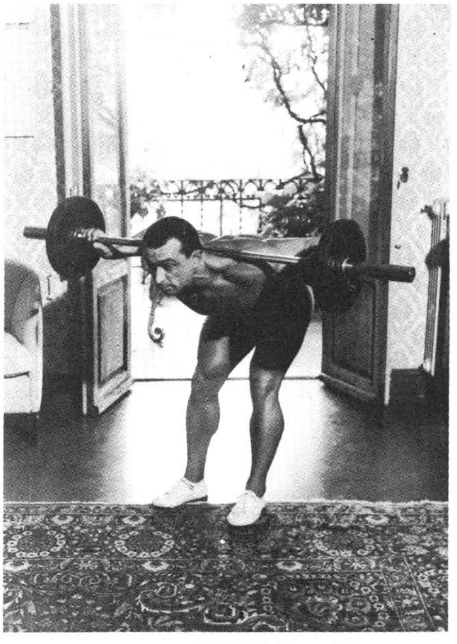

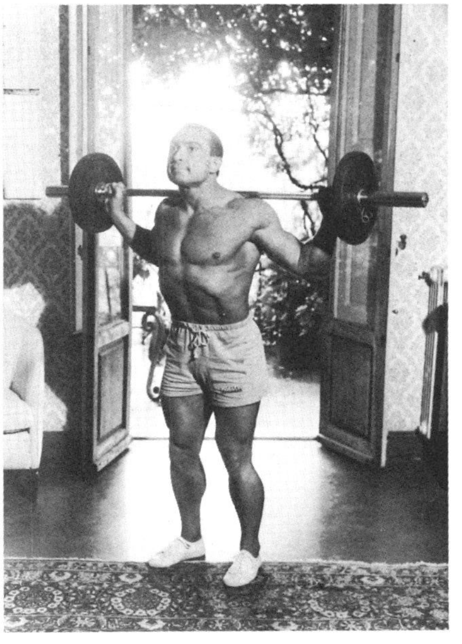

GOOD MORNING 5 × 12

RAMEUR AVEC HALTÈRE 5 × 12

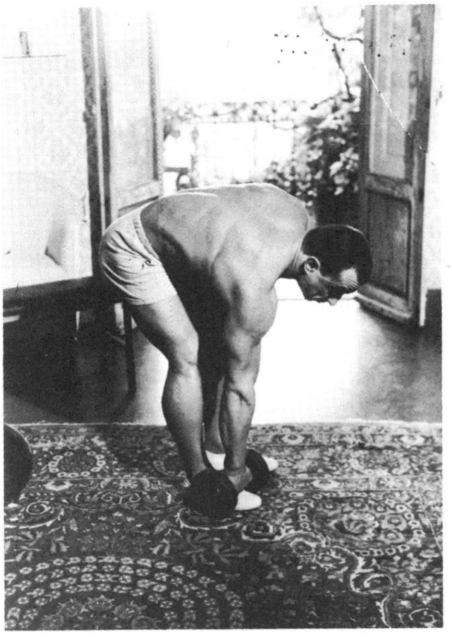

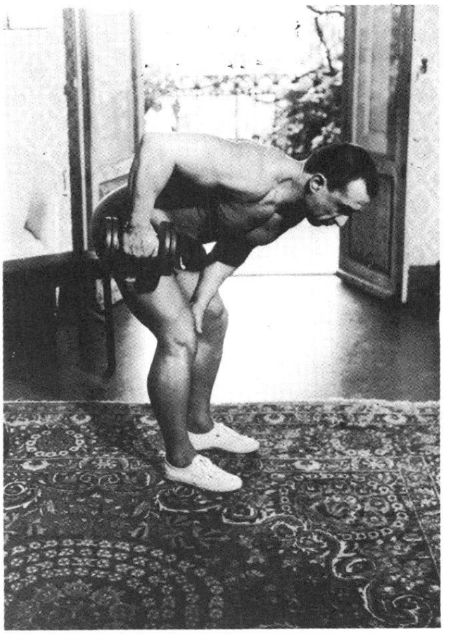

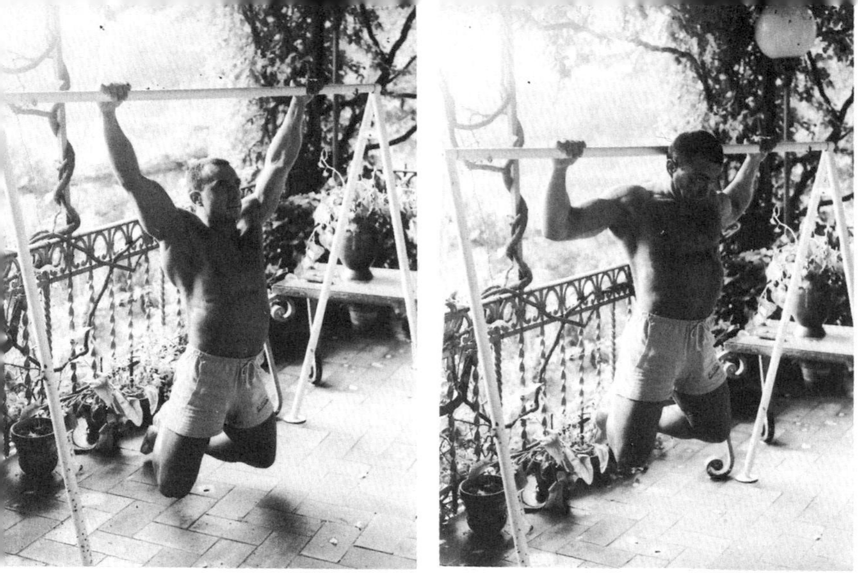

BARRE EN ARRIÈRE
5 × 10

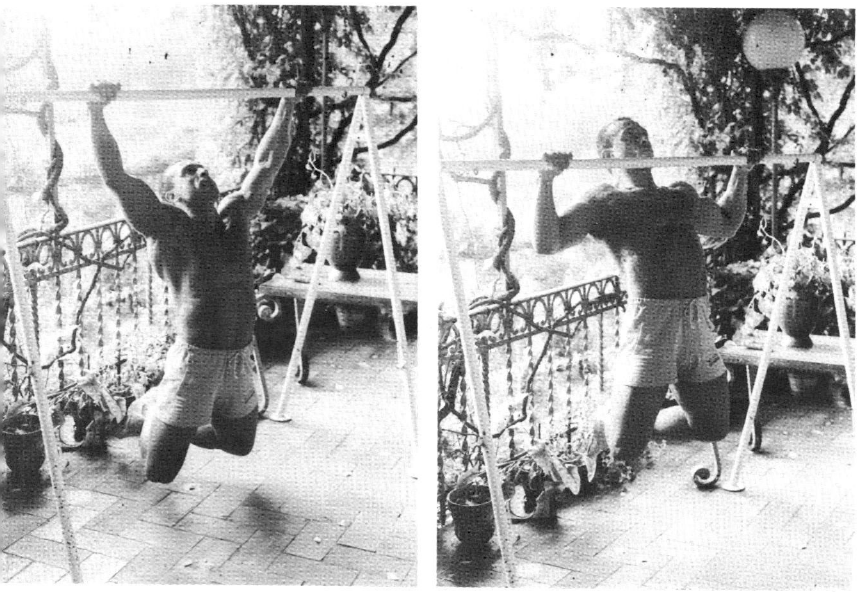

BARRE EN AVANT
5 × 10

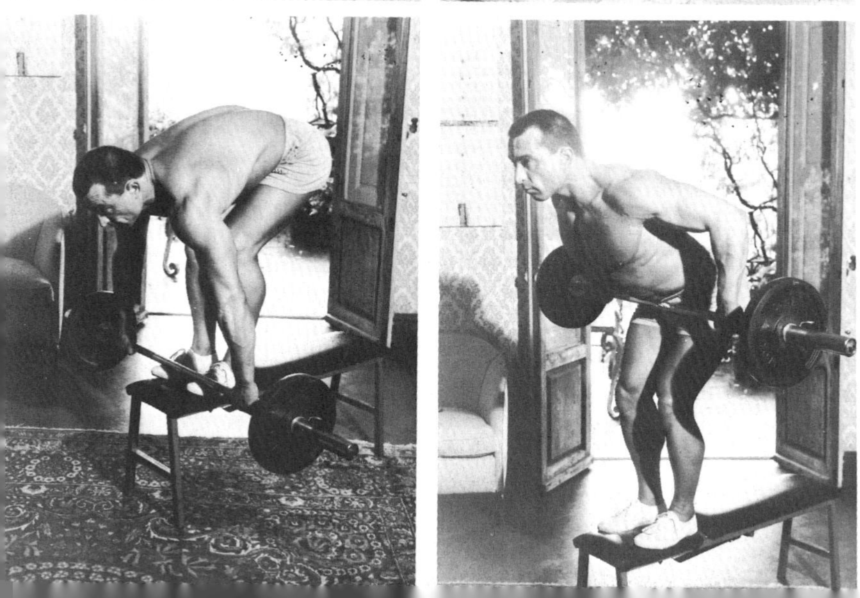

RAMEUR AVEC BALANCIER 5 × 10

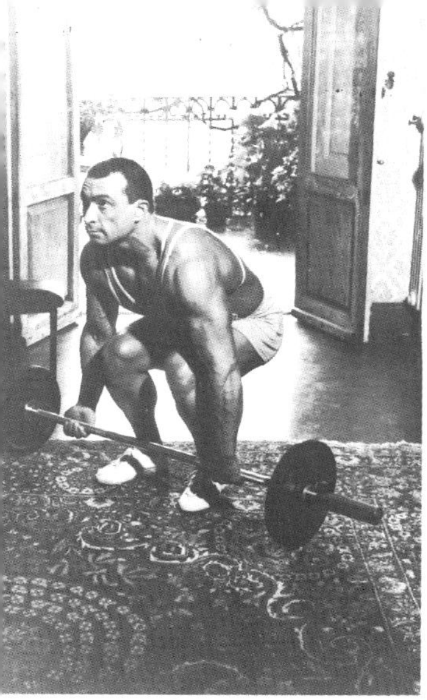

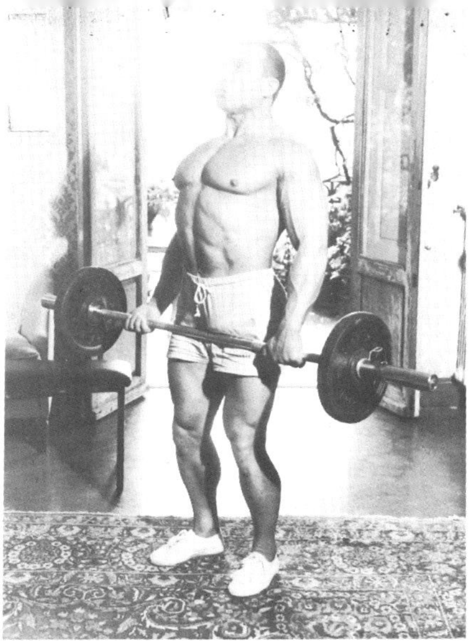

DÉCOLLEMENT DU SOL 10-8-6-4

MOLLETS

MOLLETS ASSIS
Superset 5 × 12

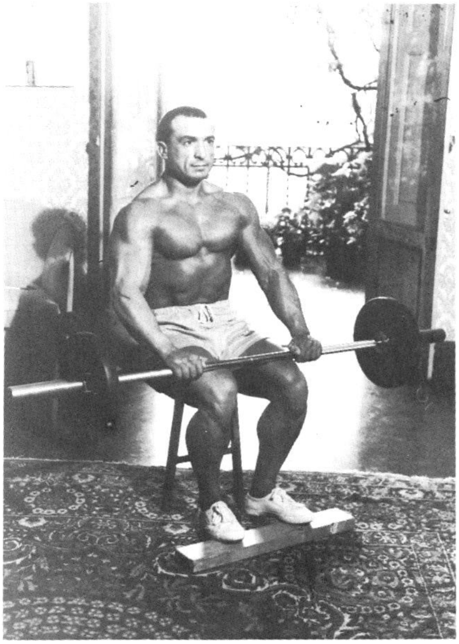

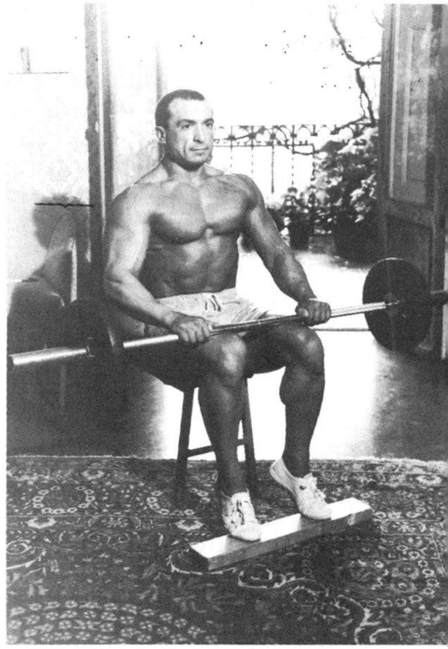

MOLLETS AVEC HALTÈRE
Superset 5 × 12

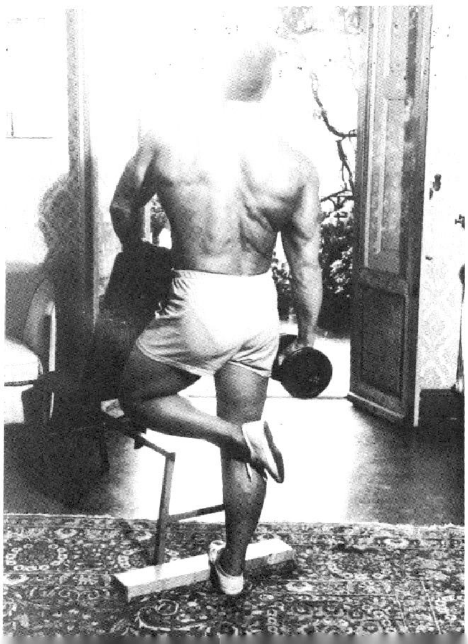

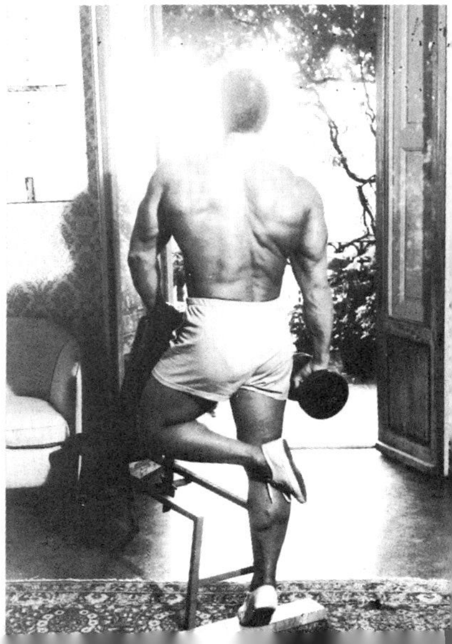

DOUZIÈME SEMAINE

L'investissement est à son niveau maximal: 2 entraînements par jour, encore plus de séries, encore moins de repos entre les séries (30 secondes). Encore une activité aérobique. Serrez les dents, vous touchez au but!

XIIe SEMAINE

TROISIÈME PHASE
DÉVELOPPEMENT MUSCULAIRE GÉNÉRAL

LUNDI/MERCREDI/VENDREDI

groupe musculaire	exercices		n. séries	n. rép.
MATIN				
ABDOMEN	Twist	Séries longues	20 min.	
	Side bend			
	Élévations des jambes		5	15
	Crunch			
TRICEPS	Kick back	Superset	5	12
	Triceps avec haltère assis			
	Parallèles étroites		5	10
	French press sur banc horizontal		12-10-8-6	
APRÈS-MIDI				
POITRINE	Croix hautes	Superset	5	12
	Banc haut avec haltères			
	Banc horizontal		12-10-8-6	
	Parallèles larges		5	8
	Pull-over avec haltère		5	10
JAMBES	Extensions avec chaussures de fer		5	12
	Hack squat		5	12
	Squat frontal		5	10
	Squat accroupi		15-12-10-8	
	Allongements		3	12
	Fémoraux avec chaus. de fer	Superset	5	12
	Décollements jambes tendues			
MOLLETS	Mollets debout		12-10-8-6	
	Mollets avec haltère		5	15

MARDI/JEUDI/SAMEDI

groupe musculaire	exercices		n. séries	n. rép.
MATIN				
ABDOMEN	Side bend		3	15
	Obliques à la barre			
	Traction à la poitrine		5	15
	Jacknifes			
BICEPS AVANT-BRAS	Concentration curl avec balancier		3	15
	Concentration curl avec haltère		3	15
	Curl scott		3	12
	Curling sur banc incliné		5	10
	Curl inversé		5	15
ÉPAULES	Tractions étroites au menton		5	10
	Crucifix à 90°	Séries longues	5	12
	Crucifix			
	Crucifix sur banc incliné			
	Soulèvements frontaux avec balancier			
	Détente lente avec haltères assis		12-10-8-6	
APRÈS-MIDI				
DOS	Haussements des épaules avec haltères		5	10
	Haussements des épaules avec balancier		5	12
	Barre en avant	Superset	5	10
	Barre en arrière			
	Barre inversée		5	10
	Rameur avec haltère		5	12
	Rameur au sternum		3	12
	Dorsy bar		12-10-8-6	
	Good morning		3	15
MOLLETS	Mollets assis		5	15
	Donkey calf raise		3	12

INTENSITÉ
Modérée

RÉCUPÉRATION
entre séries
1 mn. sur l'exercice de base
30 s. sur l'exercice complém.
entre groupes musculaires 5 mn.

NOUVEAUX STIMULUS ET TECHNIQUES POUR ACCÉLÉRER LA SURCOMPENSATION
Contractions entre séries. Peak contraction. Superset. Séries longues. Entraînement de qualité

TECHNIQUES POUR ÉLEVER LE MÉTABOLISME BASAL
Double entraînement journalier. Squat respiratoire. Aérobic

ACTIVITÉ AÉROBIQUE
2-3 fois par semaine pendant 20 à 30 mn.

MENSURATIONS
cou cm ______
épaules cm ______
thorax cm ______
bras cm ______
taille cm ______
cuisse cm ______
mollets cm ______

POIDS
kg ______

LUNDI/MERCREDI/VENDREDI
MATIN

ABDOMEN

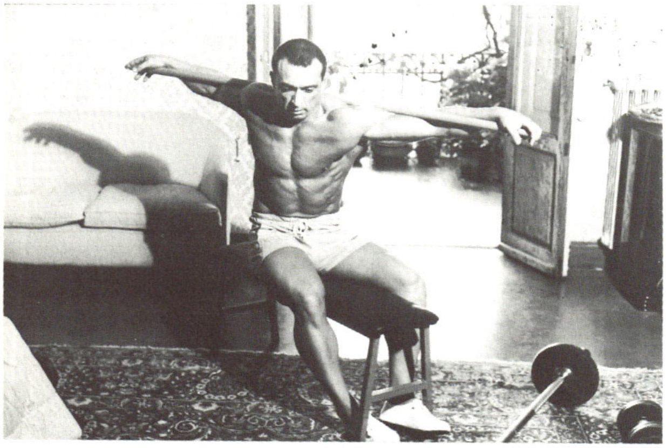

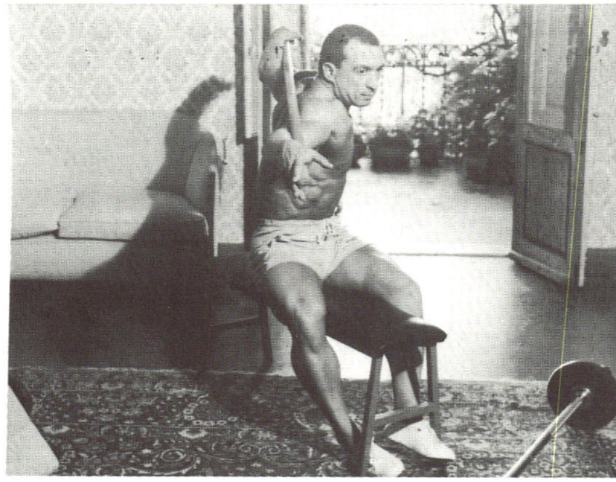

TWIST 20 MINUTES

SIDE BEND
Série longue 5 × 15

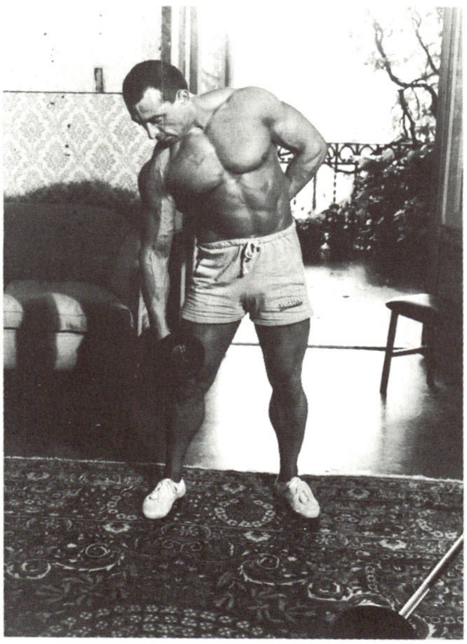

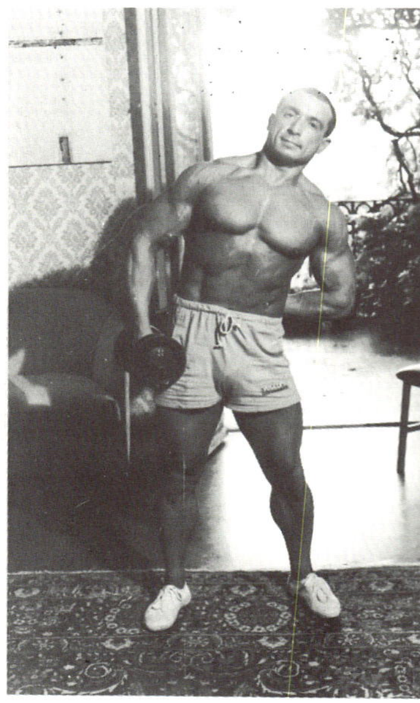

ÉLÉVATIONS DES JAMBES
Série longue 5 × 15

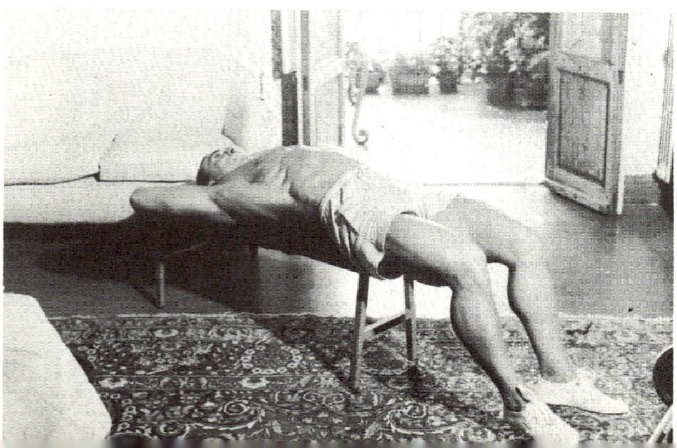

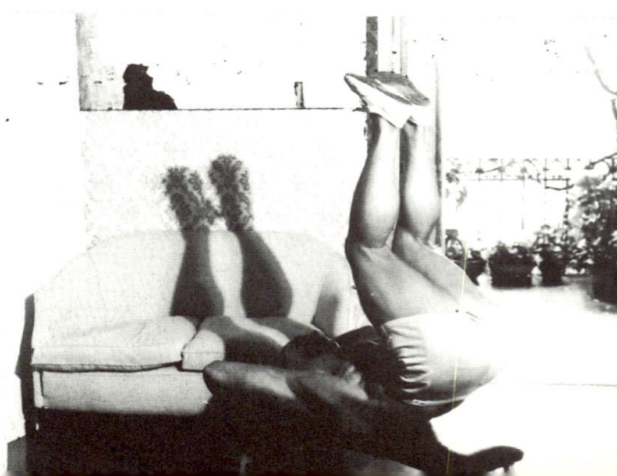

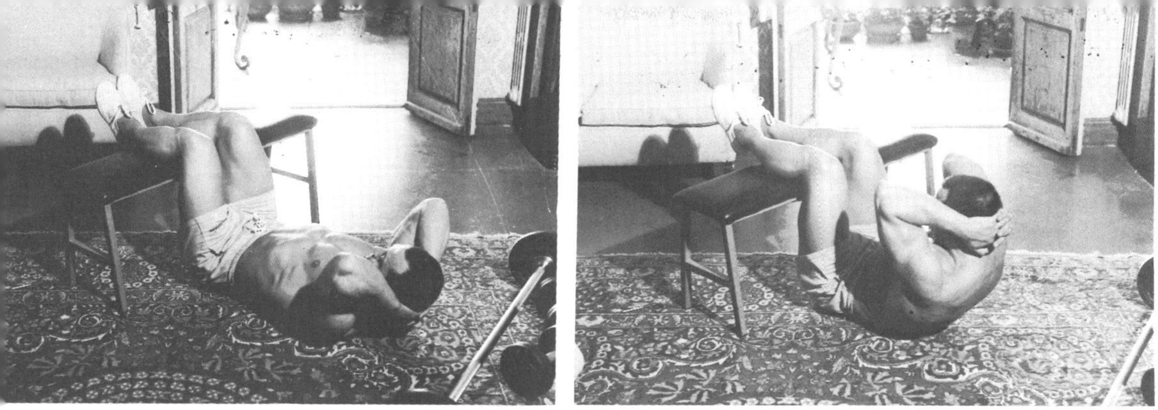

CRUNCH Série longue 5 × 15

TRICEPS

KICK BACK
Superset 5 × 12

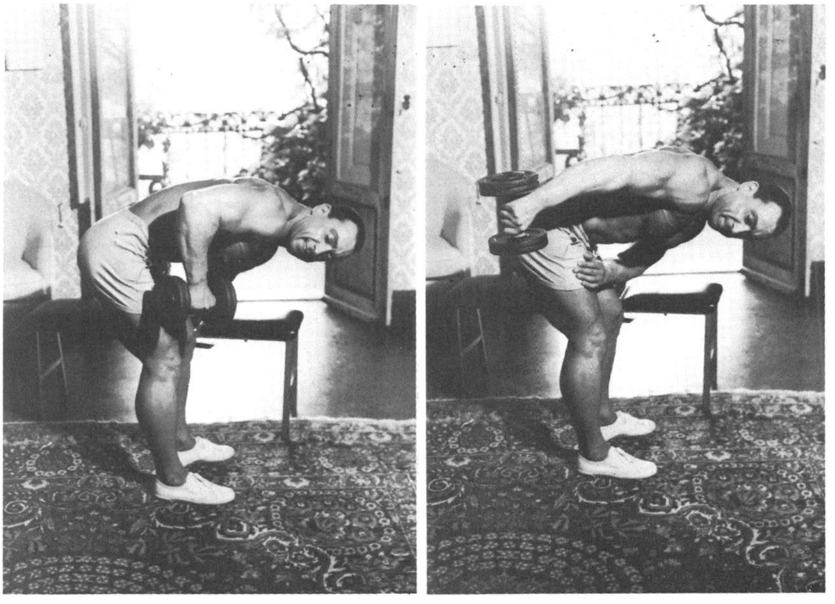

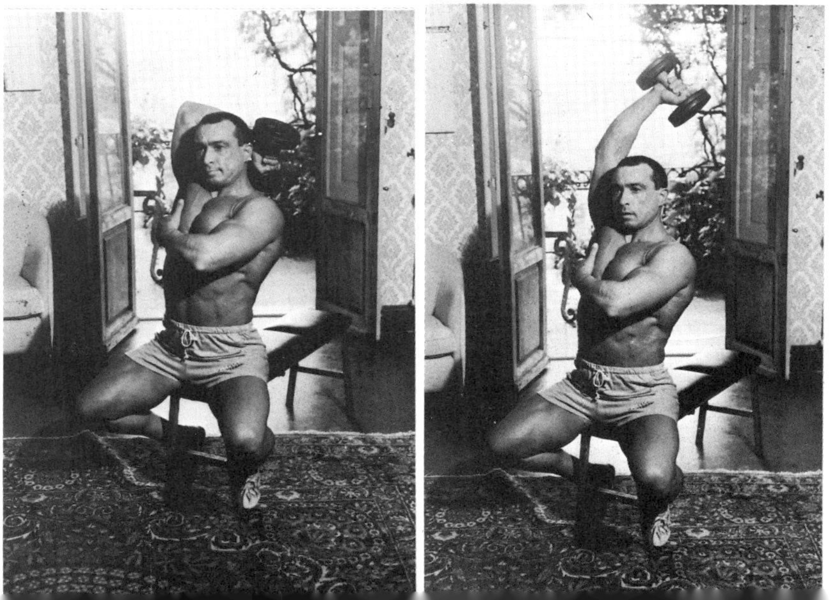

TRICEPS AVEC HALTÈRE ASSIS
Superset 5 × 12

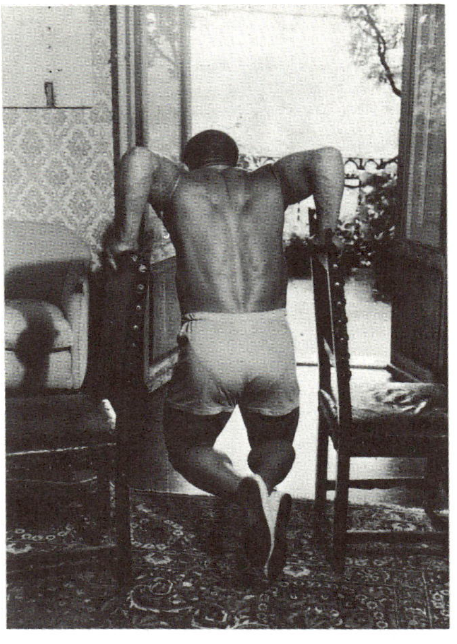

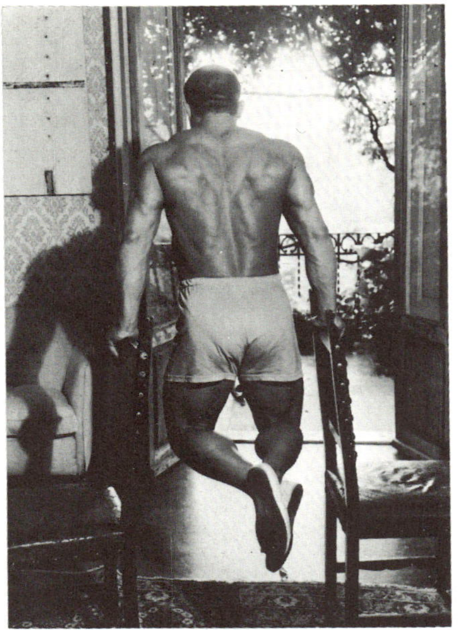

PARALLÈLES ÉTROITES 5 × 10

FRENCH PRESS SUR BANC HORIZONTAL 12-10-8-6

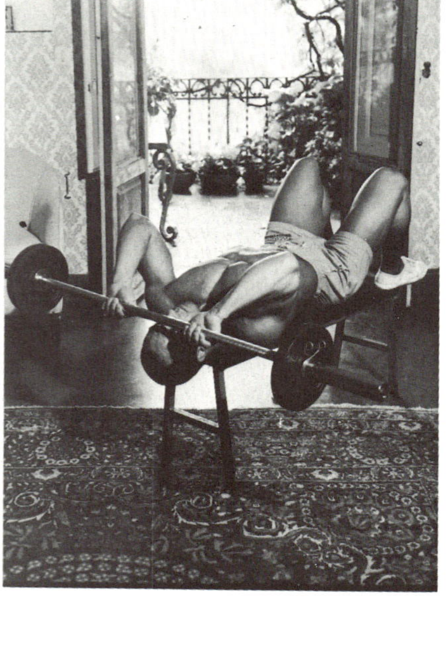

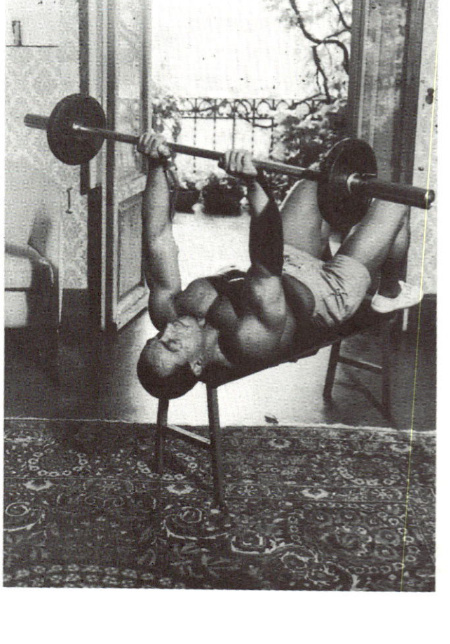

LUNDI/MERCREDI/VENDREDI
APRÈS-MIDI

POITRINE

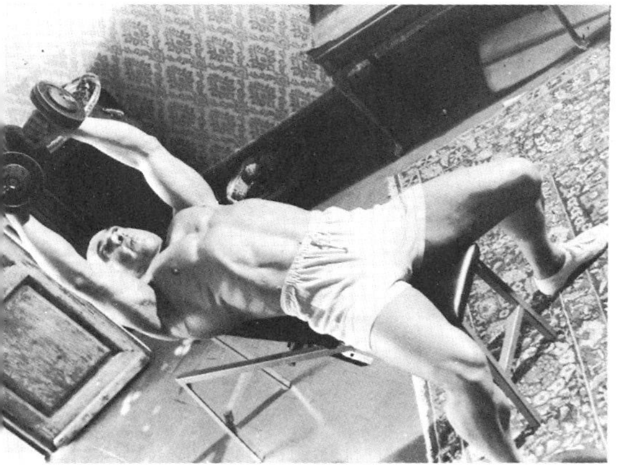

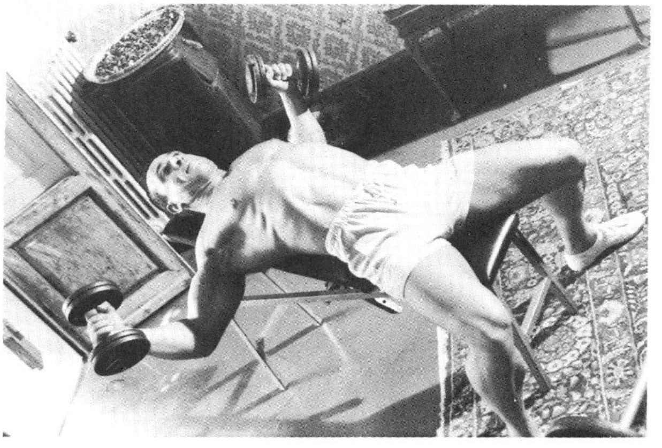

CROIX HAUTES Superset 5 × 12

BANC HAUT AVEC HALTÈRES Superset 5 × 12

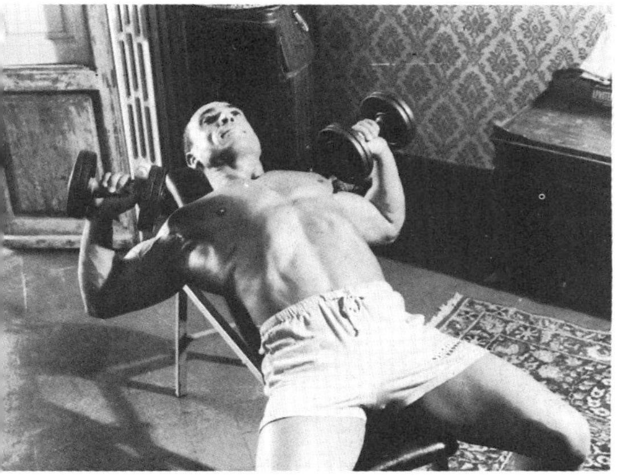

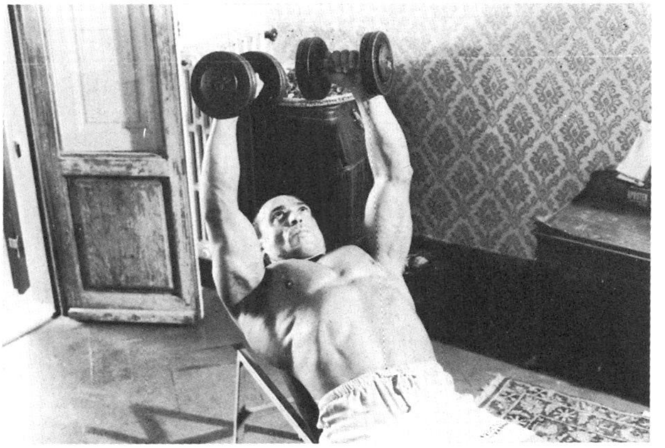

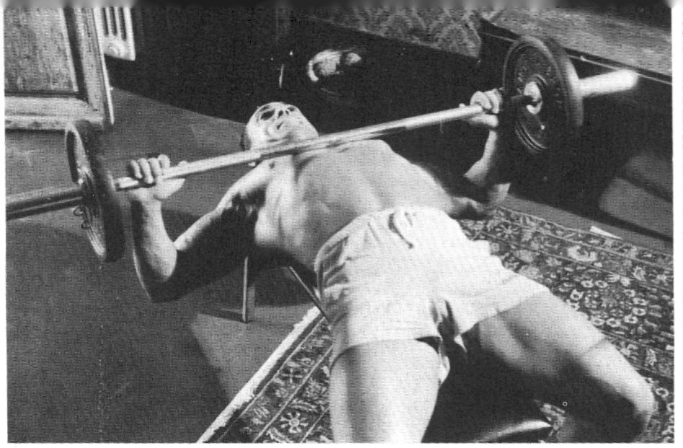

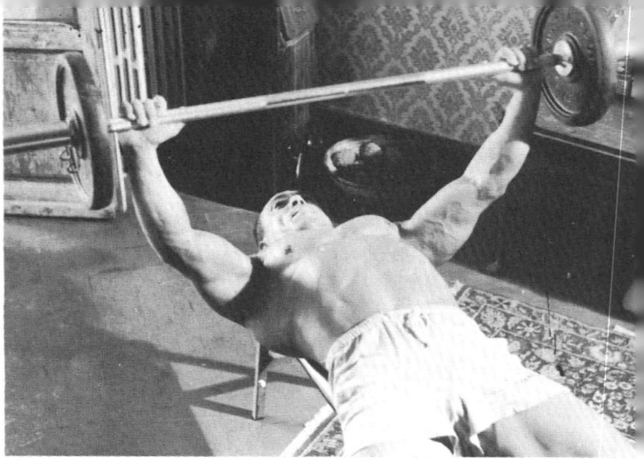

BANC HORIZONTAL 12-10-8-6

PARALLÈLES
LARGES 5 × 8

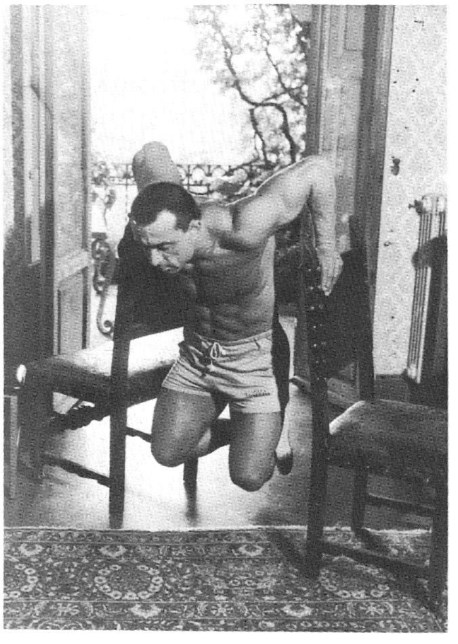

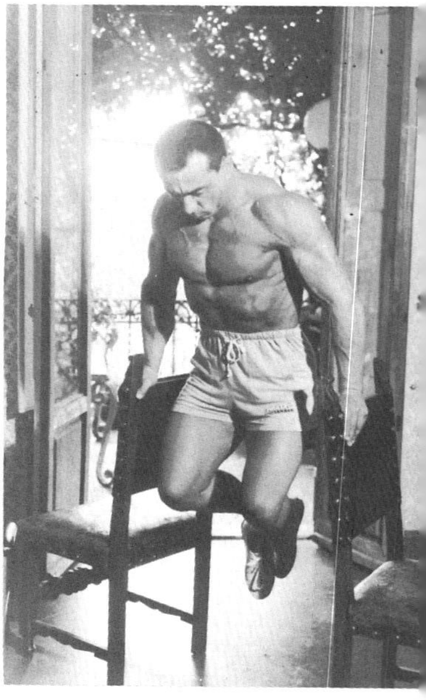

PULL-OVER AVEC HALTÈRE 5 × 10

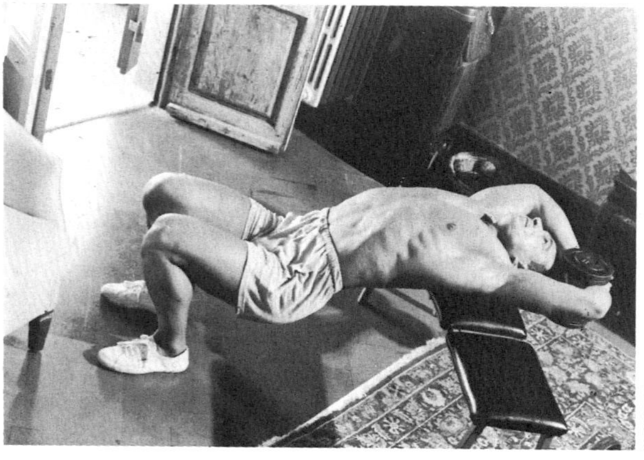

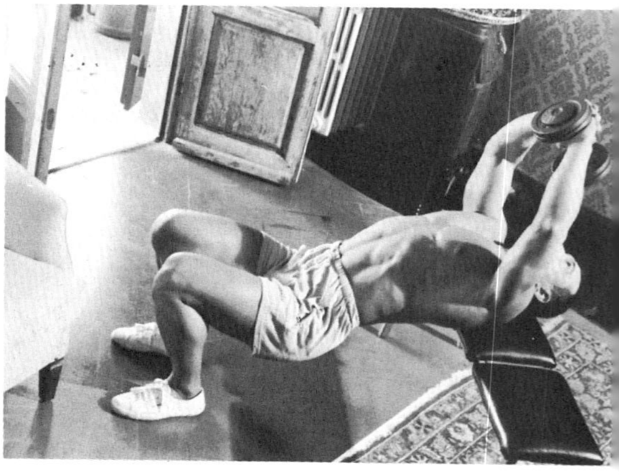

JAMBES

EXTENSIONS AVEC CHAUSSURES DE FER 5 × 12

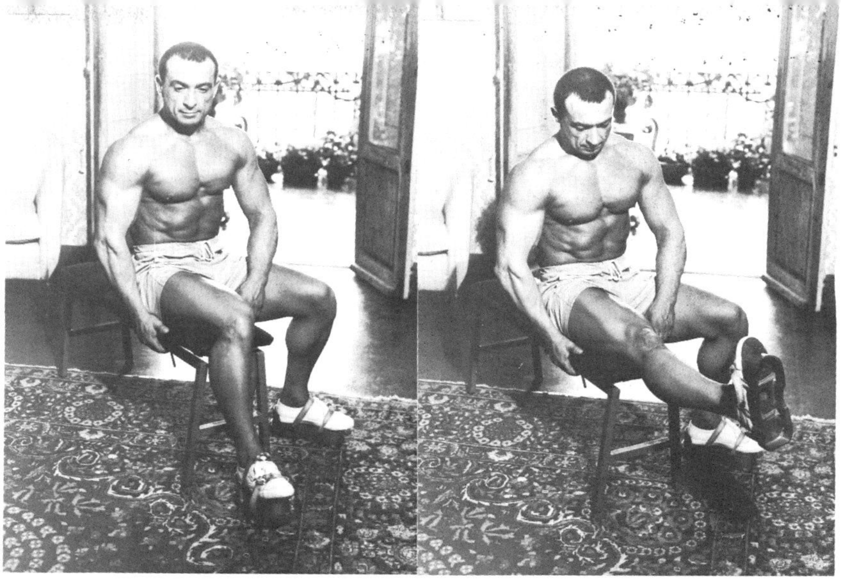

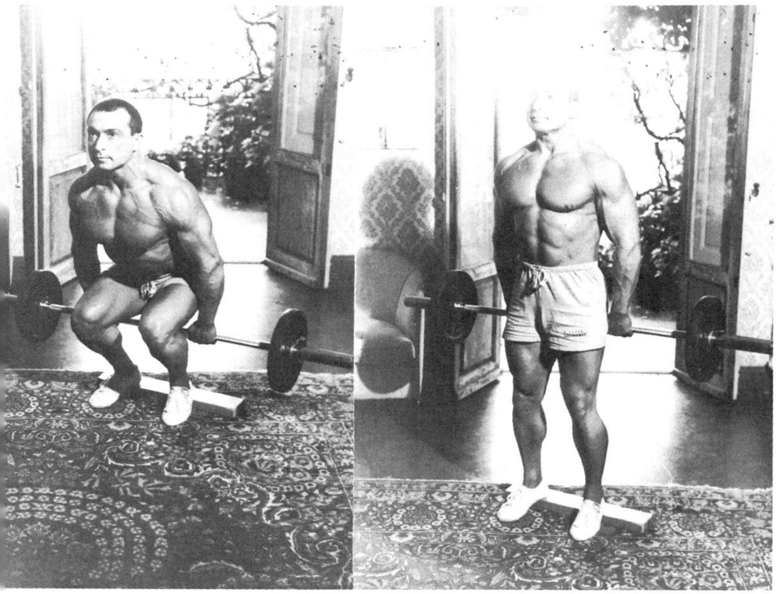

HACK SQUAT 5 × 12

SQUAT FRONTAL 5 × 10

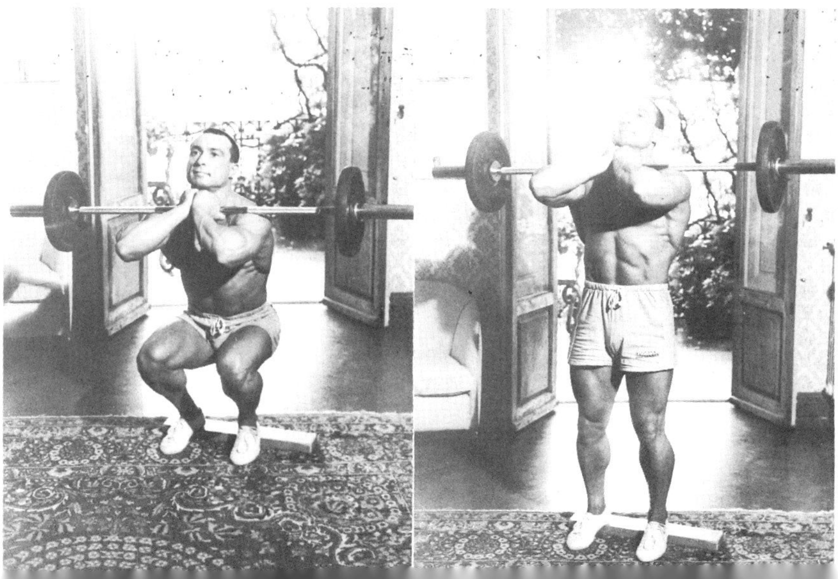

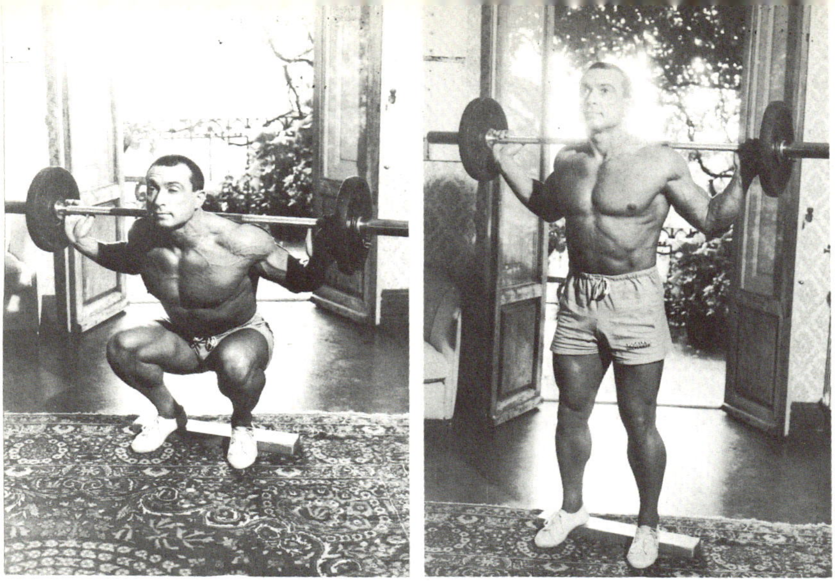

SQUAT ACCROUPI
15-12-10-8

ALLONGEMENTS
3 × 12

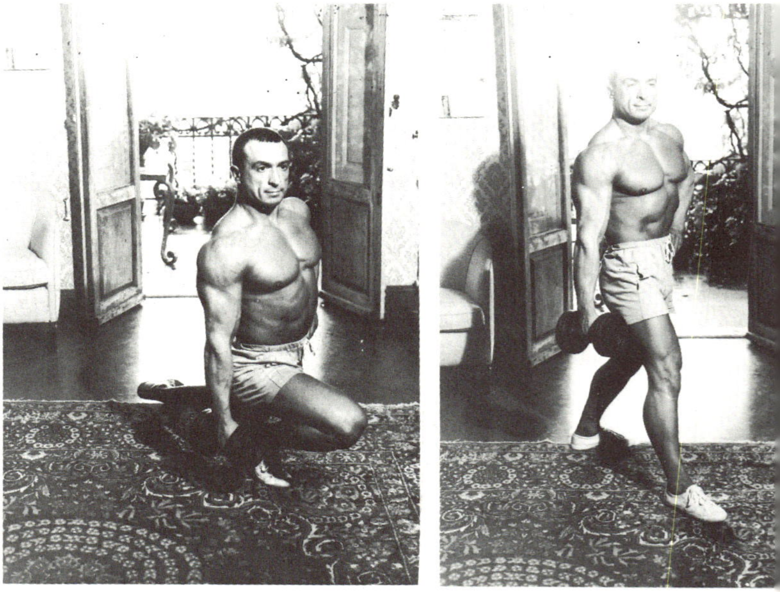

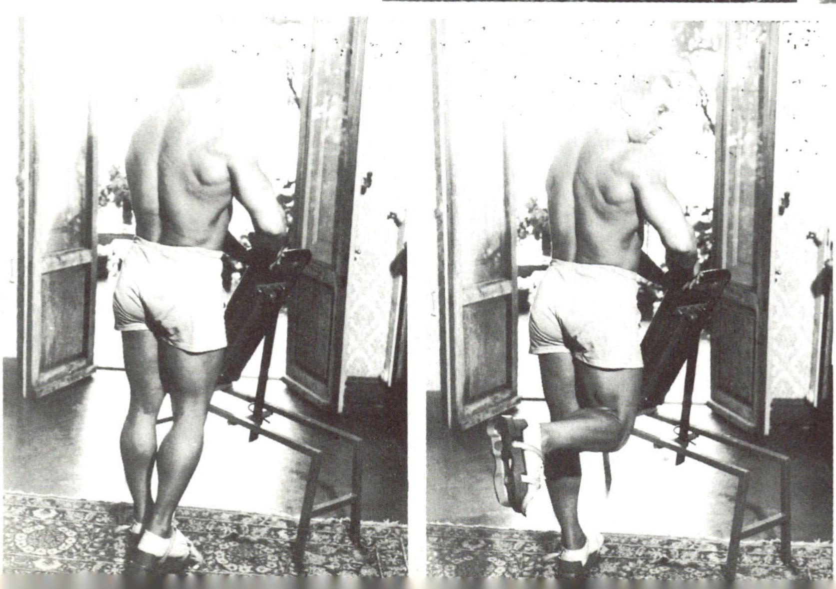

FÉMORAUX AVEC CHAUSSURES DE FER Superset 5 × 12

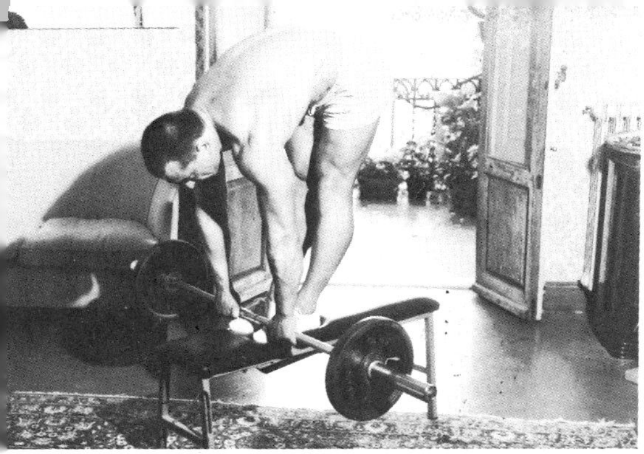

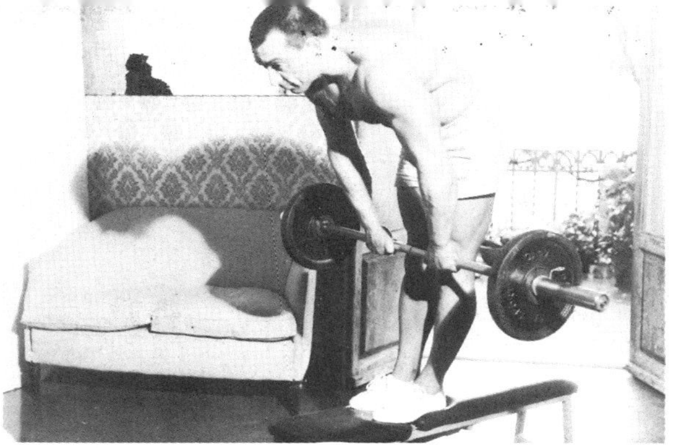

DÉCOLLEMENTS JAMBES TENDUES Superset 5 × 12

MOLLETS

MOLLETS DEBOUT
12-10-8-6

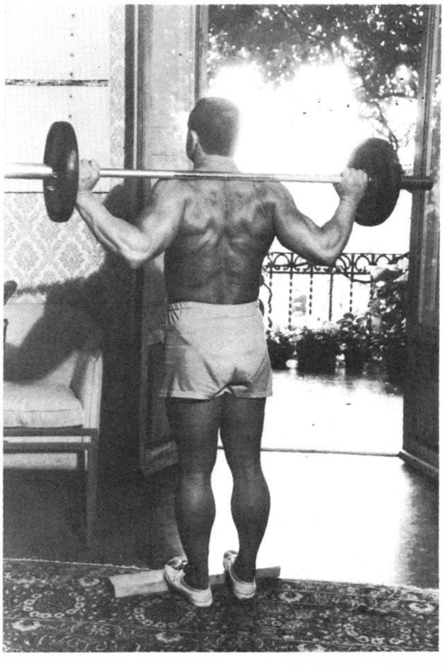

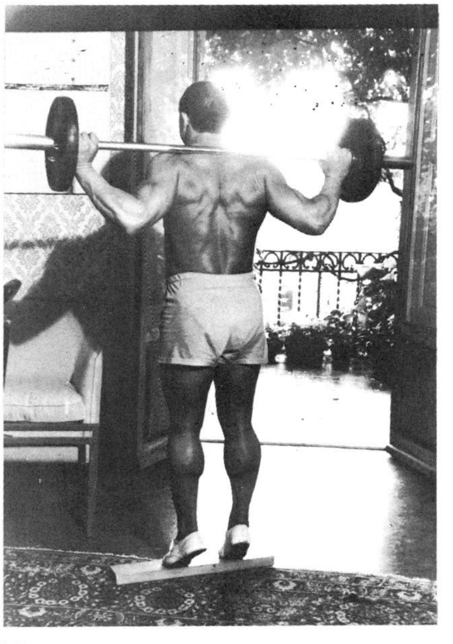

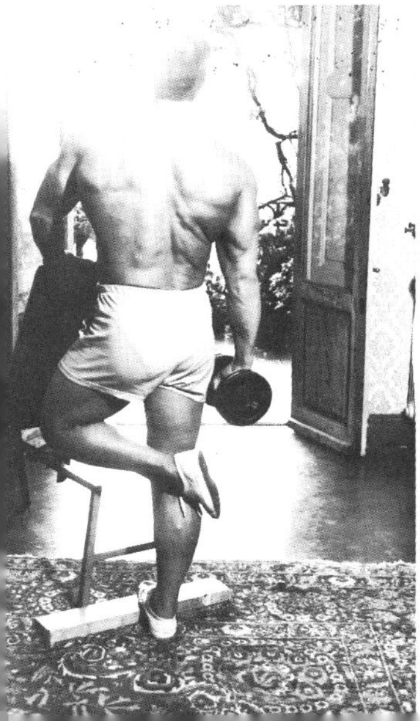

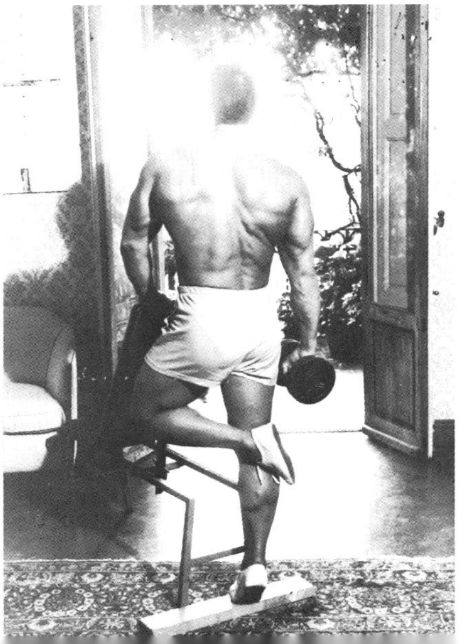

MOLLETS AVEC HALTÈRE 5 × 15

MARDI/JEUDI/SAMEDI MATIN

ABDOMEN

SIDE BEND 3 × 15

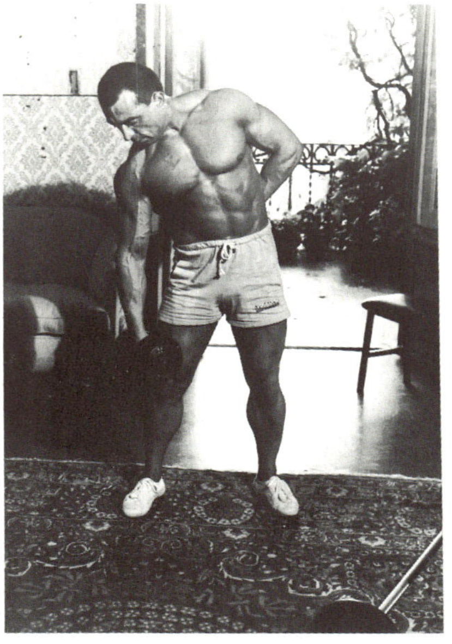

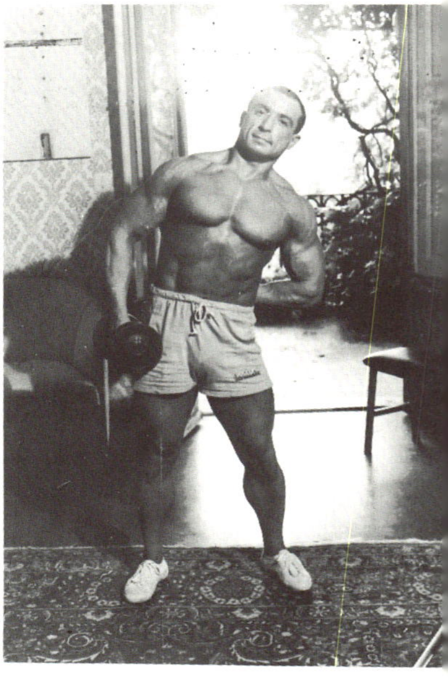

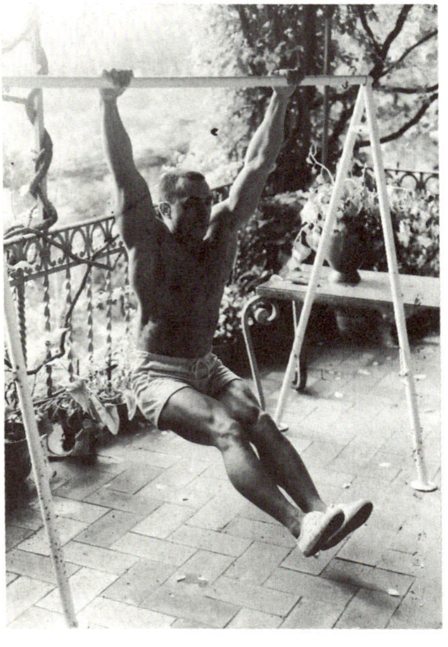

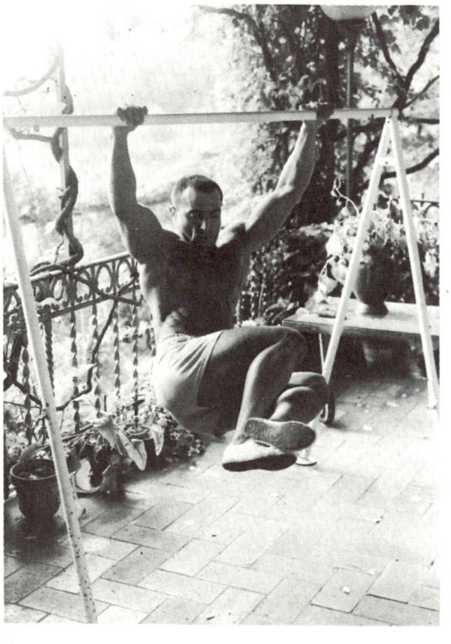

OBLIQUES À LA BARRE 3 × 15

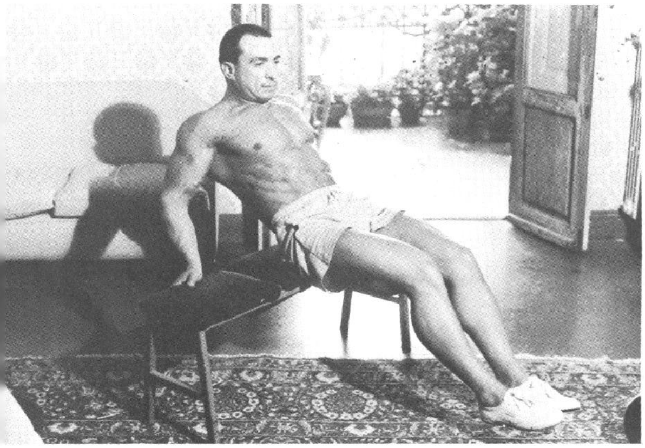
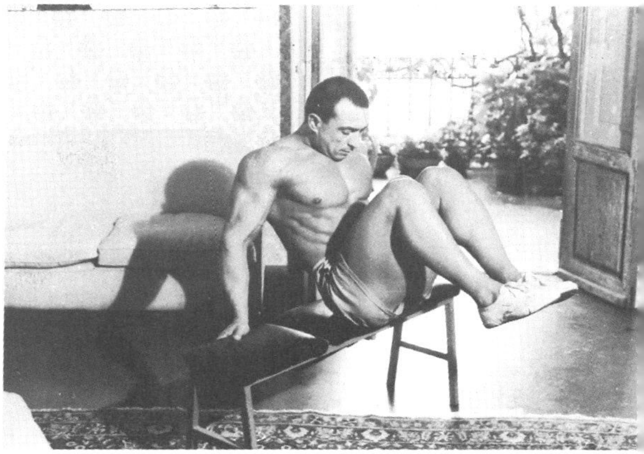

TRACTIONS À LA POITRINE 5 × 15

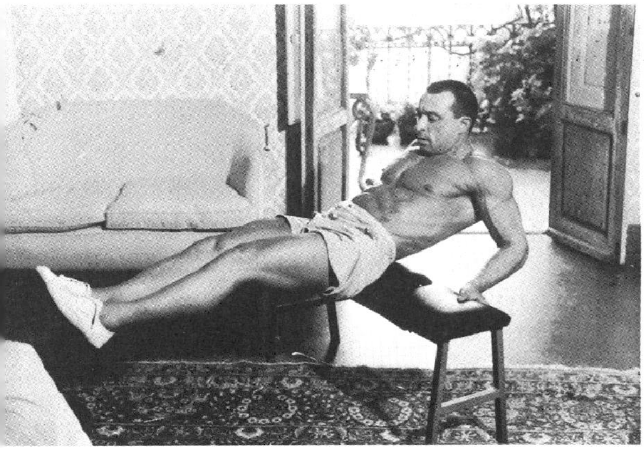
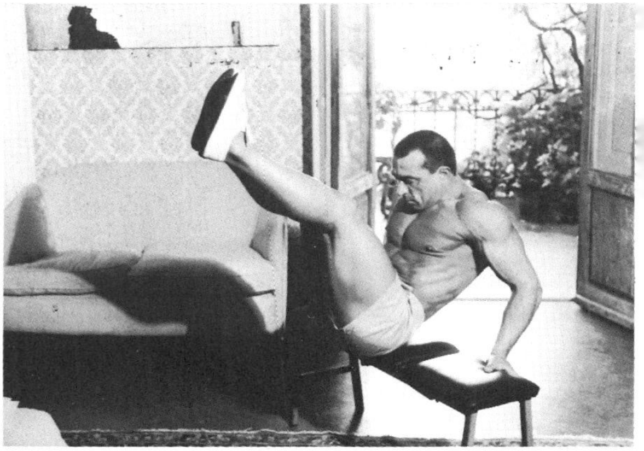

JACKNIFES 5 × 15

BICEPS - AVANT-BRAS

CONCENTRATION CURL AVEC BALANCIER 3 × 15

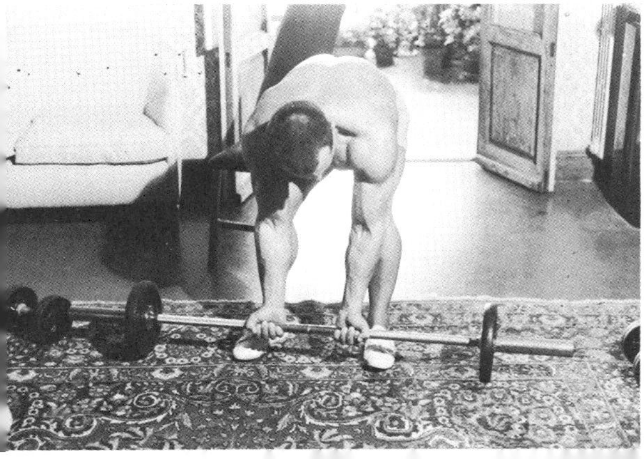
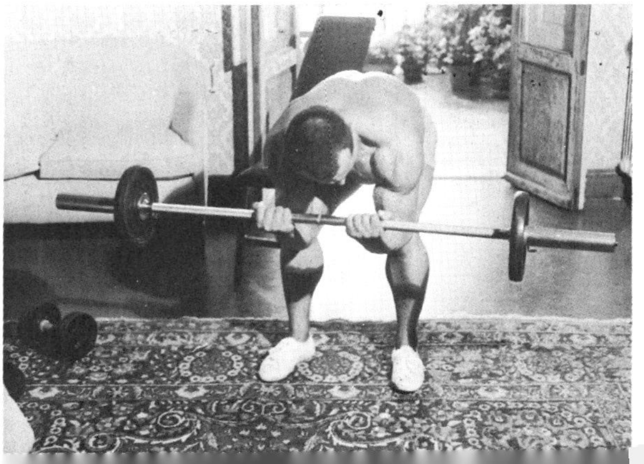

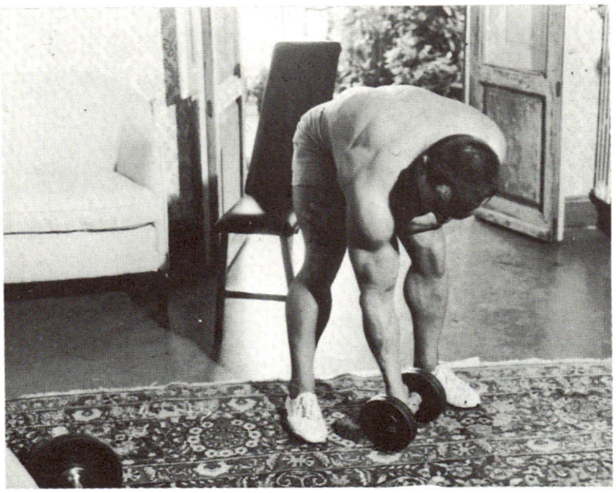

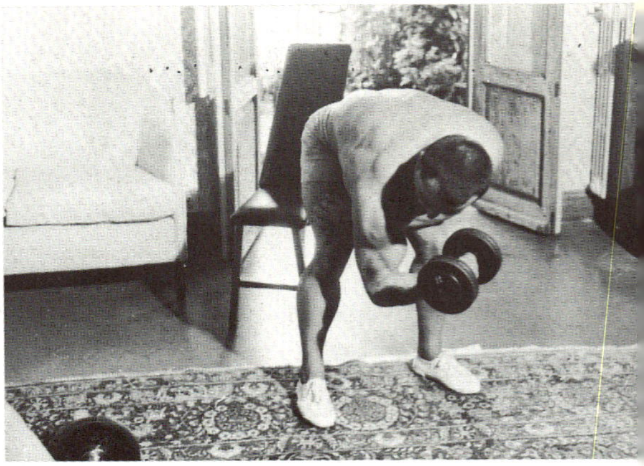

CONCENTRATION CURL AVEC HALTÈRE 3 × 15

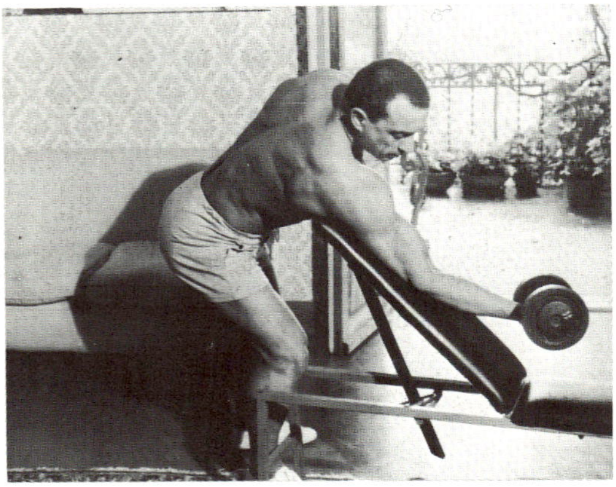

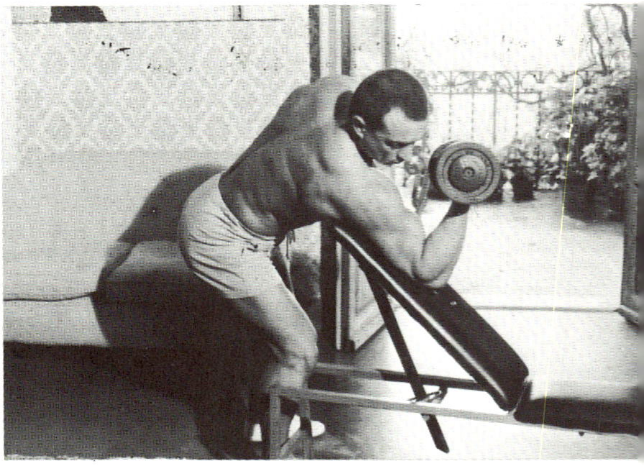

CURL SCOTT 3 × 12

CURLING SUR BANC INCLINÉ 5 × 10

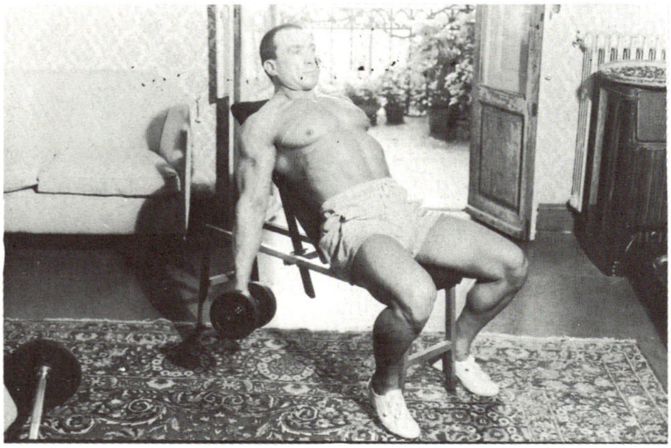

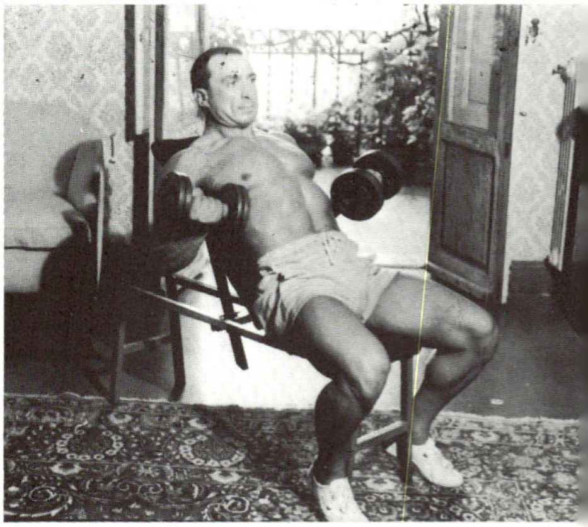

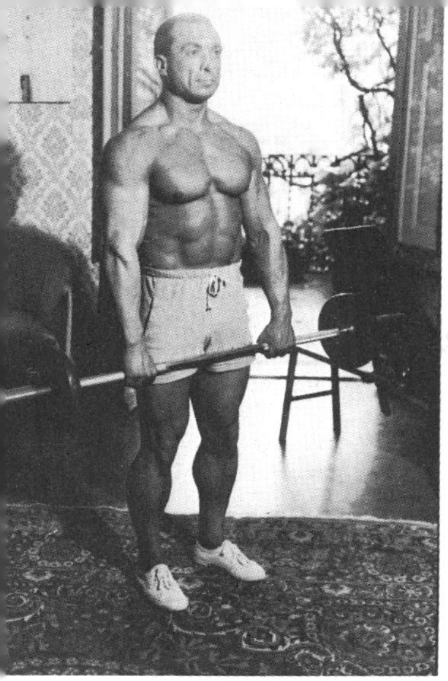

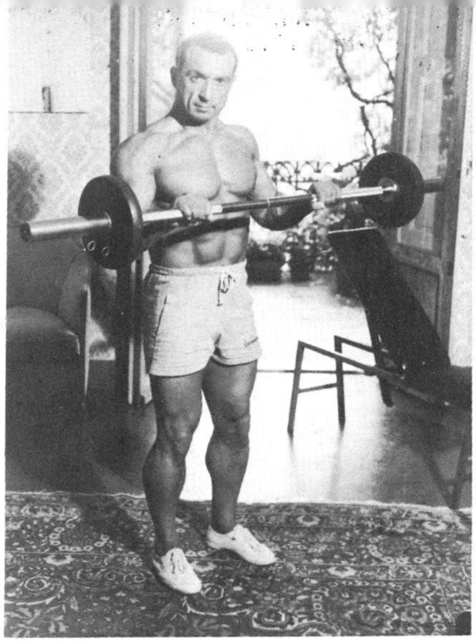

CURL INVERSÉ 5 × 15

ÉPAULES

TRACTIONS ÉTROITES AU MENTON
5 × 10

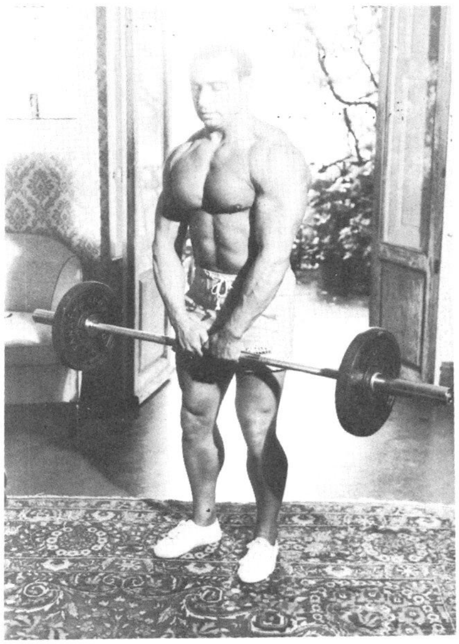

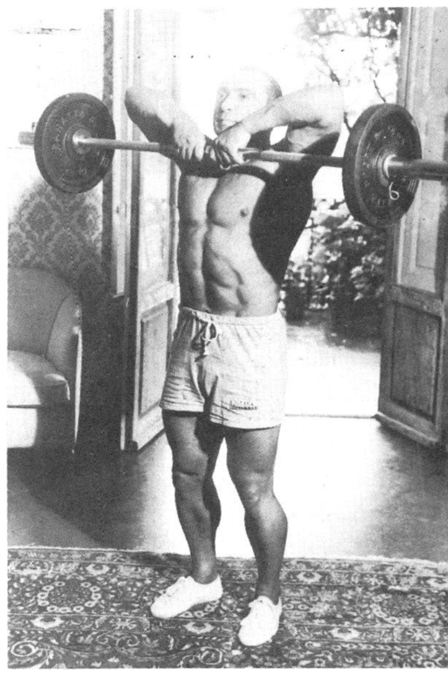

CRUCIFIX À 90°
Série longue 5 × 12

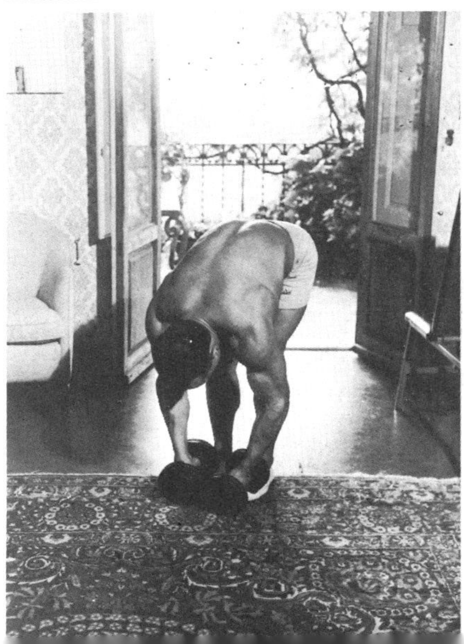

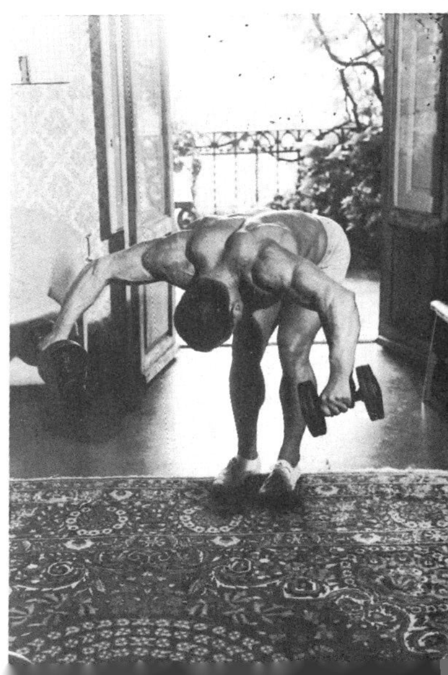

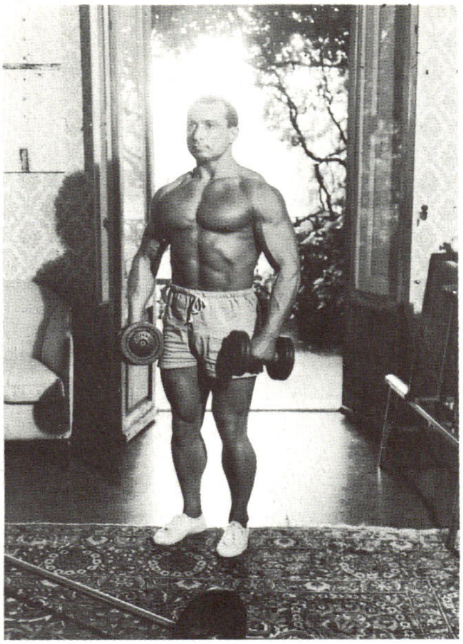
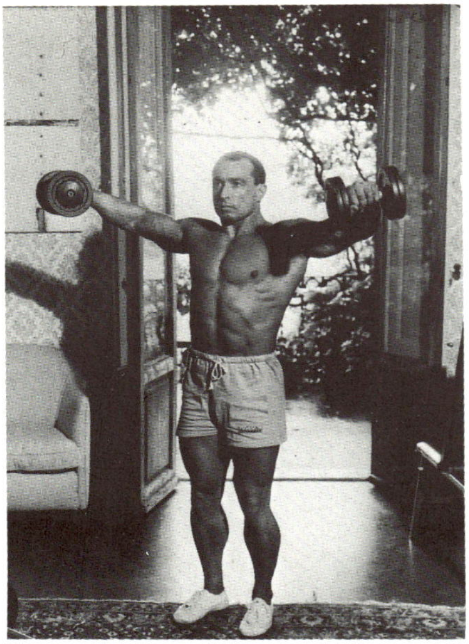

CRUCIFIX Série longue 5 x 12

CRUCIFIX SUR BANC INCLINÉ Série longue 5 × 12

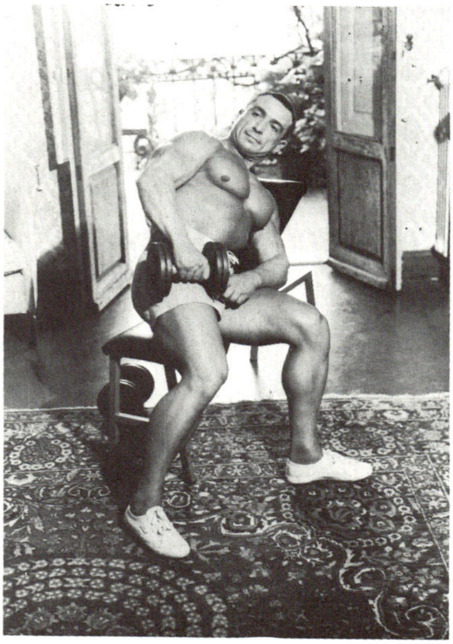
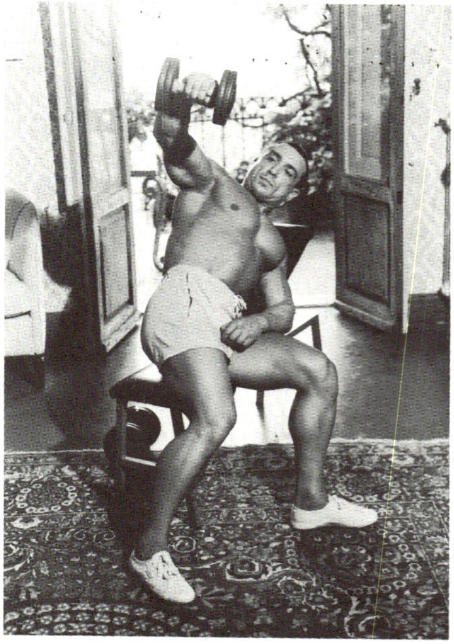

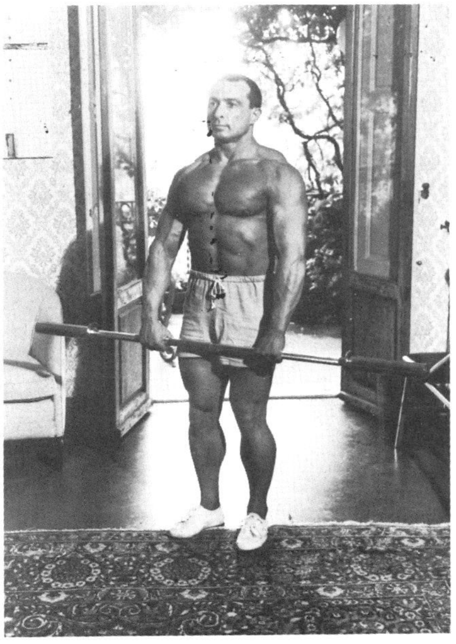

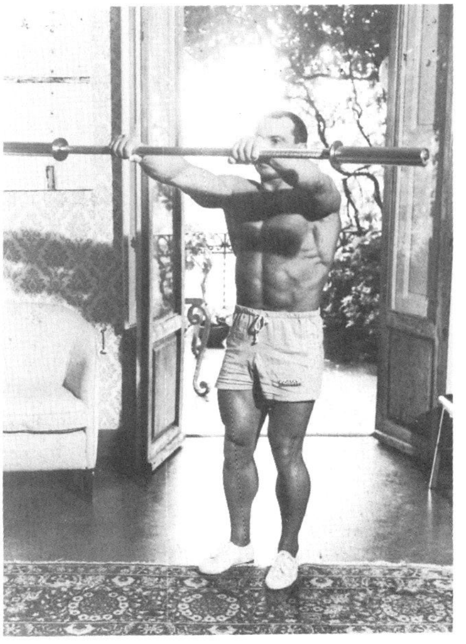

SOULÈVEMENTS FRONTAUX AVEC BALANCIER
Série longue 5 × 12

DÉTENTE LENTE AVEC HALTÈRES ASSIS 12-10-8-6

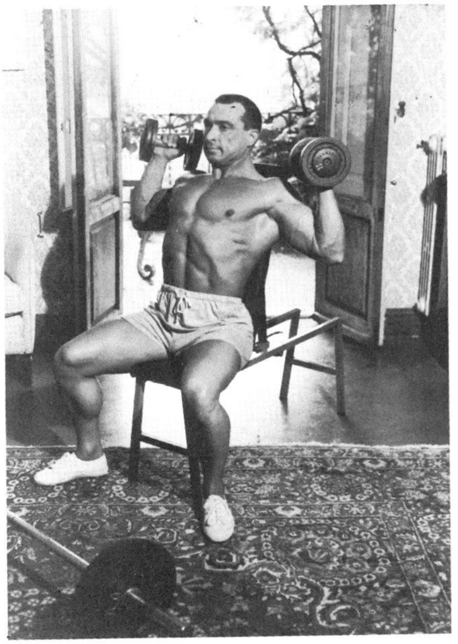

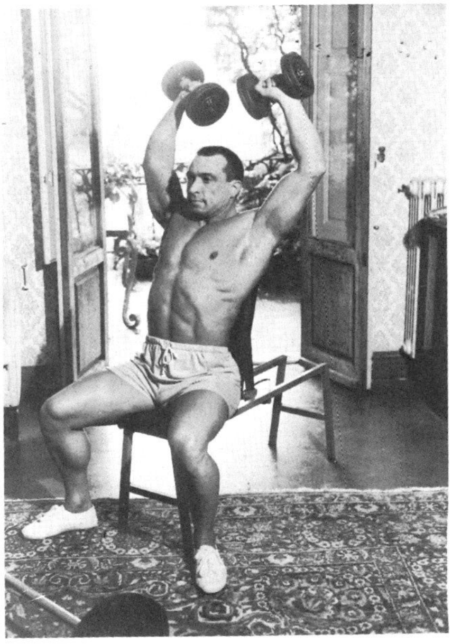

MARDI/JEUDI/SAMEDI APRÈS-MIDI

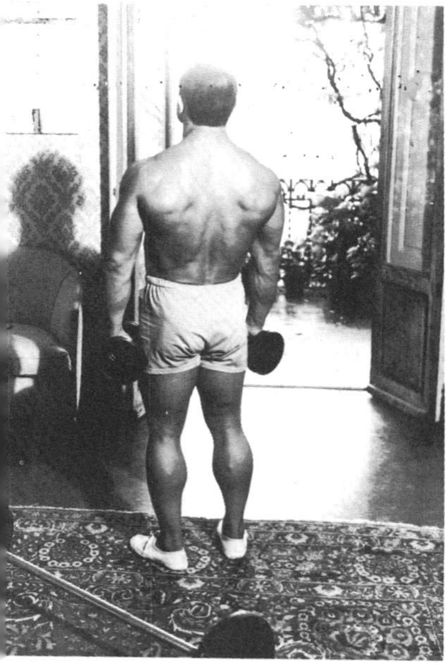

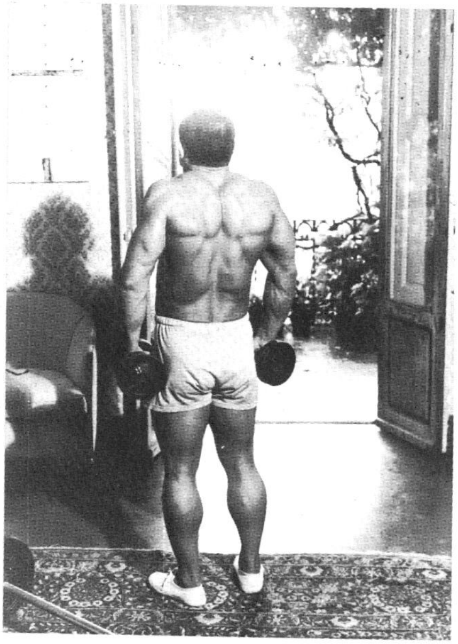

DOS

HAUSSEMENTS DES ÉPAULES AVEC HALTÈRES 5 × 10

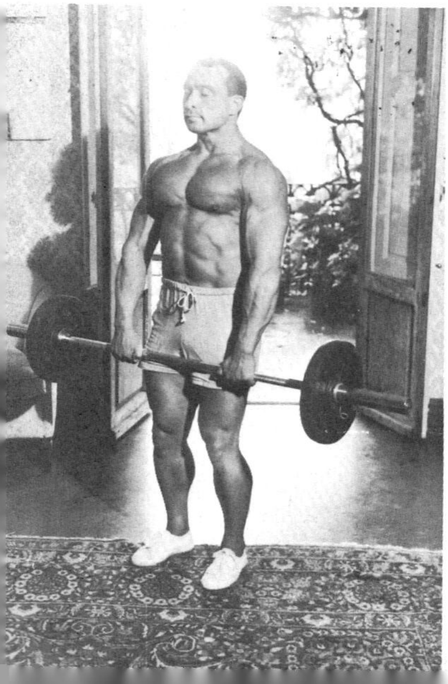

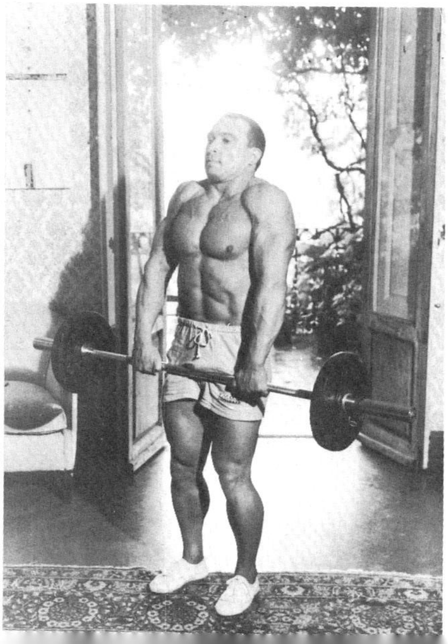

HAUSSEMENTS DES ÉPAULES AVEC BALANCIER 5 × 12

BARRE EN AVANT
Superset 5 × 10

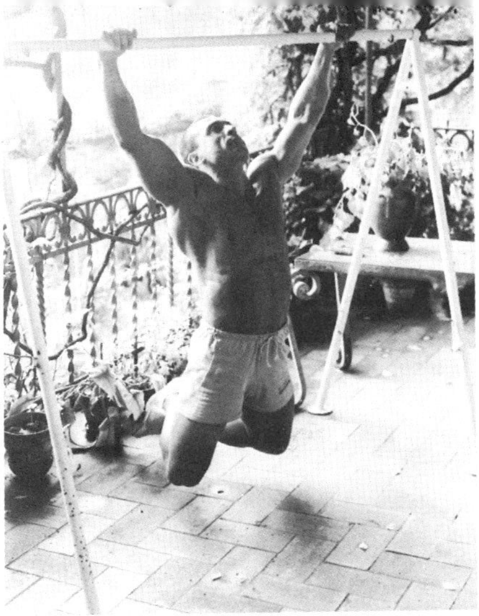

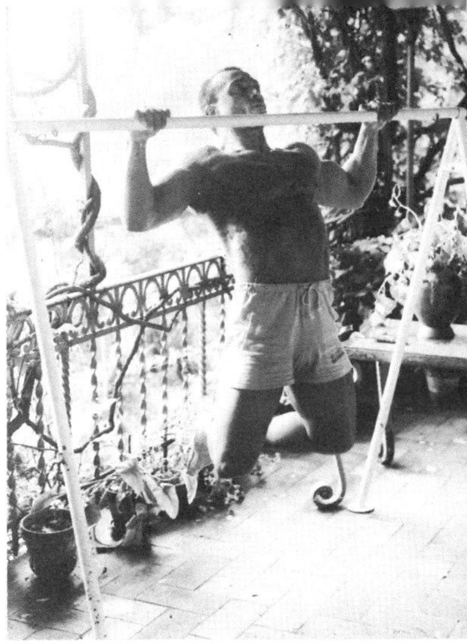

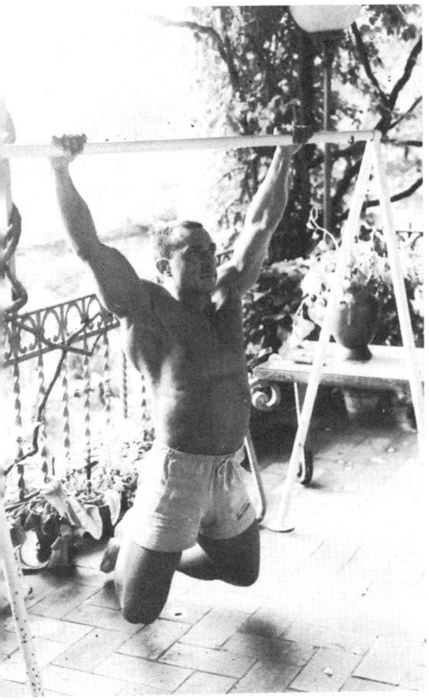

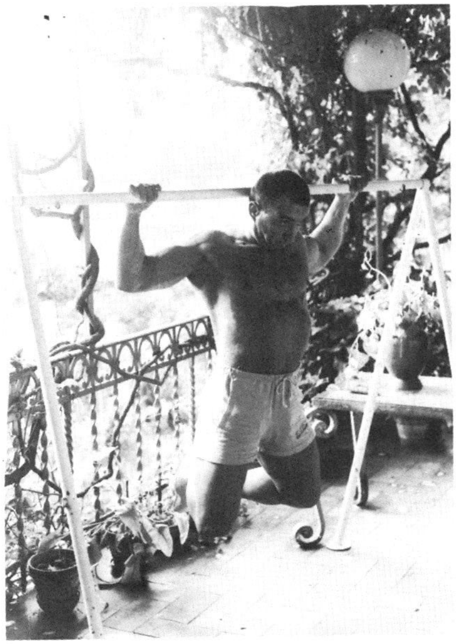

BARRE EN ARRIÈRE
Superset 5 × 10

BARRE INVERSÉE
5 × 10

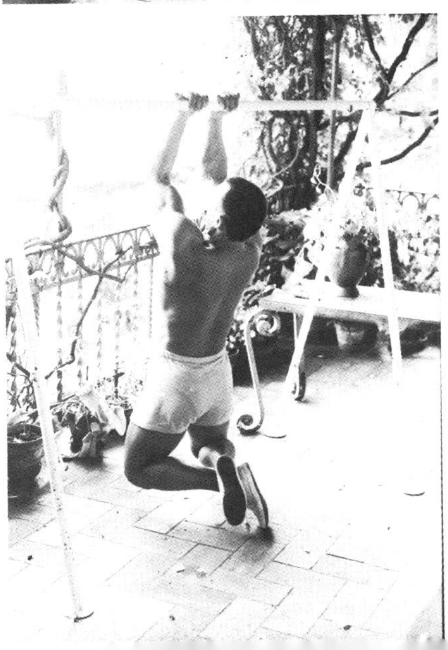

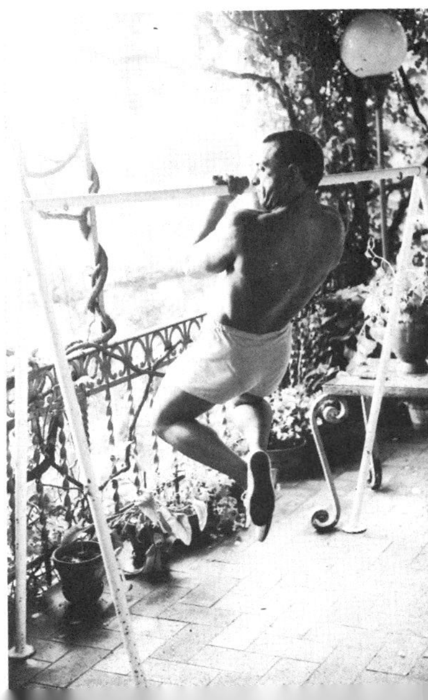

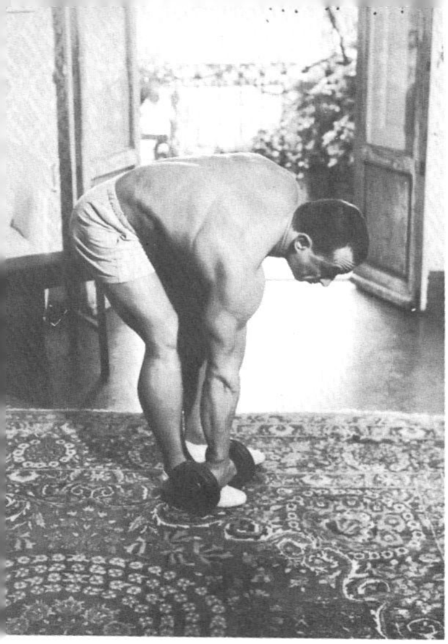

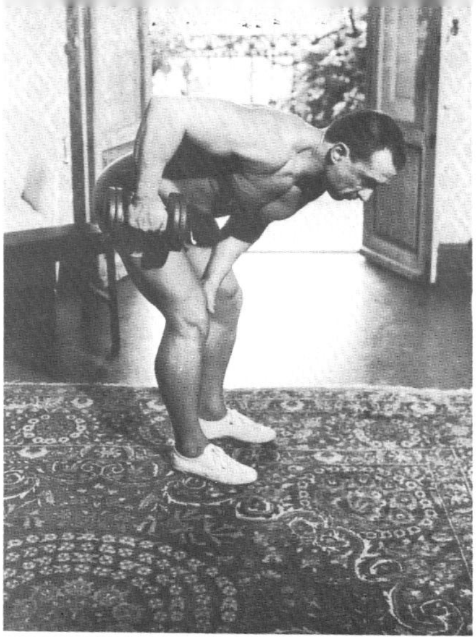

RAMEUR AVEC
HALTÈRE 5 × 12

RAMEUR AU
STERNUM 3 × 12

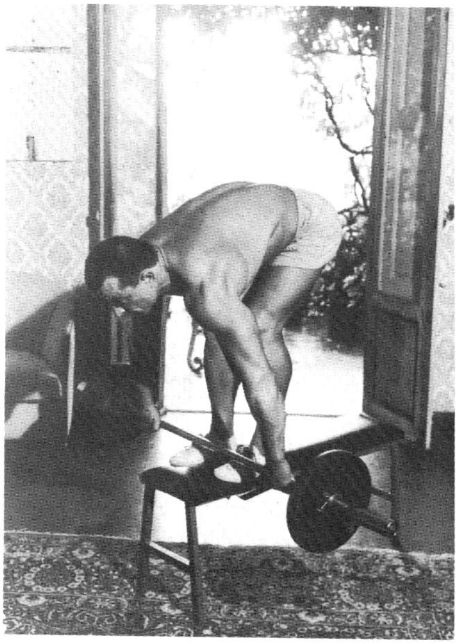

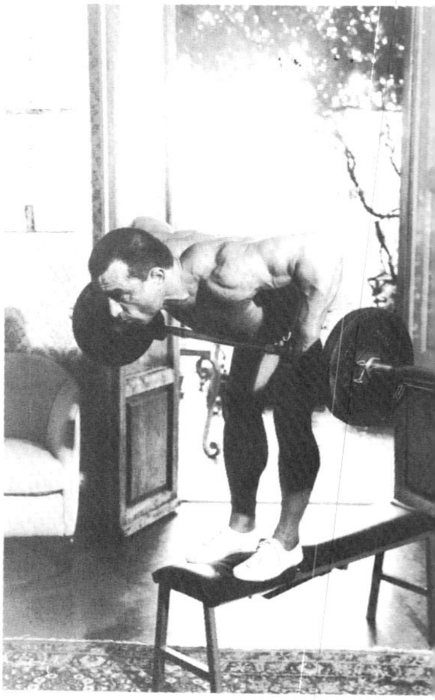

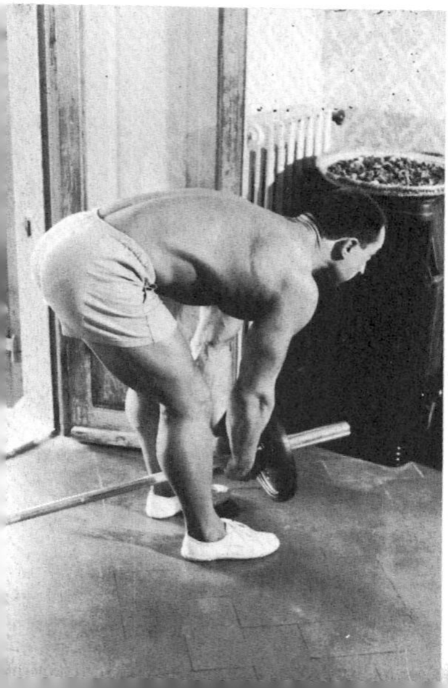

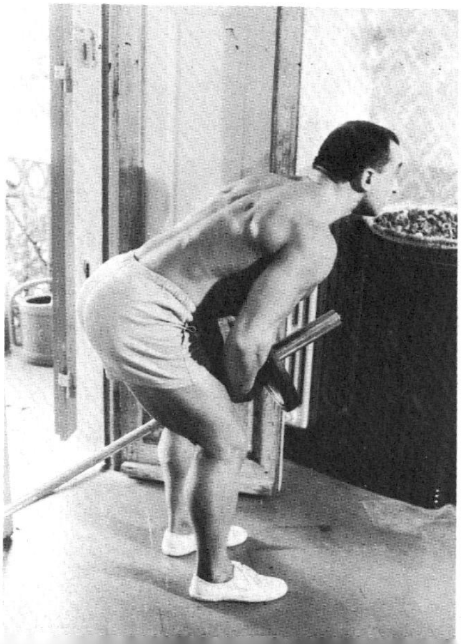

DORSY BAR 12-10-8-6

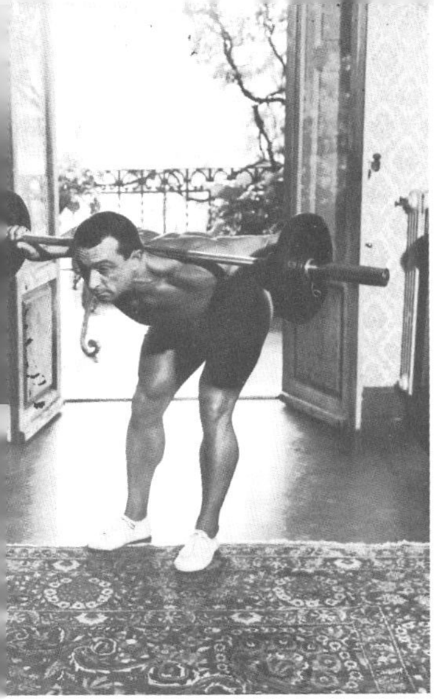

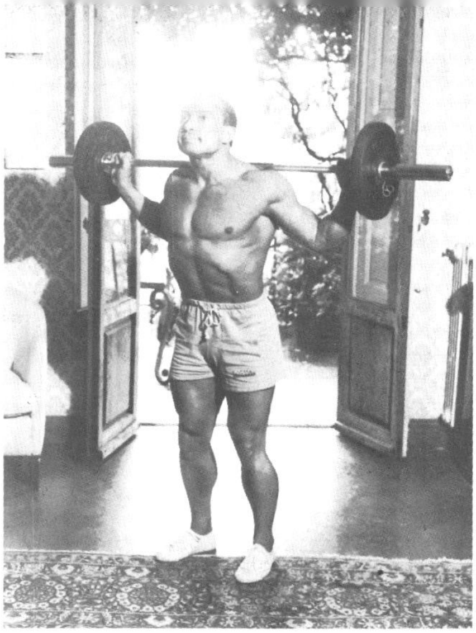

GOOD MORNING
3 × 15

MOLLETS

MOLLETS ASSIS
5 × 15

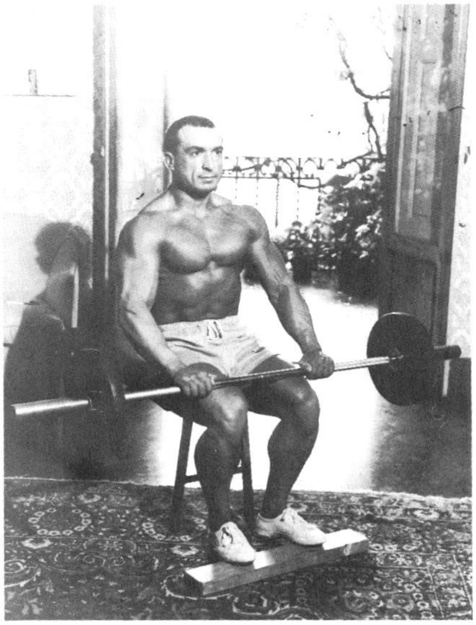

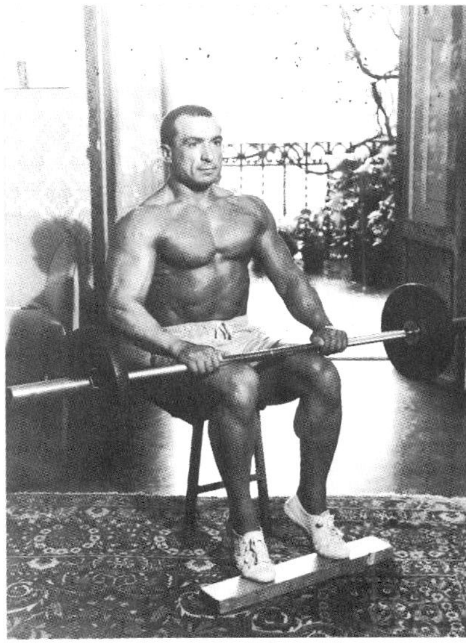

DONKEY CALF RAISE
3 × 12

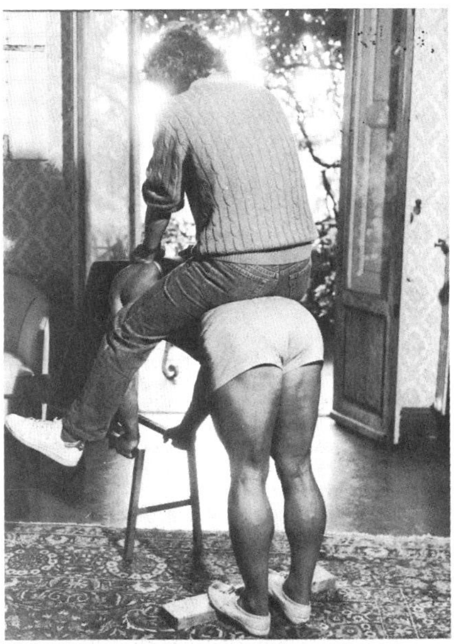

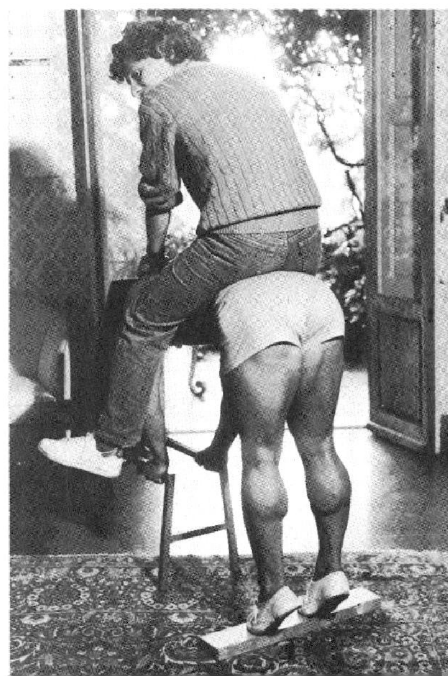

VOTRE CARTE-TÉMOIN

Si, au fur et à mesure que vous poursuivez l'entraînement, vous notez les résultats et les progrès que vous faites, en précisant les temps d'entraînement, ce que vous avez gagné en force et en masse musculaire, vous obtiendrez, à la fin, un graphique témoin de l'efficacité de ce programme.
Voici donc un tableau final, une récapitulation de ces 12 semaines de travail du corps et de l'esprit, à la recherche de vous-même et de vos limites.

SEMAINES		I	II	III	IV	V	VI	VII	VIII	IX	X	XI	XII
HEURES D'ENTRAÎNEMENT PAR SEMAINE													
VÉRIFICATION AUGMENTATION DE LA FORCE SUR LES EXERCICES SUIVANTS:													
– Banc horizontal	kg												
– Squat	kg												
– Décollement du sol	kg												
– Détente lente en avant	kg												
– French press	kg												
– Curling	kg												
POIDS CORPOREL	kg												
MESURES													
– cou	cm												
– épaules	cm												
– thorax	cm												
– bras	cm												
– taille	cm												
– cuisse	cm												
– mollet	cm												

VOUS ÊTES OK

Vous y êtes, enfin. Félicitations, vous avez réussi. Le sacrifice et les privations ne vous ont pas arrêté. Vous avez versé “sang et eau”, mais maintenant vous êtes vraiment en forme.
Vous avez devant vous quatre à cinq jours de repos total et de relaxation, durant lesquels vous pouvez manger à volonté, et un peu de tout, surtout des légumes, des pâtes, des fruits, en d’autres termes, des hydrates de carbones. Vous vous sentirez exploser de satisfaction et de force, et vous constatez enfin le résultat final. Vous êtes vraiment “différent”! Le miroir ne vous fait plus peur. Nous pouvons bien le dire, vous êtes vraiment OK!
Si vous êtes safisfait du résultat, vous pouvez continuer à vous entraîner 4 à 5 fois par semaine, de manière plus modérée, pour conserver les résultats obtenus.
Si vous vous sentez bien, mais que vous désirez aller plus loin, recommencez tout depuis le début. Étendez le programme, non pas sur douze semaines, mais sur douze mois. L’important est que vous ayez compris combien votre être (corps et esprit) peut changer, évoluer entièrement sous votre contrôle.
Entretenir son corps est un devoir, une obligation envers soi-même, envers les autres, envers la vie.

TABLE DES MATIÈRES

Introduction . . . . . page 7
Une histoire ancienne . . . . . » 8
Les effets bénéfiques du body-building . . . . . » 8
Body-building à tout âge . . . . . » 9
Pour elles aussi . . . . . » 9

PREMIÈRE PARTIE

Physiologie . . . . . » 13
La théorie du stress . . . . . » 13
La croissance musculaire: une pyramide à quatre bases . . . . . » 14
Muscles: formes fonctions . . . . . » 15
Un peu d'anatomie . . . . . » 16
Égaux mais différents . . . . . » 16
Entraînement: les effets bénéfiques et leur durée . . . . . » 19
Charge de travail . . . . . » 20

Psychologie . . . . . » 21
L'esprit et le corps en harmonie . . . . . » 21
Le secret: volonté et sacrifice . . . . . » 21
Le stress: un ennemi qu'il faut contrôler . . . . . » 22
Training autogène . . . . . » 22
Visualisation . . . . . » 22

Alimentation . . . . . » 25
Nous sommes ce que nous mangeons . . . . . » 25
Composition corporelle . . . . . » 25

Rétention hydrique .... page 26
Manger, mais aussi se nourrir .... » 26
Les principes alimentaires .... » 26
Les calories .... » 27
– Contenu énergétique des aliments .... » 27
Les protéines ou protides .... » 27
– Utilisation plastique des protides .... » 28
– Besoin en protéines .... » 28
– Associations diététiques .... » 29
– Saturation protéique .... » 30
Diètes végétariennes .... » 30
Suppléments protéiques .... » 30
Les graisses ou lipides .... » 30
– Besoin en graisses .... » 31
Les sucres ou glucides .... » 31
L'eau .... » 32
Les vitamines .... » 33
Les sels minéraux .... » 34
– La peau et les minéraux. Les vergetures .... » 34
Les fibres végétales .... » 35
Alcool .... » 35
La cuisson des aliments .... » 35
Groupes alimentaires .... » 35
Régime cible .... » 36
Associations alimentaires: les régimes dissociés .... » 37
Aides et suppléments .... » 38
L'avantage d'être maigre .... » 39
– Le poids idéal .... » 39
Un régime pour chaque cas .... » 43
Régime hypoglucidique et hypolipidique .... » 44

DEUXIÈME PARTIE

La technique .... » 47
Les règles d'abord, l'instinct ensuite .... » 47
Répétition, série, récupération .... » 47
Exercices de base et exercices complémentaires .... » 48
Technique du body-building .... » 48
Comment organiser les cycles d'entraînement .... » 49
Toujours plus .... » 50
Pumper ou pusher? L'association des deux est préférable .... » 52
Qualité du muscle .... » 52
Schémas d'entraînement .... » 54
Comment diviser les groupes musculaires .... » 54
Quand faut-il s'entraîner? .... » 55
C'est une question de mesure .... » 55

Symptômes de surentraînement .... page 55
Causes de surentraînement .... » 56
Remèdes .... » 56
Comment évaluer la charge de travail optimale .... » 56
Comment éviter les accidents musculaires .... » 56
Toujours ces sacrés points faibles... .... » 56
L'équipement indispensable .... » 57
Comment vérifier l'augmentation de la masse musculaire .... » 60

Entraînement .... » 63
Musclé, mais souple .... » 63
De l'oxygène plein les poumons .... » 63
Comment pratiquer l'activité aérobique .... » 64
Formules autres que l'activité aérobique .... » 65
Préparons notre terrain .... » 65
Les différentes phases de l'entraînement .... » 65

Compte à rebours .... » 67
Un blitz de 12 semaines .... » 67
Le programme et ses phases .... » 67

Première phase: un pas à la fois. Développement musculaire général.... » 71

Première semaine .... » 73
Lundi: jambes, mollets, dos, poitrine, épaules, bras, abdomen
Mercredi: dos, poitrine, épaules, bras, jambes, mollets, abdomen
Vendredi: abdomen, épaules, bras, dos, poitrine, jambes, mollets

Deuxième semaine .... » 91
Lundi: poitrine, dos, jambes, mollets, abdomen
Mercredi: épaules, bras, abdomen
Vendredi: jambes, mollets, dos, poitrine, épaules, bras, abdomen

Troisième semaine .... » 111
Lundi: jambes, mollets, dos, poitrine, abdomen
Mercredi: épaules, bras, abdomen
Vendredi: jambes, mollets, dos, poitrine, épaules, bras, abdomen

Quatrième semaine .... » 131
Lundi: épaules, poitrine, dos, abdomen
Mercredi: bras, jambes, mollets
Vendredi: jambes, mollets, dos, poitrine, épaules, bras, abdomen

Deuxième phase: développement musculaire spécifique. Construction de la masse musculaire .... » 151

Cinquième semaine .... » 153
Lundi: poitrine, triceps, jambes, mollets, abdomen
Mardi: dos, épaules, biceps avant-bras, abdomen
Jeudi: jambes, mollets, poitrine, triceps, abdomen
Vendredi: dos, épaules, biceps-triceps, abdomen

Sixième semaine .... page 177
Lundi: poitrine, triceps, jambes, mollets, abdomen
Mardi: dos, épaules, biceps, avant-bras, abdomen
Jeudi: jambes, mollets, poitrine, triceps, abdomen
Vendredi: dos, épaules, biceps, avant-bras, abdomen

Septième semaine .... » 202
Lundi: poitrine, triceps, jambes, mollets, abdomen
Mardi: dos, épaules, biceps, avant-bras, abdomen
Jeudi: jambes, mollets, poitrine, triceps, abdomen
Vendredi: dos, épaules, biceps. avant-bras, abdomen

Huitième semaine .... » 228
Lundi: épaules, poitrine, dos, abdomen
Mardi: triceps, biceps, avant-bras, jambes, mollets, abdomen
Jeudi: poitrine, dos, épaules, abdomen
Vendredi: biceps, triceps, avant-bras, jambes, mollets, abdomen
Samedi: dos, épaules, poitrine, abdomen

Neuvième semaine .... » 259
Lundi: triceps, biceps, avant-bras, jambes, mollets, abdomen
Mardi: épaules, poitrine, dos, abdomen
Jeudi: jambes, mollets, triceps, biceps, avant-bras, abdomen
Vendredi: dos, épaules, poitrine, abdomen
Samedi: triceps, biceps, avant-bras, jambes, mollets, abdomen

Troisième phase: le cisèlement final. Définition et séparation musculaire » 288

Dixième semaine .... » 300
Lundi, jeudi: abdomen, triceps, poitrine, mollets
Mardi, vendredi: abdomen, biceps, avant-bras, épaules, dos
Mercredi, samedi: abdomen, jambes, mollets

Onzième semaine .... » 306
Lundi, mercredi, vendredi après-midi: abdomen, triceps, poitrine, jambes, mollets
Mardi, jeudi, samedi matin: abdomen, biceps, avant-bras, épaules
Mardi, jeudi, samedi après-midi: dos, mollets

Douzième semaine .... » 322
Lundi, mercredi, vendredi matin: abdomen, triceps
Lundi, mercredi, vendredi après-midi: poitrine, jambes, mollets
Mardi, jeudi, samedi matin: abdomen, biceps, avant-bras, épaules
Mardi, jeudi, samedi après-midi: dos, mollets

Votre carte-témoin .... » 342

Vous êtes OK .... » 344

Achevé d'imprimer
en mai 1996
à Milan, Italie, sur les presses
de Elli e Pagani Officine Grafiche

Dépôt légal : mai 1996
Numéro d'éditeur : 4513